营养免疫学

主　　编　龚业莉　黄丽霞

副 主 编　许淑芳　欧阳礼辰　史颖颖　蔡　威

编　　委　蔡　威（武汉市中心医院）　　　　陈隆敏（武汉市中心医院）

陈文莉（武汉市中心医院）　　　　程梦婕（武汉大学人民医院）

董　艳（武汉市中心医院）　　　　方　珣（武汉市中心医院）

冯凌雁（江汉大学）　　　　　　　高　思（武汉市中心医院）

耿　爽（武汉市中心医院）　　　　谷联清（武汉市中心医院）

龚业莉（江汉大学）　　　　　　　胡长峰（江汉大学）

黄丽霞（江汉大学）　　　　　　　黄　敏（武汉市中心医院）

黄梦君（武汉市中心医院）　　　　贾　琳（武汉市中心医院）

雷　刚（武汉市中心医院）　　　　吕会娟（武汉市中心医院）

欧阳礼辰（江汉大学）　　　　　　邱立新（江汉大学）

邵　卫（武汉市第一医院）　　　　邵丹妮（武汉市中心医院）

申江曼（武汉市中心医院）　　　　史颖颖（江汉大学）

孙敏娴（武汉市中心医院）　　　　汪　佩（武汉市中心医院）

王　翔（江汉大学）　　　　　　　王娟娟（武汉市中心医院）

王萧怡（湖北省第三人民医院）　　吴钦钦（武汉市中心医院）

熊国平（武汉市中心医院）　　　　许广志（武汉市中心医院）

许淑芳（武汉市中心医院）　　　　杨　佳（武汉市中心医院）

袁发浒（江汉大学）　　　　　　　张　雯（江汉大学）

张红梅（武汉市中心医院）　　　　郑莎莎（武汉市中心医院）

钟敏钰（武汉市第一医院）　　　　周长冶（武汉市中心医院）

周国勇（江汉大学）　　　　　　　周诗琼（武汉儿童医院）

朱　凡（武汉市中心医院）　　　　朱　虹（武汉市中心医院）

邹　辉（武汉市中心医院）

科学出版社

北　京

内 容 简 介

本教材的编写契合健康中国战略，为生命全周期各阶段人群提供营养免疫基础理论和实践参考。本教材兼具专业性和生动性，理论性与应用性相结合，注重融入课程思政。编者根据多年的教学经验，每章归纳出知识目标、能力目标和价值目标，同时将学科前沿知识、趣味性科普知识等作为拓展内容贯穿全书。全书分为四篇，前两篇重点阐述基础理论，后两篇突出理论知识在健康及患病人群中的实践应用。各章重点突出、层次分明，多学科交叉。

本教材主要读者对象为医学类专业本科生、专科生、医务工作者，也可供非医学类专业学生、大众健康知识需求者使用。

图书在版编目（CIP）数据

营养免疫学/龚业莉，黄丽霞主编. —北京：科学出版社，2023.10
ISBN 978-7-03-076144-6

Ⅰ.①营… Ⅱ.①龚…②黄… Ⅲ.①营养学-教材 ②免疫学-教材
Ⅳ.①R151 ②R392

中国国家版本馆 CIP 数据核字（2023）第 149394 号

责任编辑：钟　慧/责任校对：宁辉彩
责任印制：赵　博/封面设计：陈　敬

科学出版社 出版
北京东黄城根北街 16 号
邮政编码：100717
http://www.sciencep.com
涿州市殷润文化传播有限公司印刷
科学出版社发行　各地新华书店经销
*
2023 年 10 月第　一　版　开本：850×1168　1/16
2024 年 7 月第二次印刷　印张：18
字数：594 000
定价：128.00 元
（如有印装质量问题，我社负责调换）

目　录

第一篇　人体安全卫士——免疫系统

第二篇　营养素带来的健康帮助

第三篇　正确饮食平衡免疫力

第四篇　促进疾病康复的营养免疫策略

第一篇 人体安全卫士——免疫系统

第一章 免疫系统概述

知识目标 掌握免疫的概念和免疫的三大功能；熟悉免疫系统的组成；了解克隆选择学说。

能力目标 通过学习免疫系统的功能具有双重性，适度的免疫功能对机体具有保护作用，过强或过弱的免疫应答则可能导致免疫损伤或疾病发生，培养学生辩证性思维习惯。

价值目标 通过对本章节的学习，培养学生对人体的安全卫士——免疫系统的学习兴趣，培养学生理论联系实际的能力，培养学生一丝不苟的学习态度和实事求是的科研态度。

一、免疫的概念

在与疾病抗争的漫长岁月里，人们发现曾在瘟疫流行中患过某种传染病而康复的人，对该种传染病的再次感染可产生一定的抵抗力，称其为"免疫"。免疫这个词来自拉丁文"immunitas"，原意为免除赋税或差役，在这里借用过来表示免除瘟疫，即对传染病有抵抗之意，这可算作早期的"免疫"概念。

在免疫学发展早期，人们对免疫的理解局限于其抗感染的防御功能，而且认为免疫对机体都是有利的。随着免疫学的发展，人们对免疫的概念有了新的认识。现代免疫的概念是指机体免疫系统能够识别"自己"和"非己"，对非己的异物性抗原产生免疫应答并将其清除，对自身成分不产生免疫应答，即维持自身免疫耐受。

二、免疫系统的功能

免疫防御（immune defense）、免疫自稳（immune homeostasis）、免疫监视（immune surveillance）是目前可以归纳的免疫系统的主要生理功能。

1.免疫防御 免疫防御指机体抵御外来病原体的入侵和清除已入侵的病原体（如细菌、病毒等病原微生物）及其他非己异物性抗原（如细菌外毒素等）的能力，也可称为抗感染免疫。这是机体维护自身生存、与致病因子斗争和保持物种独立的生理机制。若免疫防御功能过强或持续时间过长，可导致机体组织损伤或功能异常，引起超敏反应；若免疫防御功能过低或缺失，可发生免疫缺陷病。

2.免疫自稳 免疫自稳指免疫系统通过自身免疫耐受机制及免疫调节机制来维持机体内环境稳定的一种生理功能。正常情况下，免疫系统对自身成分不产生免疫应答，称为免疫耐受。此免疫自稳功能若发生异常，可导致机体对"自己"和"非己"成分的识别与应答出现紊乱，导致自身免疫病的发生。

3.免疫监视 免疫监视指免疫系统及时识别和清除体内异常突变细胞（如肿瘤细胞）、衰老和凋亡细胞及病毒感染细胞的能力。此功能异常则机体易罹患肿瘤或病毒持续感染。

三、免疫系统的组成

免疫系统是机体执行免疫功能的组织系统，从宏观到微观，免疫系统由免疫器官、免疫细胞、免疫分子三部分所组成。免疫器官包括中枢免疫器官和外周免疫器官，中枢免疫器官主要指哺乳动物的骨髓和胸腺；外周免疫器官主要包括淋巴结、脾和黏膜相关淋巴组织（第三章）。参与免疫应答或与免疫应答有关的细胞及其前体统称为免疫细胞，如造血干细胞、淋巴细胞、单核巨噬细胞、树突状细胞、粒细胞、肥大细胞及内皮细胞等。免疫细胞可分为参与固有免疫的细胞与参与适应性免疫的细胞两大类（第四章）。参与免疫应答或与免疫应答有关的生物分子统称免疫分子，根据其存在方式分膜型与分泌型两种（第五章）。

知识拓展　　　　　　　克隆选择学说

　　1958 年，澳大利亚免疫学家麦克法兰·伯内特（MacFarlane Burnet）提出了著名的克隆选择学说（clonal selection theory），克隆选择学说提出：①体内存在随机形成的多样性免疫细胞克隆，每一种克隆的细胞只表达一种特异性受体；②抗原入侵后，选择性地与具有相应抗原受体的淋巴细胞克隆结合，并使其活化、增殖，扩增出大量具有相同特异性受体的子代细胞，产生大量特异性抗体，清除入侵的抗原；③胚胎期自身反应性淋巴细胞克隆与自身组织抗原接触，导致这些自身抗原特异性淋巴细胞被清除或处于禁闭状态，这一机制使得出生后个体丧失对自身抗原的反应性，产生自身免疫耐受。

　　该学说不仅阐明了抗体产生机制，同时解释了抗原识别、免疫记忆、自身耐受及自身免疫应答等重要的免疫生物学现象，被视为免疫学发展史上一个里程碑式的成就，Burnet 因此于 1960 年获得诺贝尔生理学或医学奖。

本章小结

　　免疫是机体识别"自己"与"非己"，清除"非己"异物性抗原的一种生理功能，表现为免疫防御、免疫自稳和免疫监视三大功能。免疫系统发挥功能是一把"双刃剑"，适度的免疫应答可产生对机体有利的抗感染、抗肿瘤等保护作用；免疫功能过强、过弱或发生紊乱，可导致免疫损伤或免疫病（超敏反应、免疫缺陷病、自身免疫病等）。免疫学研究中出现了很多具有重大学术影响的科研成果，为人类健康做出了伟大贡献。

思 考 题

1. 简述免疫的概念。
2. 简述免疫系统的三大功能。
3. 如何理解免疫是一把"双刃剑"？

（龚业莉　欧阳礼辰）

第二章 免疫细胞激活物

知识目标 掌握抗原的概念和基本特征、抗原的特异性、抗原的分类；熟悉影响抗原免疫原性的因素；了解超抗原、丝裂原、佐剂的概念及作用机制。

能力目标 提高学生收集和处理信息的能力；培养学生语言表达、团队协作、思考和分析解决问题的能力；锻炼运用免疫学知识解决日常生活实际问题的能力。

价值目标 引导学生关注学科发展前沿及社会热点问题，具有攻克"卡脖子"技术的责任感与使命感。

免疫细胞激活物的概念随着免疫现象、免疫本质的不断揭示而发展演变，早期仅指特异性激活T淋巴细胞（简称T细胞）、B淋巴细胞（简称B细胞）的物质——抗原（antigen，Ag），之后将非特异性激活T细胞、B细胞的超抗原（superantigen，SAg）和丝裂原（mitogen）均纳入免疫细胞激活物的范畴，使免疫细胞激活物成为一个内涵丰富的概念。

第一节 特异性免疫细胞激活物——抗原

一、抗原概念和基本特征

抗原是指能刺激机体免疫系统产生适应性免疫应答，并能在体内、体外与相应的免疫应答产物抗体和致敏淋巴细胞特异性结合，发生免疫效应的物质。抗原一般具有两种基本特性：一是免疫原性，即抗原能与免疫细胞（T细胞、B细胞）抗原受体结合，刺激免疫细胞活化、增殖、分化，最终产生免疫应答产物（致敏淋巴细胞、抗体）的特性；二是抗原性，也称免疫反应性，是指抗原能与相应的免疫应答产物（致敏淋巴细胞或抗体）发生特异性结合反应的特性。同时具有免疫原性和抗原性两种特性的物质称为完全抗原，大多数蛋白质类抗原属于完全抗原。仅有反应原性而无免疫原性的物质称为半抗原（hapten），半抗原若与大分子蛋白质或多聚赖氨酸等载体（carrier）交联或结合，则成为完全抗原。

二、抗原表位

抗原之所以能够同T细胞、B细胞的抗原受体或抗体发生特异性结合，是因为抗原表位（epitope）的存在。

1. 抗原表位的概念 抗原表位也称抗原决定簇（antigenic determinant，AD），是与抗原受体/抗体形成空间互补的一段分子序列，通常由5～15个氨基酸残基、5～7个多糖残基或核苷酸组成。因其与抗原受体/抗体的精确互补性，成为抗原特异性的结构基础。一种抗原表位决定一种抗原特异性。这种特异性不仅取决于表位的化学组成，更与其空间排列和立体构型密切相关。一个抗原分子可以有多种不同的表位，每种表位各有其特异性；能与抗体结合的抗原表位总数称为抗原结合价（antigenic valence），天然抗原一般呈多价。

2. 抗原表位的类型 抗原表位分为不连续表位（discontinuous epitope，又称构象表位）和连续表位（continuous epitope）两类。构象表位由序列不连续、空间上形成特定构象的若干氨基酸所构成，也称非线性表位（non-linear epitope）；连续表位由序列连续的氨基酸构成，又称线性表位（linear epitope）。表位也可根据T细胞、B细胞识别的差异，分为T细胞识别表位和B细胞识别表位（表2-1）。

表2-1 T细胞识别表位和B细胞识别表位的特点比较

项目	T细胞识别表位	B细胞识别表位
表位受体	TCR	BCR
MHC	必需	无需

续表

项目	T 细胞识别表位	B 细胞识别表位
表位性质	主要是线性短肽	天然多肽、多糖、脂多糖、有机化合物
表位大小	8~10 个氨基酸（CD8⁺ T 细胞） 13~18 个氨基酸（CD4⁺ T 细胞）	5~7 个氨基酸 5~7 个单糖、核苷酸
表位类型	连续表位	构象表位、连续表位
表位位置	抗原分子任意部位	抗原分子表面

注：MHC. major histocompatibility complex，主要组织相容性复合体；TCR. T 细胞受体；BCR. B 细胞受体

3. 交叉反应　虽然一种表位决定一种抗原特异性，但有时也会出现某些抗体不仅可与其诱生抗原特异性结合，也可与一些非诱生抗原特异性结合，此种现象称为交叉反应（cross reaction）。交叉反应的形成可能与下列因素有关：①共同抗原，不同生物体的某些生物大分子具有相同的抗原结构；②共同表位，不同的生物大分子的某些片段（肽段）具有相同的表位；③相似表位，不同的生物大分子，其表面的部分空间构象十分类似，可以和同一种抗体的互补决定区相契合。

三、影响免疫原性的因素

1. 抗原的异物性　抗原的异物性是决定抗原免疫原性的首要条件。抗原的异物性是指一种物质被机体免疫系统识别为"非己"抗原异物的特性。正常情况下，机体的免疫系统具有精确识别"自己"和"非己"物质的能力。凡胚胎期未与宿主免疫细胞接触过的物质，免疫系统都视其为抗原异物。

具有异物性的物质有如下三类。①异种物质：即来源于不同种属的物质。与人类亲缘关系越远、组织结构差异越大，其免疫原性越强。例如，各种病原微生物、免疫动物获得的血清等对人都是良好的抗原。又如鸭血清蛋白对鸡的免疫原性较弱，而对家兔则是强抗原。②同种异型物质：来源于同一种属不同个体的物质，将这些同种异型物质输入另一个体，即可引起免疫反应，如人类血型抗原、组织相容性抗原等。③自身组织：体内有些物质从胚胎发育直到出生，都未与免疫系统接触过，若出生后由于某些因素影响，如炎症、外伤等，这些物质释放，则成为自身抗原，可刺激机体发生免疫应答。自身正常组织成分本无免疫原性，这是因为针对自身抗原的淋巴细胞在发育过程中被清除。但在感染、烧伤、冻伤、电离辐射、药物等因素影响下，其结构发生改变，或针对自身抗原的淋巴细胞出现改变时，免疫系统也会对自身物质进行免疫应答，发生自身免疫病。

2. 抗原的理化性质

（1）分子量：大分子物质免疫原性较强。抗原一般为有机物，分子量较大，一般在 10kDa 以上，分子量小于 4kDa 一般无免疫原性。抗原分子量的大小与抗原的免疫原性关系密切，分子量越大，免疫原性越强。大分子物质免疫原性较强的原因：①分子量越大，其表面的化学基团（表位）越多，而淋巴细胞要求有一定数量的表位刺激才能活化；②大分子的胶体物质化学结构稳定，在体内不易降解、清除，停留时间长，能使淋巴细胞得到持久刺激，有利于免疫反应的发生。大分子物质降解成小分子物质后免疫原性降低或丧失。但是，分子量并非决定免疫原性的唯一条件，多肽类激素如胰岛素分子量虽然只有 6kDa，亦具有免疫原性，长期应用来自异种动物的胰岛素能诱导免疫应答而产生抗体，导致注射局部的炎症反应；相反，如明胶的分子量高达 100kDa，因其是氨基酸组成的直链，易在体内降解，致使免疫原性减弱。这表明免疫原性的强弱除与抗原的分子量有关外，也与抗原的化学结构有关。

（2）结构与化学组成：抗原必须有较复杂的化学组成。①在有机物中蛋白质免疫原性最强，若含有大量的芳香族氨基酸，尤其是酪氨酸时，免疫原性更强；以直链氨基酸为主的蛋白质则免疫原性弱，如明胶蛋白由于其主要构成成分为直链氨基酸，在体内易被降解为小分子物质，故免疫原性很弱，但在明胶分子中加入 2% 酪氨酸则其免疫原性可显著增强。②多糖免疫原性次于蛋白质。自然界许多微生物有富含多糖的荚膜或胞壁，细菌内毒素是脂多糖，一些血型抗原（ABO 血型）也是多糖。多糖的结构复杂性由单糖的数目和类型决定。③核酸分子多无免疫原性，但与蛋白质载体结合成核蛋白后可具有免疫原性，如在自身免疫病中可发现核蛋白诱导机体免疫应答而产生的抗 DNA 或 RNA 的抗体。④脂类一般无免疫原性。

（3）易接近性：易接近性是指抗原分子中抗原表位能被 B 细胞抗原受体接近的程度。抗原分子中决定抗原免疫原性的表位分子暴露越多则免疫原性越高。

（4）物理状态：免疫原性的强弱还与抗原分子的物理状态有关，一般聚合状态的颗粒性抗原比单体状态的可溶性抗原免疫原性高。因此，在制作抗原时可以使免疫原性弱的物质吸附于某些大颗粒物质表面以增强其免疫原性。

3. 宿主的特性　决定某一物质是否具有免疫原性，除与上述条件有关外，还受机体的遗传、性别、年龄、生理状态、健康状态等诸多因素的影响。机体对抗原异物的应答能力受遗传因素的控制，如多糖抗原对小鼠具有免疫原性，对豚鼠则无免疫原性。对人而言，同一抗原在不同个体内能否引起免疫应答或引起免疫应答的强弱有所不同。一般说来青壮年比老年和婴幼儿免疫应答能力强；雌性比雄性抗体生成率高，但当妊娠时应答能力则受到显著抑制；感染、营养不良、慢性消耗性疾病、恶性肿瘤及应用免疫抑制剂等都能降低机体对抗原的应答强度；手术、有创性检查、心理创伤、恐惧、工作和学习上的长期压力等导致的应激性刺激可明显降低机体的免疫功能。

4. 抗原进入机体的方式　抗原进入机体的剂量影响机体对抗原的免疫应答强度。如果抗原剂量过大，蛋白质类抗原可诱导相应的 T 细胞和 B 细胞克隆产生免疫耐受；剂量太小的蛋白质类抗原可引起相应的辅助性 T 细胞（Th 细胞）的免疫耐受。适当剂量可以引起有效免疫应答。

接种抗原的途径不同将决定参与免疫应答的器官和细胞的不同，从而使诱导产生免疫应答的水平也不同。常见的接种途径为皮内、皮下、静脉、腹腔和口服等，以皮内免疫接种最佳，其他接种途径按上述顺序依次次之。抗原口服途径虽易形成局部黏膜免疫，同时也易诱导全身免疫耐受，称为耐受分离。

此外，免疫间隔时间、次数及佐剂的使用等均影响免疫应答的强弱。初次接种免疫应答的强度低；同一抗原再次接种，免疫应答的强度明显增高；免疫间隔时间要适当，过频或间隔时间过长均不利于获得良好的免疫效果。选择适当的佐剂可获得或提高所需的免疫应答效果。

四、抗原的分类

抗原的种类繁多，来源广泛，化学组成不一，物理性状不同，诱导免疫应答所需的细胞也不同。依据不同的标准，可有不同的分类原则，现介绍常见的抗原分类。

1. 根据抗原诱生抗体时对 T 细胞的依赖分类

（1）胸腺依赖性抗原（thymus dependent antigen，TD-Ag）：指刺激 B 细胞产生抗体时需有 Th 细胞辅助的抗原。大多数天然抗原（如细菌、异种血清等）和大多数蛋白质类抗原为 TD-Ag。此类抗原的特点为分子量大，结构复杂，既有 B 细胞表位，又有 T 细胞表位，刺激机体主要产生 IgG 类抗体，既能引起体液免疫，又能引起细胞免疫，可产生免疫记忆。

（2）非胸腺依赖性抗原（thymus independent antigen，TI-Ag）：指可直接激活 B 细胞产生抗体，无须 Th 细胞的辅助。TI-Ag 主要是多糖类抗原，如细菌脂多糖、荚膜多糖、聚合鞭毛素等。此类抗原的特点为结构简单，有相同 B 细胞表位，且重复出现，无 T 细胞表位，不能引起细胞免疫，只能引起体液免疫，刺激 B 细胞产生体液免疫应答一般不发生抗体同种型转换，仅产生 IgM 类抗体，且无免疫记忆。

2. 根据抗原与机体的亲缘关系分类　根据抗原与机体的亲缘关系可将抗原分为异种抗原、同种异型抗原、自身抗原和嗜异性抗原。

（1）异种抗原（xenogeneic antigen）：指来自于不同种属的抗原性物质，如病原微生物及其产物、植物蛋白和动物血清等，对人而言均为异种抗原。

（2）同种异型抗原（allotypic antigen）：指同一种属不同个体间所存在的特异性抗原，如人类红细胞血型抗原（A、B、O）和人类白细胞抗原（HLA）。

（3）自身抗原（autoantigen）：指能引起自身免疫应答的自身组织成分，如在胚胎期从未与自身淋巴细胞接触过的隔绝成分（晶状体蛋白、脑组织等），以及因某种因素如感染、药物、烧伤、电离辐射等发生改变的自身成分。除此外，还有一种特殊的自身抗原，即独特型抗原，存在于抗体分子的超变区，主要介导淋巴细胞功能网络调节。

（4）嗜异性抗原（heterophil antigen）：是一类与种属无关，存在于人、其他动物、植物和微生物等不同种属之间的共同抗原。最初由福斯曼（Forssman）发现，因此又称为 Forssman 抗原。此类抗原可引发某些疾病，如 A 族溶血性链球菌细胞壁 M 蛋白与人肾小球基膜蛋白和心肌纤维膜蛋白具有相同的抗原表位，故机体感染链球菌所产生的抗体可能与心、肾组织发生交叉反应，导致肾小球肾炎或心肌炎。

3. 根据抗原形成部位分类

（1）内源性抗原（endogenous antigen）：指在抗原提呈细胞（antigen-presenting cell，APC）内合成的抗原，如在肿瘤细胞内合成的肿瘤抗原、在病毒感染细胞合成的病毒蛋白等。

（2）外源性抗原（exogenous antigen）：指在 APC 之外合成的抗原，如病原微生物合成的抗原。

除上述分类外，还有其他分类方法，如根据抗原的来源和产生方式，分为天然抗原和人工合成抗原；根据抗原的物理性状，分为颗粒性抗原和可溶性抗原；根据临床特点分为肿瘤抗原、移植抗原、变应原及耐受原等。

第二节　固有免疫细胞激活物

超抗原、丝裂原及佐剂都属于固有免疫细胞激活物。

一、超抗原

通常情况下，普通蛋白质抗原只能激活机体 T 细胞总库中万分之一至百分之一的 T 细胞，而超抗原（SAg）只需极低浓度（1～10ng/ml）即可激活 2%～20% 的 T 细胞克隆，产生极强的免疫应答。

SAg 对 T 细胞的激活方式也是通过淋巴细胞的抗原受体所介导。与经典抗原的激活方式不同之处在于，抗原的激活依赖与抗原受体上互补决定区（complementarity determining region，CDR）的相互匹配，而 SAg 的激活则无须依赖与抗原受体上互补决定区的相互匹配。SAg 通常以完整蛋白（而非抗原肽形式）结合 APC 与 T 细胞，即一端与 APC 表面的 MHC Ⅱ类分子非多肽区外侧结合，另一端与 TCR V_β 链互补决定区 CDR 3 外侧区域结合，故不涉及 TCR V_α 链和 V_β 链 CDR3 对抗原的高度特异性识别，也无 MHC 限制性。SAg 所诱导的 T 细胞应答，并非针对 SAg 本身，而是通过分泌大量的细胞因子参与某些病理生理过程的发生与发展。

激活 T 细胞的 SAg 可分为外源性和内源性两类，前者如金黄色葡萄球菌肠毒素 A～E（Staphylococcus aureus enterotoxin A～E，SEA～SEE）、链球菌致热外毒素，后者如小鼠乳腺肿瘤病毒蛋白等。

二、丝裂原

丝裂原（mitogen），因其可使细胞发生有丝分裂而得名，多数是凝集素类蛋白质物质。常见丝裂原见表 2-2。

表 2-2　作用于人和小鼠 T、B 细胞的常见丝裂原

丝裂原	来源	激活对象	激活细胞
伴刀豆球蛋白 A（ConA）	菜豆	人、小鼠	T 细胞
植物血凝素（PHA）	芸豆	人、小鼠	T 细胞
美洲商陆丝裂原（PWM）	美洲商陆	人、小鼠	T 细胞、B 细胞
脂多糖（LPS）	革兰氏阴性菌	小鼠	B 细胞
葡萄球菌 A 蛋白（SPA）	葡萄球菌	人	B 细胞

多数丝裂原可选择性地与细胞表面糖蛋白上的寡糖残基结合，因不同克隆细胞可表达共同的寡糖残基而被同一丝裂原激活，因此丝裂原被认为是一种非特异性的多克隆淋巴细胞激活剂。

三、佐剂

与抗原同时或预先注入机体，增强机体对该抗原的适应性免疫应答或改变免疫应答类型，此类物质称为佐剂（adjuvant）。佐剂可被视为一种固有免疫增强剂。

佐剂的作用机制：①改变抗原物理性状，延缓抗原降解和排除，延长抗原在体内存留的时间；②刺激单核巨噬细胞，增强其对抗原的处理和提呈能力；③刺激免疫细胞激活所需的协同刺激信号

笔记栏

的产生；④刺激淋巴细胞非特异性增殖，从而增强和扩大免疫应答的效应。

佐剂的种类很多，根据是否具有免疫原性分类如下。①非免疫原性佐剂，此类佐剂多数为小分子物质，自身不具有免疫原性。有些为无机物，如氢氧化铝、明矾等；有些为低分子有机物或结构简单的生物分子，如矿物油、羊毛脂、多肌胞苷酸［poly（I）：poly（C）］、胞壁酰二肽（MDP）等；有些为生物分子及其片段，如多种细胞因子、补体片段 C3d、含有非甲基化 CpG 的 DNA 片段等。②免疫原性佐剂，此类佐剂为生物大分子或完整细胞，自身同样具有免疫原性。较为经典的有卡介苗、短小棒状杆菌、霍乱毒素 B 亚单位等。

动物实验中最常用的佐剂是弗氏佐剂（Freund's adjuvant），又分为弗氏不完全佐剂（Freund's incomplete adjuvant，IFA）和弗氏完全佐剂（Freund's complete adjuvant，CFA）。将抗原和液状石蜡混合，再加入羊毛脂乳化，即为 IFA；在 IFA 中加入卡介苗或灭活的结核分枝杆菌，即成为 CFA。CFA 作用较强，但易在注射局部形成肉芽肿和持续性溃疡，不适用于人体。目前能安全用于人体的佐剂主要有氢氧化铝、磷酸钙等。

> **知识拓展　　　　　　　　佐剂研究进展**
>
> 　　佐剂的概念是在 20 世纪初提出的，当时传统疫苗无法对纯化的白喉和破伤风类毒素产生有效的免疫反应，佐剂的加入能够减少疫苗免疫次数、减少抗原用量、增强免疫效果等。1926 年铝佐剂的发现是一个里程碑，在接下来的 70 年里一直是唯一获准用于人类使用的佐剂。直到 20 世纪 90 年代，随着免疫学研究尤其是固有免疫机制研究取得突破进展，新型佐剂的研发和商业化进入快车道，才有多种佐剂（MF59、AS01、AS03、AS04、CpG 等）被纳入许可疫苗。目前国内只有一款铝佐剂可用，大部分疫苗企业只能与国外企业合作来获得佐剂，某种程度上受制于人，中国疫苗行业面临着被佐剂"卡脖子"的风险。新冠疫情推动了疫苗的快速发展，佐剂是增强疫苗有效性的主要助力。提高新冠病毒疫苗的保护力，除了布局新的技术路线开发疫苗以外，也可以在现有灭活疫苗基础上优化，研制新型佐剂，以提高疫苗的保护力。

本章小结

抗原是指能够刺激机体产生免疫应答并与免疫应答产物（效应 T 细胞或抗体）发生特异性结合的物质。免疫原性和免疫反应性是抗原的两个基本特征。抗原表位是决定抗原特异性的最小功能单位，包括构象表位、连续表位、T 细胞表位、B 细胞表位等。抗原的种类繁多，依据不同的标准，可有不同的分类原则。此外，还有一些固有免疫刺激剂，如超抗原、丝裂原、佐剂等。

思　考　题

1. 如何理解免疫细胞激活物的概念？特异性细胞激活物与非特异性细胞激活物的激活方式有何特点？

2. 抗原的特异性与表位有何关系？

3. 简述影响抗原免疫原性的因素。

4. 试述同种异型抗原、自身抗原和嗜异性抗原的临床意义。

5. 查阅文献，了解我国疫苗新型佐剂的研发现状。

（龚业莉　阮　荻）

第三章 免疫器官

知识目标 掌握免疫器官的组成；熟悉中枢免疫器官和外周免疫器官的组成及功能；了解淋巴细胞再循环的过程和意义。

能力目标 通过启发学生将疾病发病机制和免疫器官的功能联系起来进行分析，培养其分析和解决问题的能力；通过学习免疫器官之间既有其独特的功能特点，又通过淋巴细胞归巢和再循环连接成为一个有机整体，培养学生辩证性思维习惯。

价值目标 通过免疫器官重要性介绍，引导学生爱惜自己的身体，保护体内的安保系统——免疫器官，养成良好的生活习惯；介绍骨髓（干细胞）移植帮助人类攻克疾病的实例，赞颂骨髓捐献善举，弘扬社会主义核心价值观。

免疫系统（immune system）是随着生物种系的进化而逐步建立和完善起来的，是机体识别"自己"与"非己"，执行免疫功能的物质基础。免疫系统包括免疫器官和组织、免疫细胞及免疫分子。免疫器官（immune organ）按照其功能不同可以分为中枢免疫器官和外周免疫器官，两者通过血液及淋巴循环相互联系构成免疫系统的网络结构，本章重点介绍免疫器官和组织的结构及功能。

第一节 中枢免疫器官

中枢免疫器官（central immune organ）又称初级淋巴器官（primary lymphoid organ），是免疫细胞发生、分化、发育和成熟的主要场所，其中骨髓及胸腺是人和其他哺乳动物的中枢免疫器官。

一、骨　髓

骨髓（bone marrow）是造血器官，可生成造血干细胞（hematopoietic stem cell，HSC），是各种血细胞的发源地，也是人和哺乳动物 B 细胞发育成熟的场所。

（一）骨髓的结构和骨髓造血微环境

骨髓位于骨髓腔中，分为红骨髓和黄骨髓，是人体最大的造血器官。胎儿及婴幼儿时期的骨髓都是红骨髓，大约从 5 岁开始，长骨干的骨髓腔内出现脂肪组织，并随年龄增长而增多，即为黄骨髓。成人的红骨髓和黄骨髓约各占一半，红骨髓具有活跃的造血功能，由基质细胞、造血细胞和血窦构成，其中基质细胞包括网状细胞、成纤维细胞、血窦内皮细胞及巨噬细胞等。而黄骨髓内仅有少量的幼稚血细胞，但仍保持着造血潜能，当机体需要时可转变为红骨髓进行造血。

造血诱导微环境（hematopoietic inductive microenvironment，HIM）是由细胞外基质、骨髓基质细胞及其分泌的多种细胞因子［白细胞介素（interleukin，IL）-3、IL-4、IL-6、IL-7、干细胞因子（stem cell factor，SCF）、粒细胞-巨噬细胞集落刺激因子（GM-CSF）等］共同构成的造血细胞赖以分化发育的微环境，参与造血干细胞的维持、自我更新和定向分化。在骨髓造血微环境中，多能造血干细胞经过不同的分化发育阶段，最终成熟为各种血细胞。

骨髓中的造血干细胞是具有高度自我更新能力和多能分化潜能的造血前体细胞，体内血细胞均由其分化而来。血细胞在骨髓中生长、分裂及分化的过程称为造血（hematopoiesis）。人体内的造血功能首现于 2～3 周胚龄的卵黄囊，在胚胎早期（第 2～3 个月）造血干细胞从卵黄囊迁移至胎肝，继而入脾，肝和脾成为胚胎第 3～7 个月的主要造血器官。随后，造血干细胞又迁至骨髓，使骨髓成为胚胎末期直到出生后的造血器官。人造血干细胞的主要表面标志为 CD34 和 CD117，不表达各种成熟血细胞谱系相关的表面标志。

（二）骨髓的功能

1. 各类血细胞和免疫细胞发生的场所　骨髓中造血干细胞具有高度自我更新能力和多向分化潜

能，在造血组织中所占比例极低，形态学上难以与其他单个核细胞相区别，也不表达各种成熟血细胞谱系相关的表面标志。造血干细胞在骨髓造血微环境的作用下分化为髓样干细胞（myeloid stem cell）和淋巴样干细胞（lymphoid stem cell）。髓样干细胞最终分化为粒细胞（中性粒细胞、嗜酸性粒细胞、嗜碱性粒细胞）、巨噬细胞、树突状细胞、红细胞和血小板等；淋巴样干细胞在骨髓中首先分化为始祖B细胞、始祖T细胞和自然杀伤（natural killcr，NK）前体细胞；上述始祖B细胞和始祖T细胞分别在骨髓和胸腺中，进一步分化发育为成熟的B细胞和T细胞，经血液循环迁移并定居于外周免疫器官。树突状细胞可来源于髓样干细胞和淋巴样干细胞。

2. B细胞和NK细胞分化成熟的场所　在骨髓造血微环境中，人和哺乳动物的B细胞经历始祖B细胞、前B细胞、未成熟B细胞和成熟B细胞四个阶段发育成熟，即通常所说的B细胞。部分淋巴样干细胞在骨髓中可发育为成熟的NK细胞。

3. 再次体液免疫应答抗体产生的主要部位　记忆B细胞（Bm细胞）在外周免疫器官再次接受相应抗原刺激活化后，可经淋巴液和血液迁移至骨髓分化成熟为浆细胞，持续产生和分泌大量抗体释放入血发挥免疫功能（血清抗体的主要来源），在这个过程中抗体产生速度快，但持续时间相对较短。

骨髓既是中枢免疫器官，又是发生再次体液免疫应答的主要场所之一，因此骨髓功能障碍不仅严重损害机体的造血功能，还会严重影响机体的细胞和体液免疫功能。例如，大剂量放射线照射可使机体的造血功能和免疫功能同时受到抑制或丧失，这时可通过植入正常骨髓重建造血和免疫功能。根据这一机制可将免疫功能正常个体的造血干细胞或淋巴干细胞移植给免疫缺陷个体，用来治疗免疫缺陷病或者白血病等。

知识拓展　　　　　　　　　**揭秘骨髓移植和骨髓捐献**

　　骨髓是人体最大的器官之一，含有大量造血干细胞，骨髓移植是目前治疗白血病、淋巴瘤、再生障碍性贫血等疾病的有效和理想的手段。传统意义的"骨髓移植"更准确的叫法应该是"造血干细胞移植"（hematopoietic stem cell transplantation），是一种通过静脉将造血干细胞注射到患者体内的疗法。造血干细胞移植首先用高剂量的化疗或化疗结合放疗的方法杀死患者体内快速分裂的细胞（包括癌细胞、皮肤、头发和干细胞），然后向患者体内输入正常的造血干细胞，从而重建一个正常的造血系统。

　　当新的造血干细胞被注入患者体内后，由于供体移植物中存在T细胞，它们识别患者体内的异型组织抗原，从而引发免疫排斥反应，临床上称为"移植物抗宿主病"（GVHD）。这种并发症通常影响患者的肠胃系统、黏膜、皮肤和肝脏，在严重的情况下会导致患者的死亡。GVHD是由于供者和受者之间HLA不合所引发的免疫排斥反应。因此，提高移植成功率的首要条件就是在造血干细胞移植前，找到HLA高匹配的供者。与骨髓移植相关的HLA配型主要包括HLA Ⅰ类分子中的6个等位基因点。在临床上，满足其中的HLA-A、HLA-B、HLA-C和HLA-DR 4个配型也能开展移植手术。一般情况下，仅有25%～30%的患者能找到HLA相合的亲缘供者，而在无关人群中找到相合供者的概率是1/10万～1/5万，甚至更低。因此，建立庞大的骨髓库是现阶段通过骨髓移植治疗相关疾病的最实际、可行的办法。

　　骨髓捐献，实质上是造血干细胞捐献。骨髓捐献是开展造血干细胞移植的前提条件。骨髓捐献，是在使用"干细胞动员剂"之后，在密闭、安全环境中，直接从捐献者手臂静脉处采集全血，通过血细胞分离机提取造血干细胞，同时，将其他血液成分回输捐献者体内。在正常情况下，在2周内，血液中的各种成分可恢复到原有水平。因此，捐献骨髓不会影响捐献者的身体健康。

二、胸　　腺

胸腺（thymus）是T细胞分化、发育、成熟的场所，胸腺的大小和结构随着年龄不同而有明显差别。胸腺出现于胚胎发育的第9周，在第20周发育成熟，新生期胸腺重15～20g，幼年期后迅速增大，青春期达到高峰（30～40g）。青春期以后，胸腺随年龄增长而逐渐萎缩退化，老年期胸腺组织被脂肪取代，胸腺微环境改变，T细胞发育成熟减少，导致老年人的免疫功能减退。

笔记栏

（一）胸腺的结构和胸腺微环境

胸腺位于胸骨后方，胸腔纵隔上部，可分为左右两叶，外包被膜伸入胸腺实质内，将胸腺分成许多小叶。小叶的外周部分称为皮质（cortex），皮质分为浅皮质区和深皮质区；中央部分称为髓质（medulla）；皮-髓质交界处含有大量血管。皮质内85%~90%的细胞为胸腺细胞，并含有胸腺上皮细胞、巨噬细胞和树突状细胞等。胸腺浅皮质区内的胸腺上皮细胞可包绕胸腺细胞，并产生某些促进胸腺细胞分化发育的激素和细胞因子。而深皮质区内主要为体积较小的皮质胸腺细胞。髓质内含有大量胸腺髓质上皮细胞和疏散分布的较成熟的胸腺细胞、巨噬细胞和树突状细胞。

胸腺主要由胸腺细胞（thymocyte）和胸腺基质细胞（thymus stromal cell，TSC）组成。胸腺细胞为处于不同分化阶段的未成熟T细胞，胸腺基质细胞则以胸腺上皮细胞（thymus epithelial cell，TEC）为主，包括巨噬细胞（macrophage，MΦ）、树突状细胞（dendritic cell，DC）及成纤维细胞等。

胸腺微环境（thymus microenvironment）主要由胸腺基质细胞、细胞外基质及局部活性因子组成，是决定T细胞分化、增殖和选择性发育的重要条件。胸腺基质细胞中的胸腺上皮细胞是胸腺微环境的重要组分，其主要以两种方式参与调节胸腺细胞的分化发育。

1. 分泌细胞因子和胸腺肽类分子 胸腺基质细胞能产生多种细胞因子，如SCF、IL-1、IL-2、IL-6、IL-7、肿瘤坏死因子（tumor necrosis factor，TNF）、GM-CSF和趋化因子等，这些细胞因子可与胸腺细胞表面相应受体结合，调节胸腺细胞的发育和细胞间相互作用。胸腺上皮细胞分泌的胸腺肽类分子包括胸腺素、胸腺生成素及胸腺肽等，可促进胸腺细胞增殖、分化和发育等。

2. 细胞-细胞间相互接触 胸腺上皮细胞与胸腺细胞可通过细胞表面分子的相互作用（黏附分子及其配体、细胞因子及其受体、抗原肽-MHC复合物与TCR等），诱导和促进胸腺细胞的分化、发育和成熟。细胞外基质（包括多种胶原、网状纤维蛋白、葡糖胺聚糖等）也是胸腺微环境的重要组分，可促进上皮细胞与胸腺细胞接触，并促进胸腺细胞在胸腺内由皮质向髓质移行及成熟。

（二）胸腺的功能

1. T细胞发育、分化、成熟的场所 T细胞前体（胸腺细胞）随血液由骨髓进入胸腺后依次经被膜下、皮质、髓质顺序移行，在胸腺微环境作用下，经过复杂的选择性发育（阳性选择和阴性选择）过程，95%以上的胸腺细胞发生凋亡，少部分胸腺细胞分化发育成为成熟的功能性$CD4^+$T细胞或$CD8^+$T细胞，并获得自身免疫耐受和MHC限制性，发育成熟的初始T细胞（naive T cell）进入血液循环，定居于外周淋巴器官。

2. 自身耐受的建立与维持 T细胞在胸腺微环境发育过程中，自身反应性T细胞通过抗原受体（TCR）与胸腺基质细胞（树突状细胞等）表面表达的自身抗原肽-MHC复合物发生高亲和力结合，可引发阴性选择，启动细胞程序性死亡，导致自身反应性T细胞克隆消除，形成对自身抗原的中枢免疫耐受。若阴性选择发生障碍，不能消除或抑制自身反应性T细胞克隆，出生后个人易患自身免疫病。

知识拓展　　　　　　　　**胸腺肽类药物**

　　胸腺是机体的重要中枢免疫器官，不仅为T细胞的发育、分化和成熟提供场所，还可分泌多种多肽类激素。目前临床常用的胸腺肽类药物有胸腺肽、胸腺五肽和胸腺法新，均与胸腺分泌的多肽激素有关。胸腺肽是胸腺分泌的具有生理活性的一组多肽，是从健康小牛等动物的胸腺组织中提取的具有固有免疫效应的小分子多肽。胸腺五肽和胸腺法新来源于胸腺中分离纯化的两类多肽化合物，即胸腺生成素Ⅱ（thymopoietin Ⅱ，TP-Ⅱ）和胸腺肽 α_1。TP-Ⅱ由49个氨基酸组成，其免疫活性中心是位于肽链的第32~36位氨基酸（即精-赖-天冬-缬-络氨酸）组成的五肽片段，具有与TP-Ⅱ相同的生理功能，据此活性中心合成的结构相似药物称为胸腺五肽。胸腺法新按照人体天然存在的胸腺肽 α_1 化学合成，由28个氨基酸构成，具有固定的空间结构，其作用与体内天然的胸腺肽 α_1 一致。胸腺肽类药物临床广泛应用于治疗各种原发性或继发性T细胞缺陷病、某些自身免疫病、各种细胞免疫功能低下的疾病及辅助治疗恶性肿瘤。

第二节 外周免疫器官

外周免疫器官（peripheral immune organ）又称次级淋巴器官（secondary lymphoid organ），是成熟 T 细胞、B 细胞定居和接受抗原刺激后发生免疫应答的主要场所，主要包括淋巴结、脾和位于胃肠道、呼吸道及泌尿生殖系统的黏膜相关淋巴组织。

一、淋 巴 结

淋巴结（lymph node）广泛存在于全身非黏膜部位的淋巴通道汇集处，是结构最完备的外周免疫器官。分布于身体浅表部位的淋巴结常位于颈部、腋窝、腹股沟等部位；位于内脏部位的淋巴结（如肺门淋巴结）多成群聚集在器官门附近，沿血管干排列。上述部位也是易受病原微生物和其他抗原性异物侵入的部位，组织或器官的淋巴液均引流到局部淋巴结，因此局部淋巴结肿大或疼痛提示相应部位的器官组织发生炎症或其他病变。

（一）淋巴结的结构

淋巴结是由结缔组织被膜包被的器官，包含皮质和髓质两部分。淋巴结内富含 T 细胞、B 细胞及具有抗原捕获/提呈作用的滤泡树突状细胞/巨噬细胞，是适应性免疫应答的主要场所。

1. 皮质 皮质可进一步分为浅皮质区和深皮质区。靠近被膜下的为浅皮质区，是 B 细胞定居的场所，也称为非胸腺依赖区。在该区域内，大量 B 细胞（未受抗原刺激的初始 B 细胞，无生发中心）聚集形成初级淋巴滤泡。受抗原刺激后，淋巴滤泡内出现生发中心，内含大量增殖分化的 B 淋巴母细胞，其可转移至髓质分化发育为浆细胞并产生抗体，称为次级淋巴滤泡。浅皮质区和髓质之间的区域称为深皮质区，又称副皮质区，是 T 细胞定居的场所，称为胸腺依赖区。副皮质区含有自组织迁移而来的树突状细胞，高表达 MHC Ⅱ 类分子，是专职的 APC。同时副皮质区含有由内皮细胞组成的、呈非连续状的毛细血管后微静脉，也称高内皮细胞小静脉（high endothelial venule，HEV），该通道是沟通血液循环和淋巴循环的重要途径，血液中的淋巴细胞由此部位可进入淋巴结实质。

2. 髓质 髓质由髓索和髓窦组成，髓索由致密聚集的淋巴细胞构成，主要为 B 细胞和浆细胞，也含部分 T 细胞及巨噬细胞。髓窦内富含巨噬细胞，有较强的滤过作用，能有效捕捉清除淋巴液中的病原微生物及其代谢产物等。

（二）淋巴结的功能

1. T 细胞和 B 细胞定居的场所 淋巴结是成熟 T 细胞和 B 细胞定居的主要部位，T 细胞约占淋巴细胞总数的 75%，B 细胞约占 25%。

2. 适应性免疫应答发生的主要场所 淋巴结是淋巴细胞接受抗原刺激和发生适应性免疫应答的重要部位之一。进入组织中的游离抗原经由淋巴液进入局部引流淋巴结，可进一步被深皮质区内APC 摄取，或抗原在组织中被 APC 摄取，随后 APC 迁移至深皮质区，将加工后的抗原肽提呈给 T细胞，使其活化、增殖，分化为效应性 Th 细胞；通过 T-B 细胞的相互作用，B 细胞在浅皮质区大量增殖形成生发中心并分化为浆细胞。一部分浆细胞迁移至髓质区并分泌抗体，而大部分浆细胞则经输出淋巴管进入胸导管，随血液循环迁移至骨髓，长期、持续性产生高亲和力抗体，成为抗体的主要来源。效应 T 细胞除在淋巴结内发挥免疫效应外，也可以经输出淋巴管进入胸导管，进入血液循环并分布于全身，发挥免疫效应。

3. 滤过清除病原体等有害物质 淋巴结是淋巴液的有效过滤器，淋巴结髓窦内富含吞噬细胞，可有效吞噬清除随淋巴液进入局部引流淋巴结的病原微生物及其代谢产物，净化淋巴液和防止病原体扩散。

4. 参与淋巴细胞再循环 淋巴结深皮质区的 HEV 在淋巴细胞再循环中起重要作用。随血流而来的 T 细胞和 B 细胞可以穿过 HEV，进入局部深皮质区和浅皮质区，迁移至髓窦，经输出淋巴管汇入胸导管，经左锁骨下静脉返回血液循环。

二、脾

脾（spleen）是胚胎时期的造血器官，自骨髓开始造血后，就变成了人体最大的外周免疫器官。

脾也是体内产生抗体的主要器官之一，含有大量血窦，具有储血和滤过除菌作用。

（一）脾的结构

　　脾为实质性器官，外层为结缔组织被膜包裹，被膜向实质内延伸形成脾小梁，将脾分为若干小叶。脾动脉入脾后分支成小梁动脉，小梁动脉继续分支进入脾实质，称为中央动脉。脾实质主要由白髓和红髓组成。

　　1. 白髓　白髓是密集的淋巴组织，由动脉周围淋巴鞘（periarterial lymphatic sheath，PALS）、鞘内淋巴滤泡（脾小结）及边缘区组成。中央动脉周围淋巴鞘是包绕在脾中央小动脉周围的厚层弥散淋巴组织，其内富含 T 细胞、少量树突状细胞和巨噬细胞，为 T 细胞区。中央动脉周围淋巴鞘的旁侧有脾小结，内含大量 B 细胞及少量滤泡树突状细胞和巨噬细胞，为 B 细胞区。接受抗原刺激后，上述初级淋巴滤泡可因 B 细胞增殖分化而出现生发中心，为次级淋巴滤泡。白髓与红髓交界的狭窄区域是淋巴细胞进出脾实质的通道，称为边缘区，其内含 T 细胞、B 细胞和巨噬细胞。中央动脉的侧支末端在此处膨大形成边缘窦，边缘窦内皮细胞之间存在间隙，是淋巴细胞由血液进入淋巴组织的重要通道。T 细胞经边缘窦迁入动脉周围淋巴鞘，而 B 细胞则迁入脾小结和脾索，白髓内的淋巴细胞也可进入边缘窦，参与淋巴细胞再循环。

　　2. 红髓　红髓包括分布于被膜下、小梁周围及白髓边缘区外侧的广大区域，由脾索和脾血窦组成。脾索为索条状组织，主要含 B 细胞、浆细胞、巨噬细胞和少量树突状细胞。脾索之间为血窦，其内充满血液，其内 T 细胞、B 细胞经髓微静脉注入小梁静脉后可通过脾静脉出脾进入血液循环。

（二）脾的功能

　　1. T 细胞和 B 细胞定居的场所　脾是 T 细胞、B 细胞定居的场所。其中 B 细胞约占脾淋巴细胞总数的 60%，T 细胞约占 40%。

　　2. 适应性免疫应答发生的主要场所　脾是机体对血液中抗原产生免疫应答的主要场所，而淋巴结主要对由引流淋巴液而来的抗原产生应答。血液中的抗原性异物经血液循环进入脾，可刺激 T 细胞、B 细胞活化、增殖，产生效应 T 细胞和浆细胞，并分泌细胞因子和抗体发挥免疫效应。同时脾是体内产生抗体的主要器官，在机体防御和免疫应答中发挥重要作用。

　　3. 滤过清除抗原性异物和合成生物活性物质　体内约 90% 的循环血液流经脾，脾内巨噬细胞和树突状细胞可有效吞噬清除血液中的病原体、衰老死亡的自身血细胞、免疫复合物和异物等，发挥过滤作用，使血液得到净化。

三、黏膜相关淋巴组织

　　黏膜相关淋巴组织（mucosal-associated lymphoid tissue，MALT），亦称黏膜免疫系统（mucosal immune system，MIS），主要指消化道、呼吸道及泌尿生殖系统黏膜固有层和上皮细胞下散在的淋巴组织，以及带有生发中心的淋巴组织，如扁桃体、小肠的派尔集合淋巴结（Peyer patch，PP）及阑尾等，是黏膜免疫应答的主要场所，在黏膜局部抗感染防御中发挥重要作用。

　　人体黏膜表面积较大（约 400m²），机体近 50% 的淋巴组织分布于黏膜系统，黏膜是病原体等抗原性异物入侵机体的主要部位，黏膜相关淋巴组织构成了人体重要的防御屏障。

（一）黏膜相关淋巴组织的组成

　　黏膜相关淋巴组织主要包括肠相关淋巴组织、鼻相关淋巴组织和支气管相关淋巴组织等。

　　1. 肠相关淋巴组织　肠相关淋巴组织（gut-associated lymphoid tissue，GALT）是位于肠黏膜下的淋巴组织，由 PP、阑尾、孤立淋巴滤泡、上皮内淋巴细胞及固有层中弥散分布的淋巴细胞组成，在摄取肠道抗原及抵御肠道病原微生物感染中发挥重要作用。

　　（1）PP：PP 属小肠黏膜淋巴滤泡组织，在 PP 处，肠黏膜向肠腔呈圆顶状隆起，由一层滤泡相关上皮（follicle associated epithelium，FAE）将其与肠腔隔离。滤泡相关上皮主要由肠上皮细胞构成，其中散在分布少数微皱褶细胞（microfold cell，M 细胞）。M 细胞是一种特化的抗原转运细胞，M 细胞可通过吸附、胞饮和胞吞等方式摄取肠腔内抗原性异物，并以囊泡形式转运给口袋内的巨噬细胞或树突状细胞，并进一步激活 T 细胞、B 细胞，启动肠道黏膜免疫应答。激活的 T 细胞、B 细胞也可进入肠系膜淋巴结并最终进入血液循环。GALT 不仅参与肠道局部免疫，而且与全身免疫系统密切相关。

（2）上皮内淋巴细胞（intraepithelial lymphocyte，IEL）：IEL 位于肠黏膜上皮细胞之间，其中约 40% 的 IEL 为 αβT 细胞，可能是 PP 中的 T 细胞受抗原刺激后增殖，然后通过淋巴循环和血液循环迁移至肠上皮。另外约 60% 的 IEL 为 γδT 细胞，γδT 细胞属固有免疫细胞，具有较强的细胞毒作用，并能分泌多种细胞因子，在免疫监视和细胞介导的黏膜免疫中发挥重要作用。

2. 鼻相关淋巴组织 鼻相关淋巴组织（nasal-associated lymphoid tissue，NALT）包括咽扁桃体、腭扁桃体、舌扁桃体及鼻后部淋巴组织，由淋巴小结及弥散的淋巴组织组成，主要抵御经空气传播的病原微生物的感染。NALT 表面覆盖有上皮细胞，抗原和异物陷入淋巴上皮隐窝中，然后被送至淋巴小结，淋巴小结中的 B 细胞受抗原刺激后增殖，形成生发中心。

3. 支气管相关淋巴组织 支气管相关淋巴组织（bronchial-associated lymphoid tissue，BALT）主要分布于各肺叶的支气管上皮下，其结构与 PP 相似，滤泡中的淋巴细胞（主要为 B 细胞）受抗原刺激后增殖，形成生发中心。

（二）黏膜相关淋巴组织的功能及其特点

1. 行使黏膜局部免疫应答 MALT 在肠道、呼吸道及泌尿生殖系统黏膜构成了一道免疫屏障，在黏膜局部抗感染免疫防御中发挥关键作用。同时 MALT 与肠道正常菌群相互作用，维持生理状态下的肠道自稳。

2. 产生分泌型 IgA 分泌型 IgA（sIgA）经黏膜上皮细胞分泌至肠黏膜表面，是肠道局部黏膜免疫的主要效应分子。与淋巴结和脾相比，PP 含有更多可产生大量 IL-5 的 Th2 细胞，而 IL-5 可促进 B 细胞分化并产生 IgA，MALT 中的 B 细胞多为产生 sIgA 的 B 细胞。同时在肠黏膜淋巴组织中产生的部分幼浆细胞（proplasmacyte）可经血液循环进入唾液腺、呼吸道黏膜、女性生殖道黏膜和乳腺等部位，产生 sIgA，使肠道免疫成为全身免疫的一部分。

第三节　淋巴细胞归巢与再循环

淋巴细胞归巢（lymphocyte homing）是指 T 细胞、B 细胞等淋巴细胞离开中枢免疫器官，经血液循环定向迁移并定居于外周免疫器官或组织的过程。淋巴细胞归巢是 T 细胞、B 细胞通过表面不同的黏附分子（又称归巢受体）与外周免疫器官或组织中血管内皮细胞表面的黏附分子（又称地址素）相互作用而实现的。

淋巴细胞再循环（lymphocyte recirculation）是指淋巴细胞在血液、淋巴液、淋巴器官或组织间反复循环的过程，是成熟淋巴细胞通过循环途径实现在体内不断重新分布的过程。再循环中的淋巴细胞多是静止期细胞和记忆细胞，其中 80% 以上是 T 细胞，其次是 B 细胞。

淋巴细胞再循环途径有多条通路，主要如下：①在淋巴结中，T 细胞、B 细胞可随血液循环进入深皮质区，穿过 HEV 进入相应区域定居，随后再移向髓窦，经输出淋巴管汇入胸导管、由左锁骨下静脉返回血液循环；②在脾中，经脾动脉进入脾的淋巴细胞穿过血管壁进入白髓，然后移向脾索，再进入脾血窦，最后由脾静脉返回血液循环；③在其他组织中，随血流进入毛细血管的淋巴细胞可穿过毛细血管壁进入组织间隙，随淋巴液回流至局部引流淋巴结后，再经输出淋巴管进入胸导管和血液循环。

淋巴细胞再循环的生物学意义：①使淋巴细胞在外周免疫器官和组织的分布更为合理，不断更新和补充循环池的淋巴细胞，有利于协调和增强机体的整体免疫功能；②增加 T 细胞、B 细胞（包括记忆细胞）与抗原及 APC 接触的机会，有利于适应性免疫应答的发生；③通过淋巴细胞再循环，使机体所有免疫器官和组织连接成为一个有机的整体，并将免疫信息传递给全身各处的免疫细胞，有利于动员各种免疫细胞和效应细胞迁移至病原体、肿瘤或其他抗原性异物所在部位从而发挥免疫效应，是维持机体免疫功能及发挥免疫功能的重要条件。

本章小结

免疫系统是机体执行免疫功能的物质基础，由免疫器官和组织、免疫细胞及免疫分子组成。免疫器官包括中枢免疫器官和外周免疫器官。人与其他哺乳动物的中枢免疫器官由骨髓和胸腺组成，是免疫细胞发生、分化、发育和成熟的场所。骨髓既是各种血细胞的发源地，也是人与其他哺乳动物 B 细胞发育成熟的场所。胸腺是 T 细胞分化、发育和成熟的场所。胸腺微环境对 T 细胞分化、增殖和选择性发育起着决定性作用。外周免疫器官包括淋巴结、脾和 MALT 等，是成熟 T 细胞、B 细胞等免疫细胞定居的场所，也是发生适应性免疫应答的主要部位。淋巴细胞再循环是维持机体正常免疫应答并发挥功能的必要前提。

思　考　题

1. 简述中枢免疫器官和外周免疫器官的组成及功能。
2. 简述胸腺微环境在免疫细胞发育中的作用。
3. 简述淋巴细胞再循环及其生物学意义。
4. 脾切除术后免疫系统会发生什么变化？
5. 根据免疫系统的功能谈谈你对骨髓移植排斥反应发生的看法以及建立中华骨髓库的重要意义。

（史颖颖　龚业莉）

第四章　各司其职的免疫细胞

知识目标　掌握固有免疫细胞的分类及生物学作用；掌握 T 细胞、B 细胞的主要特征和生物学作用；熟悉 APC 的概念及分类；熟悉 APC 加工与提呈抗原的途径；了解 T 细胞、B 细胞的分化发育过程，T 细胞、B 细胞亚群概况。

能力目标　引导学生对不同类型细胞的特点进行比较和归纳总结，培养归纳总结与比较分析能力；引导学生将疾病发病机制和免疫细胞联系起来进行分析，培养初步的临床思维能力。

价值目标　每一种类型的免疫细胞有自己独特的特征和功能，它们各司其职、在体内相互协作，维持机体内环境稳态，借此启发学生对自身价值的思考和认同，培养团结协作意识；通过对不同免疫细胞及亚群发现过程的介绍，培养学生的创新思维、探索精神及严谨求实的学风。

第一节　固有免疫细胞

固有免疫细胞（innate immune cell）主要包括单核巨噬细胞、树突状细胞、NK 细胞、中性粒细胞、嗜碱性粒细胞、嗜酸性粒细胞、肥大细胞和固有样淋巴细胞（NKT 细胞、γδT 细胞、B-1 细胞）等。

一、单核巨噬细胞

（一）单核细胞和巨噬细胞的关系

单核巨噬细胞是指血液中的单核细胞和组织器官中的巨噬细胞，其特征性表面标志是 CD14 分子。单核细胞（monocyte）由骨髓中粒-单核祖细胞（granulocyte-monocyte progenitor）分化而成，占外周血白细胞总数的 3%～8%。单核细胞在血液中仅停留 12～24 小时，随后在趋化因子［单核细胞趋化蛋白-1（MCP-1）等］的趋化作用下迁移至全身各组织器官分化发育为巨噬细胞（macrophage，MΦ）。

在局部微环境中由病原体或不同类型细胞因子刺激诱导，单核细胞可分化发育为功能特性各不相同的两个巨噬细胞亚群：1 型巨噬细胞（促炎，杀伤清除病原体）和 2 型巨噬细胞（抑炎，参与损伤组织修复和纤维化）。巨噬细胞由定居和游走两类细胞组成：定居在不同组织部位的巨噬细胞有不同的命名，如肝中的库普弗细胞、中枢神经系统中的小胶质细胞、骨组织中的破骨细胞等。游走巨噬细胞广泛分布于结缔组织中，胞质内富含溶酶体颗粒及其相关的酶类物质，具有很强的变形运动及吞噬杀伤和清除病原体等抗原性异物的能力。同时巨噬细胞作为 APC，还具有摄取、加工提呈抗原引发适应性免疫应答的能力。

（二）巨噬细胞表面受体及其主要作用

巨噬细胞表面表达多种模式识别受体、调理性受体和细胞因子受体。

1. 模式识别受体　主要包括甘露糖受体（MR）、清道夫受体（SR）和 Toll 样受体（TLR），主要的作用方式如下：①甘露糖受体可以与广泛表达于分枝杆菌、克雷伯菌、卡氏肺孢菌、酵母菌等病原体细胞壁糖蛋白或糖脂分子末端的甘露糖和岩藻糖残基结合，介导巨噬细胞对上述病原体的吞噬杀伤作用；②清道夫受体可通过对革兰氏阴性菌脂多糖、革兰氏阳性菌 LTA 及衰老/凋亡细胞表面成分磷脂酰丝氨酸的识别结合，介导巨噬细胞对上述分子的有效吞噬杀伤和清除；③TLR-2：TLR-6 和 TLR-2：TLR-1 异二聚体可通过对革兰氏阳性菌的 PGN/LTA，细菌和支原体的脂蛋白/脂肽，真菌酵母多糖的识别结合，诱导巨噬细胞活化产生黏附分子和炎性细胞因子；TLR-4 同源二聚体与 CD14，在接受脂多糖刺激后，可诱导巨噬细胞活化产生黏附分子及炎性细胞因子。

2. 调理性受体　主要包括 IgG Fc 受体（FcγR）和补体 C3b/C4b 受体（C3bR/C4bR），主要的作用方式如下：①IgG 类抗体一方面通过其抗原结合部位与病原体表面相应抗原表位特异性结合，另

15

一方面通过其可结晶片段（fragment crystallizable，Fc 片段）与巨噬细胞表面相应 FcγR 结合，介导特异性调理吞噬作用；②补体裂解产物 C3b/C4b 一方面通过其氨基端（N 端）与病原体等抗原性异物非特异性结合，另一方面通过其羧基端（C 端）与巨噬细胞表面 C3bR/C4bR 结合，介导非特异性调理吞噬作用。

3. 趋化和活化相关的细胞因子受体　巨噬细胞表达多种与其趋化和活化相关的细胞因子受体：①趋化性受体，主要包括单核细胞趋化蛋白-1 受体（MCP-1R）、巨噬细胞炎症蛋白-1α/β 受体（MIP-1α/βR）等；②活化相关的细胞因子受体，主要包括干扰素（interferon，IFN）-γR、GM-CSFR、TNF-α/βR 等。在上述趋化/活化性细胞因子的作用下，游走的巨噬细胞可被吸引募集到感染或炎症部位并被活化，其吞噬杀菌和分泌功能显著增强，有效发挥抗感染和免疫调节作用。

（三）巨噬细胞的主要生物学功能

巨噬细胞具有多种功能：吞噬杀菌、参与炎症反应、加工提呈抗原、参与和调节适应性免疫应答等。

1. 杀伤清除病原体　巨噬细胞主要通过表面模式识别受体和调理性受体有效识别结合抗原性异物，通过受体介导的胞吞作用或者巨胞饮作用将抗原性异物摄入细胞内。接下来巨噬细胞主要通过如下两种途径杀伤破坏摄入的病原体。①氧依赖性杀菌系统：包括反应性氧中间物和反应性氮中间物杀菌系统，前者是指在吞噬作用激发下使细胞膜上还原型辅酶 I/II 及分子氧活化，生成超氧阴离子、游离羟基、过氧化氢和单态氧介导杀菌效应的系统；后者是指巨噬细胞活化后产生的诱导型一氧化氮合酶，在还原型辅酶 II 或四氢生物蝶呤存在条件下，催化 L-精氨酸与氧分子反应，生成一氧化氮发挥杀菌和细胞毒效应的系统。②氧非依赖性杀菌系统：包括细胞内乳酸累积形成对病原体具有抑杀作用的酸性环境；溶酶体内溶菌酶破坏细菌胞壁肽聚糖产生的杀菌作用；α-防御素等抗菌肽对病原体的裂解破坏作用。被杀伤破坏的病原体在吞噬溶酶体内多种水解酶（蛋白酶、核酸酶、脂酶和磷酸酶等）的作用下，被进一步消化降解。

2. 杀伤胞内寄生菌和肿瘤等靶细胞　巨噬细胞与 Th 细胞相互作用或被脂多糖或 IFN-γ、GM-CSF 等细胞因子激活后，才能有效杀伤细胞内寄生菌和某些肿瘤细胞；同时巨噬细胞也可通过 FcγR 介导的依赖抗体的细胞毒性（antibody-dependent cellular cytotoxicity，ADCC）作用定向杀伤肿瘤和病毒感染的靶细胞。

3. 参与炎症反应　感染部位产生的趋化因子（MCP-1、GM-CSF）和细胞因子（IFN-γ 等）可募集和活化巨噬细胞；活化巨噬细胞又可通过分泌趋化因子（MIP-1α/β、MCP-1、IL-8 等）及促炎细胞因子（IL-1 等）或其他炎性介质参与和促进炎症反应。

4. 加工提呈抗原启动适应性免疫应答　巨噬细胞作为专职 APC，可将摄入的外源性抗原加工处理为具有免疫原性的抗原肽，并以抗原肽-MHC II 类复合物的形式表达于细胞表面，供抗原特异性 $CD4^+$ T 细胞或 $CD8^+$ T 细胞（交叉提呈途径）识别引发适应性免疫应答。

5. 免疫调节作用　活化巨噬细胞可分泌多种细胞因子发挥免疫调节作用。例如，IFN-γ 可上调 APC 表达 MHC 分子的量，增强抗原提呈能力；IL-12 可促进 $CD4^+$ 初始 T 细胞增殖分化为 $CD4^+$ Th1 细胞及增强 NK 细胞的抗肿瘤/抗病毒活性；IL-10 可抑制巨噬细胞活化和 NK 细胞的杀伤活性，同时下调 APC 表达 MHC 分子和共刺激分子，对适应性免疫应答产生抑制作用。

二、树突状细胞

树突状细胞（dendritic cell，DC）主要由骨髓中髓样前体细胞和淋巴样前体细胞衍生而成，因其成熟时表面具有许多树状突起而得名。根据来源、表型和功能的不同可将 DC 分为髓样树突状细胞（myeloid dendritic cell，mDC）和浆细胞样 DC，在外周免疫器官淋巴滤泡中还有一种来源于间充质祖细胞的滤泡 DC。DC 的主要功能是摄取、加工和提呈抗原，其中髓样 DC 是体内诱导初始 T 细胞活化能力最强的 APC，是引发适应性免疫应答的始动细胞。

（一）髓样树突状细胞及其主要作用

mDC 也称为经典 DC（conventional DC，cDC），广泛分布于淋巴组织、非淋巴样组织器官和血液。根据组织分布和功能特性不同，DC 有不同的命名，如位于胸腺皮质与髓质交界处，参与阴性选择的胸腺树突状细胞（thymus dendritic cell，TDC）；位于皮肤表皮基底层和棘细胞之间，具有较强摄取加工抗原和迁移能力的朗格汉斯细胞（Langerhans cell，LC）；分布于次级淋巴组织胸腺依赖区内，具有抗原提呈作用并可有效激活初始 T 细胞的并指状树突状细胞（interdigiting dendritic cell，IDC）；分布于非淋巴样实体器官和组织内的间质性 DC（interstitial dendritic cell）；在输入淋巴管和淋巴液中迁移的 DC 称为隐蔽细胞（veiled cell）。

未成熟 DC 高表达模式识别受体（甘露糖受体、TLR）、调理性受体（FcγR，C3bR）和趋化性受体，而低表达 MHC Ⅰ/Ⅱ类分子和 B7 等共刺激分子，故能有效识别结合病原体等抗原性异物并具有较强的迁移能力，但其提呈抗原启动适应性免疫应答能力低下。成熟 DC 高表达细胞间黏附分子-1（intercellular adhesion molecule-1，ICAM-1）等黏附分子及抗原肽-MHC 复合物和 B7 等共刺激分子，同时分泌对初始 T 细胞具有招募作用的 DC 来源的趋化因子（dendritic cell-derived chemokine，DC-CK），故能有效募集/活化初始 T 细胞，启动和参与适应性免疫应答。

mDC 的主要生物学作用：①摄取加工和提呈抗原，激活初始 T 细胞使其分化为不同类型的 T 细胞亚群，启动和参与适应性免疫应答；②免疫调节作用，在病毒或某些胞内寄生菌感染刺激下，可通过分泌以 IL-12 为主的细胞因子诱导初始 T 细胞向 Th1 细胞分化，参与和增强 Th1 细胞介导的细胞免疫应答；③诱导中枢和外周免疫耐受，TDC 参与 T 细胞阴性选择，可通过清除自身反应性 T 细胞诱导产生中枢免疫耐受；同时未成熟 DC 可通过低表达或不表达 B7 等共刺激分子，参与诱导 T 细胞外周免疫耐受。

（二）浆细胞样树突状细胞及其主要作用

浆细胞样树突状细胞（plasmacytoid dendritic cell，pDC）由骨髓淋巴样前体细胞衍生而来，主要分布于骨髓、外周血和富含 T 细胞的淋巴组织和器官。静息 pDC 低表达 TLR（TLR-1/TLR-2）、调理性受体（FcγR、C3dR）、MHC Ⅱ类分子和 B7 等共刺激分子，故其摄取加工和提呈抗原能力低下，不能有效激活初始 T 细胞启动适应性免疫应答。但其细胞质内体膜上高表达 TLR-7 和 TLR-9，可被病毒 ssRNA 和 CpG DNA 基序激活而分化成熟，并通过激活 MyD88 依赖的 NF-κB 信号通路合成分泌大量 Ⅰ型 IFN（IFN-α/IFN-β），在机体抗病毒免疫应答中发挥重要作用。

（三）滤泡树突状细胞及其主要作用

滤泡树突状细胞（follicular dendritic cell，FDC）起源于间充质祖细胞，主要定居于淋巴结、脾、黏膜相关淋巴组织等外周免疫器官初级淋巴滤泡内。FDC 不表达 MHC Ⅱ类分子和 B7 等共刺激分子，没有抗原加工提呈作用；但高表达 TLR、FcγR 和补体 C3b/C3d 受体，可有效识别捕获细菌裂解产物（革兰氏阳性菌肽聚糖、革兰氏阴性菌脂多糖）、抗原-抗体复合物和抗原-抗体-补体复合物，并以免疫复合物包被小体的形式长期滞留或浓缩于细胞表面供相应 B 细胞识别，介导产生适应性体液免疫应答，参与和维持 B 细胞的免疫记忆。FDC 被抗原或表面具有相应受体的 B 细胞趋化募集至 FDC 周围，从而增强或扩大适应性体液免疫应答。

> **知识拓展**　　　　　　　　**免疫系统神助攻——DC**
>
> 　　自从 1868 年朗格汉斯（Langerhans）第一次描述了皮肤存在的 DC 以来，人类就开始了漫长的探索 DC 功能的征程。1973 年拉尔夫·斯坦曼（Ralph Steinman）确认了小鼠脾中的DC，并用一系列实验证明了淋巴组织源性的 DC 是强有力的初始免疫反应的激发者。
>
> 　　DC，因其形似树枝状的突起而得名，通过识别外来细胞的抗原并将该抗原呈递给杀伤性的免疫细胞来指挥和调动人体免疫系统识别及摧毁入侵者。在纽约洛克菲勒大学任职的生理学家 Steinman，试图用基于 DC 的疫苗预防慢性感染，如人类免疫缺陷病毒（HIV）、结核，以及治疗癌症。因此当他在 2007 年 3 月被诊断出患胰腺癌晚期时，他很自然地寄希望于他穷尽毕生精力研究的 DC 上。通过与全世界科学家合作，他基于 DC 设计了一系列癌症治疗方案。他将自己当作实验对象，并希望实验结果能为各种相关研究带来益处。他用自己研发的 DC 疗法治疗自己的胰腺癌，将生命由预期的数月延长到四年。2011 年，Steinman 因发现"树突状细胞及其在获得性免疫中的作用"而获得诺贝尔生理学或医学奖，为此免疫治疗逐渐成为医学界研究热点，继 2011 年诺贝尔奖后，《科学》杂志将肿瘤免疫治疗列为 2013 年十大科学突破的首位，再次奠定了免疫细胞在医学研究中的作用和地位。

三、自然杀伤细胞

NK 细胞是一类无须抗原预先致敏即能直接杀伤某些靶细胞（如病毒感染细胞、肿瘤细胞等）的大颗粒淋巴细胞。

（一）来源、分布与特征

1. 来源及分布 NK 细胞由骨髓中淋巴样祖细胞分化而来，约占外周血淋巴细胞总数的 10%，可循骨髓途径或胸腺途径而发育、成熟。人 NK 细胞广泛分布于血液、外周淋巴组织、肝、脾等脏器中。近年发现，肝中 NK 细胞占淋巴细胞总数的 30% 以上，其生物学意义尚待进一步深入阐明。

2. 生物学特征 人 NK 细胞的形态具有异质性，不表达特异性/泛特异性抗原识别受体，表达 FcγR（FcγR Ⅲ，CD16）。目前将 CD3⁻ CD56⁺ CD16⁺ 淋巴样细胞鉴定为 NK 细胞，部分 NK 细胞具有某些类似 T 细胞的特征。NK 细胞可被 IFN-α/β、IL-2、IL-12、IL-15、IL-18 等激活，活化 NK 细胞可分泌 IFN-γ 和 TNF-α 等。同时 NK 细胞还表达一系列与其活化和抑制相关的调节性受体，并通过上述调节性受体对机体"自身"与"非己"成分的识别，选择性杀伤病毒感染细胞或肿瘤细胞等靶细胞。

（二）生物学作用

1. 细胞毒作用 NK 细胞可杀伤病毒感染细胞、肿瘤细胞及胞内寄生菌等，广泛参与机体抗感染和抗肿瘤效应。NK 细胞发挥杀伤效应的机制主要包括如下几个方面：①释放穿孔素和颗粒酶，诱导靶细胞溶解；②通过 Fas/FasL 途径介导靶细胞发生凋亡；③释放细胞毒性细胞因子（如 NK 细胞毒因子、TNF 等），通过与靶细胞表面相应受体结合而介导靶细胞杀伤；④表达 FcγR，通过 ADCC 作用介导靶细胞杀伤。NK 细胞无须抗原预先致敏即可直接杀伤靶细胞，并且仅杀伤异常细胞，同时 NK 细胞还可参与移植排斥反应、自身免疫病和超敏反应等发生。

2. 分泌细胞因子和发挥免疫调节作用 NK 细胞可以通过分泌大量的细胞因子参与免疫调节，是机体 IFN-γ 的主要来源，同时还可产生 TNF-α、GM-CSF、IL-10 及 IL-22 等。一方面 IFN-γ 等细胞因子的释放可以激活 T 细胞和巨噬细胞，增强机体抗感染和抗肿瘤作用；另一方面 NK 细胞可通过对树突状细胞、活化 T 细胞及活化巨噬细胞的细胞毒作用而抑制免疫应答。综上可知活化的 NK 细胞通过杀伤效应或分泌多种细胞因子而对免疫应答发挥正负调节作用。

（三）自然杀伤细胞杀伤活性的调节

正常情况下，NK 细胞仅杀伤异常或病变的细胞，而不杀伤正常组织细胞，这一识别机制与其表面表达多种调节性受体有关。NK 细胞表面具有两类功能不同的调节性受体：一类受体与靶细胞表面相应配体结合激发 NK 细胞产生杀伤作用，称为活化性杀伤细胞受体（activating killer cell receptor）；另一类受体与靶细胞表面相应配体结合后抑制 NK 细胞的杀伤作用，称为抑制性杀伤细胞受体（inhibitory killer cell receptor），目前已发现 10 多种 NK 细胞调节性受体。

一般来讲，活化性受体和抑制性受体共表达于 NK 细胞表面，两者均可识别结合正常表达于自身组织细胞表面的 MHC Ⅰ 类分子或相应的受体。生理条件下自身组织细胞正常表达 MHC Ⅰ 类分子，抑制性受体可与 MHC Ⅰ 类分子结合。由于抑制性受体的胞质段含免疫受体酪氨酸抑制基序（immunoreceptor tyrosine-based inhibitory motif，ITIM），其与自身 MHC Ⅰ 类分子或自身肽-MHC Ⅰ 类复合物结合后，受体胞质段 ITIM 发生酪氨酸磷酸化，启动抑制信号，从而阻断 NK 细胞活化并抑制其杀伤活性。在病毒感染或细胞癌变时，病毒感染细胞或肿瘤细胞表面 MHC Ⅰ 类分子表达缺失或下调，导致 NK 细胞表面抑制性受体不能正常发挥作用。同时上述靶细胞可异常表达某些非 MHC Ⅰ 类分子配体，可被 NK 细胞表面的活化性杀伤受体（NKG2D 或 NCR 等）所识别，活化性受体胞质段含免疫受体酪氨酸活化基序（immunoreceptor tyrosine-based activation motif，ITAM）。此类受体与相应糖类配体结合后，ITAM 可发生酪氨酸磷酸化，启动激活信号，NK 细胞活化。NK 细胞活化后，可通过释放穿孔素、颗粒酶、TNF-α 和表达 FasL 等作用方式杀伤肿瘤细胞或病毒感染细胞等靶细胞。

四、固有样淋巴细胞

固有样淋巴细胞（innate-like lymphocyte，ILL）是一类同时具有适应性免疫细胞和固有免疫细胞特征的淋巴细胞，包括自然杀伤 T 细胞（natural killer T cell，NKT），γδT 细胞和 B-1 细胞。此类细胞受体（TCR/BCR）仅由少数共有胚系基因片段重排后编码产生，为有限多样性抗原识别受体，可通过对某些病原体感染细胞或肿瘤细胞表面特定表位分子或某些病原体等抗原性异物的识别结合而被激活。细胞活化后可通过释放一系列细胞毒性介质使靶细胞裂解破坏或产生以 IgM 为主的抗菌抗体，在机体早期抗感染免疫过程中发挥重要作用，不涉及克隆选择和扩增，通常也不会产生免疫记忆和发生再次应答。

1. NKT 细胞　NKT 细胞是一类同时表达 NK 细胞表面标志 CD56（小鼠 NK1.1）和 T 细胞表面标志 TCRαβ-CD3 受体的固有样淋巴细胞。NKT 细胞主要在胸腺或胎肝（非胸腺依赖途径）中发育成熟，NKT 细胞广泛分布于骨髓、胸腺、肝、脾、淋巴结和外周血中，可通过表面 TCR 直接识别结合某些病原体感染细胞和肿瘤细胞表面 CD1 分子提呈的磷脂及糖脂类抗原，并迅速活化产生免疫效应。NKT 细胞也可被 IL-12 或 IFN-γ 等细胞因子激活产生免疫效应。活化 NKT 细胞主要通过如下方式介导产生免疫效应：①分泌穿孔素、颗粒酶或表达 FasL 使病毒感染细胞和肿瘤细胞等靶细胞裂解破坏或发生凋亡；②分泌 IL-4 或 IFN-γ 等不同类型的细胞因子诱导初始 T 细胞向 Th2 或 Th1 细胞分化，参与体液或细胞免疫应答。

2. γδT 细胞　γδT 细胞表面的抗原识别受体（TCR）主要由 γ 和 δ 两条肽链组成。γδT 细胞主要在胸腺中发育分化成熟，广泛分布于皮肤黏膜局部、肠道、呼吸道及泌尿生殖系统等皮下和黏膜组织中，参与早期抗感染和抗肿瘤免疫效应。研究发现，分布于同一黏膜和皮下组织中的 γδT 细胞只表达一种 γδTCR，具有相同的抗原识别特性；而分布于不同黏膜和皮下组织中的 γδT 细胞所表达的 γδTCR 有所不同，可识别不同的抗原表位分子。γδT 细胞不识别 MHC 分子提呈的抗原肽，但可以直接识别结合如下分子：某些肿瘤细胞表面的 MICA/MICB 分子；感染细胞表面的病毒蛋白；感染细胞表达的热休克蛋白；感染细胞表面 CD1 分子提呈的糖脂或磷脂类抗原等。γδT 细胞活化后可通过释放穿孔素、颗粒酶、TNF-β 及表达 FasL 等方式杀伤病毒感染细胞和肿瘤细胞等靶细胞，该细胞群还可通过分泌 IL-17、IFN-γ 和 TNF-α 等细胞因子介导炎症反应或参与免疫调节。

3. B-1 细胞　B-1 细胞是一群具有自我更新能力，主要分布于胸膜腔、腹膜腔和肠道固有层中的 CD5⁺mIgM⁺B 细胞。B-1 细胞主要在胎肝中分化发育，也可由成人骨髓产生，表面 BCR 缺乏多样性，可直接识别结合某些病原体或变性自身成分所共有的抗原表位分子而活化产生体液免疫应答。B-1 细胞识别的抗原主要包括如下类型：某些细菌表面共有的多糖类 TI-Ag，如细菌脂多糖、细菌荚膜多糖和葡聚糖等；某些变性的自身抗原，如变性 Ig 和变性单股 DNA 等。B-1 细胞介导的体液免疫应答具有如下特点：接受细菌多糖或变性自身抗原刺激后，48 小时内即可产生以 IgM 为主的低亲和力抗体，这对机体早期抗感染免疫具有重要作用；增殖分化过程中一般不发生 Ig 类别转换；无免疫记忆和再次应答，即再次接受相同抗原刺激后，其应答特点与初次应答无明显差别。

五、其他固有免疫细胞

1. 中性粒细胞（neutrophil）　在骨髓中分化发育后进入血液，在血管中停留 6～8 小时，而后穿过血管壁进入组织（不再返回血液），在结缔组织中存活 2～3 天。成年人外周血中的中性粒细胞占白细胞总数的 60%～70%，产生速率较高（$1×10^7$ 个/分），但存活期短（2～3 天）。

中性粒细胞表面含有多种功能不同的受体，如趋化性受体（IL-8R 和 C5aR），识别活化受体（甘露糖受体和清道夫受体）、模式识别受体（TLR-4/CD14 等）；调理性受体（IgG FcR 和 C3bR）等。

中性粒细胞细胞质中含有初级颗粒和次级颗粒，其中初级颗粒（溶酶体颗粒）较大，内含髓过氧化物酶、酸性磷酸酶和溶菌酶等，而次级颗粒较小，内含碱性磷酸酶、溶菌酶和防御素等。中性粒细胞对病原体的杀伤主要通过氧依赖性和氧非依赖性杀伤系统共同完成，此外中性粒细胞内含有独特的由髓过氧化物酶（myeloperoxidase，MPO）与过氧化氢和氯化物组成的具有强大杀菌作用的 MPO 杀菌系统。

中性粒细胞具有很强的趋化运动和吞噬能力，在病原体感染部位产生的趋化因子（IL-8 和 C5a 等）作用下，迅速穿越血管内皮细胞进入感染部位，通过表面模式识别受体对病原体表面 PAMP

的识别结合产生吞噬杀菌作用。中性粒细胞表面具有 FcγR 和补体（C3b）受体，通过调理作用促进和增强中性粒细胞对病原体的吞噬杀伤。中性粒细胞还可通过 ADCC 和补体依赖的细胞毒性（complement dependent cytotoxicity，CDC）作用对病原体感染的组织细胞和旁观受累正常组织细胞产生杀伤作用。

2. 嗜碱性粒细胞（basophil） 源于骨髓造血干细胞，因胞质含嗜碱性颗粒而命名，主要分布于外周血中，约占白细胞总数的 0.2%。嗜碱性粒细胞是参与 I 型超敏反应的主要效应细胞，细胞表面含有过敏毒素 C3a/C5a 受体（C3aR/C5aR）和趋化因子 IL-8 受体（IL-8R），可被 C3a/C5a 或 IL-8 等趋化因子招募到 I 型超敏反应部位发挥作用。嗜碱性粒细胞表面含有高亲和力 IgE Fc 受体（FcεR I），胞质中含有组胺和酶类等多种生物活性介质。变应原特异性 IgE 抗体与嗜碱性粒细胞表面 FcεR I 结合后可使其处于致敏状态。当机体再次接触变应原，上述致敏靶细胞表面特异性 IgE 抗体与相应变应原交联结合，可诱导嗜碱性粒细胞脱颗粒释放组胺和酶类物质，同时合成分泌白三烯、前列腺素 D₂、血小板活化因子（PAF）和细胞因子等生物活性介质引发 I 型超敏反应。

3. 嗜酸性粒细胞（eosinophil） 来源于骨髓髓样造血干细胞，因细胞质含有嗜酸性颗粒而得名，主要分布于呼吸道、消化道和泌尿生殖系统黏膜下结缔组织中，占外周血白细胞总数的 1%～3%。嗜酸性粒细胞表面具有多种与其趋化或活化相关的受体 CCR3、IL-5R 和血小板活化因子受体等；其胞质颗粒内含多种对寄生虫具有毒杀作用的物质（过氧化物酶和胶原酶等）。在趋化因子及 IL-5 和血小板活化因子等介质作用下，嗜酸性粒细胞被招募到寄生虫感染和 I 型超敏反应发生部位并被迅速活化介导效应：一方面通过释放主要碱性蛋白和过氧化物酶等物质对寄生虫及某些病原体产生毒杀作用；另一方面通过合成分泌白三烯和血小板活化因子等脂类炎性介质参与及促进过敏性炎症反应。

4. 肥大细胞（mast cell） 来源于骨髓造血干细胞，在祖细胞阶段迁移至外周组织发育而来，主要分布于宿主与环境相互作用的界面（如皮肤、呼吸道、胃肠道黏膜下结缔组织和血管壁周围结缔组织），细胞内类胰蛋白酶（tryptase）是其特征性标志物，可用于肥大细胞的鉴定和分型。

肥大细胞可参与局部炎症反应和 I 型超敏反应的发生，其表面含有 TLR（TLR-2、TLR-4 等）、IL-8R（CXCR1/2）、过敏毒素受体（C3aR、C5aR）和高亲和力 FcεR I，其胞质颗粒内含组胺和酶类物质。

肥大细胞不能直接吞噬杀伤侵入体内的病原体，但可以通过多种细胞表面受体与细菌脂多糖、过敏毒素（C3a/C5a）或特异性 IgE 抗体结合，被激活或处于致敏状态。在 I 型超敏反应发生的过程中，致敏肥大细胞可通过表面特异性 IgE 抗体与相应变应原交联结合，刺激细胞释放组胺、合成分泌白三烯等脂类炎性介质和产生 IL-4 或 IL-12 等细胞因子，引发 I 型超敏反应。

六、抗原提呈细胞

APC 泛指能够摄取、加工处理抗原，并以抗原肽-MHC 复合物（peptide-MHC complex，pMHC）的形式将抗原肽提呈给 T 细胞，以启动适应性免疫应答和参与免疫调节的一类免疫细胞。

（一）抗原提呈细胞的分类

APC 主要可分为两大类：专职性 APC（professional APC）：包括 DC、单核巨噬细胞和 B 细胞，它们组成性表达 MHC II 类分子、共刺激分子和黏附分子，具有直接摄取、加工和提呈抗原的功能。非专职性 APC（non-professional APC）：包括内皮细胞、上皮细胞、成纤维细胞等多种细胞，它们一般不表达或低表达 MHC II 类分子（不具备抗原提呈功能），但在炎症或某些细胞因子作用下可被诱导表达 MHC II 类分子、共刺激分子和黏附分子，这类细胞加工和提呈抗原的能力较弱。

1. DC 是一类能够识别、摄取和加工外源性抗原并将抗原肽提呈给初始 T 细胞使之活化增殖分化为不同类型的 T 细胞亚群，是功能最强的 APC。DC 不但参与固有免疫应答，还是机体适应性免疫应答的始动者，是连接固有免疫和适应性免疫的"桥梁"。

2. 单核巨噬细胞 一般情况下，大多数单核巨噬细胞低水平表达 MHC I/II 类分子和共刺激分子，其摄取和加工抗原的能力很强，但提呈抗原的能力较弱。但在 IFN-γ 等细胞因子激活作用下，单核巨噬细胞可诱导性地高表达 MHC I/II 类分子和共刺激分子，将抗原肽-MHC II 类复合物提呈给 CD4⁺ T 细胞，发挥抗原提呈的功能。单核巨噬细胞不能激活初始 T 细胞，只能激活不同类型的

T 细胞亚群或相关记忆 T 细胞，同时它们可被 T 细胞激活，发挥更强的清除病原体的作用。

3. B 细胞 B 细胞既是专职 APC，又是参与体液免疫应答的效应细胞。B 细胞作为专职性 APC 可通过 BCR 识别、浓集和内化抗原（在抗原浓度极低的情况下仍能提呈抗原），亦可通过胞饮作用摄取抗原。B 细胞将抗原加工成抗原肽后，以抗原肽-MHC Ⅱ类复合物形式提呈给 Th 细胞。在激活 Th 细胞的同时，B 细胞本身也受到 Th 细胞的辅助而活化，对 TD-Ag 应答产生抗体，发挥体液免疫效应。

（二）抗原的加工和提呈

抗原加工（antigen processing）或称抗原处理，是 APC 将摄取入细胞内的外源性抗原或胞质内自身产生的内源性抗原降解并加工成一定大小的多肽片段，使抗原肽适合与 MHC 分子结合、pMHC 再转运到细胞表面的过程。抗原提呈（antigen presentation）是指表达于 APC 表面的抗原肽-MHC 复合物被 T 细胞识别从而将抗原肽提呈给 T 细胞，诱导 T 细胞活化的过程。

根据抗原的来源和性质的不同，APC 主要通过四条途径对抗原进行加工和提呈：MHC Ⅰ类分子途径（内源性抗原提呈途径）、MHC Ⅱ类分子途径（外源性抗原提呈途径）、抗原的交叉提呈途径（非经典的抗原提呈途径）、脂类抗原的 CD1 分子提呈途径。

1. MHC Ⅰ类分子途径 MHC Ⅰ类分子途径又称为内源性抗原提呈途径或胞质溶胶途径，主要通过 MHC Ⅰ类分子途径加工与提呈。所有有核细胞（无论专职性 APC、非专职性 APC 或靶细胞）均表达 MHC Ⅰ类分子，均具有通过 MHC Ⅰ类分子途径将自身合成的内源性抗原提呈给 $CD8^+$ T 细胞的能力。APC 对内源性抗原的加工处理和提呈过程如下。

（1）细胞内合成的内源性蛋白抗原首先与泛素（ubiquitin）结合，解除折叠，泛素化蛋白在泛素引导下呈线性进入蛋白酶体（proteasome）被降解。

（2）蛋白酶体是胞内一种大分子蛋白水解酶复合体，为中空的圆柱体结构，主要负责将细胞质中多余的错误合成或者折叠的蛋白质降解为多肽。在蛋白酶体中，内源性蛋白抗原被降解为 6～30 个氨基酸残基，C 端多为碱性或疏水氨基酸的抗原肽。

（3）降解的抗原肽进入细胞质，经内质网膜上的抗原加工相关转运体（transporter associated with antigen processing，TAP，6 次跨膜蛋白组成的异二聚体）转移至内质网腔内，与新组装 MHC Ⅰ类分子结合。MHC Ⅰ类分子 α 链和 $β_2$ 微球蛋白（$β_2$-microglobulin，$β_2$m）在内质网合成组装。

（4）在伴侣蛋白参与下，MHC Ⅰ类分子组装为二聚体，同时 α 链的 α1 和 α2 功能区与适合的抗原肽结合，形成稳定的抗原肽-MHC Ⅰ类复合物。结合抗原肽的 MHC Ⅰ类分子随即离开内质网，经高尔基体转运至细胞表面，供 $CD8^+$ T 细胞识别。

2. MHC Ⅱ类分子途径 MHC Ⅱ类分子途径又称为外源性抗原提呈途径或溶酶体途径，主要通过 MHC Ⅱ类分子途径加工与提呈。专职 APC 高表达 MHC Ⅱ类分子，将摄取的外源性抗原提呈给 $CD4^+$ T 细胞，APC 对外源性抗原的加工处理和提呈过程如下。

（1）进入体内的外源性抗原被专职性 APC（树突状细胞、巨噬细胞、B 细胞）通过模式识别受体，以胞饮、吞噬及内化等方式所识别和摄取，包裹蛋白抗原的囊泡在细胞质内与内体（endosome）融合。

（2）内体与溶酶体融合为内体/溶酶体，外源性抗原在酸性环境中被蛋白水解酶降解为适合与 MHC Ⅱ类分子抗原结合槽结合的含有 10～30 个氨基酸残基的小分子抗原肽。

（3）MHC Ⅱ类分子 α 链和 β 链在内质网中合成，其抗原肽结合槽与分子伴侣恒定链非共价结合，形成恒定链-MHC Ⅱ类分子复合体，可阻止其与内质网中的肽结合，促进 MHC Ⅱ类分子转运到 MHC Ⅱ类小室。

（4）恒定链-MHC Ⅱ类分子复合体经过高尔基体转运，与内体/溶酶体融合，形成富含 MHC Ⅱ类分子的溶酶体样细胞器，即 MHC Ⅱ类小室（MHC class Ⅱ compartment，MⅡC）。在 MⅡC 中，恒定链被蛋白酶降解，仅在 MHC Ⅱ类分子的抗原肽结合槽内残留 MHC Ⅱ类分子相关恒定链肽段（class Ⅱ-associated invariant chain peptide，CLIP），以防止其他肽段与之结合。

（5）在 MⅡC 中，HLA-DM 分子介导 CLIP 与 MHC Ⅱ类分子抗原肽结合槽解离，从而使抗原肽（13～17 个氨基酸）与 MHC Ⅱ类分子结合，形成抗原肽-MHC Ⅱ类复合物，然后复合物经高尔基体转运至细胞表面，供 $CD4^+$ T 细胞识别。

笔记栏

3. 抗原的交叉提呈途径　交叉提呈（cross-presentation）是指外源性抗原由 MHC Ⅰ 类分子提呈，而内源性抗原由 MHC Ⅱ 类分子提呈的现象，不是抗原提呈的主要形式。

（1）外源性抗原交叉提呈的机制：①某些外源性抗原从内体或吞噬溶酶体中溢出进入胞质；②溶酶体中形成的抗原肽通过胞吐作用被排出细胞外，然后与 MHC Ⅰ 类分子结合而被提呈；③细胞表面 MHC Ⅰ 类分子被重新内吞进入内体，在内体中它们直接与外源性抗原肽结合形成复合物而被提呈，有些树突状细胞亚群优势交叉提呈外源性抗原。

（2）内源性抗原交叉提呈的机制：①含有内源性抗原的细胞被 APC 摄取，形成内体；②细胞自噬时，自噬体与 MⅡC 融合；③内源性抗原肽被释放出细胞外，与空载 MHC Ⅰ 类分子结合为复合物。

4. 脂类抗原的 CD1 分子提呈途径　糖脂或脂类抗原不能结合 MHC 分子，主要通过结合 APC 表面的 CD1 分子而被提呈。CD1 分子在 APC 内质网中产生，为 MHC Ⅰ 类样分子，由 α 链与 β_2m 通过非共价键连接组成。CD1 分子可与脂类抗原的乙酰基团结合，既可以提呈外源类抗原，也可以提呈自身脂类抗原。CD1 分子包括 CD1a～CD1e 五个成员，其中 CD1a、CD1b 和 CD1c 主要结合微生物来源的脂类抗原（尤其是分枝杆菌的某些菌体成分），将脂类抗原提呈给特异性 T 细胞。CD1d 主要结合自身脂类抗原（如鞘脂、二酰甘油），将后者提呈给 NKT 细胞，参与固有免疫应答调节。

第二节　适应性免疫细胞

适应性免疫细胞是一类表面具有特异性抗原识别受体（TCR/BCR）和高度异质性的细胞群体，主要包括 αβT 细胞和 B-2 细胞（通常所说的 T 细胞、B 细胞）。

T 细胞是参与和调节适应性免疫应答的免疫细胞，成熟 T 细胞定居于外周免疫器官的胸腺依赖区，它们不但介导适应性免疫细胞免疫应答，而且在胸腺依赖性抗原诱导的体液免疫应答中也发挥重要的作用。T 细胞缺陷不仅影响机体细胞免疫应答，也影响体液免疫应答，导致对多种病原微生物甚至条件致病微生物（如白念珠菌和卡氏肺孢菌）的易感性及抗肿瘤效应减弱等。

T 细胞主要包括 Th1 细胞、Th2 细胞、Tfh 细胞、Treg 和细胞毒性 T 细胞（cytotoxic T lymphocyte，CTL）等亚群，其中 Th1 细胞和 CTL 是执行细胞免疫应答的淋巴细胞；Th2 细胞、Tfh 细胞及 B 细胞是参与和介导体液免疫应答的淋巴细胞；Treg 负向调控适应性免疫应答。

一、T 细 胞

T 细胞（T cell）在胸腺中发育成熟，故称为胸腺依赖性淋巴细胞（thymus-dependent lymphocyte），占血液中淋巴细胞总数的 70%～80%，也大量存在于淋巴结和脾。根据 T 细胞表面分子的组成和功能特征，可将 T 细胞分为不同亚群，各亚群执行不同的功能。

（一）T 细胞在胸腺中的分化发育

T 细胞在胸腺中的分化发育过程如下：骨髓淋巴样干细胞在胸腺中经早期发育、阳性选择、阴性选择三个发育阶段后，分化为具有免疫功能的成熟 T 细胞，即初始 T 细胞（naive T cell）。

1. 早期发育阶段　骨髓中淋巴样干细胞随血液进入胸腺后称为祖 T 细胞（pro-T cell），此类细胞不表达 CD4、CD8 分子和 T 细胞受体（T cell receptor，TCR），也称 CD4⁻CD8⁻双阴性细胞（double negative cell），简称 DN 细胞。祖 T 细胞在胸腺微环境中胸腺激素和 IL-7 等细胞因子作用下，进一步增殖分化为前 T 细胞（pre-T），其 TCR β 链基因发生重排而表达 β 链，并与一条被称为前 T 细胞 α 链的替代链（pTα）共同配对组成前 T 细胞受体（TCR pTα：β）。在 IL-7 细胞因子的诱导作用下，前 T 细胞活跃增殖，并表达 CD4 和 CD8 分子，也称双阳性细胞（double positive cell），即 DP 细胞。DP 细胞的 TCRα 链基因重排而表达 α 链，并与 β 链组装成具有抗原识别功能的 TCR（即 TCRαβ）。表达 TCRαβ-CD3 复合体的 CD4⁺CD8⁺双阳性细胞即为未成熟 T 细胞。

2. 阳性选择阶段　CD4⁺CD8⁺双阳性 T 细胞（DP 细胞）表面 CD4 和 CD8 分子可以识别结合 MHC Ⅱ 类和 Ⅰ 类分子。在胸腺皮质区，如果未成熟 T 细胞通过其表面 TCR 和 CD4/CD8 分子分别与胸腺上皮细胞表面自身抗原肽-MHC Ⅱ/Ⅰ 类复合物以适当亲和力结合（弱识别）并相互作用，该细胞就会进一步分化发育为高表达 TCR-CD3 复合物的 CD4⁺或 CD8⁺未成熟 T 细胞，简称单阳性细胞（single positive cell），即 SP 细胞。如果未成熟 T 细胞以高亲和力（强识别）结合或未能与胸腺上皮细胞表面 MHC Ⅱ/Ⅰ 类分子或其表面自身抗原肽-MHC Ⅱ/Ⅰ 类复合物结合，该 DP 细胞就会发生凋亡。该过程为阳性选择，CD4 或 CD8 单阳性未成熟 T 细胞（SP 细胞）获得了自身 MHC 限制性。

3. 阴性选择阶段　经过阳性选择的 SP 细胞进一步迁移至胸腺皮-髓质交界处，在该处与胸腺树突状细胞、巨噬细胞相互接触。CD4⁺ SP 细胞或 CD8⁺ SP 细胞通过其表面 TCR 和 CD4/CD8 分子与胸腺树突状细胞或巨噬细胞表面的自身抗原肽-MHC Ⅱ/Ⅰ 类复合物相互作用。如果 SP 细胞以高亲和力与自身抗原肽-MHC Ⅱ/Ⅰ 结合，该 SP 细胞就会被进一步诱导凋亡。相反，如果 SP 细胞以低亲和力或未能与自身抗原肽-MHC Ⅱ/Ⅰ 类复合物结合，该 SP 细胞则会存活，并进一步分化发育为具有免疫活性的成熟 CD4⁺ T 细胞或 CD8⁺ T 细胞。该过程称为 T 细胞阴性选择（negative selection），阴性选择的意义在于清除自身反应性 T 细胞以维持自身免疫耐受，并保留多样性的抗原反应性T 细胞。

通过上述过程分化的成熟 CD4⁺ T 细胞或 CD8⁺ T 细胞进一步进入胸腺髓质区，成为能特异性识别抗原肽-MHC Ⅱ 类复合物或抗原肽-MHC Ⅰ 类复合物。具有 MHC 限制性的成熟 T 细胞继而从胸腺迁出，进入外周免疫器官。

（二）T 细胞表面的膜分子

T 细胞表面的膜分子既是细胞表面标志又是 T 细胞与其他细胞和分子间相互识别及作用的物质基础。

1. TCR-CD3 复合物　所有成熟 T 细胞表面均表达 TCR-CD3 复合物，T 细胞通过 TCR 识别特异性抗原，进一步在 CD3 分子的辅助作用下将抗原信号传入细胞内，引起 T 细胞活化。

（1）TCR：是由两条肽链以二硫键连接组成的异二聚体，由胞外区、跨膜和胞内区组成，为跨膜蛋白。大多数 T 细胞 TCR 由 α、β 两条肽链组成，称为 αβT 细胞；少数 T 细胞 TCR 由 γ、δ 两条肽链组成，为 γδT 细胞。α 链和 β 链分子结构与 Ig 高度同源，膜外区与免疫球蛋白的抗原结合片段（fragment of antigen binding，Fab 片段）结构相似，包含远端的可变区（V 区）和近端的恒定区（C区），其中可变区是 TCR 识别不同抗原的区域，其空间构象与特异性抗原表位互补。TCR 不能直接识别抗原表位，只能特异性识别 APC 或靶细胞表面提呈的 pMHC。TCR 胞质区较短，没有传导细胞活化信号的功能，TCR 识别抗原所产生的活化信号需要由 CD3 分子传导至细胞内。

（2）CD3：由 γ、δ、ε、ξ、η 五种肽链组成六聚体，多以 γε、δε、ηη（ξξ）形式存在，均为跨膜蛋白。CD3 各亚基间及其与 TCR 间都是通过非共价键连接。CD3 分子各条肽链的胞质区较长，均含 ITAM。TCR 识别并结合由 MHC 分子提呈的抗原肽后，CD3 胞质区 ITAM 酪氨酸磷酸化在其他刺激分子共同参与下，将识别的抗原信号传入细胞内，使 T 细胞活化，此即 T 细胞活化的第一信号。

2. TCR 共受体　CD4、CD8 分子均为 TCR 的共受体（co-receptor），或称辅助受体，辅助 TCR 识别抗原，稳定 T 细胞和 APC 或靶细胞间的相互作用，从而诱发信号的转导。成熟 T 细胞表面只表达 CD4/CD8 一种分子，即为 CD4⁺ T 细胞和 CD8⁺ T 细胞。

CD4 分子和 CD8 分子是 T 细胞 TCR 识别抗原的共受体，分别是 CD4⁺ T 细胞、CD8⁺ T 细胞的重要表面标志，可辅助 TCR 识别抗原肽-MHC Ⅱ/Ⅰ 类复合物和参与 T 细胞活化信号转导。

CD4 为单链跨膜糖蛋白，可识别结合 MHC Ⅱ 类分子。该分子胞外区有 4 个 Ig 样结构域，其中远膜端的 2 个结构域能与 MHC Ⅱ 类分子 β2 区结合，胞质区与酪氨酸蛋白激酶 Lck 相连，参与细胞内活化信号的转导。CD4 分子是 HIV 壳膜蛋白 gp120 的受体，介导 HIV 感染 CD4⁺ T 细胞。

CD8 是由两条肽链（α 链和 β 链）通过二硫键连接组成的异二聚体跨膜糖蛋白，可识别结合MHC Ⅰ 类分子。CD8 分子胞外区含有 1 个 Ig 样结构域，能与 MHC Ⅰ 类分子 α 链的 α3 结构域结合，其胞质区也与酪氨酸蛋白激酶 Lck 相连，参与胞内活化信号的转导。

CD4/CD8 分子分别与 MHC Ⅱ/Ⅰ 类分子结合，增强了 CD4⁺ T 细胞/CD8⁺ T 细胞与 APC 的相互作用，辅助 TCR 对抗原的识别。CD4 和 CD8 分子胞质区与酪氨酸蛋白激酶 Lck 相连，导致 Lck 活化，从而催化 CD3 分子胞质区 ITAM 中酪氨酸残基的磷酸化，引发一系列信号转导分子的级联反应，介导 T 细胞活化的第一信号。

3. 共刺激分子　初始 T 细胞的活化需要双信号，第一活化信号由 TCR 识别经 MHC 提呈的抗原肽产生，第二活化信号由 T 细胞与 APC（靶细胞）表面的共刺激分子及其配体相互作用产生，介导产生 T 细胞、B 细胞活化的第二信号（共刺激信号）。

笔记栏

（1）CD28：是由两条相同肽链组成的同源二聚体，表达于 90% CD4⁺ T 细胞和 50% CD8⁺ T 细胞表面，其配体是表达于 APC 表面的 CD80/CD86（B7-1/2）分子，其胞质区含有 ITAM（通过级联反应向细胞内传递信号）。在 T 细胞通过表面 TCR-CD3 复合体和 CD4/CD8 分子与 APC 表面相应抗原肽-MHC Ⅱ/Ⅰ 类复合物结合产生 T 细胞活化第一信号基础上，CD28 与 APC 表面的 CD80/86 结合可为 T 细胞活化提供"第二信号"（共刺激信号），促进 T 细胞的增殖、分化及 IL-2 合成。如果细胞缺乏共刺激信号，则 T 细胞活化终止，并向无能（anergy）表型转化。

（2）CD2：又称淋巴细胞功能相关抗原-2（lymphocyte function associated antigen-2，LFA-2），表达于 95% 成熟 T 细胞、50%～70% 胸腺细胞和部分 NK 细胞表面，因其在体外能与绵羊红细胞结合又称绵羊红细胞受体（sheep red blood cell receptor，SRBCR），其配体为 CD58。CD58 又称淋巴细胞功能相关抗原-3（lymphocyte function associated antigen-3，LFA-3），表达于 APC 或靶细胞上，其与 CD2 相互作用，可加强 T 细胞与 APC 或靶细胞间黏附，为 T 细胞提供共刺激信号，促进 T 细胞活化。

（3）CD154：即 CD40L，是表达于活化 CD4⁺ T 细胞和部分活化 CD8⁺ T 细胞表面的共刺激分子。活化 T 细胞一方面可通过表面 CD40L 与 B 细胞表面 CD40 分子结合，诱导 B 细胞产生活化第二信号（共刺激信号）；另一方面通过表面 CD40L 与树突状细胞和巨噬细胞表面 CD40 分子结合相互作用，可诱导上述 APC 活化，使其表面 B7 等共刺激分子表达上调和分泌 IL-12 或 IFN-γ 等细胞因子，参与和促进适应性免疫应答。

（4）CD278：也称诱导性共刺激分子（inducible costimulator，ICOS），仅诱导表达于活化的 T 细胞表面，其配体是 B7-H2（B7 homologue 2）或 ICOSL（ligand for ICOS），与 CD28 有同源性。ICOS 与配体结合以后可诱导活化的 T 细胞产生多种细胞因子，并促进 T 细胞增殖。

4. 负调节分子

（1）CD152：细胞毒性 T 淋巴细胞抗原-4（cytotoxic T lymphocyte antigen-4，CTLA-4），主要表达于活化的 T 细胞和自然调节性 T 细胞（nTreg）表面。CTLA-4 同源二聚体与 CD28 有一定的同源性，其配体为 CD80/CD86（B7-1/2）（与 CD28 配体相同），且结合亲和力显著高于 CD28。CTLA-4 胞质区含有 ITIM，可向细胞内传递细胞活化抑制信号。一般情况下，T 细胞活化并发挥效应后才表达 CTLA-4，其与 APC 表面 CD80/86（B7-1/2）分子互补结合后，可抑制 T 细胞过度活化和增殖（负向调节作用）。

（2）程序性死亡蛋白-1（programmed death 1，PD-1）：以单体形式存在，可表达于活化的 T 细胞、B 细胞和骨髓细胞。其配体为 PD-L1（B7-H1）和 PD-L2（B7-DC），均为 B7 家族中的新成员，主要表达于树突状细胞和巨噬细胞表面。PD-1 是免疫抑制性受体，活化 T 细胞通过表面 PD-1 与相应配体（PD-L1 或 PD-L2）结合，可产生活化抑制信号，阻止 T 细胞的增殖分化和细胞因子的合成分泌。

5. 其他分子　T 细胞表面表达多种其他膜分子，如细胞因子受体（CKR），多种细胞因子通过与 T 细胞表面相应受体（IL-1R、IL-2R 等）结合而参与调节 T 细胞活化、增殖、分化和迁移等。丝裂原受体，丝裂原 PHA、ConA 等可诱导 T 细胞活化。在体外常用 PHA 刺激人外周血 T 细胞，观察其增殖分化程度用于检测机体细胞免疫功能状态（淋巴细胞转化试验）。MHC 分子，T 细胞表达 MHC Ⅰ 类分子，活化后还可表达 MHC Ⅱ 类分子（T 细胞活化的标志）。

（三）T 细胞亚群及其功能

按照不同的分类方法，T 细胞可分为若干亚群，各亚群之间相互调节，共同发挥其免疫学功能。

1. 根据细胞表面 TCR 组成分类

（1）αβT 细胞：αβT 细胞（即通常所说的 T 细胞）表面的 TCR 由 α 和 β 两条肽链组成，主要分布于外周淋巴组织和血液中，是执行适应性免疫应答的 T 细胞。αβT 细胞主要包括 CD4⁺ T 细胞和 CD8⁺ T 细胞，只能识别结合 APC 表面 MHC Ⅱ/Ⅰ 类分子提呈的抗原肽，且具有自身 MHC 限制性。上述 CD4⁺或 CD8⁺αβT 细胞具有高度多样性和对相应抗原识别结合的高度特异性，主要介导适应性细胞免疫应答，辅助 B 细胞产生适应性体液免疫应答和参与免疫应答的调节。

（2）γδT 细胞：γδT 细胞表面的 TCR 由 γ 和 δ 两条肽链组成，多为 CD4⁻CD8⁻双阴性 T 细胞（少数为 CD8⁺ T 细胞），主要分布于黏膜和皮下组织。γδT 细胞主要执行固有免疫应答，可直接识别结合某些肿瘤和病毒感染细胞表面异常表达的膜分子或感染细胞表面 CD1 分子提呈的脂类抗原。γδT 细胞表面的受体是有限多样性抗原识别受体，一方面可通过释放穿孔素、颗粒酶和表达 FasL 等作用方式杀伤肿瘤和病毒感染等靶细胞；另一方面可合成分泌多种不同类型的细胞因子发挥免疫调节作用和介导炎症反应。

2. 根据细胞接受抗原刺激前后状态分类

（1）初始 T 细胞：初始 T 细胞是指从未接受过抗原刺激的成熟 T 细胞，主要表达 CD45RA 和高水平 L 选择素（CD62L）及其他黏附分子。初始 T 细胞在外周免疫器官内接受树突状细胞提呈的 pMHC 刺激而活化，并分化为效应 T 细胞和记忆 T 细胞，同时可参与淋巴细胞再循环。

（2）效应 T 细胞（effector T cell，Te 细胞）：效应 T 细胞由初始 T 细胞或记忆 T 细胞接受抗原刺激后分化而来，主要表达 CD45RO 和高水平 IL-2R。效应 T 细胞可以向外周炎症部位或某些器官组织迁移，但不参与淋巴细胞再循环。根据功能进行进一步分类，效应 T 细胞可分为 Th 细胞（包括 Th1 细胞、Th2 细胞、Th17 细胞、Tfh 细胞）、CTL 及调节性 T 细胞（regulatory T cell，Treg）等。

（3）记忆 T 细胞（memory T cell，Tm 细胞）：记忆 T 细胞是指接受相应抗原刺激后，在增殖分化过程中停止分化，成为静息状态的具有免疫记忆功能的长寿 T 细胞，通常为 $CD45RO^+CD62L^+CD127^+$ T 细胞。记忆 T 细胞能向外周炎症组织等部位迁移，参与淋巴细胞再循环，它们与相应抗原再次相遇后可迅速活化、增殖分化为效应 T 细胞和产生新的记忆 T 细胞（介导再次免疫应答）。

3. 根据细胞功能特点分类

（1）Th 细胞：Th 细胞（$CD4^+$ T 细胞）是组成性表达 TCRαβ 和 CD4 分子的 T 细胞，一般只能识别 APC 表面 MHC II 分子提呈的抗原肽，即通常所说的 $CD4^+$ T 细胞。此类 T 细胞表面 TCR 识别抗原受 MHC II 分子限制，即 Th 细胞主要包括 Th1 细胞、Th2 细胞、Th17 细胞、Tfh 细胞和具有免疫抑制作用的 Th3 细胞（诱导性调节 T 细胞）。$CD4^+$ 初始 T 细胞接受抗原刺激后首先增殖分化为 Th0 细胞（Th 细胞亚群共同的前体细胞），表达多种不同类型的细胞因子受体。在局部微环境中相关细胞因子作用下，Th0 细胞可进一步分化为如下细胞亚群。

1）Th1 细胞：在 IL-12 和 IFN-γ 作用下，Th0 细胞可分化为 Th1 细胞。Th1 细胞主要通过分泌 IFN-γ、IL-2 和 TNF-β 等细胞因子，参与细胞免疫应答和免疫调节，也参与某些自身免疫病的发生发展过程，如类风湿性关节炎（RA）。

2）Th2 细胞：在 IL-4 作用下，Th0 细胞可分化为 Th2 细胞。Th2 细胞主要通过分泌 IL-4、IL-5、IL-10、IL-13 等细胞因子参与体液免疫应答，诱导 B 细胞增殖分化产生 IgE 类抗体，在抗寄生虫等胞外病原体感染中发挥重要作用。

3）Th17 细胞：在 IL-6 和转化生长因子 β（transforming growth factor-β，TGF-β）作用下，Th0 细胞可分化为 Th17 细胞。Th17 细胞主要分泌 IL-17、IL-21 和 IL-22 等促炎细胞因子，发挥抗真菌和抗胞外细菌感染的免疫作用，同时也参与某些炎症性疾病的发生发展和病理损伤过程，如炎症性肠炎、银屑病等。

4）滤泡辅助性 T 细胞（T follicular helper cell，Tfh 细胞）：在 IL-6 和 IL-21 作用下，Th0 细胞可分化为 Tfh 细胞，主要位于外周免疫器官淋巴滤泡内。Tfh 细胞高表达共刺激分子 CD40L 和 ICOS，能与 B 细胞表面 CD40 和 ICOSL 结合相互作用有效激活 B 细胞，同时可通过合成分泌细胞因子（IL-21 和 IL-4 等）促进 B 细胞增殖分化产生抗体和发生 Ig 类别转换。Tfh 细胞功能过高时可通过诱导产生大量自身抗体，参与自身免疫病的发生（系统性红斑狼疮等）。Tfh 细胞功能过低则可引发免疫缺陷病。

（2）CTL：CTL（$CD8^+$ T 细胞）是组成性表达 TCRαβ 和 CD8 分子的具有细胞毒作用的 T 细胞，一般只能识别结合 APC 或靶细胞表面 MHC I 类分子提呈的抗原肽。此类 T 细胞表面 TCR 识别抗原受 MHC I 类分子限制，即 CTL 通过表面 TCR-CD3 复合体和 CD8 分子与靶细胞表面相应抗原肽-MHC I 类复合物特异性结合后，通过与 NK 细胞相同的作用机制特异性杀伤某些肿瘤和病毒感染的靶细胞。

（3）Treg：Treg 是一类具有负向调节作用的 $CD4^+$ T 细胞，对抗原的识别具有特异性，但活化后对其他免疫细胞的抑制作用是非特异性的（不受 MHC 限制），主要包括自然调节性 T 细胞（natural regulatory T cell，nTreg）和诱导性调节 T 细胞（induced regulatory T cell，iTreg）。

1）nTreg：nTreg 是指在胸腺中分化发育而成，组成性表达 CD4、CD25、CTLA-4 等膜分子的

CD4$^+$CD25$^+$FoxP3$^+$Treg。nTreg 占外周血 CD4$^+$ T 细胞总数的 5%~10%，通过抑制自身反应性 T 细胞活化或过度活化，维持机体内环境稳定。nTreg 主要通过如下机制介导免疫自稳作用：通过表面高浓度抑制性膜分子 CTLA-4 与自身反应性 T 细胞表面共刺激分子 CD28 竞争结合树突状细胞表面共同配体 B7 分子的作用方式，使自身反应性 T 细胞处于活化无能（anergy）状态；通过跨膜型 TGF-β 与自身反应性 T 细胞表面相应受体结合，使靶细胞表面 IL-2Rα 链表达下调，对其产生增殖抑制作用；通过合成分泌具有抑制作用的细胞因子（TGF-β 和 IL-10）而对相关免疫应答产生负向调节作用。

2）iTreg：iTreg 指外周免疫器官和感染组织部位 CD4$^+$初始 T 细胞接受外来抗原刺激后，在某些抑制性细胞因子诱导下形成的对多种免疫细胞具有抑制作用的 Treg，主要通过释放抑制性细胞因子对免疫细胞产生负向调节作用。

iTreg 包括以下三种：① CD4$^+$CD25$^+$Foxp3$^+$iTreg，是初始 T 细胞受到抗原活化以后，在 TGF-β 和 IL-2 作用下形成的细胞，通过分泌 TGF-β、IL-10 和 IL-35 介导免疫抑制效应；② CD4$^+$CD25$^-$Foxp3$^+$Th3 细胞，是初始 T 细胞受到抗原活化以后，在 TGF-β 诱导下形成的细胞，可通过分泌 TGF-β 对免疫细胞产生抑制效应；③ CD4$^+$CD25$^-$Foxp3-Ⅰ 型 Treg（Tr1 细胞），是初始 T 细胞受到抗原活化以后，在 IL-10 诱导下形成的细胞，可通过分泌 IL-10 和 TGF-β 介导免疫抑制效应。

知识拓展　　　　　　　　　　T 细胞衰老

"逝者如斯夫"，随着年龄不断增长，机体的免疫系统逐渐失去了对新抗原、感染或肿瘤刺激做出快速而精确反应的能力，免疫系统产生和刺激记忆细胞分化的能力也降低了，免疫系统出现衰老。

T 细胞衰老可能是"免疫衰老"的主要特征之一。T 细胞衰老的特征可分为如下三个类型。①主要特征：胸腺退化、线粒体功能障碍、遗传和表观遗传改变及蛋白质稳态失衡。这四大主要特征导致了最初的损伤。②次要特征：TCR 的减少、记忆库的扩大、效应细胞可塑性丧失和 T 细胞衰老。这四大次要特征是四大主要特征的结果。③综合特征：免疫缺陷及慢性炎症。这两大特征更具体化，直接造成免疫衰退。衰老的 T 细胞会持续诱发炎症，会加速人体衰弱和死亡相关的病理特征的出现。延缓 T 细胞衰老（T 细胞亚群的重新激活）是否足以延缓整个机体衰老，或至少延缓机体衰老的部分表型，这个问题的答案将对免疫学的研究和实践产生巨大的影响，同时衰老研究也是一条任重而道远的路。

二、B　细　胞

B 细胞（B cell）是由骨髓中祖 B 细胞分化成熟而来，故称骨髓依赖性淋巴细胞（bone marrow-dependent lymphocyte），简称 B 细胞。根据组织分布、表面标志及功能特征不同可将 B 细胞分为 B-1 和 B-2 两个亚群。B-1 细胞是固有免疫应答的细胞，B-2 细胞既是专职 APC，又是执行适应性体液免疫应答的细胞群。

（一）B 细胞在骨髓中的分化发育

B 细胞在骨髓中以抗原非依赖的方式发育成熟，主要经历了祖 B 细胞、前 B 细胞、未成熟 B 细胞和成熟 B 细胞四个阶段，在这四个发育阶段中 CD19 和 CD45R 表达贯穿始终。

1. 祖 B 细胞（po-B cell）　祖 B 细胞由骨髓淋巴干细胞衍生而来，其表面不表达 B 细胞抗原受体（BCR/mIgM），表达多种其他表面分子，如黏附分子、干细胞生长因子受体（SCF-R/CD17）、白细胞介素-7 受体（IL-7R）和 MHC Ⅱ类分子等。在骨髓微环境中，祖 B 细胞通过表面黏附分子［（迟现抗原-4（very late antigen-4，VLA-4）等］与骨髓基质细胞表面血管细胞黏附分子-1（vascular cell adhesion molecule-1，VCAM-1）等相关黏附分子相互作用，并通过表面受体（SCF-R 和 IL-7R 等）与骨髓基质细胞表面膜型 SCF（mSCF）及其分泌的 IL-7 结合，进一步分化发育为前 B 细胞。

2. 前 B 细胞（pre-B cell）　前 B 细胞细胞质中出现 IgM 的重链分子即 μ 链，同时表达 MHC Ⅱ类分子，此阶段细胞表面表达的前 B 细胞受体没有抗原识别结合能力。

3. 未成熟 B 细胞（immature B cell）　未成熟 B 细胞由前 B 细胞分化而来，细胞膜表面单体 IgM 与 Igα/Igβ 异二聚体非共价结合组成 BCR-Igα/Igβ 复合受体（功能性 B 细胞抗原受体，也称

BCR），同时细胞表面 CD19 和 MHC Ⅱ类分子表达量增加。在此阶段细胞（未成熟 B 细胞）接受相应抗原刺激后可发生凋亡，导致克隆清除（clone deletion），建立中枢免疫耐受。

4. 成熟 B 细胞（mature B cell）　成熟 B 细胞同时表达 mIgM 和 mIgD（两者可变区完全相同），它们分别与 Igα/β 异二聚体结合组成 BCR-Igα/β 复合体。成熟 B 细胞表达多种表面分子，如 MHC Ⅱ类分子、CD19、CD21（c3dR）、CD81 及某些丝裂原受体和细胞因子受体。成熟 B 细胞（通常所说的 B 细胞）离开骨髓进入外周，在尚未接受相应抗原刺激时称为初始 B 细胞，初始 B 细胞接受抗原刺激后可产生适应性体液免疫应答。

B 细胞在分化成熟过程中也经历阴性选择和阳性选择。前 B 细胞在骨髓内分化为未成熟 B 细胞后，能识别自身抗原的 B 细胞克隆发生细胞凋亡而被清除，这个自身反应性 B 细胞克隆清除的过程为阴性选择。通过阴性选择，B 细胞获得自身耐受能力。成熟 B 细胞在外周淋巴器官接受外来抗原刺激进入增殖状态，发生广泛的 Ig 可变区体细胞高频突变，一部分 B 细胞 mIg 突变后不再与滤泡树突状细胞（FDC）表面的抗原结合而发生凋亡；另一部分 B 细胞经突变后，其 mIg（BCR）能更有效地与抗原结合，细胞表面 CD40 也与活化 Th 细胞表面 CD40L 结合而免于凋亡，此过程为阳性选择。

（二）B 细胞的重要表面分子及其功能

1. BCR-Igα/Igβ 复合受体　也称 B 细胞受体（B cell receptor，BCR），由识别和结合抗原的 mIg 和传递抗原刺激信号的 Igα/Igβ（CD79/CD79b）异二聚体组成。

（1）膜表面免疫球蛋白（mIg）：是由两条相同的重链和两条相同的轻链通过链间二硫键相连组成的一个四肽链膜分子，胞内区短小，没有传递细胞活化信号的作用。mIg 的疏水性跨膜区含带正电荷的氨基酸残基，能与跨膜区带负电荷氨基酸残基的 Igα/Igβ 异二聚体非共价结合。

（2）Igα/Igβ（CD79a 和 CD79b）：Igα/Igβ 是两条肽链通过链间二硫键连接组成的跨膜糖蛋白，其胞内区含有 ITAM 结构域。当 B 细胞通过表面 BCR-Igα/Igβ 复合体识别相应抗原后可通过 Igα/Igβ 异二聚体胞内区 ITAM 磷酸化，通过一系列激酶级联反应传递 B 细胞活化的第一信号。

2. BCR 共受体　B 细胞表面的 CD19-CD21-CD81 复合物是 BCR 的共受体，可使 B 细胞对抗原刺激的敏感性提高 1000 倍。其中 CD19 分子在 B 细胞谱系发育的各个阶段和活化 B 细胞表面均可表达（B 细胞特有的表面标志），而 CD21 分子是补体 C3 裂解产物 C3d 的受体（C3dR，EB 病毒受体）。当病原体等抗原进入机体后可激活补体系统，并使补体裂解产物 C3d 与抗原结合形成抗原-C3d 复合物。

B 细胞内编码 Ig 的基因以基因簇形式存在（含 V、D、J 和 C 四个基因片段）。在 B 细胞发育过程中，V、D、J 片段发生随机组合、连接和变化，由此使机体形成庞大的表达不同 BCR 的 B 细胞库，以识别不同的抗原。成熟 B 细胞识别抗原后，在 Th 细胞及其细胞因子辅助下，C 基因序列重排，mIg 恒定区转换为其他类别，如 IgG、IgA 或 IgE，这个过程称为抗体类别转换（antibody class switching）。

BCR 共受体促进 BCR 对抗原的识别及 B 细胞的活化的过程如下：B 细胞通过 BCR-Igα/Igβ 复合体及其共受体与抗原-C3d 复合物交联结合后，可使其胞质区与 BCR 相关的蛋白酪氨酸激酶活化，Igα/Igβ 异二聚体胞质区 ITAM 发生磷酸化。磷酸化的 ITAM 可进一步募集活化 Syk 蛋白激酶，该蛋白激酶活化后可使 CD19 胞质区中的酪氨酸残基发生磷酸化，进而产生如下效应：激活 Lyn 蛋白激酶，促进 Igα/Igβ 异二聚体胞质区 ITAM 磷酸化和 Syk 活化，促使磷脂酰肌醇激酶 3（PI₃K）活化；活化的 Syk 和 PI₃K 协同作用促进 B 细胞活化第一信号的产生。

3. 共刺激分子　B 细胞表面具有多种共刺激分子，参与诱导 B 细胞或 T 细胞活化第二信号（共刺激信号）的产生。

（1）CD40：CD40 属肿瘤坏死因子受体超家族成员。B 细胞作为免疫应答细胞，在 B 细胞活化第一信号基础上，通过表面 CD40 与活化 Th 细胞表面相应配体 CD40L 结合相互作用，可诱导产生 B 细胞活化第二信号（共刺激信号），介导 B 细胞活化。

（2）CD80/CD86：CD80/CD86 又称 B7-1/B7-2。专职 APC 表面 CD80/CD86（B7-1/2）分子和 ICAM-1 等共刺激分子与 Th 细胞表面 CD28 和 LFA-1 等共刺激分子结合相互作用，可诱导产生 T 细胞活化第二信号（共刺激信号）。

（3）ICAM-1：是表达于 B 细胞表面的共刺激分子，可与活化 Th 细胞表面相应配体 LFA-1 结合，参与诱导和促进 B 细胞活化第二信号（共刺激信号）的产生。

4. 丝裂原受体和其他表面分子　B 细胞可表达一系列丝裂原受体，MHC 分子及与其活化、增殖、迁移相关的细胞因子受体。

（1）丝裂原受体：B 细胞表面具有脂多糖受体（LPS-R），葡萄球菌 A 蛋白受体（SPA-R）和丝裂原受体（PWM-R），它们接受相应丝裂原刺激后可发生非特异性有丝分裂使多克隆 B 细胞转化为淋巴母细胞。

（2）MHC 分子：B 细胞作为 APC，组成性表达与其加工提呈抗原相关的 MHC 分子，并可将抗原加工降解产物以抗原肽-MHC Ⅱ类复合物的形式表达于细胞表面，供 Th 细胞识别结合。

（3）细胞因子受体：B 细胞可表达多种与其活化、增殖、迁移相关的细胞因子受体，如 IL-1R、IL-2R、IL-4R、IFN-R 等。

（三）B 细胞亚群

根据 B 细胞表面标志、功能特征及表达分布的不同，可将其分为参与固有免疫应答的 B-1 细胞和参与适应性体液免疫应答的 B-2 细胞（通常所说的 B 细胞）。

1. B-1 细胞　B-1 细胞主要分布于腹膜腔、胸膜腔和肠道固有层中，具有自我更新能力，表达 $CD5^+$ 和 $mIgM^+$，占 B 细胞总数的 5%～10%。B-1 细胞的 BCR 多样性较少，主要识别细菌多糖类 TI-Ag 和某些变性自身抗原。B-1 细胞接受非胸腺依赖性抗原刺激后 48 小时即可产生相应低亲和力 IgM 类抗体，识别结合病原体表面共有多糖抗原表位，对多种病原体产生固有免疫应答效应。

2. B-2 细胞　B-2 细胞主要分布于外周免疫器官，由骨髓多能造血干细胞分化而成，是执行适应性体液免疫应答的 $CD5^- mIgM^+/IgD^+$ B 细胞，没有自我更新能力。B-2 细胞的 BCR 具有高度多样性，对相应抗原表位的识别具有高度特异性。B-2 细胞介导的体液免疫应答有如下特点：产生抗体需 Th2 细胞或 Tfh 细胞协助；抗体产生潜伏期较长；主要产生以 IgG 类为主的高亲和力抗体；可产生记忆细胞引发再次应答。

B-2 细胞一方面作为专职 APC，具有摄取、加工、提呈抗原引发适应性免疫应答的作用；另一方面 B-2 细胞作为免疫应答细胞，具有介导体液免疫应答产生抗体发挥免疫效应的作用。

（1）摄取加工提呈抗原：B-2 细胞作为专职 APC，可通过表面 BCR-Igα/β 复合体直接识别和摄取抗原，并将抗原加工后以抗原肽-MHC Ⅱ类复合物的形式转运到细胞表面，供抗原特异性 Th2/Tfh 细胞识别并引发体液免疫应答。

（2）合成分泌抗体：B-2 细胞接受抗原刺激后，在活化 Th2/Tfh 细胞协助下可增殖分化为浆细胞并进一步产生不同类型的抗体，介导体液免疫应答效应。抗体主要通过如下途径发挥免疫效应：与相应病原体或细菌外毒素特异性抗原结合，介导抑菌和中和毒素的作用；IgG 类抗体与相应病原体等抗原结合后，介导免疫调理作用（促吞噬）；IgG 或 IgM 类抗体与相应抗原结合形成的免疫复合物可激活补体，产生溶菌效应和补体介导的调理作用；IgG 类抗体与肿瘤或病毒感染靶细胞表面相应抗原特异性结合后，介导 ADCC 效应（靶细胞溶解破坏）；肥大/嗜碱性粒细胞被特异性 IgE 抗体致敏后，再次与相应变应原相遇后引发 Ⅰ 型超敏反应。

（3）分泌细胞因子：活化的 B 细胞还可产生多种细胞因子（IL-1α、IL-1β、IL-4、IL-10、IL-6、GM-CSF 等），参与免疫调节和炎症反应等过程。

本章小结

固有免疫细胞可直接识别多种病原体及其感染的组织细胞或体内衰老损伤和畸变肿瘤细胞，并在未经克隆扩增情况下，通过募集活化迅速产生免疫效应。其中，巨噬细胞表达多种模式识别受体、调理和趋化性受体，可有效识别、吞噬和杀伤病原体；亦可通过分泌细胞因子和其他炎性介质发挥免疫调节作用或引发炎症反应。mDC 能诱导初始 T 细胞启动适应性免疫应答；pDC 可产生大量 Ⅰ 型 IFN 发挥抗病毒免疫作用。NK 细胞通过表达活化性受体和抑制性受体等调节性受体，识别"自己"与"非己"成分，选择性杀伤肿瘤和病毒感染等靶细胞。NKT 细胞、γδT 细胞和 B-1 细胞是固有淋巴细胞，其中 NKT 细胞和 γδT 细胞可通过对病毒感染或肿瘤靶细胞表面某些共有特定表位的识别，介导产生细胞毒作用；B-1 细胞可通过对某些病原体或变性自身成分所共有抗原表位分子的识别而被活化，迅速产生以 IgM 为主的体液免疫应答。

专职性 APC 包括树突状细胞、单核巨噬细胞和 B 细胞。树突状细胞是机体内功能最强的 APC，能刺激初始 T 细胞活化，启动免疫应答。非成熟树突状细胞摄取和加工抗原的能力强，而成熟树突状细胞提呈抗原的功能强；外源性抗原被摄取后主要通过 MHC Ⅱ类分子途径加工和提呈给 CD4$^+$ T 细胞，内源性抗原主要通过 MHC Ⅰ类分子途径加工和提呈给 CD8$^+$ T 细胞，也存在抗原交叉提呈现象，脂类抗原通过 CD1 分子途径提呈。

T 细胞在胸腺内发育成熟，主要分布于外周免疫器官或组织。T 细胞表面 TCR-CD3 复合体是其特征性标志，也是与 APC 表面抗原肽-MHC 复合物特异性结合的受体；CD28、LFA-1/2、CD40L、ICOS 和 CTLA-4 是其表面重要的共刺激分子。根据 TCR 组成，可将 T 细胞分为 αβT 细胞和 γδT 细胞；根据抗原刺激前后状态，可将 T 细胞分为初始 T 细胞、效应 T 细胞和记忆 T 细胞；根据细胞功能特点可将 T 细胞分为 CD4$^+$ Th 细胞、CD8$^+$ CTL 和 CD4$^+$ Treg。

B 细胞在骨髓内发育成熟，并分布于外周免疫器官或组织。B 细胞表面 BCR-Igα/Igβ 复合体是其特征性标志，也是与抗原表面 B 细胞表位特异性结合的受体；CD40、CD80/CD86（B7-1/2）、ICAM-1 是其表面重要的共刺激分子。B 细胞分为 B-1 细胞和 B-2 细胞两个亚群，B-2 细胞即通常所指的 B 细胞，其主要功能是介导适应性体液免疫、提呈抗原和免疫调节。

思 考 题

1. 简述巨噬细胞对病原微生物的识别及其主要生物学作用。

2. 试述树突状细胞的分类及主要生物学作用。

3. 试述 NK 细胞对正常组织细胞和肿瘤/病毒感染靶细胞的识别及作用机制。

4. 内源性抗原是如何通过 MHC Ⅰ类分子途径被加工和提呈的？

5. 外源性抗原是如何通过 MHC Ⅱ类分子途径被加工和提呈的？

6. 试从"国防安全"的角度谈谈固有免疫细胞在保持健康方面发挥的重要作用。

7. 试述 T 细胞在胸腺中的分化发育过程及其意义。

8. 简述 T 细胞、B 细胞的重要表面分子及其主要功能。

9. 列表比较 B-1 细胞与 B-2 细胞的主要生物学特性和功能特征。

10. 从 T 细胞分化发育影响因素（基因、微环境等）的角度谈谈个人成长成才（先天及后天）受到哪些因素影响。

（史颖颖　龚业莉）

笔记栏

第五章 重要的免疫分子

知识目标 掌握抗体、补体、HLA 和细胞因子的概念；抗体的基本结构和生物学功能；熟悉补体的三条激活途径，补体的生物学功能；熟悉 HLA 分子的分布、结构和主要功能；了解各类抗体的主要特性和功能、补体与疾病的关系、细胞因子的分类和共同特点。

能力目标 引导学生关注新型抗体、细胞因子制剂等免疫分子的最新研究进展，提高收集及处理信息能力和自学能力，培养科学探究精神；启发学生将细胞因子风暴等免疫学理论机制与相关疾病联系起来进行分析，提高思考和分析解决问题的能力。

价值目标 通过本章内容的学习，培养学生科学的思维方法和严谨的科学态度；培养学生关注社会热点问题，具有社会责任感和使命感。

参与免疫应答或与免疫应答有关的生物分子统称免疫分子，根据其存在形式的不同可分为膜型与分泌型两种。膜型免疫分子指那些表达于免疫细胞表面的各类分子，如特异性抗原受体、主要组织相容性分子、CD 分子、黏附分子、补体受体、细胞因子受体及模式识别受体等。分泌型免疫分子是指机体细胞产生的与免疫应答有关且分泌到体液中的各类免疫分子，如补体系统、抗体分子、细胞因子等。

第一节 抗 体

抗体（antibody，Ab）是 B 细胞接受抗原刺激后增殖分化为浆细胞所产生的糖蛋白，可与相应抗原发生特异性结合，是介导体液免疫应答的重要效应分子。1937 年，蒂利尤斯（Tielius）和卡巴特（Kabat）用电泳法对血清中蛋白成分进行分析，发现血清中包含白蛋白、α_1 球蛋白、α_2 球蛋白、β 球蛋白和 γ 球蛋白等成分，抗体活性主要存在于 γ 球蛋白区，部分抗体活性也存在于 α 和 β 球蛋白区。因此，相当长一段时间，抗体也被称为 γ 球蛋白或丙种球蛋白。此后陆续发现很多球蛋白具有与抗体相似的化学结构。1968 年和 1972 年世界卫生组织和国际免疫学会联合会的专业委员会先后决定，将具有抗体活性或化学结构与抗体相似的球蛋白统一命名为免疫球蛋白（immunoglobulin，Ig）。免疫球蛋白主要分布在血清中，也分布于组织液、外分泌液及某些细胞膜表面。

一、抗体的结构

抗体的基本结构是由两条完全相同的重链（heavy chain，H 链）和两条完全相同的轻链（light chain，L 链）通过二硫键连接的呈 "Y" 形的四肽链。

（一）重链和轻链

1. 重链和轻链 抗体的重链分子量为 50～75kDa，由 450～550 个氨基酸残基组成。根据重链恒定区抗原性的不同可将其分为 5 类（class）：IgM、IgG、IgA、IgD 和 IgE。在同一类抗体中，根据铰链区氨基酸组成和重链二硫键数目、位置的不同，有些抗体又可分为不同的亚类（subclass），如人 IgG 可分为 IgG1～IgG4；IgA 可分为 IgA1 和 IgA2。

抗体轻链分子量约为 25kDa，由 214 个氨基酸残基构成。根据轻链恒定区抗原性的不同可将其分为 κ 链和 λ 链，据此可将抗体分为两型（type），即 κ 型和 λ 型。同一个体可存在分别携带 κ 或 λ 链的抗体分子，但一个天然抗体分子上两条轻链的型别必定相同。不同种属生物体内两型轻链的比例各异，正常人血清 κ 型和 λ 型比例约为 2∶1，而在小鼠则为 20∶1。根据 λ 链恒定区个别氨基酸的差异，又可分为 λ1、λ2、λ3 和 λ4 四个亚型（subtype）。

2. 可变区和恒定区 对不同抗体分子重链和轻链的氨基酸序列进行分析后发现，重链和轻链靠近 N 端的约 110 个氨基酸序列变化很大，称为可变区（variable region，V 区），约占重链的 1/4 或 1/5（简称 V_H）和轻链的 1/2（简称 V_L）；可变区以外的靠近 C 端的序列在同一类抗体分子间相对保

笔记栏

30

守，称为恒定区（constant region，C区），分别占重链的3/4或4/5（简称C_H）和轻链的1/2（简称C_L）。在V_H和V_L结构域中，各有三个区域的氨基酸组成和排列顺序高度可变，称为互补决定区，又称高变区（hypervariable region，HVR），分别用HVR1、HVR2和HVR3表示。重链和轻链的这三个区域共同形成与抗原结合的部位，该部位在空间构象上与相应抗原表位高度互补，又被称为CDR，分别用CDR1、CDR2和CDR3表示，其中CDR3的变化程度更高。不同抗体分子的CDR氨基酸序列有差异，决定抗体与相应抗原表位结合的特异性。

在可变区中，CDR之外区域的氨基酸组成和排列顺序相对变化不大，称为骨架区（framework region，FR）。V_H和V_L各有四个FR，分别用FR1、FR2、FR3和FR4表示。FR的主要作用是稳定CDR的空间构型，有利于抗体CDR与抗原表位间的结合。

不同型（κ或λ）抗体其恒定区的长度基本一致，但不同类抗体的恒定区长度不一，如IgG、IgA和IgD重链恒定区有C_H1、C_H2和C_H3三个结构域，IgM和IgE重链恒定区有C_H1、C_H2、C_H3和C_H4四个结构域。同一种属个体针对不同抗原所产生的同一类别抗体，尽管其可变区差异较大，但其恒定区氨基酸组成和排列顺序比较恒定。例如，人体感染HBV病毒后，机体针对HBV表面抗原（S抗原）和核心抗原（C抗原）产生的两种IgG抗体，它们的可变区差异较大，只能与相应的抗原发生特异性结合，但恒定区的差异较小。

3. 铰链区（hinge region）　位于C_H1与C_H2之间，含有丰富的脯氨酸，因此易于伸展弯曲，也易被木瓜蛋白酶、胃蛋白酶等水解。铰链区的灵活性有利于抗体的可变区同时结合不同距离的两个相同抗原表位，也易于暴露补体结合位点，有利于补体的活化。不同类或亚类的抗体铰链区有差异，如IgG1、IgG2、IgG4和IgA的铰链区较短，而IgG3和IgD的铰链区较长，IgM和IgE无铰链区。

（二）抗体的辅助成分

除上述基本结构外，某些类别的抗体还含有其他辅助成分，如连接链和分泌片。

1. 连接链（joining chain，J链）　是由浆细胞合成的富含半胱氨酸的酸性糖蛋白，分子量约为15kDa，主要功能是将单体抗体分子连接为二聚体或多聚体。例如，血清型IgM由5个IgM单体通过二硫键和J链连接而成，sIgA由2个IgA单体通过J链连接而成。IgG、IgD和IgE常为单体，无J链。

2. 分泌片（secretory piece，SP）　是sIgA分子上的辅助成分，分子量约为75kDa，为含糖的肽链，由黏膜上皮细胞合成和分泌。IgA二聚体从黏膜下固有层通过黏膜上皮细胞转运到黏膜表面的过程中，与分泌片结合，形成sIgA。分泌片介导sIgA向黏膜表面输送且能保护sIgA的铰链区免受黏膜表面各种蛋白酶的降解。

（三）抗体分子的水解片段

在一定条件下，抗体分子的某些部分易被蛋白酶水解为各种片段。木瓜蛋白酶（papain）和胃蛋白酶（pepsin）是最常用的两种蛋白水解酶。

木瓜蛋白酶从铰链区的近N端切割重链，将抗体水解为2个完全相同的Fab片段和1个Fc片段。Fab片段只与单个抗原表位结合（单价）。Fc片段无抗原结合活性，是抗体与细胞表面Fc受体相互结合的部位。

胃蛋白酶在铰链区的近C端切割抗体分子，将抗体水解为1个F(ab')$_2$和一些小pFc片段。F(ab')$_2$是由二硫键连接的2个Fab片段，可同时结合2个抗原表位，具有双价抗体活性。抗体分子被蛋白酶水解的这一特性，被广泛用于临床免疫制剂的研制中。例如，破伤风抗毒素经胃蛋白酶水解后精制提纯的制品，既保留了结合相应抗原的生物学活性，又避免了Fc片段抗原性可能引起的超敏反应。

二、抗体的生物学功能

抗体的功能与其结构密切相关。抗体分子的可变区是与相应抗原表位发生特异性结合的部位，而结合后产生的效应功能及其他一些功能则由恒定区负责完成。

1. 特异性结合抗原　识别并特异性结合抗原是抗体分子的主要功能，由可变区负责完成。其中CDR在识别和结合特异性抗原中起决定作用。抗体分子有单体、二聚体和五聚体，因此结合抗原表位的数目也不相同。抗体结合抗原表位的个数称为抗原结合价。单体抗体可结合2个抗原表位，为双价；分泌型 IgA 为 4 价；五聚体 IgM 理论上为 10 价，但由于立体构型的空间位阻，一般只能结合 5 个抗原表位，故为 5 价。

抗体的可变区在体内可结合病原微生物及其产物，具有中和毒素、阻断病原入侵等免疫防御功能，但抗体本身并不能清除病原微生物。

2. 激活补体　抗体与相应抗原结合后，可因构象改变导致其 CH2/CH3 结构域内的补体结合位点暴露，血清中补体成分 C1 分子与之结合，从而通过经典途径激活补体系统，产生多种补体的效应功能。其中 IgM、IgG1 和 IgG3 通过经典途径激活补体的能力较强，IgA、IgE 和 IgG4 可通过旁路途径激活补体系统。

3. 结合 Fc 受体　抗体可通过其 Fc 片段与表面具有相应 Fc 受体（Fc receptor，FcR）的细胞结合，产生不同的生物学作用。①调理作用（opsonization）：IgG（特别是 IgG1 和 IgG3）通过其 Fab 片段与相应抗原表位结合，其 Fc 与巨噬细胞或中性粒细胞表面的 FcR 结合，通过 IgG 的"桥联"作用，促进吞噬细胞对抗原的吞噬。② ADCC：抗体的 Fab 片段结合靶细胞（如病毒感染细胞或肿瘤细胞）表面的抗原表位，其 Fc 片段与杀伤细胞（如 NK 细胞、巨噬细胞等）表面的 FcR 结合，促进杀伤细胞对靶细胞的杀伤作用。NK 细胞是介导 ADCC 的主要细胞。③介导 I 型超敏反应：IgE 亲细胞性抗体可通过其 Fc 片段与肥大细胞和嗜碱性粒细胞表面的高亲和力 IgE Fc 受体（FcεR I）结合，并使其致敏。若相同变应原再次进入机体与致敏靶细胞表面特异性 IgE 结合，可促使这些细胞合成并释放生物活性物质，引起 I 型超敏反应。

4. 穿过胎盘和黏膜　IgG 是人类唯一能通过胎盘屏障进入胎儿体内的免疫球蛋白。IgG 可选择性与母体一侧滋养层细胞中的 FcR 结合，从而转移到滋养层细胞内，并进入胎儿血液循环中。IgG 穿过胎盘的作用是一种重要的自然被动免疫机制，对新生儿抗感染发挥非常重要的作用。sIgA 与黏膜上皮细胞的 FcR 结合，转运到黏膜上皮细胞，并被分泌到泪液、乳汁及呼吸道、消化道及泌尿生殖系统等黏膜表面，对局部黏膜免疫的发挥具有重要作用。

三、五种抗体分子的特性与功能

1. IgM　IgM 有两种存在形式，分别为膜结合型和分泌型。表达在细胞膜表面的 IgM 为单体形式，主要构成 B 细胞表面最重要的分子——BCR。分泌型 IgM 为五聚体，是分子量最大的免疫球蛋白，又称为巨球蛋白（macroglobulin），由于不易通过血管壁，故主要存在于血液中。IgM 是个体发育过程中最早合成和分泌的抗体，胚胎发育晚期的胎儿即能产生 IgM，故脐带血若检出某些病毒特异性 IgM 则提示胎儿有宫内感染（如风疹病毒或巨细胞病毒等感染）。IgM 也是免疫应答过程中最早出现的抗体，在机体早期抗感染免疫中发挥重要作用。血清中若检出病原体特异性 IgM，提示有近期感染，可用于感染的早期诊断。由于五聚体 IgM 含 10 个 Fab 片段，具有很强的抗原结合能力，激活补体的能力强于 IgG。

2. IgG　IgG 是血液中的主要抗体成分，占血清免疫球蛋白总量的 75%～80%，半衰期较长，20～23 天。婴儿出生后 3 个月开始合成 IgG，5 岁左右达到成人水平。IgG 是唯一能够通过胎盘屏障的抗体，在新生儿抗感染中发挥重要作用。IgG 的 Fc 片段与巨噬细胞或 NK 细胞表面的 FcR 结合，发挥调理作用或 ADCC 效应。IgG 的 Fc 片段可与 SPA 结合，利用此原理可通过 SPA 亲和层析法纯化 IgG。

3. IgA　IgA 有血清型和分泌型两型。血清型为单体，主要存在于血清中，占血清免疫球蛋白总量的 10%～15%。sIgA 是由 J 链连接且含分泌片的 IgA 二聚体。sIgA 主要存在于初乳、唾液、泪液和呼吸道、消化道及泌尿生殖系统黏膜表面，参与黏膜局部抗感染免疫。婴儿可从母亲初乳中获得 sIgA，是一种重要的自然被动免疫方式，有助于抵御呼吸道及消化道感染。

4. IgD　血清中 IgD 含量很低，约占血清免疫球蛋白总量的 1%。IgD 以单体形式存在，其铰链区较长，易被蛋白酶水解，故其半衰期很短。血清型 IgD 的生物学功能尚不清楚；膜结合型 IgD（mIgD）是 B 细胞分化发育成熟的标志，未成熟 B 细胞仅表达 mIgM，成熟 B 细胞可同时表达 mIgM 和 mIgD；B 细胞活化后其表面的 mIgD 逐渐消失。

5. IgE　IgE 是正常人血清中含量最少的免疫球蛋白，血清浓度极低，主要由黏膜下淋巴组织中的浆细胞分泌。IgE 是亲细胞抗体，其 C_H2 和 C_H3 结构域可与肥大细胞、嗜碱性粒细胞上的高亲和力 FcεR I 结合，介导 I 型超敏反应。此外，IgE 可能与机体抗寄生虫感染免疫有关。

四、人工制备抗体

抗体在疾病的诊断、预防和治疗及基础研究中被广泛应用，人们对抗体的需求也随之增大。人工制备抗体是大量获得抗体的有效途径。

1. 多克隆抗体 天然抗原分子中常含多种不同的抗原表位。将该抗原刺激机体免疫系统，体内多个 B 细胞克隆被活化，产生的抗体实际上是针对多种不同抗原表位的抗体的总和，称为多克隆抗体（polyclonal antibody，pAb）。获得多克隆抗体的途径主要有动物免疫血清、恢复期患者或免疫接种人群血清。多克隆抗体的优点：来源广泛、制备容易、作用全面。其缺点：特异性差、易发生交叉反应。

2. 单克隆抗体 1975 年，科勒（Kohler）和米尔斯坦（Milstein）建立了体外细胞融合技术，将可产生特异性抗体但寿命短的 B 细胞与无抗原特异性但永生化的骨髓瘤细胞融合形成杂交瘤细胞，这种细胞既有骨髓瘤细胞大量扩增和永生的特性，又具有免疫 B 细胞合成和分泌特异性抗体的能力。每个杂交瘤细胞由一个 B 细胞与一个骨髓瘤细胞融合而成，而每个 B 细胞克隆仅识别一种抗原表位，故经筛选和克隆化的杂交瘤细胞仅能合成及分泌抗单一抗原表位的特异性抗体。这种由单一杂交瘤细胞产生，针对单一抗原表位的特异性抗体，称为单克隆抗体（monoclonal antibody，mAb）。其优点是结构均一、纯度高、特异性强。

> **知识拓展** **单克隆抗体药物**
>
> 1986 年美国食品药品监督管理局（FDA）批准第一个治疗性单克隆抗体药物。但早期制备的鼠源性单克隆抗体在实际应用时有可能引起超敏反应。如今人源化抗体和小分子基因工程抗体等不断研制成功，并应用于临床。2014 年 7 月，Opdivo 在日本获批用于治疗晚期黑色素瘤，成为全球首个批准上市的 PD-1 抑制剂，2015 年 10 月，Keytruda 也被美国 FDA 批准用于手术后转移的黑色素瘤和晚期非小细胞肺癌。如今，单克隆抗体也被视为防治新冠病毒感染的新希望。例如，陈薇院士发现靶向新冠病毒刺突蛋白 N 端结构域的高效中和抗体，可为新冠病毒感染药物研发提供靶标。

3. 基因工程抗体 借助 DNA 重组和蛋白质工程技术，在基因水平对免疫球蛋白分子进行切割、拼接和修饰，重新组装而成的抗体分子称为基因工程抗体（genetic engineering antibody）。基因工程抗体既保持单克隆抗体均一性、特异性高的优点，又能降低其免疫原性。其种类很多，如人-鼠嵌合抗体、人源化抗体、双特异性抗体和小分子抗体等。

> **知识拓展** **纳米抗体**
>
> 1993 年，比利时科学家阿梅尔·卡斯特曼（Hamers Casterman）等在 *Nature* 中首次报道了纳米抗体（nanobody，Nb）。它是一种存在于骆驼科动物（骆驼、羊驼及其近亲物种）的天然缺失轻链的重链抗体，克隆这种抗体的重链可变区得到只包含重链可变区组成的单域抗体，称为重链抗体重链可变结构域（variable domain of heavy chain of heavy chain antibody，VHH）。VHH 晶体结构呈椭圆形，直径约 2.5nm，长 4nm，分子量只有 15kDa（仅为常规抗体的 1/10 左右），是目前已知的最小的功能性 Fab 片段，因此也被称作纳米抗体。和普通抗体相比，纳米抗体具有如下优势：①分子量小，结构简单，易于进行基因改造；②特异性、亲和力和稳定性较高；③免疫原性和毒性非常低；④可溶性高，不易聚集，能耐高温、强酸、强碱等致变性条件；⑤组织穿透力强，能穿透血脑屏障，为脑部给药提供了新方法。由于纳米抗体具有上述优势，其在感染性疾病、肿瘤、神经退行性疾病等疾病的诊断及治疗方面有广阔的应用前景。2018 年 9 月 3 日，欧洲药品管理局（EMA）批准赛诺菲纳米抗体药物卡布利维〔Cablivi，即卡帕珠单抗（caplacizumab）〕用于治疗成人获得性血栓性血小板紫癜，它是首个上市的纳米抗体药物。虽然纳米抗体具有诸多优势，但也存在一些局限性，如开发纳米抗体的重链抗体只能从骆驼和羊驼等动物中获得，而传统的单克隆抗体是从小鼠身上获得的。

第二节 补体系统

补体系统（complement system）是广泛存在于血清、组织液和细胞膜表面的一组蛋白质，包括30多种蛋白质，是一个具有精密调控机制的蛋白质反应系统。一般情况下，血浆中多数补体成分以无活性的酶前体形式存在，仅在被激活后才具有生物学功能。多种微生物成分、抗原抗体复合物及其他内源性或外源性物质可激活补体系统。补体不仅是机体固有免疫防御体系的重要组成部分，还在不同环节参与适应性免疫应答。补体缺陷、功能障碍或过度活化与多种疾病的发生和发展过程密切相关。

> **知识拓展　　　　　　　　　　补体的发现**
>
> 　　1895年比利时科学家朱尔斯·博尔代（Jules Bordet）做了一个有趣的实验，他把从免疫动物体内分离得到的血清在56℃下加热30分钟，再将加热后的血清与细菌共孵育，发现加热后的血清丧失了裂解细菌的能力。Jules Bordet推测新鲜免疫血清中包含两种与溶菌作用密切相关的物质：一种是对热稳定的抗生素，即抗体；另一种是对热敏感、可辅助抗体介导溶菌作用的物质。德国科学家保罗·埃尔利希（Paul Ehrlich）也发现了类似的现象，并将这种存在于正常血清中、对抗体的溶菌作用发挥补充作用且对热敏感的成分命名为补体。Jules Bordet是补体学研究领域的奠基者，在1919年获得了诺贝尔生理学或医学奖。

一、补体系统的组成与生物学特性

（一）补体系统的组成

构成补体系统的30多种组分，可根据其生物学功能的不同分为三类，分别为补体固有成分、补体调节蛋白和补体受体。

1. 补体固有成分　是指存在于血浆等体液中、参与补体激活的补体成分，包括经典激活途径的C1、C2、C4；旁路途径的B因子、D因子和P因子（备解素）；凝集素途径的甘露糖结合凝集素（mannose-binding lectin，MBL）/纤维胶原素（ficolin，FCN）、MBL相关丝氨酸蛋白酶（MASP），以及三条激活途径共同的补体组分C3、C5、C6、C7、C8和C9。

2. 补体调节蛋白　是指存在于血浆中和细胞膜表面，对补体活化强度和范围发挥调控作用的一类蛋白质分子，包括C1抑制物、I因子、H因子、衰变加速因子（DAF）、膜辅因子蛋白（MCP）及C8结合蛋白等。

3. 补体受体（complement receptor，CR）　是指存在于某些细胞表面，能与补体激活过程中产生的活性片段结合，介导多种生物效应的受体分子，包括补体受体1～5（CR1～CR5）和过敏毒素受体（C3aR和C5aR）等。

（二）补体系统的命名原则

参与补体经典激活途径的固有成分按其被发现的先后顺序分别命名为C1～C9，其中C1由C1q、C1r和C1s三个亚单位组成；补体系统的其他成分通常以英文大写字母表示，如B因子、D因子、P因子、I因子和H因子等；补体调节蛋白多以其功能命名，如C1抑制物、C8结合蛋白、衰变加速因子等；补体活化后产生的裂解片段以该成分的符号后加小写英文字母表示，如C3裂解后产生的C3a和C3b等；灭活的补体片段在其符号前加英文字母"i"表示，如iC3b。

（三）补体系统的来源及理化性质

体内多种组织细胞均能合成补体蛋白，包括肝细胞、单核巨噬细胞、肠道黏膜上皮细胞和肾小球细胞等，其中肝细胞和巨噬细胞是补体产生的主要细胞。补体系统各成分均为糖蛋白，但各成分含量和分子量差异较大。正常情况下血清补体蛋白含量相对稳定，占血清总蛋白的5%～6%，但在某些疾病如感染和组织损伤情况下可有波动。补体成分对温度敏感，在56℃下30分钟即被灭活，在室温下也会很快失活；在0～10℃条件下活性仅能保持3～4天，故补体应保存在-20℃以下或冷冻干燥保存。此外，紫外线照射、机械振荡等因素也可使补体被破坏。

二、补体的激活途径

正常情况下补体固有成分以非活化形式存在于体液中。在疾病状态下，补体固有成分在补体激活物作用下，通过级联酶促反应被依次活化，介导多种生物学效应。已发现的三条补体激活途径分别为经典途径、凝集素途径和旁路途径，三者虽然前端反应（从补体活化开始到 C5 转化酶形成）不同，但具有共同的终末通路（从 C5 激活到膜攻击复合体的形成）。

（一）经典途径

经典途径（classical pathway）是指在相应激活物作用下，补体固有成分按照 C1、C4、C2、C3、C5～C9 的顺序依次发生级联酶促反应，产生一系列生物学效应的过程。C1 分子是经典途径中第一个被活化的补体分子，其由一个 C1q 分子和两个 C1r 分子、两个 C1s 分子连接形成。

1. 激活物　IgG 或 IgM 类抗体与相应抗原结合形成的抗原-抗体复合物是经典途径的主要激活物。人体不同类型抗体活化 C1q 的能力存在差异，其中 IgM 活化补体的能力最强，其次是 IgG3、IgG1 和 IgG2，IgG4 无激活经典途径的能力。

2. 活化过程　IgG/IgM 类抗体与相应抗原结合，使得抗体分子 CH2/CH3 补体结合位点暴露，C1q 中两个或两个以上球状结构与上述抗体分子的补体结合位点结合，使得 C1q 发生构型改变，进而导致与之相连的 C1r 和 C1s 依次活化。活化的 C1s 具有丝氨酸蛋白酶活性，可依次裂解 C4 和 C2。活化 C1s 的第一个底物是 C4 分子，在 Mg^{2+} 存在下，C1s 将 C4 裂解为 C4a 和 C4b，其中小片段 C4a 释放到液相，大片段 C4b 结合至紧邻抗原抗体结合处的细胞或颗粒表面。C1s 的第二个底物是 C2 分子。在 Mg^{2+} 存在下，C2 与 C4b 形成复合物，被 C1s 裂解而形成 C2a 和 C2b，大片段 C2a 可与 C4b 结合形成 C4b2a 复合物，此即经典途径的 C3 转化酶。C3 转化酶可使 C3 裂解为 C3a 和 C3b，小片段 C3a 释放到液相，具有过敏毒素活性，大片段 C3b 可与 C4b2a 结合，形成 C4b2a3b 即 C5 转化酶。C5 转化酶（C4b2a3b）将 C5 裂解为 C5a 和 C5b，其中小片段 C5a 游离于液相，是重要的炎症介质，大片段 C5b 可与 C6 和 C7 依次结合形成 C5b67 复合物。C5b67 复合物能与附近的细胞膜非特异性结合，进而与 C8 结合形成 C5b678 复合物。C5b678 复合物可进一步促进多个 C9 分子的聚合形成 $C5b6789_n$ 复合物，此即攻膜复合物（membrane attack complex，MAC）。MAC 在细胞膜表面形成一个内径约为 11mm 的亲水性跨膜孔道，可容许水、电解质及可溶性小分子物质自由通过，由于胞内胶体渗透压较胞外高，故大量水分内流，最终可导致胞内渗透压降低、细胞肿胀破裂。

（二）旁路途径

旁路途径（alternative pathway）又称替代激活途径，其不依赖抗体，是种系发生上最早出现的补体活化途径。生理条件下，血浆中的 C3 可发生缓慢而持久的自发性水解，产生低水平的液相 C3b。旁路途径的激活物与液相 C3b 结合后，在 B 因子、D 因子和 P 因子参与下，形成 C3 转化酶和 C5 转化酶，启动级联酶促反应过程。

1. 激活物　某些细菌、脂多糖（内毒素）、酵母多糖、葡聚糖、凝聚的 IgA 和 IgG4 均可成为旁路途径的激活物，它们为补体激活提供了保护性环境和接触的界面。

2. 活化过程　血浆中的 C3b 可与附近的自身组织细胞结合，但很快被多种调节蛋白降解灭活。当 C3b 与某些细菌、内毒素等旁路途径的激活物结合后，可抵抗补体调节蛋白的降解灭活作用。激活物表面的 C3b 进一步与 B 因子结合，在 Mg^{2+} 存在情况下，结合的 B 因子被 D 因子裂解为 Ba 和 Bb 两个片段，小片段 Ba 释放到液相中，大片段 Bb 仍与 C3b 结合，形成 C3bBb 复合物，即旁路途径 C3 转化酶。C3bBb 复合物不稳定，与备解素（P 因子）结合后形成稳定的 C3 转化酶（C3bBbP）。C3 转化酶将 C3 裂解为 C3a 和 C3b 两个片段，大片段 C3b 又可与 C3bBb 复合物结合为 C3bBb3b，此即旁路途径 C5 转化酶。其后的末端通路与经典途径完全相同。

（三）凝集素途径

凝集素途径（lectin pathway）又称甘露糖结合凝集素途径（MBL pathway），指血浆中 MBL 或 FCN 等直接识别病原体表面的糖类结构，依次活化 MBL 相关丝氨酸蛋白酶 1/2（MASP1/MASP2）、C4、C2、C3 的级联酶促反应。凝集素途径形成的 C3 转化酶与 C5 转化酶和经典途径相同。

1. 激活物　某些病原体表面的甘露糖和岩藻糖等糖类物质是启动凝集素途径的主要激活物。

2. 活化过程　当病原体进入机体后，其表面的甘露糖和岩藻糖等糖类物质可被肝细胞产生的 MBL/FCN 结合，随后 MBL/FCN 发生构象改变，使与之结合的 MASP1/MASP2 被激活。活化的 MASP2 具有丝氨酸蛋白酶活性，能以活化 C1s 类似的方式裂解 C4 和 C2，产生与经典途径相同的 C3 转化酶 C4b2a 和 C5 转化酶 C4b2a3b，最后形成攻膜复合体，产生相应的生物学效应。另外，活化的 MASP1 可直接裂解 C3 产生 C3b，在 D 因子和 P 因子参与下，增强补体激活旁路途径。

（四）三条补体激活途径的特点

旁路途径和凝集素途径不依赖抗体的产生，主要在感染初期和早期发挥作用，而经典途径依赖特异性抗原的产生，故主要在感染中、晚期发挥作用。三条途径起点各异，但存在相互交叉，并具有共同的末端通路（表 5-1）。

表 5-1　补体的激活途径

	经典途径	凝集素途径	旁路途径
激活物	抗原-抗体（IgM 和 IgG1～3）复合物	病原体表面的甘露糖、岩藻糖等糖类结构	某些细菌、脂多糖、葡聚糖、酵母多糖、凝聚的 IgA 和 IgG4
参与的补体成分	C1、C4、C2、C3、C5～C9	MBL/FCN、MASP1/MASP2、C4、C2、C3、C5～C9	C3、B 因子、D 因子、P 因子、C5～C9
C3 转化酶	C4b2a	C4b2a	C3bBbP
C5 转化酶	C4b2a3b	C4b2a3b	C3bBb3b
作用时相	感染后期发挥作用	感染早期发挥作用	感染后立即发挥作用

三、补体的生物学意义

补体活化过程中产生的攻膜复合体可介导细胞溶解效应。此外，补体活化过程中生成的多种裂解片段可与细胞膜相应受体结合而介导多种生物学功能。

1. 细胞毒作用　补体系统激活后，最终在病原体或靶细胞表面形成攻膜复合物，导致细胞内外渗透压失衡，产生溶菌和溶细胞效应。该效应参与宿主抗细菌、抗病毒及抗寄生虫等防御机制，还参与机体抗肿瘤免疫效应机制。但在某些病理情况下也可引起机体自身细胞破坏，导致组织损伤与疾病。

2. 调理作用（opsonization）　补体活化过程中产生的 C3b 和 C4b 可直接结合在细菌或其他颗粒性抗原表面，通过与吞噬细胞表面相应补体受体结合而促进吞噬细胞更有效地发挥吞噬作用，这种作用称为补体介导的调理作用。

3. 炎症介质作用　补体活化过程中产生的 C3a 和 C5a 又称为过敏毒素，可与肥大细胞或嗜碱性粒细胞表面相应 C3a 和 C5a 受体结合，触发这些细胞脱颗粒，释放组胺等一系列生物活性物质，导致血管扩张、毛细血管通透性增高及平滑肌收缩等，从而介导局部炎症反应。此外，C5a 通过与中性粒细胞表面的补体受体结合，对中性粒细胞有很强的趋化活性，还可促进中性粒细胞的活化，增强其吞噬杀伤能力。

4. 清除免疫复合物　体内中等大小循环免疫复合物形成后，可能沉积在血管壁，造成周围组织的损伤。补体成分可通过抑制中等大小免疫复合物形成或免疫黏附等方式参与循环免疫复合物的清除。其主要机制：抗原抗体复合物激活补体后产生 C3b，C3b 与免疫复合物结合形成抗原-抗体-C3b复合物。由于红细胞和血小板表面表达 C3b 受体（CR1），故能与上述复合物结合，从而将大分子复合物运送至肝和脾，被巨噬细胞吞噬、清除，此作用被称为免疫黏附。

5. 参与适应性免疫应答　补体活化产物、补体受体和补体调节蛋白可通过不同作用机制，参与适应性免疫应答。例如，C3b/C4b 介导的调理作用可促进 APC 对抗原的摄取和提呈，启动适应性免疫应答；抗原-C3d 复合物介导 BCR 与辅助受体 CD21/CD19/CD81 复合物交联，为 B 细胞的活化提供第一信号；FDC 通过表面 CR1 将抗原-抗体-C3b 复合物滞留在细胞表面，为抗原特异性 B 细胞提供抗原识别信号。

四、补体与疾病

补体遗传性缺陷、功能障碍或过度活化均可参与疾病的病理过程。

1. 补体的遗传性缺陷　几乎所有补体成分均可能发生遗传性缺陷，遗传性补体缺陷所致疾病约占原发性免疫缺陷病的 2%。补体成分缺陷可导致补体系统不能被激活，患者对病原体易感，同时由于体内免疫复合物清除障碍而易患相应的自身免疫病。补体调节蛋白 C1 抑制物缺陷可导致遗传性血管神经性水肿，该疾病为常染色体显性遗传病。由于患者体内 C1 抑制物缺乏，不能有效抑制 C1 活化，导致活化 C1s 持续过度裂解 C4 和 C2，C2 裂解片段 C2b 可进一步被裂解为 C2 激肽，该物质能导致毛细血管扩张、通透性增加从而导致局部皮肤和黏膜出现炎性水肿。若水肿发生于胃肠道，患者可出现腹痛、恶心、呕吐或腹泻；若发生于咽喉部，患者可因咽喉水肿堵塞气道而窒息，严重者可危及生命。

2. 补体与感染性疾病　补体在机体抗感染免疫中发挥重要作用，某些情况下，病原微生物可借助补体成分入侵细胞，其机制：①某些微生物与 C3b、iC3b、C4b 等补体片段结合，通过与组织细胞表面的补体受体 CR1/CR2 结合而进入细胞，导致感染播散；②某些补体受体或补体调节蛋白是微生物入侵细胞的受体，如 CR2 为 EB 病毒的受体；MCP 为麻疹病毒的受体；DAF 为柯萨奇病毒和大肠埃希菌的受体；③某些微生物感染机体后，可产生一些与补体调节蛋白功能相似的蛋白质，这些蛋白质可抑制补体的活化，导致微生物能够逃避补体系统的攻击。

3. 补体与炎症性疾病　补体激活是炎症反应中重要的早期事件。在创伤、烧伤、感染、缺血-再灌注、自身免疫病、器官移植排斥等疾病过程中均有补体系统的激活，补体激活所产生的炎性因子或复合物可进一步激活单核细胞、内皮细胞和血小板等，使之释放炎症介质和细胞因子而参与炎症反应。此外，补体系统通过与凝血系统、激肽系统和纤溶系统间相互作用，在体内形成复杂的炎症介质网络，从而扩大和加剧炎症反应。

第三节　主要组织相容性复合体

同一种属不同个体间进行组织器官移植时，可因供、受者间组织细胞表面同种异型抗原的不同发生排斥反应，即供、受者间组织不相容。这些决定组织是否相容的抗原被称为组织相容性抗原（histocompatibility antigen）或移植抗原。其中可引起迅速而强烈排斥反应的抗原称为主要组织相容性抗原（major histocompatibility antigen）；引起缓慢且较弱排斥反应的抗原称为次要组织相容性抗原（minor histocompatibility antigen）。

在哺乳动物，编码主要组织相容性抗原的基因位于同一染色体上，是一组紧密连锁的基因群，称为 MHC。现代免疫学理论认为，MHC 抗原不仅是引起移植排斥反应的主要抗原，还广泛参与免疫细胞发育、抗原提呈及 T 细胞的活化，并在免疫应答的遗传调控中起重要作用。人的 MHC 称为 HLA 基因复合体，小鼠的 MHC 称为 H-2 基因复合体。本节主要介绍人的 MHC 即 HLA 基因复合体及其编码产物 HLA 分子。

一、人类白细胞抗原基因复合体

HLA 基因复合体可编码多种不同功能的蛋白质，其中多数与免疫有关。

（一）人类白细胞抗原基因复合体的定位与组成

HLA 基因复合体位于人第 6 号染色体短臂上（6p21.31），长度约为 3600kb，含有 224 个基因座，其中功能基因 128 个。HLA 基因复合体根据其编码分子的分布和功能的不同，分为三个区：Ⅰ类基因区、Ⅱ类基因区和Ⅲ类基因区。

1. HLA Ⅰ类基因区　HLA Ⅰ类基因区的功能性基因可分为如下两类。①经典的 HLA Ⅰ类基因：包括 HLA-A、HLA-B 和 HLA-C 基因，编码 HLA Ⅰ类分子中的 α 链，其主要功能为提呈内源性抗原肽。②非经典的 HLA Ⅰ类基因：包括 HLA-E、HLA-F、HLA-G 等，其编码产物参与免疫调控。

2. HLA Ⅱ类基因区　包括经典 HLA Ⅱ类基因和抗原加工相关基因。经典的 HLA Ⅱ类基因主要有 HLA-DP、HLA-DQ、HLA-DR 三个亚区，每一亚区又包括两个功能基因位点，分别编码分子量相近的 α 链和 β 链，共同组成 HLA Ⅱ类抗原，即 HLA-DP、HLA-DQ、HLA-DR 分子，其主要功能为提呈外源性抗原肽。抗原加工相关基因编码产物主要参与内源性/外源性抗原的加工提呈过程。①*HLA-DM*基因，包括 DMA 和 DMB 两个基因座，编码产物具有多态性，参与外源性抗原肽与 HLA Ⅱ类分子的结合过程。②TAP 与蛋白酶体β亚单位（proteasome subunit beta type，PSMB）基因：*TAP* 基因编码产物参与内源性抗原肽向内质网转运；而 *PSMB* 基因编码产物参与对内源性抗原的酶解处理。③*DO* 基因，包括 DOA 和 DOB 两个基因座，编码 HLA-DO 分子的 α 和 β 链，能够负向调节 HLA-DM 分子活性。

3. HLA Ⅲ类基因区 主要编码某些补体成分（C4B、C4A、Bf 和 C2）及炎症有关的分子。①血清补体成分编码基因，包括 *C4B*、*C4A*、*Bf* 和 *C2* 基因。②肿瘤坏死因子基因家族，包括 TNF、LTA 和 LTB 三个座位。③转录调节基因或类转录因子基因家族，如 *I-κB* 基因（参与调节 NF-κB 的活性）、*B144* 基因和 *ZNF178* 等。④热休克蛋白基因家族，如 *HSP70* 基因，以及参与类固醇合成的 21 羟化酶基因（CYP21）。

（二）人类白细胞抗原基因复合体的遗传特点

HLA 基因复合体与其生物学作用有关的遗传特点主要有单体型遗传、高度多态性和连锁不平衡。

1. 单体型遗传 在遗传学上将减数分裂过程中染色体上不发生交换的紧密连锁基因群称为单体型（haplotype）。*HLA* 基因复合体是染色体上紧密连锁的基因群，呈单体型遗传。*HLA* 基因复合体的这种遗传规律使得子代的 *HLA* 基因型中一个单体型来自父亲，另一个来自母亲。同胞间两个 HLA 单体型完全相同与完全不相同的概率均为 25%，一个单体型相同的概率为 50%。亲代与子代间必然有一个单体型是相同的。

2. 高度多态性 多态性（polymorphism）是指随机婚配群体中一个基因座上存在两种或两种以上等位基因的现象。*HLA* 基因复合体呈高度多态性，其原因如下。①复等位基因（multiple allele）的存在：遗传学上将某个体同源染色体上对应位置的一对基因称为等位基因（allele）；当群体中位于同一位点的等位基因多于两种时，称为复等位基因。*HLA* 基因复合体多数基因座上均存在多个等位基因。②共显性（codominance）现象：一对等位基因同时表达的现象称为共显性。*HLA* 基因复合体中每一个等位基因均为共显性，都可能将其编码产物表达在细胞表面，从而增加了人群中不同 HLA 单体型的组合方式，导致了 HLA 表型广泛的群体多态性。

3. 连锁不平衡 连锁不平衡（linkage disequilibrium）是指分属于两个或两个以上基因座上的等位基因同时出现在一条染色体上的概率高于或低于随机出现频率的现象。例如，我国北方汉族人中 HLA-DRB1*0901（表示Ⅱ类基因 DRB1 座第 0901 号等位基因）和 HLA-DQB1*0701 出现的频率分别是 15.6% 和 21.9%，按随机分配的规律，这两个等位基因同时出现在一条染色体上的预期概率为两个频率的乘积（15.6%×21.9%=3.4%），然而实际测得两者同时出现的频率是 11.3%，为理论值的 3.3 倍。HLA 基因复合体连锁不平衡现象的存在是 HLA 单体型适应环境选择的结果。

二、人类白细胞抗原分子的结构与分布

应用蛋白质化学中的 X 射线衍射技术，明确了 HLA Ⅰ、Ⅱ类分子的结构。

（一）人类白细胞抗原分子的结构

1. HLA Ⅰ类分子的结构 经典的 HLA Ⅰ类分子是由一条重链（α链）和一条轻链（$\beta_2 m$）以非共价键组成的异二聚体。α链是由 HLA Ⅰ类基因编码的产物，分子量为 45kDa，为一跨膜糖蛋白。另一条为轻链，又称 $\beta_2 m$，是人第 15 号染色体相应基因编码的产物，分子量为 12kDa。

HLA Ⅰ类分子在结构上分为四个区。①抗原肽结合区：该区由 α1 和 α2 两个功能区组成，是与内源性抗原肽结合的部位，决定Ⅰ类分子的多态性。②免疫球蛋白样区：该区由重链 α3 区和 $\beta_2 m$ 构成，α3 区域与免疫球蛋白的恒定区具有同源性，是 HLA Ⅰ类分子与 T 细胞表面 CD8 分子结合的部位。$\beta_2 m$ 无多态性，但有助于Ⅰ类分子的表达和天然构型的稳定。③跨膜区：由 25 个氨基酸组成。跨膜区含疏水性氨基酸，排列成 α 螺旋，以螺旋状穿过细胞膜的脂质双层，将 HLA Ⅰ类分子锚定在细胞膜上。④胞质区：该区包括 α 链 C 端约 30 个氨基酸，位于胞质中，参与跨膜信号的传递。

据 X 射线晶体衍射资料表明，Ⅰ类分子顶部 α1 和 α2 区组成的抗原肽结合区呈沟槽状结构，α1 和 α2 区各含 1 个 α 螺旋和 4 条 β 片层，呈对称排列而连接成一个沟槽，β 片层组成槽底，其两侧由

α螺旋组成。沟槽两端闭合，可容纳8～12个氨基酸残基组成的短肽。

2. HLA Ⅱ类分子的结构　经典的HLA Ⅱ类分子是由一条34kDa的α链和一条28kDa的β链以非共价键连接组成的异二聚体。α链和β链均由HLA Ⅱ类基因区编码，其基本结构相似，均具有多态性。HLA Ⅱ类分子胞外区结构域分别为α1、α2和β1、β2。

HLA Ⅱ类分子在结构上也分为四个区。①抗原肽结合区：由α1和β1结构域组成。它是与外源性抗原肽结合的区域，决定HLA Ⅱ类分子的多态性。②免疫球蛋白样区：由α2和β2组成。β2区是与T细胞表面的CD4分子结合的部位。③跨膜区：2条肽链各有25个氨基酸残基穿过细胞膜脂质双层，借此将HLA Ⅱ类分子锚定在细胞膜上。④胞质区：2条肽链C端各有10～15个氨基酸残基位于胞质中，参与跨膜信号的传递。

X射线衍射图像显示，α1和β1区各提供1个α螺旋和4条平行β片层，形成的沟槽两端是开放的，故能容纳的多肽较长（13～17个氨基酸）。

（二）人类白细胞抗原分子的分布

HLA Ⅰ类分子广泛表达于体内各种有核细胞及血小板、网织红细胞表面。不同的组织细胞表达HLA Ⅰ类分子的密度也各不相同。外周血白细胞和淋巴结、脾淋巴细胞表达的HLA Ⅰ类分子水平较高，其次为肝、肾、皮肤、主动脉和肌细胞。神经细胞、成熟的红细胞和成熟的滋养层细胞不表达HLA Ⅰ类分子。

HLA Ⅱ类分子主要表达于树突状细胞、B细胞和单核巨噬细胞等APC及活化的T细胞表面。内皮细胞和精子细胞表面也可有少量的Ⅱ类分子。

HLA Ⅰ类、Ⅱ类分子除了分布在细胞表面，也可能出现于体液中，如血清、尿液、唾液、精液及乳汁中均已检出可溶性HLA Ⅰ类、Ⅱ类分子。经典HLA Ⅰ类、Ⅱ类分子的基因组成、抗原结构、分布及功能的比较见表5-2。

表5-2　经典HLA Ⅰ类、Ⅱ类分子的基因组成、抗原结构、分布及功能的比较

HLA分子（基因座）	抗原肽结合域及辅助受体结合位点	细胞分布	功能
HLA Ⅰ类（A、B、C）	α1和α2为肽结合域，α3为CD8结合位点	几乎所有有核细胞	识别、提呈内源性抗原，与辅助受体CD8结合，对CD8[+]T细胞的识别起限制性作用
HLA Ⅱ类（DR、DP、DQ）	α1和β1为肽结合域，β2为CD4结合位点	APC和活化的T细胞	识别、提呈外源性抗原，与辅助受体CD4结合，对CD4[+]T细胞的识别起限制性作用

三、人类白细胞抗原分子的免疫生物学作用

经典的HLA分子参与抗原提呈、T细胞分化成熟过程和T细胞识别等免疫生物学作用。

1. 参与抗原提呈　经典HLA Ⅰ类、Ⅱ类分子的主要生物学作用是抗原提呈。

（1）HLA Ⅱ类分子对外源性抗原的加工提呈：APC通过胞吞作用或内吞作用摄入细胞外部抗原，形成内体（endosome），与溶酶体融合后，抗原被降解成含13～18个氨基酸的抗原肽。同时HLA Ⅱ类分子α链和β链在内质网生成，与Ia相关恒定链（Ii链）结合形成九聚体（3份αβIi链复合物），经高尔基体形成转运泡与含抗原肽的内体/溶酶体融合，Ii链被部分降解，仅剩一小段Ⅱ类分子相关恒定链肽段（class Ⅱ-associated invariant chain peptide，CLIP）仍占据HLA Ⅱ类分子的抗原结合槽；抗原肽在HLA-DM分子（非经典HLA Ⅰ类分子）协助下置换CLIP而与HLA Ⅱ类分子结合形成稳定的复合物，运送至APC表面，供CD4[+]T细胞识别。

（2）HLA Ⅰ类分子对内源性抗原的加工提呈：细胞胞质内合成的抗原（如病毒蛋白）在细胞中与泛素（ubiquitin）结合，被解除折叠，以线性形式进入蛋白酶体（proteosome）被分解成含6～30个氨基酸的多肽片段后，抗原肽与TAP结合进入内质网中。同时合成好的HLA Ⅰ类分子重链（α链）和β2m在伴随蛋白（钙联蛋白和TAP结合蛋白）的参与下组装为二聚体，与抗原肽结合，形成抗原肽-HLA Ⅰ类复合物，经高尔基体，通过分泌泡转运至靶细胞表面，供CD8[+]T细胞识别。

2. 诱导前T细胞分化成熟　胸腺上皮细胞和树突状细胞表面的MHC Ⅰ/Ⅱ类分子在前T细胞分化发育过程中扮演着重要角色。前T细胞通过与表达MHC Ⅰ类或Ⅱ类分子的胸腺上皮细胞发生接

触，只有 TCR 以适当亲和力识别自身 MHC I/II 分子的 T 细胞后才能进一步分化成熟，否则将发生凋亡，此过程称为阳性选择。

经过阳性选择后的未成熟 T 细胞如果能高亲和力结合树突状细胞表面表达的自身肽-MHC I/II 类复合物，则发生凋亡而被清除，只有那些不能与树突状细胞表面自身肽-MHC 复合物结合或低亲和力结合的 T 细胞才能继续分化发育为成熟的 CD8+ 或 CD4+ T 细胞，此过程称为阴性选择。

3. 参与 T 细胞对抗原的识别 1975 年科学家杜赫提（Doherty）和辛克纳吉（Zinkernagel）揭示了 T 细胞识别抗原的规律：T 细胞在识别 APC 所提呈抗原肽的同时，还必须识别 APC 上与抗原肽结合的 MHC 分子，称之为 MHC 限制性（MHC restriction）。由此可见，MHC 分子在 T 细胞识别环节上也具有十分重要的意义。不同类型的 T 细胞受到不同类别 MHC 分子的限制，如 CD4+ T 细胞与 APC 相互作用受 MHC II 类分子限制，CD8+ T 细胞与靶细胞的相互作用则受 MHC I 类分子的限制。

4. 参与移植排斥反应 在同种异基因组织器官移植时，移植物组织细胞表面的 HLA I/II 类分子可作为移植抗原（同种异型抗原），引起移植排斥反应的发生。

5. 参与免疫应答的遗传控制 人群中携带不同 HLA 等位基因的个体对疾病的易感性存在差异。

四、人类白细胞抗原的临床意义

1. HLA 与器官移植 器官移植是医学重要的治疗手段之一。移植排斥反应的本质是免疫应答，移植物存活率的高低主要取决于供体与受体 *HLA* 基因相匹配的程度，即 *HLA* 各基因位点上相同的等位基因数目。通常移植物存活率由高到低的顺序：同卵双胞胎＞同胞＞亲子＞亲属＞无亲缘关系者。

2. HLA 分子与疾病 HLA 是首个被发现与疾病有明确关联的遗传系统，已发现多种疾病与 *HLA* 基因相关。最典型的例子是强直性脊柱炎，强直性脊柱炎患者携带 *HLA-B27* 基因的概率高达 58%～97%，而健康人群仅为 1%～8%。通过研究、分析发现与 *HLA* 基因有关的疾病多达 500 多种，大部分为自身免疫病（表 5-3）。

表 5-3 HLA 与疾病的关联

疾病	HLA 型别	相对危险率（%）
强直性脊柱炎	B27	55～376
急性前葡萄膜炎	B27	10
寻常天疱疮	DR4	14.4
胰岛素依赖性糖尿病	DR3/DR4	25
系统性红斑狼疮	DR3	5.8
格雷夫斯病（Graves 病）	DR3	3.7
多发性硬化	DR2	4.8

3. HLA 分型与亲子鉴定 *HLA* 基因复合体具有高度多态性及单体型遗传的特点。在无血缘关系的个体间，HLA 表型完全相同的概率极低，而每个人所携带的 HLA 型别终身不变，因此 HLA 基因复合体可视为伴随个体终身的特异性遗传标记，法医学上可借助对 *HLA* 基因型和（或）表型的检测来进行个体识别和亲子鉴定。

4. HLA 与母胎耐受 成熟的胎盘滋养层细胞不表达 HLA I 类分子，从而保护了携带父方 HLA 单体型的胎儿不被母体排斥，同时滋养层细胞表达非经典 HLA I 类分子（如 HLA-E 和 HLA-G），其与 NK 细胞表面杀伤抑制性受体的亲和力显著高于杀伤活化受体，从而抑制 NK 细胞对绒毛滋养层细胞的杀伤作用，维持母胎耐受。

第四节　细胞因子

细胞因子（cytokine，CK）是由免疫细胞或非免疫细胞合成并分泌的小分子蛋白质或多肽。它们在细胞之间传递信息，调节细胞的生长发育和效应，调控免疫应答，在异常情况下也有可能引起发热、炎症、休克等病理过程。以细胞因子为靶点的生物制剂在肿瘤、自身免疫病、免疫缺陷、感染等疾病的治疗方面具有临床应用价值。

一、细胞因子分类

自从 1957 年发现 IFN 以来，又陆续发现 200 多种细胞因子。根据细胞因子的主要功能可分为白细胞介素、IFN、TNF、集落刺激因子、生长因子和趋化因子六类。

1. **白细胞介素** 最初发现该细胞因子由白细胞产生又在白细胞间发挥作用，故将其命名为白细胞介素。虽然后来发现白细胞介素可由其他细胞产生，但这一名称仍被广泛使用着。目前已经命名的白细胞介素有 38 种（IL-1～IL-38）。白细胞介素的主要作用是调节机体免疫应答、介导炎症反应和刺激造血功能。

2. **IFN** IFN 是最早发现的细胞因子，因其具有干扰病毒复制的能力故称干扰素。根据来源和理化性质的不同，可将 IFN 分为 α、β 和 γ 三种类型，其中 IFN-α 和 IFN-β 又称为 I 型 IFN，主要由 pDC、成纤维细胞和病毒感染细胞等产生，其功能主要为抗病毒和抗肿瘤作用，也具有免疫调节的作用。IFN-γ 主要由活化的 T 细胞和 NK 细胞产生，也称为 II 型 IFN，以免疫调节作用为主，同时可增强机体抗肿瘤和抗感染作用。IFN 已被应用于临床某些疾病的治疗。

3. **TNF** TNF 是加韦尔（Garwell）等在 1975 年发现的一种能使肿瘤组织坏死的物质。TNF 分为 TNF-α 和 TNF-β 两种，前者主要由活化的单核巨噬细胞产生，后者主要由活化的 T 细胞产生，又称为淋巴毒素（lymphotoxin，LT）。目前 TNF 家族已经发现肿瘤坏死因子相关凋亡诱导配体（TNF-related apoptosis-inducing ligand，TRAIL）、CD40L、FasL 等 30 多种细胞因子。TNF 家族成员在杀伤靶细胞、诱导细胞凋亡和调节免疫应答等过程中发挥重要作用。

4. **集落刺激因子** 集落刺激因子（colony stimulating factor，CSF）是指能够刺激多能造血干细胞和不同发育分化阶段的造血干细胞增殖分化，并在半固体培养基中形成相应细胞集落的细胞因子。目前发现的集落刺激因子有 GM-CSF、巨噬细胞集落刺激因子（macrophage colony stimulating factor，M-CSF）、粒细胞集落刺激因子（granulocyte colony stimulating factor，G-CSF）。此外，红细胞生成素（erythropoietin，EPO）、SCF 和血小板生成素（thrombopoietin，TPO）也是重要的造血刺激因子。

5. **生长因子** 生长因子（growth factor，GF）泛指一类能够刺激细胞生长和分化的细胞因子，包括 TGF-β、表皮生长因子（epidermal growth factor，EGF）、血管内皮细胞生长因子（vascular endothelial growth factor，VEGF）、成纤维细胞生长因子（fibroblast growth factor，FGF）、神经生长因子（nerve growth factor，NGF）、血小板源性生长因子（platelet derived growth factor，PDGF）等。其中，TGF-β 是一种对免疫细胞具有负向调节作用的细胞因子，可抑制多种免疫细胞的增殖、分化和其他生物学效应。

6. **趋化因子** 趋化因子（chemokine）是一类分子量为 8～12kDa，对不同靶细胞具有趋化作用的细胞因子。这些细胞因子结构类似，几乎都含有两对或一对半胱氨酸残基形成的分子内二硫键。根据半胱氨酸残基个数和排列方式的不同，可将趋化因子分为四个亚家族。两个半胱氨酸按半胱氨酸-任意一个氨基酸-半胱氨酸（Cys-*X*-Cys）方式排列的趋化因子属 CXC 亚家族；以 Cys-Cys 方式排列的趋化因子属 CC 亚家族；N 端只有一个半胱氨酸（Cys）的趋化因子为 C 亚家族；N 端两个半胱氨酸被三个氨基酸残基隔开，C 端跨越细胞膜的趋化因子属 CX3C 亚家族。趋化因子主要由白细胞与造血微环境中的基质细胞分泌，对中性粒细胞、单核细胞、淋巴细胞、嗜酸性粒细胞和嗜碱性粒细胞等细胞具有趋化和激活作用。例如，IL-8 是 CXC 亚家族的代表，对中性粒细胞有趋化作用；MCP-1 是 CC 亚家族的代表，可趋化单核细胞；淋巴细胞趋化蛋白是 C 亚家族的代表，对淋巴细胞有趋化作用。

二、细胞因子的共同特点

细胞因子可由多种细胞产生，种类很多，在许多方面具有共同特点。

（一）细胞因子的理化特性

细胞因子多为分子量较小（8～30kDa）的分泌型蛋白，绝大多数为糖蛋白。多数细胞因子以单体形式存在，少数为二聚体（如 IL-5、IL-12、巨噬细胞集落刺激因子等）或三聚体（如 TNF-α）。

笔记栏

（二）细胞因子的产生、存在形式和作用方式

体内多种细胞可产生细胞因子，包括免疫细胞（T/B 细胞、NK 细胞、单核巨噬细胞等）、非免疫细胞（成纤维细胞、表皮细胞和血管内皮细胞等）和某些肿瘤细胞等，其中免疫细胞是细胞因子的主要来源。细胞因子通常以游离的形式存在于体液中，有些细胞因子（如跨膜型 TNF-α/TNF-β）也可以跨膜分子的形式表达在细胞表面。

细胞因子通过旁分泌（paracrine）、自分泌（autocrine）或内分泌（endocrine）的方式发挥作用。若某种细胞因子作用的靶细胞（细胞因子作用的细胞）也是其产生细胞，则该细胞因子对靶细胞表现出的生物学作用方式称为自分泌，如 T 细胞产生的 IL-2 可刺激 T 细胞自身的生长。若某种细胞产生的细胞因子主要作用于邻近的细胞，则该细胞因子对靶细胞表现出的生物学作用方式称为旁分泌，如树突状细胞产生的 IL-12 促进 T 细胞的分化。少数细胞因子如 TNF-α、IL-1 可通过血液循环作用于远处的靶细胞，表现为内分泌作用。

（三）细胞因子的作用特点

细胞因子通常具有多效性、重叠性、协同性、拮抗性和网络性。①多效性：一种细胞因子可作用于多种靶细胞，产生多种生物学效应，如 IL-4 能够诱导 IgE 类别转换，也可促进 Th0 细胞向 Th2 细胞分化。②重叠性：几种不同的细胞因子作用于同一种靶细胞，产生相同或相似的生物学效应，如 IL-2 和 IL-7 均可刺激 T 细胞增殖。③协同性：一种细胞因子可增强另一种细胞因子的功能，表现为协同性，如 IL-5 可增强 IL-4 诱导 B 细胞分泌的抗体类别向 IgE 转换。④拮抗性：不同的细胞因子对同一种靶细胞产生相反的作用，如 IL-4 可抑制 Th0 细胞向 Th1 细胞的分化，而 IFN-γ 则刺激 Th0 细胞向 Th1 细胞分化。⑤网络性：众多细胞因子在机体内相互抑制或相互促进，形成十分复杂的细胞因子调节网络，对免疫应答进行调节，维持免疫系统的平衡。例如，Th 细胞可产生种类众多的细胞因子，是调节免疫应答的主要细胞，其核心作用主要就是通过复杂的细胞因子调节网络实现的。

三、细胞因子的生物学作用

（一）参与固有免疫应答

参与固有免疫应答的细胞主要有树突状细胞、单核巨噬细胞、中性粒细胞、NK 细胞、NKT 细胞、γδT 细胞、B-1 细胞及嗜酸性粒细胞和嗜碱性粒细胞等。细胞因子对这些细胞的分化发育及效应功能有多种重要的调节作用，如 IL-2、IL-12 等可促进 NK 细胞对病毒感染细胞的杀伤活性；IL-1、TNF 等可激活单核巨噬细胞，增强其吞噬和杀伤功能。某些细胞因子可直接发挥效应，如 TNF 可直接杀伤肿瘤细胞；IFN 可抑制病毒复制。

（二）参与适应性免疫应答

1. 参与免疫细胞的活化、增殖和分化　有多种细胞因子可刺激免疫活性细胞的增殖，如 IL-2 和 IL-15 刺激 T 细胞的增殖，IL-4、IL-6 和 IL-13 刺激 B 细胞增殖。多种细胞因子可刺激免疫细胞的分化，如 IL-12 促进 CD4+ Th0 细胞分化成 Th1 细胞，IL-4 促进 CD4+ Th0 细胞分化成 Th2 细胞。B 细胞在分化过程中发生的免疫球蛋白类别转换也是在细胞因子的调控下实现的，如 IL-4 刺激 B 细胞发生 IgE 类别转换；TGF-β 刺激 B 细胞发生 IgA 类别转换。有些细胞因子如 TGF-β 在一定条件下也可表现为免疫抑制活性，它可抑制多种免疫细胞的活性，此外，某些肿瘤细胞可分泌大量的 TGF-β 从而逃避机体免疫系统的攻击。

2. 参与免疫应答的效应阶段　多种细胞因子刺激免疫细胞对抗原性物质进行清除。例如，IFN-γ 是一种重要的巨噬细胞激活因子，它能增强单核巨噬细胞对胞内病原体的杀伤。IFN-γ 还能激活 CTL，刺激靶细胞表达 MHC Ⅰ类分子，从而促进 CTL 对病毒感染细胞的杀伤。活化 T 细胞表达的 FasL 可通过可溶型或膜型形式结合靶细胞（病毒感染细胞或肿瘤细胞）表面的 Fas，诱导靶细胞凋亡。

（三）刺激造血

多能造血干细胞在骨髓微环境中分化为不同谱系的免疫细胞，该过程是在不同细胞因子的严密调控下完成，如巨噬细胞集落刺激因子、粒细胞集落刺激因子和 GM-CSF 刺激骨髓生成各类髓样细胞；IL-7 刺激未成熟 T 细胞前体细胞的增殖与分化；红细胞生成素刺激红细胞的生成。

（四）促进创伤的修复

多种细胞因子在组织损伤修复中扮演重要角色。例如，TGF-β 可通过刺激成纤维细胞和成骨细胞促进损伤组织的修复；FGF 促进多种细胞的增殖，有利于慢性软组织溃疡的愈合；VEGF 可促进血管和淋巴管的生成。

四、细胞因子与临床

细胞因子和其他免疫分子一样，也是一把双刃剑，既可参与免疫应答，发挥抗感染、抗肿瘤等功能，又可在一定条件下参与多种疾病的发生。采用现代生物技术研制开发的重组细胞因子、细胞因子抗体和细胞因子受体拮抗蛋白已获得了广泛的临床应用。

（一）细胞因子与疾病的发生

1. 内毒素休克 革兰氏阴性菌等微生物感染时，其细胞壁脂多糖（内毒素）可刺激单核巨噬细胞过度释放 IL-1、IL-6 和 TNF-α 等细胞因子，引起内毒素休克。IL-1、TNF-α 和 IL-6 均为内源性致热原，可作用于下丘脑体温调节中枢，引起发热；TNF-α、IL-1 等可刺激内皮细胞和白细胞释放一系列炎性介质，导致组织器官损伤，严重者可产生弥散性血管内凝血而导致死亡。应用重组 IL-1 受体拮抗剂，可降低内毒素休克的死亡率。

2. 肿瘤与免疫逃逸 细胞因子及其受体表达异常与某些肿瘤发生、发展密切相关。例如，骨髓瘤细胞表面高表达 IL-6R，比正常浆细胞高 10 倍以上，并且可分泌大量 IL-6，应用抗 IL-6 抗体可抑制体外培养的骨髓瘤细胞生长。IL-1 可刺激急性、慢性髓样白血病细胞、浆细胞和卵巢癌细胞生长。此外，多种肿瘤细胞可通过分泌 TGF-β、IL-10 等抑制机体的免疫功能，从而有助于肿瘤逃逸机体免疫监视。

3. 免疫系统相关疾病

（1）超敏反应：IL-4 可促进 IgE 合成，IL-5 和 IL-6 可协同 IL-4 促进 IgE 产生，从而参与某些过敏性疾病的发生，如支气管哮喘和过敏性鼻炎等。

（2）自身免疫病：类风湿性关节炎患者关节腔滑液中可检测到高水平的 TNF-α；银屑病患者皮损组织 IL-17、IL-23 及 IL-6 水平异常升高；IFN-γ 能促进某些自身组织细胞表达 MHC Ⅱ类抗原，从而促进自身免疫应答。应用抗 TNF-α 抗体或 IL-1 受体拮抗剂治疗类风湿性关节炎已经取得了较好的疗效。

（3）免疫缺陷病：某些免疫缺陷病发病与细胞因子或细胞因子受体表达异常有关，如重症联合免疫缺陷病是由于个体 IL-2Rγ 链基因突变，导致 T/B 细胞分化异常，出现严重的细胞和体液免疫缺陷。

（4）器官移植排斥反应：急性移植排斥反应时，受者血清及移植物局部 IL-1、IL-2、TNF-α、IFN-γ、IL-6 等水平升高。检测相关细胞因子或其可溶性受体水平可作为监测排斥反应的指标之一。

4. 代谢性疾病 细胞因子参与糖尿病的发病，研究表明 TNF-α 可直接杀伤胰岛细胞，IL-1、IL-6、IL-18、TNF 等还参与胰岛炎症反应。

（二）细胞因子与疾病的治疗

已批准上市的多种重组细胞因子药物、细胞因子抗体和细胞因子拮抗剂获得了广泛的临床应用。

1. 细胞因子直接治疗 通过注射外源性细胞因子治疗相应的疾病，如使用 IFN 治疗病毒感染，应用集落刺激因子刺激造血等。

2. 细胞因子拮抗治疗 用可溶性细胞因子受体、细胞因子受体拮抗剂或抗细胞因子抗体治疗疾病，如应用抗 IL-1R 拮抗剂治疗类风湿性关节炎；应用抗 IL-12/23 单克隆抗体治疗银屑病等。

笔记栏

> **知识拓展**　　　　　　　　　**细胞因子风暴**
>
> 　　细胞因子风暴（cytokine storm）也称为细胞因子瀑布级联或高细胞因子血症，最早由美国科学家菲拉拉（Ferrara）于 1993 年在移植物抗宿主病中提出，是由于感染、药物治疗或某些疾病导致的多种细胞因子在短期内大量分泌而引起的组织器官损伤现象，其本质上为一种过度的免疫反应。由于机体促炎细胞因子和抗炎细胞因子之间的平衡失调，体液中迅速、大量产生多种促炎细胞因子，包括 TNF-α、IL-1、IL-6 等，形成细胞因子风暴。细胞因子风暴在多种疾病的发生发展中扮演了重要作用，如急性呼吸窘迫综合征、流感、严重急性呼吸综合征（SARS）、移植排斥反应等。研究表明细胞因子风暴可能也参与了重症新冠感染的发生发展，其可能的机制：新冠病毒通过血管紧张素转化酶 2（ACE2）感染呼吸道上皮细胞后，若免疫系统反应过度，可导致肺部免疫细胞过度活化产生大量细胞因子，并通过正反馈机制形成细胞因子炎症风暴，导致肺水肿、肺纤维化甚至死亡。应用单克隆抗体拮抗特定的细胞因子，有望缓解甚至治疗细胞因子风暴，目前细胞因子风暴的发生机制还在进一步研究中。

本章小结

　　抗体是 B 细胞接受抗原刺激后增殖分化为浆细胞所产生的糖蛋白，是介导体液免疫的重要效应分子。抗体基本结构由两条相同的重链和两条相同的轻链通过链间二硫键连接而成，分为可变区、恒定区和铰链区。抗体可通过其可变区发挥中和作用，还可通过其恒定区介导一系列生物学作用，如激活补体、介导调理和 ADCC 作用、参与 I 型超敏反应及穿越胎盘和黏膜屏障。人工制备抗体包括多克隆抗体、单克隆抗体和基因工程抗体。

　　补体系统由 30 多种可溶性蛋白和膜结合蛋白组成，包括补体固有成分、补体调节蛋白和补体受体。补体可通过经典途径、凝集素途径和旁路途径激活，并介导溶菌/溶细胞作用、调理作用、清除免疫复合物及参与适应性免疫应答作用。

　　HLA 复合体由 HLA I 类、HLA II 类和 HLA III 类分子组成。经典 HLA I 类和 HLA II 类分子具有提呈抗原肽、诱导前 T 细胞分化发育、参与 T 细胞对抗原的识别、参与移植排斥反应及参与免疫应答的遗传控制的功能。

　　细胞因子是由免疫细胞或非免疫细胞合成并分泌的小分子蛋白质或多肽。细胞因子可分为六类，可通过自分泌、旁分泌和内分泌的方式发挥作用，细胞因子通常具有多效性、重叠性、协同性、拮抗性和网络性。以细胞因子为靶点的生物制剂已被广泛应用在肿瘤、自身免疫病和免疫缺陷病等疾病中。

思 考 题

　　1. 简述抗体的结构和生物学功能。

　　2. 比较五类抗体结构和功能的异同。

　　3. 简述补体三条激活途径的激活过程并比较三条途径的特点。

　　4. 简述补体的生物学功能。

　　5. 新冠病毒感染时，一方面，年龄越大的患者，由于其免疫力较弱，感染后不容易清除病毒，易发展为重症甚至死亡；另一方面，有一些无任何基础疾病的年轻患者感染新冠病毒后会迅速转为重症甚至死亡，如何解释这种现象？

（欧阳礼辰　龚业莉　夏雯雯）

第六章　免疫系统的运作规律

知识目标　掌握固有免疫应答的概念和特点；固有免疫的组成、基本过程；适应性免疫应答的概念、类型；超敏反应的概念和分类；Ⅰ～Ⅳ型超敏反应的发病机制及常见疾病。熟悉固有免疫细胞对抗原的模式识别；体液免疫应答产生抗体的一般规律；四种类型超敏反应的主要区别。了解固有免疫应答的作用时相。

能力目标　通过引导学生向非医学专业同学描述病毒入侵机体后我们的免疫系统是如何运作的，以及分析生活中的过敏现象等问题，培养学生利用理论知识解决实际问题的能力。

价值目标　通过回顾、复习免疫学内容，增加学生对于医学相关专业的兴趣，激发学生投身人民健康事业的动力。

第一节　固有免疫

固有免疫（innate immunity）亦称天然免疫（natural immunity）或非特异性免疫（nonspecific immunity），是指机体在种系发育和进化过程中逐渐形成的一种天然的免疫防御功能，具有可稳定遗传和对各种病原体均可产生抵御或清除等特性，是机体抵御病原微生物入侵的第一道防线。固有免疫系统主要由组织屏障、固有免疫细胞和固有免疫分子组成。该系统在个体出生时即具备，可对侵入的病原体迅速产生应答，发挥固有免疫效应，亦可清除体内损伤、衰老或畸变的细胞，参与适应性免疫应答并介导某些疾病的发生。

一、固有免疫系统的组成

（一）组织屏障

1. 皮肤黏膜屏障　是由体表的皮肤和与外界相通的腔道表面的黏膜及附属成分所组成的物理、化学和微生物屏障，是机体阻挡和抵御外来病原体入侵的第一道防线。

（1）物理屏障：由致密上皮细胞组成的皮肤和黏膜组织具有机械屏障作用，可有效阻挡病原体侵入体内。黏膜物理屏障作用不如皮肤，但黏膜上皮细胞迅速更新、呼吸道黏膜上皮细胞纤毛定向摆动及黏膜表面分泌液的冲洗作用，均有助于清除黏膜表面的病原体。

（2）化学屏障：皮肤和黏膜分泌物中含多种杀菌或抑菌物质，如皮脂腺分泌物中的不饱和脂肪酸、汗液中的乳酸、胃液中的胃酸、唾液、泪液、乳汁，以及呼吸道、消化道和泌尿生殖系统黏液中的溶菌酶和抗菌肽等，可形成抵御病原体感染的化学屏障。

（3）微生物屏障：寄居在皮肤和黏膜表面的正常菌群可通过与病原体竞争结合上皮细胞及营养物质，或通过分泌某些杀菌抑菌等物质发挥拮抗病原体生长的作用。例如，口腔唾液链球菌可产生H_2O_2杀伤白喉棒状杆菌及脑膜炎球菌；肠道大肠埃希菌产生的细菌素可抑制、杀伤某些厌氧菌和革兰氏阳性菌。临床治疗中如果长期大量应用广谱抗生素，可破坏消化道中的正常菌群，导致耐药性葡萄球菌和白念珠菌大量生长，引发葡萄球菌性和白念珠菌性肠炎。

2. 体内屏障

（1）血脑屏障：由软脑膜、脉络丛的毛细血管壁和包在壁外的星形胶质细胞形成的胶质膜组成。其组织结构致密，通过脑毛细血管内皮细胞层的紧密连接和吞饮作用，阻挡血液中病原体及其代谢产物进入脑组织及脑室，对中枢神经系统发挥保护作用。血脑屏障随个体发育逐渐成熟，婴幼儿血脑屏障发育不完善，易发生中枢神经系统感染。

（2）血胎屏障：由母体子宫内膜的基蜕膜和胎儿的绒毛膜滋养层细胞共同构成。此屏障不妨碍母子间营养物质交换，但可防止母体内病原体和有害物质进入胎儿体内，保护胎儿使其免遭感染。妊娠早期（3个月内）此屏障发育尚未完善，若此时妊娠妇女被风疹病毒、巨细胞病毒和单纯疱疹病毒等感染，可导致胎儿畸形、流产甚至死胎。

（二）固有免疫效应分子

1. 补体系统　补体系统是参与固有免疫应答的最重要免疫效应分子。侵入机体的多种病原微生物可通过旁路途径或凝集素途径激活补体系统，产生多种具有重要生物学功能的裂解片段，其中C3a/C5a 具有趋化和致炎作用，可吸引吞噬细胞到达感染部位并增强其吞噬、杀菌作用；C3a/C5a 可直接激活肥大细胞分泌一系列炎症介质和促炎症细胞因子，引起和增强炎症反应；C3b/C4b 具有调理和免疫黏附作用，可促进吞噬细胞对病原体和抗原抗体复合物的吞噬、清除。上述作用发生于特异性抗体产生之前，在机体早期抗感染免疫中具有十分重要的意义。针对病原体的特异性抗体产生后可激活补体经典途径，更为有效地发挥抗感染作用。

2. 细胞因子　病原体感染机体后，可刺激免疫细胞和感染的组织细胞产生多种细胞因子，引起炎症反应，产生抗病毒、抗肿瘤和免疫调节等作用。例如，IFN-α/IFN-β 可干扰病毒蛋白合成，抑制病毒复制或扩散；IFN-γ、TNF、IL-12 和 GM-CSF 等可激活巨噬细胞和 NK 细胞，有效杀伤肿瘤和病毒感染的靶细胞，发挥抗肿瘤、抗病毒作用；促炎症细胞因子 IL-1、IL-6、TNF-α 可促进抗感染的炎症反应；趋化因子 IL-8、MCP-1、MIP-1α 等可募集、活化吞噬细胞，增强机体抗感染免疫应答能力。

3. 防御素（defensin）　防御素是一组耐受蛋白酶、富含精氨酸的小分子多肽，对细菌、真菌和某些有包膜病毒具有直接杀伤作用。人和哺乳动物体内存在的 α-防御素为阳离子多肽，主要由中性粒细胞和小肠帕内特（Paneth）细胞产生，可通过静电作用，与病原体革兰氏阴性菌的脂多糖、革兰氏阳性菌的磷壁酸和病毒包膜脂质等结合，使病原体膜屏障破坏，通透性增加，导致病原体死亡；诱导病原体产生自溶酶，干扰 DNA 和蛋白质合成；致炎和趋化作用，增强吞噬细胞对病原体吞噬、杀伤和清除。

4. 溶菌酶（lysozyme）　溶菌酶是一种不耐热的碱性蛋白质，广泛存在于各种体液、外分泌液和吞噬细胞的溶酶体中。溶菌酶能够裂解革兰氏阳性菌细胞壁中的肽聚糖，导致细菌溶解、破坏。革兰氏阴性菌的肽聚糖对溶菌酶不敏感，但在特异性抗体和补体存在下，革兰氏阴性菌也可被溶菌酶溶解、破坏。

5. 乙型溶素（β-lysin）　乙型溶素是血清中一种对热较稳定的碱性多肽，在血浆凝固时由血小板释放，故血清中乙型溶素浓度显著高于血浆。乙型溶素可作用于革兰氏阳性菌细胞膜，产生非酶性破坏效应，但对革兰氏阴性菌无效。

（三）固有免疫效应细胞

参与机体免疫应答的诸多效应细胞，除 αβT 细胞和成熟的 B-2 细胞外，均可视为固有免疫效应细胞，尽管其中许多细胞也参与适应性免疫应答。固有免疫细胞主要包括吞噬细胞（中性粒细胞、巨噬细胞）、树突状细胞、NK 细胞、固有免疫样淋巴细胞（γδT 细胞、NKT 细胞和 B-1 细胞）、肥大细胞、嗜酸性粒细胞、嗜碱性粒细胞、上皮细胞等（第四章）。

二、固有免疫的模式识别

1. 病原体相关分子模式（pathogen associated molecular pattern，PAMP）　是固有免疫细胞的主要激活物。其特点为组成成分相对单一、多种病原体共有，系病原生物生存和致病所必需。PAMP 与模式识别受体的结合可诱导固有免疫细胞激活，并产生对病原体的清除效应及开启抗原加工提呈过程。PAMP 有如下两大类。①以糖类和脂类为主的细胞壁成分，如脂多糖、肽聚糖、脂磷壁酸、甘露糖、类脂、脂阿拉伯甘露聚糖、脂蛋白和鞭毛素等。②病毒产物及细胞核成分，如非甲基化寡核苷酸 CpG DNA、单链 RNA、双链 RNA。

2. 损伤相关模式分子（damage associated molecular pattern，DAMP）　是体内受损或坏死组织细胞及某些活化免疫细胞产生的，可被固有免疫细胞相关模式识别受体识别引起免疫应答的内源性危险分子（intrinsic danger molecule）。DAMP 主要包括 IL-1β、热休克蛋白、高迁移率组蛋白 B1、硫酸肝素和尿酸等。

3. 固有免疫识别方式——模式识别　不同于适应性免疫应答中 TCR 与 BCR 对抗原的特异性识别，固有免疫细胞识别抗原的方式称为模式识别，而介导模式识别的受体被统称为模式识别受体

（pattern recognition receptor，PRR）。模式识别受体特有的识别与激活方式，使得数量有限的模式识别受体可应对、识别种类众多的 PAMP/DAMP。模式识别受体包括膜型与可溶型（亦称分泌型），分别表达于体内多种固有免疫效应细胞表面或体液中，其特征：由胚系基因编码，多样性有限；非克隆表达，即同一类型细胞（如巨噬细胞）所表达的模式识别受体具有相同特异性；介导快速生物学反应，效应细胞一旦识别 PAMP/DAMP，立刻被激活并发挥效应。

三、固有免疫应答的作用时相

1. 即刻固有免疫应答阶段 发生于感染后 0～4 小时，主要包括如下。①皮肤黏膜及其附属成分的屏障作用。②局部巨噬细胞活化后产生的趋化因子及炎症性细胞因子可吸引中性粒细胞进入感染部位发挥吞噬杀伤作用。中性粒细胞是机体抗感染的主要效应细胞，可终止多数病原体的感染。③某些病原体突破屏障结构后可直接激活补体旁路途径而被溶解破坏；C3b/C4b 可介导调理作用，增强吞噬细胞的吞噬杀菌能力；C3a/C5a 直接作用于组织中肥大细胞，使之脱颗粒释放组胺、白三烯和前列腺素 D_2 等炎症介质，导致局部血管扩张、通透性增强，促使中性粒细胞穿过血管内皮细胞进入感染部位。

2. 早期诱导的固有免疫应答阶段 发生于感染后 4～96 小时，主要包括如下。①在感染部位组织细胞产生的 MIP-1α、IL-8 和 GM-CSF 等趋化因子募集感染周围组织中的巨噬细胞并被活化；活化的巨噬细胞可产生大量促炎症细胞因子和其他炎症介质，进一步增强、扩大机体固有免疫应答和炎症反应；产生白三烯和前列腺素 D_2 等炎症介质使局部血管扩张、通透性增强，有助于血管内补体、抗体和吞噬细胞进入感染部位，进一步增强和扩大固有免疫应答。② TNF-α、IL-1 和 IL-6 可促进骨髓造血细胞生成并释放大量中性粒细胞入血，以提高机体抗感染免疫应答能力；可作为内源性致热原作用于下丘脑体温调节中枢引起发热，对体内病原体生长产生抑制作用；还可刺激肝细胞合成、分泌系列急性期蛋白，其中 C 反应蛋白（CRP）和 MBL 可激活补体系统，产生抗感染作用。③ NK 细胞、γδT 细胞和 NKT 细胞在趋化因子作用下可杀伤某些病毒感染和胞内寄生菌感染的靶细胞。④某些细菌共有多糖抗原（如脂多糖、荚膜多糖等）可刺激 B-1 细胞，在 48 小时内产生以 IgM 为主的抗菌抗体，在补体协同作用下杀伤进入血液循环的病原菌。

3. 适应性免疫应答启动阶段 发生于感染 96 小时后，此时受到病原体等抗原性异物刺激的未成熟树突状细胞通过血液和淋巴液迁移至外周免疫器官发育成熟，将病原体加工、处理为多肽，以 pMHC 的形式表达于细胞表面以启动适应性免疫应答。

第二节 适应性免疫应答

与固有免疫应答相比，识别抗原的适应性免疫应答启动缓慢，需要经历抗原识别、细胞活化与抗原清除三个阶段。适应性免疫应答因介导的主体不同，可分为 T 细胞介导的细胞免疫应答与 B 细胞介导的体液免疫应答。

一、T 细胞介导的细胞免疫应答

T 细胞介导的细胞免疫应答包括 T 细胞识别抗原、活化增殖分化为效应 T 细胞并产生免疫效应的全部过程。

（一）抗原识别阶段

作为适应性免疫应答中最重要的效应细胞，T 细胞的识别活化过程受到严格限制。其抗原受体只能识别经 APC 加工处理后的 pMHC。

1. 抗原的加工提呈 APC 对 TD-Ag 的加工提呈主要有两种方式，即外源性抗原提呈的 MHC Ⅱ 类分子途径（溶酶体途径）和内源性抗原提呈的 MHC Ⅰ 类分子途径（胞质溶胶途径）。APC 加工和提呈抗原的具体过程详见第四章。

2. 抗原的识别 T 细胞对抗原肽的识别本质上是对 pMHC 的识别，即 T 细胞的 TCR 所识别的不仅仅是抗原肽，同时也识别荷肽的 MHC 分子（即 MHC 限制性）。这种识别经历 T 细胞与 APC 非特异性结合与特异性结合两阶段。

（1）非特异性结合阶段：pMHC 与 TCR 间的选择性结合，发生于随机环境中 APC 与 T 细胞的试配，受趋化因子作用进入淋巴结皮质区的初始 T 细胞首先通过其表面一组黏附分子（LFA-1、CD2、ICAM-3 等）与 APC 上对应受体（ICAM-1、CD58、LFA-3 等）发生可逆的局部结合。这样的结合可以在两种细胞表面形成一个腔隙，使 T 细胞表面 TCR 与 APC 上 pMHC 有足够合适环境进行试配。如果 TCR 与 pMHC 不能形成特异性结合，APC 即与 T 细胞解离，离开淋巴结进入血液循环；一旦 TCR 与 pMHC 形成特异性结合，即可进入 APC 与 T 细胞的特异性结合阶段。

　　（2）特异性结合阶段：当 TCR 与 pMHC 形成特异性结合后，TCR-CD3 复合体向细胞内导入的信号可通过诱导黏附分子变构进一步增强黏附分子间亲和力，并同时通过细胞骨架运动促使膜分子重新分布，在 APC 与 T 细胞间形成免疫突触（immunological synapse, IS）。在免疫突触中，多对 TCR 与 pMHC 汇聚成簇，这大大提高了 TCR 与 pMHC 的亲和力，促进抗原信号转导过程，从而稳定并延长 APC 与 T 细胞间的接触，以有效诱导抗原特异性 T 细胞激活和增殖。参与免疫突触形成的 CD4/CD8 分子可极大地增强 TCR 与 pMHC 间的亲和力，以提高 T 细胞对抗原刺激的敏感性。这是 CD4/CD8 分子被称为共受体的原因之一。

（二）细胞活化阶段

　　当初始 T 细胞与 APC 形成免疫突触后，大多数情况下，T 细胞开始进入活化状态。T 细胞的顺利活化得益于免疫突触部分所获得的信号。pMHC 与 TCR 结合提供 T 细胞活化的第一信号，此信号为抗原特异性信号；在免疫突触内，T 细胞也通过 APC 的共刺激分子获得活化的第二信号。

　　1. $CD4^+/CD8^+$ T 细胞的活化　$CD4^+$ T 细胞以 pMHC Ⅱ 为活化的第一信号，因 MHC Ⅱ类分子仅在专职 APC 上组成性表达，故向 $CD4^+$ T 细胞提呈抗原的 APC 均可表达作为第二信号的共刺激分子（如 CD80 等），所以 $CD4^+$ T 细胞一般总可以率先顺利活化，并成为整个免疫应答过程的"启动者"。$CD8^+$ T 细胞则以 pMHC Ⅰ 为活化的第一信号，但因几乎所有有核细胞都能表达 MHC Ⅰ类分子，却并非所有细胞都表达共刺激分子，故只有经专职 APC 提呈抗原的 $CD8^+$ T 细胞可顺利活化，而由其他非专职 APC 提呈抗原的 $CD8^+$ T 细胞则需要经邻近已活化的 $CD4^+$ T 细胞提供诸如 IL-2 等细胞因子以获得活化所需第二信号。未能获得活化所需第二信号的 T 细胞将处于"无能"状态，并可能发生凋亡。

　　2. $CD4^+/CD8^+$ T 细胞的增殖、分化　活化后的 $CD4^+$ T 细胞经历短暂的 Th0 细胞阶段后，在周围环境细胞因子调控下，可表现为 Th1 细胞、Th2 细胞、Th17 细胞、Treg 等不同生物表型。活化后的 $CD8^+$ T 细胞则多数分化为具有细胞毒作用的 Tc 细胞。效应 T 细胞活化后一般需要经历三个时相。①扩增相，T 细胞活化后在无抗原刺激条件下仍可持续分裂 7～10 个轮次，使 T 细胞数量持续增多，并分化为效应细胞。②收缩相，当抗原急剧下降后，数量较大的效应 T 细胞可出现激活诱导的细胞凋亡与细胞因子撤退性的细胞凋亡，从而使 T 细胞数量减少。③记忆相，部分侥幸逃脱前面两种凋亡命运的 T 细胞转入静止状态，成为记忆 T 细胞。记忆 T 细胞可分为两类：效应性记忆 T 细胞居于炎症组织内，完成即刻起效的快速应答活动；中枢性记忆 T 细胞居于淋巴结副皮质区，在抗原再次刺激下可重新分化为效应细胞。

（三）抗原清除阶段

　　不同的 T 细胞亚群分化为具有不同效应的 T 细胞，但这些效应的最终目的均为清除抗原，维护机体内环境的稳定。

　　1. $CD4^+$ T 细胞的效应作用　可分别体现为如下。① Th1 细胞所产生的 IL-2 能诱导 $CD4^+$ T 细胞的增殖，也能诱导 $CD8^+$ T 细胞的增殖及细胞毒作用。IFN-γ 能导致感染了胞内病原体（如分枝杆菌、原虫、真菌）的巨噬细胞活化，促进巨噬细胞杀菌作用、增强其抗原提呈作用及诱导炎症反应；可诱导 Th0 细胞向 Th1 细胞极化，同时抑制 Th0 细胞向 Th2 细胞极化。TNF-β 可活化中性粒细胞，促进其杀伤病原体。② Th2 细胞所产生的 IL-4 促进 B 细胞活化及免疫球蛋白的类别转换，产生 IgA、IgE 等不同类别的免疫球蛋白；且可诱导 Th0 细胞向 Th2 细胞极化，同时抑制 Th0 细胞向 Th1 细胞极化。所产生的 IL-5 可促进嗜酸性粒细胞增加及活化。③ Th17 细胞分泌的 IL-17 等细胞因子能通过趋化炎症细胞浸润和前炎症因子产生诱导炎症反应，有利于控制病原体的感染。

　　2. $CD8^+$ T 细胞的效应作用　主要体现为 Tc 细胞的细胞毒作用，涉及如下几种方式。①穿孔素/颗粒酶方式，活化的 $CD8^+$ 效应 T 细胞（CTL）可释放穿孔素与颗粒酶。在 Ca^{2+} 存在的情况下，穿孔素插入靶细胞膜并发生多聚化，形成跨膜通道，使靶细胞膜出现大量的小孔，水分子进入靶细胞内，导致渗透压发生改变，细胞因渗透性溶解而死亡。颗粒酶则可通过以下三种途径进入靶细胞：通过穿孔素在靶细胞膜表面所形成孔道直接进入胞内；先与靶细胞膜表面颗粒酶受体结合，再与膜上穿孔素一起胞吞入细胞；借助颗粒酶受体直接内吞进入靶细胞内体。入胞后的颗粒酶则可启动靶细胞凋亡过程。②Fas/FasL 方式，活化的 CTL 细胞表面迅速大量表达 FasL，其与靶细胞表面 Fas 分子结合，通过 Fas 分子胞质区的死亡结构域引起死亡信号逐级传导，最终激活内源性 DNA 内切酶，使核小体断裂，并导致细胞结构毁损、细胞死亡。③TNF/TNFR 方式，活化的 CTL 细胞亦可分泌 TNF 等细胞因子，与靶细胞表面 TNFR 结合后，通过 TNFR 胞质区的死亡结构域引起死亡信号逐级传导，最终导致靶细胞死亡。

二、B 细胞介导的体液免疫应答

抗原进入机体后诱导相应的抗原特异性 B 细胞活化、增殖并最终分化为浆细胞，产生特异性抗体进入体液，发挥免疫效应。由于抗体存在于体液，故此过程也称为体液免疫应答（humoral immune response）。B 细胞介导的免疫应答依据抗原的不同可分为对 TD-Ag 的免疫应答和对 TI-Ag 的免疫应答。TI-Ag 引起的体液免疫应答无需 Th 细胞的参与，而 TD-Ag 引起的体液免疫应答则需要 Th 细胞的辅助。进入机体或体内出现的抗原物质（如病原体、肿瘤等）多为 TD-Ag，因此本书主要介绍 B 细胞对 TD-Ag 的免疫应答。

（一）B 细胞对 TD-Ag 的识别

BCR 是 B 细胞识别特异性抗原的受体。BCR 识别抗原对 B 细胞的激活有两个相互关联的作用：BCR 特异性结合抗原，产生 B 细胞活化的第一信号；B 细胞内化 BCR 所结合的抗原，并对抗原进行加工，形成 pMHC Ⅰ，提呈给抗原特异性 Th2 细胞识别。Th2 细胞通过表达的 CD40L 与 B 细胞表面 CD40 结合，从而提供 B 细胞活化的第二信号。

（二）B 细胞的活化

B 细胞的活化及活化后的信号转导途径与 T 细胞相似，也需要双信号刺激。

1. B 细胞活化的第一信号 B 细胞的特异性 BCR 直接识别天然抗原的 B 细胞表位，产生的抗原刺激信号（第一信号），由 Igα/Igβ（CD9α/CD79b）传入 B 细胞内，启动与 B 细胞增殖、活化相关基因的表达。成熟 B 细胞表面由 CD19、CD21 和 CD81 组成的 BCR 共受体复合物具有增强第一信号的作用。当特异性抗原与 BCR 结合时，附着于抗原表面的补体 C3d 片段与 BCR 共受体复合物中的补体受体 CR2（CD21）结合，从而介导了 BCR 与共受体复合物的交联，加强了 BCR 复合物转导的信号，显著提高 B 细胞对抗原刺激的敏感性。

2. B 细胞活化的第二信号 B 细胞活化所需的第二信号来自于由 Th 细胞与 B 细胞表面多对共刺激分子的相互作用，其中最重要的是 CD40/CD40L。B 细胞作为 APC 将 pMHC Ⅱ提呈给 Th 细胞，为 Th 细胞提供第一信号；B 细胞表面 B7 与 Th 细胞表面 CD28 相互作用，为 Th 细胞提供第二信号。Th 细胞活化后诱导性表达 CD40L，后者与 B 细胞表面 CD40 结合，使 B 细胞获得完全活化所必需的第二信号（共刺激信号）。

3. 细胞因子的作用 活化的 B 细胞表达多种细胞因子受体，在活化的 Th 细胞分泌的细胞因子作用下大量增殖。细胞因子诱导的 B 细胞增殖是 B 细胞形成生发中心和继续分化的基础，如 IL-4 促进 B 细胞激活，IL-2、IL-4、IL-5 促进 B 细胞增殖，IL-4、IL-5、IL-6 促进 B 细胞分化成浆细胞等。

（三）B 细胞的增殖与终末分化

B 细胞经双信号和细胞因子刺激而被完全活化后，在外周免疫器官将进入增殖和终末分化阶段。活化的 B 细胞一部分迁移至淋巴组织髓质，分化为寿命短浆细胞，主要分泌低亲和力的 IgM 类抗体；大部分 B 细胞进入淋巴滤泡内增殖形成生发中心，并经历体细胞高频突变、抗体亲和力成熟、受体编辑及抗体类别转换等过程，最终分化为产生高亲和力抗体的浆细胞。

抗体的类别转换是在抗原诱导、Th 细胞分泌的细胞因子直接调节下发生的，如蛋白质抗原主要诱导向 IgG 转换，花粉变应原主要诱导向 IgE 转换；IFN-γ 促进向 IgG2 和 IgG3 转换；IL-4 促进向

IgG1 和 lgE 转换；TGF-β 促进向 IgG2 和 IgA 转换。

部分 B 细胞在抗原刺激后第三周可分化成记忆 B 细胞（Bm 细胞），定居于脾和淋巴结，并参与淋巴细胞再循环。Bm 细胞一旦再次受到相同抗原刺激，可迅速活化并产生大量抗原特异性抗体。

> **知识拓展　　体细胞高频突变、抗体亲和力成熟、受体编辑和抗体类别转换**
>
> 　　B 细胞在生发中心内与树突状细胞、Th 细胞发生复杂的相互作用，经历克隆增殖、抗体可变区的体细胞高频突变、受体编辑、抗体类别转换、抗体亲和力成熟及阳性选择等过程，最终分化为浆细胞及长寿 Bm 细胞。
>
> 　　**1.体细胞高频突变**　在 FDC 表面滞留的抗原再次刺激下，中心母细胞的 BCR（免疫球蛋白）可变区（V_H/V_L）基因发生体细胞高频突变（somatic hypermutation）。每次细胞分裂高达约 50% 的 B 细胞会发生突变，可变区基因中约有 1/1000 碱基对突变（一般体细胞自发突变的频率为 1/1010～1/107）。体细胞高频突变进一步增加了已经进行了免疫球蛋白基因重排而导致的 BCR 多样性和分泌抗体的多样性。
>
> 　　**2.抗体亲和力成熟**　B 细胞经体细胞高频突变后进入亮区。其中大多数突变 B 细胞克隆中 BCR 亲和力降低甚至不表达 BCR，不能结合 FDC 表面的抗原而发生凋亡被清除；少部分突变 B 细胞克隆的 BCR 亲和力提高，表达抗凋亡蛋白而继续存活。经抗原的反复选择（阳性选择），只有表达高亲和力 BCR 的 B 细胞克隆能够存活，并分化为产生高亲和力抗体的浆细胞和 Bm 细胞，这就是抗体亲和力成熟（affinity maturation）。
>
> 　　**3.受体编辑**　在 B 细胞分化成熟过程中，某些自身反应性 B 细胞可发生 BCR 可变区基因二次重排，结果使其 BCR 被"修正"为只识别非己抗原，丧失了识别自身抗原的能力，从而维持机体的自身耐受性，此过程称为受体编辑（receptor editing）。
>
> 　　**4.抗体类别转换（class switch）**　指抗体可变区不变，即结合抗原的特异性相同，但其重链类别发生改变，从 IgM 向其他类别或亚类免疫球蛋白转换，使抗体生物学效应呈现多样性。抗体类别转换主要由免疫球蛋白重链恒定区基因重组所致。

三、抗体产生的一般规律

抗体产生可分为四个阶段。①潜伏期：是指抗原进入体内到相应抗体产生之前的阶段，此期的长短与抗原的性质、抗原进入途径和机体状况有关，短者几天，长者数周。②对数期：是指抗体呈指数生长的阶段。③平台期：是指抗体水平相对稳定，既不明显增高，也不明显减少的阶段。④下降期：是指抗体合成速度小于降解速度，血清中抗体水平逐渐下降的阶段。

1.初次免疫应答（primary immune response）　是指病原体等 TD-Ag 初次进入机体引发的体液免疫应答。初次免疫应答与再次免疫应答相比，具有如下特征：①抗体产生所需潜伏期较长；②抗体倍增所需时间较长，抗体含量低；③平台期持续时间较短，抗体水平下降迅速；④血清中抗体以 IgM 为主，IgG 为辅，且出现相对较晚；⑤抗体与抗原结合的强度较低，为低亲和性抗体。

2.再次免疫应答（secondary immune response）　是指初次应答后，机体再次接受相同抗原刺激产生的体液免疫应答。再次应答具有如下特征：①诱导抗体产生的潜伏期明显缩短；②抗体倍增所需时间短，抗体含量迅速大幅度上升；③平台期维持时间较长，抗体水平下降缓慢；④血清中抗体以 IgG 为主；⑤抗体与抗原结合的强度较高，为高亲和性抗体。

再次应答主要由记忆性 T 细胞、Bm 细胞介导产生，其应答规律已广泛应用于传染性疾病的预防。例如，多数疫苗在初次免疫后，需进行再次免疫，以便获得对某种传染病更强、更持久的免疫力。

四、体液免疫应答的生物学作用

抗体是浆细胞合成分泌的特异性免疫分子，主要通过以下作用方式发挥抗感染等免疫作用：①抗体具有中和作用，他们与相应细菌毒素或病原体特异性结合后，可阻止细菌毒素或病原体对易感细胞的侵入或感染；②抗体具有调理作用，IgG 类抗体与相应细菌等颗粒性抗原特异性结合后，通过其 Fc 片段与吞噬细胞表面 FcγR 结合，可增强吞噬细胞对细菌等抗原性异物的吞噬杀伤或清除作用；③激活补体产生溶菌效应，IgG/IgM 类抗体与病原体特异性结合后，可激活补体经典途径产生攻膜复合物，使病原体溶解破坏；④介导产生 ADCC 效应，IgG 类抗体与病毒感染/肿瘤靶细胞表面相应抗原表位特异性结合后，通过其 Fc 片段与 NK 细胞表面 FcγR 结合，可增强 NK 细胞对上述靶细胞的杀伤破坏作用。

第三节 免疫损伤

免疫应答过程所形成的各种生物学效应被喻为"双刃剑"，即既有清除抗原、保护机体的作用，也有造成机体组织与细胞损伤的作用。

正向免疫应答一旦发生，免疫保护与免疫损伤即可同时出现。前者表现为对病原体的抑制、杀灭，毒素的中和，以及受感染细胞的清除。后者表现为各类炎症介质和吞噬细胞释放的蛋白酶所造成的组织损伤，以及由清除感染细胞而形成的器官功能障碍等。当免疫应答活动所形成的损伤比较轻微时，不以疾病状态表现，人们只观察到其保护效应。但在损伤较为严重时，可出现相应临床症状，免疫应答即以免疫损伤形式显现。此类以临床疾病状态显现的免疫损伤就称为超敏反应（hypersensitivity）。

因不同类型的免疫应答具有不同的效应显现方式。其效应延伸所造成的免疫损伤也可表现出不同模式。根据免疫损伤发生的病理机制和临床特点，超敏反应分为Ⅰ型、Ⅱ型、Ⅲ型与Ⅳ型。其中前三型由抗体介导，Ⅳ型由细胞介导。

> **知识拓展** **超敏反应的发现**
>
> 20世纪初期，法国科学家保罗·波尔捷（Paul Portier）和查尔斯·里歇（Charles Richet）试图用海葵毒素免疫犬，获得抗毒素抗体。当他们几周后用同一种免疫原进行加强免疫时，被免疫的犬不仅没有表现出加强的免疫力，反而出现了呕吐、腹泻、窒息和死亡的现象。他们由此提出如下概念：外来抗原可能诱导机体进入免疫防御和过敏反应（anaphylaxis）两种不同的状态，前者具有保护作用，后者则意味着过于强烈的应答和对机体的损伤。Richet因此荣获1913年诺贝尔生理学或医学奖。

一、Ⅰ型超敏反应

Ⅰ型超敏反应（hypersensitivity type Ⅰ）分为局部反应或全身反应，主要由 IgE 抗体介导，肥大细胞和嗜碱性粒细胞是关键的效应细胞，活化释放的生物活性介质是引起相应局部或者全身临床表现的重要分子基础。Ⅰ型超敏反应的主要特点：①发作快，一般在机体再次接触相同抗原后数秒到几十分钟内发生，消退也快，故又称速发型超敏反应（immediate type hypersensitivity）；②由 IgE 抗体介导，肥大细胞和嗜碱性粒细胞等效应细胞以释放生物活性介质的方式参与反应；③常引起机体生理功能紊乱和局部组织炎症反应及损伤；④有明显的个体差异和遗传倾向，患者对某些抗原易产生 IgE 抗体，称为特应性个体（atopic individual）。

（一）发生机制

根据Ⅰ型超敏反应发生的迅速程度，可将其分为如下两类。①速发相反应，于机体再次接触相同抗原后数秒至数十分钟内发作，主要由生物活性介质引起功能异常，一般在数小时后消退，但严重时发生过敏性休克则可致死。②迟发相反应，一般在机体再次接触相同抗原后数小时发生，持续24小时后逐渐消退，以局部炎症反应为特征，也伴有某些功能异常。

1. 参与Ⅰ型超敏反应的常见变应原 引起Ⅰ型超敏反应的变应原种类繁多，主要有以下几类。①吸入性变应原，如植物花粉或纤维、粉尘、羽毛、真菌孢子或菌丝、螨类碎片或排泄物、昆虫毒液或酶类及动物脱落皮屑等。②食物变应原，如牛奶、鸡蛋、鱼和虾等海产类食物、蘑菇等真菌类食物，以及食物添加剂、防腐剂、保鲜剂和调味剂等。③药物类，如青霉素、磺胺、普鲁卡因和有机碘等药物。④近年来还发现有些酶类物质可作为变应原引起Ⅰ型超敏反应，如尘螨中的半胱氨酸可引起呼吸道过敏反应，细菌酶类物质（如枯草菌溶素）可引起支气管哮喘等。

> **知识拓展** 　　　　　　　　**谨防食物过敏**
>
> 　　我国食品安全国家标准《预包装食品标签通则》(GB7718—2011)中列出了常见的八类过敏原，包括含有麸质的谷物及其制品（如小麦、黑麦、大麦等），甲壳纲类动物及其制品（如虾、蟹等），鱼类及其制品，蛋类及其制品，花生及其制品，豆类及其制品（如大豆、豌豆、蚕豆等），奶及奶制品（如牛奶、山羊奶等），坚果及其果仁制品（如杏仁、胡桃、花生、榛子和腰果等）。一项区域性调查结果表明，在北京、上海等地，居民食物过敏的发生率为3.4%～5.0%，另一项针对中国3～12岁儿童的研究表明，儿童食物过敏率为8.4%。在所有致敏性食物中，最常见的有鸡蛋、牛奶、海鲜、鱼等。其中对鸡蛋过敏的人数最多，占所有过敏人群的54%，其次是牛奶。
>
> 　　有家族过敏史或者既往有过敏经历的人群在购买食物时，应注意避免摄入相应食物。学会看食品配料表或者标签上的过敏原信息标示非常重要，如配料表中标示牛奶、鸡蛋粉、大豆等，在邻近配料表的位置如"含有……""可能含有……""此生产线也加工含有……的食品"等。既往有食物过敏史的消费者购买食品时，应尤其关注以上信息。

2. 变应原诱导机体产生 IgE　变应原入侵机体诱发适应性免疫应答产生特异性 IgE 类抗体亦称变应素（allergin）。正常人血清中 IgE 水平极低，而过敏患者体内血清 IgE 水平可高于正常人上千甚至上万倍。IgE 的重要生物学特点是具有亲细胞性，能迅速与肥大细胞和嗜碱性粒细胞表面 FcεR Ⅰ 结合，在过敏原和效应细胞间建立功能联系，主要由鼻咽、扁桃体、气管及胃肠道等处黏膜固有层淋巴组织中的浆细胞合成，这些部位也是 Ⅰ 型超敏反应的好发部位。

3. 参与 Ⅰ 型超敏反应的效应细胞

（1）肥大细胞：肥大细胞广泛分布于皮肤、黏膜下层结缔组织中的微血管周围，以及内脏器官的黏膜下。IgE 通过其 Fc 与肥大细胞表面的 FcεR1 结合，继而触发肥大细胞活化并脱颗粒。活化的肥大细胞发挥如下生物学效应。①释放颗粒，其内含有组胺、肝素、前列腺素 D_2（PGD_2）、5-羟色胺、白三烯及多种酶类，可作用于靶器官和组织而引起速发相反应。②表达 CD40L，通过与 B 细胞和树突状细胞表面 CD40 相互作用，可促进肥大细胞分泌 IL-4 及 IL-13，从而诱导 IgE 类别转换并上调局部 IgE 合成，形成 Ⅰ 型超敏反应的正反馈环。③分泌多种趋化因子，上调血管内皮细胞 VLA-4 表达，参与招募嗜酸性粒细胞和单核细胞等炎症细胞，启动迟发相反应。

（2）嗜碱性粒细胞：主要存在于血液循环中，Ⅰ 型超敏反应时可迁移至组织。嗜碱性粒细胞组成性表达 FcεR Ⅰ，通过与 IgE 的 Fc 片段结合而呈致敏状态，受变应原刺激时可释放组胺、白三烯、血小板活化因子及各种酶类物质从而引起血管反应并造成组织损伤。活化的嗜碱性粒细胞也可表达 CD40L，参与 Ⅰ 型超敏反应的正反馈环。

（3）嗜酸性粒细胞：主要分布于呼吸道、消化道和泌尿生殖系统黏膜组织中，循环中嗜酸性粒细胞数量甚微，且在静息状态下不表达 FcεR Ⅰ，脱颗粒阈值很高。Ⅰ 型超敏反应中，嗜酸性粒细胞在肥大细胞所释放的多种细胞因子（如组胺、白三烯和血小板活化因子等）作用下可被募集至炎症局部，并被活化，上调 FcεR Ⅰ 表达，释放大量颗粒。

4. 参与 Ⅰ 型超敏反应的介质　肥大细胞和嗜碱性粒细胞产生的介质有两类：①在细胞颗粒内预先储备于颗粒内的介质，如组胺、激肽原酶和嗜酸性粒细胞趋化因子等；②受刺激活化后新合成的介质，如白三烯、前列腺素血小板活化因子和细胞因子等。

5. Ⅰ 型超敏反应的发生过程　Ⅰ 型超敏反应的发生过程可分为致敏阶段、发敏阶段和生物学效应阶段，某些变应原能诱导机体产生 IgE 抗体并结合于肥大细胞或者嗜酸性粒细胞表面，使机体处于致敏状态的过程被称为致敏阶段。在机体致敏状态持续期间，当相同变应原再次进入致敏机体时，即可与吸附在肥大细胞或者嗜碱性粒细胞表面的 IgE 结合，刺激肥大细胞和嗜碱性粒细胞活化、脱颗粒和释放生物活性介质的过程是发敏阶段。生物活性介质作用于组织器官，引起局部或者全身性的过敏反应是生物学效应阶段。

（1）致敏阶段：抗原进入机体后，诱发 B 细胞产生 IgE 抗体后，IgE 以其 Fc 片段与靶细胞（肥大细胞和嗜碱性粒细胞）表面的 FcεR Ⅰ 结合。IgE 一旦与靶细胞结合，机体即呈致敏状态。如果此期间不接触相同变应原，不会出现症状。

（2）发敏阶段：相同变应原再次侵入致敏机体，当两个或两个以上变应原表位分别与结合在肥大细胞或嗜碱性粒细胞表面的相邻 IgE 分子结合时，可使两个或两个以上 IgE 分子连接，导致 FcεR Ⅰ聚集并发生构型改变，即发生 FcεR Ⅰ受体交联，从而启动激活信号。交联的 FcεR Ⅰ通过一系列复杂的胞内信号转导，导致肥大细胞或嗜碱性粒细胞内颗粒膜与胞质膜融合，将具有各种生物学活性颗粒内容物释放至细胞外，此即脱颗粒（degranulation）。肥大细胞或嗜碱性粒细胞脱颗粒后，暂时处于脱敏状态，1~2 天后细胞将重新形成颗粒。凡是能使 FcεR Ⅰ交联的任何刺激，如抗 IgE 或者抗 FcεR Ⅰ抗体等均可以活化肥大细胞或嗜碱性粒细胞，但是此类反应因无 IgE 参与被称为过敏样反应。除肥大细胞和嗜碱性粒细胞外，活化的嗜酸性粒细胞也可以参与Ⅰ型超敏反应。嗜酸性粒细胞在一定条件下活化后可诱导性表达 FcεR Ⅰ，通过 IgE 介导脱颗粒效应，释放相应生物活性介质。

（3）活性介质产生生物学效应阶段：肥大细胞或嗜碱性粒细胞活化后释放一系列活性介质产生相应的生物学效应，如扩张小血管和增加毛细血管通透性，促进黏膜腺体分泌，趋化炎症细胞和引起局部炎症反应，刺激平滑肌收缩等。

（二）临床常见疾病

临床常见的Ⅰ型超敏反应性疾病主要有药物过敏性休克、血清过敏性休克、皮肤过敏反应、呼吸道过敏反应和胃肠道过敏反应。

1. 药物过敏性休克　某些药物进入体内与相应蛋白质结合为变应原，诱导机体产生 IgE 而致敏，当再次应用相同药物时可产生Ⅰ型超敏反应。临床上以青霉素引起的过敏性休克最常见。青霉素或者其降解产物（青霉噻唑醛酸、青霉烯酸、青霉酮酸盐等）可与体内蛋白质的氨基或巯基结合成为具有免疫原性的完全抗原，刺激机体产生 IgE 抗体而使嗜碱性粒细胞和肥大细胞致敏，当机体再次接触青霉素时，致敏的嗜碱性粒细胞和肥大细胞活化而释放生物活性介质可产生过敏性休克。少数人初次注射青霉素也可发生过敏性休克，原因可能是曾经使用过被青霉素污染的医疗器械或吸入空气中的青霉菌孢子等使机体已经处于致敏状态。药物过敏性休克患者如果抢救不及时可死亡。

2. 血清过敏性休克　被异种蛋白致敏的机体再次接触相同来源的抗体或血清制品时，可立即发生过敏性休克，如临床上常用破伤风抗毒素和白喉抗毒素等动物免疫血清进行治疗或紧急预防时，这些异种蛋白可使部分患者产生 IgE。当再次注射时可出现血清过敏性休克。

3. 皮肤过敏反应　荨麻疹（urticaria）、湿疹（eczema）、血管性水肿（angioedema）为常见的皮肤过敏反应，多由药物性、食物性或吸入性变应原诱发。某些感染或物理性因素（如寒冷等）也能诱导皮肤局部肥大细胞释放介质而导致荨麻疹和血管神经性水肿。

4. 呼吸道过敏反应　过敏性鼻炎和过敏性哮喘为临床最常见的呼吸道过敏反应，主要由花粉、尘螨、真菌、动物皮毛等引起。支气管哮喘多在吸入或食入变应原后发生，导致平滑肌痉挛、小支气管黏膜水肿、黏液分泌增多、局部炎症反应等而引起相应临床症状。其急性发作属速发相反应，发作 48 小时后进入迟发相反应阶段，出现典型的气道炎症特征，此时嗜碱性粒细胞等炎症细胞释放细胞因子及其他炎症介质，可强烈损伤呼吸道上皮细胞，加重临床症状。

5. 胃肠道过敏反应　少数特异性个体食入某些食物或者药物可出现恶心、呕吐、腹泻等胃肠道过敏症状。此类患者胃肠道 sIgA 明显低下，往往伴有蛋白水解酶缺乏，局部黏膜防御功能减弱，因此食物中的蛋白质不能被完全分解而通过黏膜被吸收，或经损伤的胃肠道黏膜进入机体引起致敏，产生胃肠道过敏反应。

（三）防治原则

防治Ⅰ型超敏反应性疾病的主要原则包括确定变应原和尽量避免接触变应原、脱敏疗法及药物防治等。

1. 确定变应原和尽量避免接触变应原　通过询问过敏史或者借助皮肤试验查找变应原。一旦确定变应原，尽量避免接触。

2. 脱敏疗法

（1）异种免疫血清脱敏疗法：对必须注射免疫血清治疗而又过敏的患者，可先注射极少量的免疫血清，再每隔半小时适量重复多次注射。其基本原理可能是少量变应原仅引起致敏靶细胞释放少量生物活性介质而不足以导致明显临床症状。同时短时间内多次注射使致敏靶细胞内活性介质逐渐耗竭，从而使机体处于脱敏状态，若此时再注射大量免疫血清时则不发生过敏反应。脱敏疗法仅能暂时维持疗效，一段时期后机体将恢复致敏状态。

（2）特异性变应原脱敏疗法：当变应原已确定的某些患者难以避免接触变应原时，可应用低剂量变应原，反复多次皮下注射进行脱敏。其基本机制可能是这种脱敏方式诱导机体产生了大量 IgG 类抗体和减少了 IgE 类抗体的产生，而且 IgG 类抗体可以通过中和变应原的方式来阻断变应原与致敏靶细胞结合，从而避免严重的超敏反应发生。

3. 药物防治

（1）干扰超敏反应过程和抑制活性介质合成与释放：①阿司匹林可抑制环氧合酶，阻止前列腺素合成；②色甘酸钠和肾上腺糖皮质激素等可稳定肥大细胞膜，使细胞不能脱颗粒释放活性介质；③肾上腺素、异丙肾上腺素和前列腺素 E_2 等可促进 cAMP 的合成，甲基黄嘌呤和氨茶碱可阻止 cAMP 的分解，此两类药物通过提高细胞内 cAMP 水平，防止脱颗粒和释放活性介质；④一些新的免疫制剂如人源化单抗 IgE 抗体和细胞因子等也尝试用于干扰超敏反应过程及抑制活性介质合成与释放。

（2）拮抗生物活性介质发挥效应：抗组胺药物（第一代抗组胺药物马来酸氯苯钠敏、苯海拉明、异丙嗪、曲吡那敏等，第二代抗组胺药物氯雷他定、西替利嗪等，第三代抗组胺药物地氯雷他定）可通过与组胺竞争性结合效应器官细胞膜上的组胺受体从而阻止组胺发挥效应；阿司匹林对缓激肽有拮抗作用；多根皮苷町磷酸盐对白三烯有拮抗效应。

（3）改善效应组织器官反应性：肾上腺素可以解除支气管平滑肌痉挛和减少腺体分泌，收缩外周毛细血管而升高血压，对救治休克有重要意义；葡萄糖酸钙、氯化钙和维生素 C 等可解痉、降低毛细血管通透性和减轻炎症反应等。

二、Ⅱ型超敏反应

Ⅱ型超敏反应（hypersensitivity type Ⅱ）又称为细胞溶解型（cytolytic type）或细胞毒型（cytotoxic type）超敏反应，是指抗体（IgG 或 IgM 等）直接与靶细胞表面相应抗原结合，在补体、吞噬细胞和 NK 细胞参与下，导致靶细胞以溶解为主的病理性免疫反应。

（一）发生机制

1. 抗原诱导机体产生抗体 引起Ⅱ型超敏反应的抗原特征是存在于细胞表面，其主要种类有同种异型抗原、异嗜性抗原、改变的自身抗原或者暴露的隐蔽抗原和吸附在组织细胞表面的外来抗原或半抗原等。

（1）同种异型抗原：引起Ⅱ型超敏反应的同种异型抗原主要有 ABO 血型抗原和 HLA 抗原等。在血型不符个体间输血时，红细胞表面血型抗原可与受者体内的天然抗体结合而导致红细胞溶解，若供/受者的 HLA 型别不同，供者 HLA 抗原可在受者体内诱导产生抗 HLA 抗体从而可导致受者相应组织细胞损伤。

（2）异嗜性抗原：异嗜性抗原是指某些异种抗原与自身成分间存在的共同或类似抗原，例如，溶血性链球菌与人心肌、心瓣膜、肾小球基膜间存在某些共同的抗原等。抗异嗜性抗原的抗体能与机体相应自身抗原发生交叉反应。

（3）吸附在组织细胞表面的外来抗原或半抗原：某些外来抗原及药物等小分子半抗原进入机体后，可非特异性黏附或结合于细胞表面，诱导针对该抗原的免疫应答，产生相应抗体，可发生相应病理性细胞溶解损伤。

（4）改变的自身抗原或者暴露的隐蔽抗原：外伤、感染、药物等因素可使自身组织发生抗原性改变，或者使某些隐蔽的自身抗原暴露等，从而诱导机体产生相应自身抗体。

2. 抗体和靶细胞表面抗原或者受体结合，通过一定方式破坏相应靶细胞或改变靶细胞的功能 破坏相应靶细胞的方式主要有激活补体溶解细胞、通过调理作用促进吞噬细胞吞噬，ADCC 效应、刺激或阻断效应。

（1）激活补体溶解细胞：主要由 IgG 和 IgM 类抗体与细胞表面相应抗原结合，能激活补体经典途径，通过形成攻膜复合物而溶解破坏靶细胞。

（2）通过调理作用促进吞噬细胞吞噬：抗体通过与吞噬细胞表面 FcR 结合而介导调理作用，促进吞噬细胞吞噬靶细胞。补体裂解片段则通过与细胞表面的补体受体结合而介导免疫粘连和调理作用，促进吞噬细胞吞噬靶细胞。

（3）ADCC 效应：IgG 的 Fab 片段与靶细胞表面抗原结合，而其 Fc 片段与 NK 细胞和吞噬细胞表面 FcγR 结合，从而产生 ADCC 效应，使 NK 细胞和吞噬细胞杀伤靶细胞。

（4）刺激或者阻断效应：某些抗细胞表面受体的自身抗体与细胞表面相应受体结合，并不引起靶细胞溶解，而是通过刺激或者阻断效应导致靶细胞功能紊乱。

（二）临床常见疾病

临床常见 Ⅱ 型超敏反应性疾病可以归为两大类。一类是同种异体间 Ⅱ 型超敏反应，可引起输血反应、新生儿溶血等。另一类是 Ⅱ 型超敏反应参与的自身免疫病，如药物过敏性血细胞减少症、抗基膜型肾小球肾炎和风湿性心肌炎、肺出血-肾炎综合征（Goodpasture 综合征）、甲状腺功能亢进症和重症肌无力等。

1. 输血反应　输血反应主要有溶血性输血反应和非溶血性输血反应两种类型。溶血性输血反应是指当 ABO 血型不符的个体间输血时，供体血液中的抗体和受体红细胞表面的抗原结合可激活补体导致红细胞大量破坏。非溶血性输血反应是指反复输入含异型 HLA 的血液可在受者体内诱导产生抗白细胞的抗体，通过与白细胞上的相应 HLA 抗原结合面导致白细胞溶解。

2. 新生儿溶血症　新生儿溶血症主要包括母胎 Rh 血型不符引起的新生儿溶血症和母胎 ABO 血型不符引起的新生儿溶血症。

（1）母胎 Rh 血型不符引起的新生儿溶血症：发生在妊娠期妇女为 Rh⁻ 血型，胎儿为 Rh⁺ 血型的情况下。Rh⁻ 血型母亲初次妊娠 Rh⁺ 血型胎儿时因流产、胎盘出血或分娩时胎盘剥离，胎儿少量 Rh⁺ 红细胞可进入母体，诱导母体产生抗 Rh 的 IgG 类抗体。再次妊娠胎儿仍为 Rh⁺ 时，母体体内的抗 Rh 抗体通过胎盘进入 Rh⁺ 胎儿体内，并与 Rh⁺ 红细胞表面抗原结合，导致红细胞破坏，引起流产、死亡或新生儿溶血症。在初产妇分娩后 72 小时内注射抗 Rh 抗体或者血浆置换，可阻断 Rh⁺ 红细胞抗原对母体的致敏，从而预防再次妊娠时发生新生儿溶血症。

（2）母胎 ABO 血型不符引起的新生儿溶血症：多发生在母亲为 O 型，胎儿为 A 型或 B 型的情况下。进入母体的少量胎儿红细胞表面抗原能在母体诱导产生 IgG 类抗体，并通过胎盘进入胎儿血液，但胎儿血清及其他组织中存在的 A、B 型抗原物质能中和一部分 IgG 类抗体，而且母体天然血型抗体属 IgM 类，不能通过胎盘，这样仅有少量 IgG 类抗体作用于胎儿红细胞，因此此型新生儿溶血症的发生率虽高，但症状一般比较轻。当抗体效价高导致症状比较重时，需要考虑采用一定措施进行阻断。

3. 药物过敏性血细胞减少症　某些理化、生物和药物等因素均可改变血细胞膜抗原性质，并诱导产生相应抗体而导致免疫性血细胞减少症。例如，青霉素、磺胺等药物与血细胞膜表面蛋白质结合，刺激产生针对药物的特异性抗体。此种抗体可与血细胞表面的药物发生结合，通过激活补体、调理吞噬及 ADCC 效应，导致血细胞溶解。甲基多巴、吲哚美辛等药物或病毒感染等可造成红细胞膜成分改变，通过诱生自身抗体而引起自身免疫性溶血性贫血。

4. 抗基膜型肾小球肾炎和风湿性心肌炎　乙型溶血性链球菌与人类肾小球基膜有共同抗原，故链球菌感染机体后产生的抗链球菌抗体可结合肾小球基膜发生交叉反应，导致肾小球病变。另外，链球菌也可使肾小球基膜抗原变性产生自身抗体导致肾小球基膜炎症。此类肾炎称为肾毒性肾炎或抗基膜型肾小球肾炎。A 族链球菌蛋白质抗原与人类心肌细胞有共同抗原，链球菌感染机体后产生的抗体可与心肌细胞发生交叉反应，引起风湿性心肌炎。

5. 肺出血-肾炎综合征　是由针对 Ⅳ 型胶原的自身抗体引起的以肺出血和严重肾小球肾炎为特征的疾病。自身抗体与肺泡和肾小球毛细血管基膜中 Ⅳ 型胶原结合，并在局部激活补体和中性粒细胞，在攻击靶抗原的同时，损伤邻近的血管内皮细胞。显微镜下可见组织坏死、白细胞浸润及抗体和补体沿基膜呈线状沉积。

6. 甲状腺功能亢进症和重症肌无力　某些针对自身细胞表面受体的抗体可导致细胞功能紊乱而非细胞破坏引起疾病，如甲状腺功能亢进症和重症肌无力。机体内产生的抗促甲状腺激素（thyroid stimulating hormone，TSH）受体的 IgG 类自身抗体能高亲和力结合并持续激活 TSH 受体，使甲状腺细胞产生大量甲状腺素导致甲状腺功能亢进症。重症肌无力患者体内生成抗乙酰胆碱受体的自身抗体，该抗体结合乙酰胆碱受体后，使乙酰胆碱受体数量减少和功能减弱，从而导致肌无力。

三、Ⅲ型超敏反应

Ⅲ型超敏反应（hypersensitivity type Ⅲ）是因可溶性抗原与相应抗体结合，形成中等分子可溶性免疫复合物（immune complex，IC），在一定条件下沉积于全身或局部血管基膜，引起基膜组织局部充血、水肿、坏死和中性粒细胞侵入为主要特征的炎性病理反应。因免疫复合物沉积是导致Ⅲ型超敏反应的关键因素，故Ⅲ型超敏反应又称免疫复合物型超敏反应。Ⅲ型超敏反应多发生在血管基膜，故也称为血管炎型超敏反应。

（一）发生机制

1. **可溶性抗原诱导机体产生特异性抗体**　参与Ⅲ型超敏反应的抗原主要分为两种类型，一种是内源性抗原包括变性 DNA、核抗原和肿瘤抗原等；另一种是外源性抗原包括病原微生物抗原、异种血清及药物半抗原与组织蛋白质结合形成的完全抗原等。这些抗原诱导机体产生抗体的类型主要有 IgG、IgM 或 IgA，再次遇到相应抗原时结合为免疫复合物。

2. **抗体结合抗原形成中等大小可溶性免疫复合物，在一定条件下在机体发生沉积**　可溶性免疫复合物在一定的条件下才可在机体发生沉积。影响免疫复合物沉积的主要因素有抗原/抗体比例和免疫复合物分子量、抗原和抗体的理化特性、抗原物质在机体是否持续存在、机体组织学结构与血流动力学因素和机体清除免疫复合物能力等。

3. **沉积的免疫复合物可引起机体炎症损伤**　免疫复合物往往沉积在血管基膜，通过一定作用方式来引起基膜组织局部充血、水肿、坏死和以中性粒细胞侵入为主要特征的炎性病理反应。主要的作用方式包括激活补体，吸引中性粒细胞浸润、聚集和活化血小板。

（1）激活补体：补体在沉积的免疫复合物作用下可活化产生补体裂解片段 C3n 和 C5n 过敏毒素等，C3a 和 C5a 过敏毒素等可趋化肥大细胞和嗜碱性粒细胞到血管基膜局部释放生物活性介质，上述介质和过敏毒素均可引起局部血管通透性增高，导致组织局部渗出和水肿。

（2）吸引中性粒细胞浸润、聚集：在 C3a 和 C5a 过敏毒素等作用下中性粒细胞可趋化至免疫复合物局部，在吞噬免疫复合物时释放各种毒性物质和溶酶体酶，损伤邻近组织。

（3）活化血小板：聚集于免疫复合物沉积局部的血小板激活，可释放血管活性胺类物质，导致毛细血管扩张和通透性增加，加剧免疫复合物沉积局部渗出和水肿，并且激活凝血系统，形成微血栓堵塞血管，导致局部组织缺血坏死。

（二）临床常见疾病

Ⅲ型超敏反应导致的疾病也称为免疫复合物病（immune complex disease，ICD），依据发病部位可分为两种类型。一类是发生于抗原进入部位的局部 ICD，如阿蒂斯（Arthus）反应和人局部 ICD。另一类是免疫复合物随血流播散沉积在多个部位所导致的全身 ICD，如血清病（serum sickness）、系统性红斑狼疮（systemic lupus erythematosus，SLE）、免疫复合物型肾小球肾炎、类风湿性关节炎（rheumatoid arthritis，RA）和风湿热（rheumatic fever）等。

1. **Arthus 反应**　1903 年 Arthus 发现用马血清皮下注射免疫家兔，数周后再次在免疫下多次注射相同马血清，局部可出现红肿、出血和坏死等剧烈炎症反应，反应可以自行消退，这种反应被称为 Arthus 反应。其机制是多次注射异种蛋白抗原刺激机体产生大量抗体，局部注射的抗原与过量相应抗体结合形成免疫复合物，沉积在局部血管基膜，导致组织局部补体激活、中性粒细胞浸润和血小板活化等从而引起相应的组织病理损伤。

2. **人局部 ICD**　类似 Arthus 反应，如胰岛素依赖型糖尿病患者反复注射动物源性胰岛素后，体内可产生过量抗胰岛素抗体，再次注射相同胰岛素可在局部出现类似 Arthus 反应的变化。另外，人体长期大量吸入植物性或动物性蛋白质及霉菌孢子引起的超敏反应性肺泡炎或间质性肺泡炎，以及人体长期反复局部注射动物来源的抗毒素等导致的局部炎症反应均属此类反应。

3. **血清病**　血清病是指采用注射大剂量异种动物血清（如白喉抗毒素血清或者破伤风抗毒素血清等）或者异种来源的抗体进行治疗相关疾病时，7～14 天后，可出现体温升高、全身荨麻疹、淋巴结肿大、关节疼痛等症状，病程较短，可自行消退。血清病的机制是注入异种蛋白抗原过量，机体产生的抗体与尚未被清除的较多抗原结合，形成中等分子免疫复合物，沉积在全身各处组织，引起相应临床症状。

4. 系统性红斑狼疮　系统性红斑狼疮发病原因复杂，常反复发作。可能机制是患者体内产生的抗核抗体等多种自身抗体与自身成分结合成免疫复合物，沉积在关节和肾小球等全身多处血管基膜，导致皮肤红斑、脉管炎、关节炎和肾小球肾炎等全身多组织器官病变。

5. 免疫复合物型肾小球肾炎　免疫复合物型肾小球肾炎常由慢性感染和自身免疫病使得抗原持续在机体内存在和相应的抗体形成免疫复合物，沉积在肾小球基膜所致。

6. 类风湿性关节炎　类风湿性关节炎的可能发病机制：由于在某些病原微生物如病毒或支原体等持续反复感染情况下，机体产生变性 IgG 类抗体。该变性 IgG 类抗体可以作为抗原继而刺激机体产生抗变性 IgG 的 IgM 类抗体，即类风湿因子（rheumatoid factor，RF）。RF 与变性 IgG 结合成免疫复合物，沉积在关节等组织部位，引起炎症损伤。

7. 风湿热　风湿热往往在上呼吸道受溶血性链球菌感染 2～3 周后重新感染而发病，链球菌抗原和相应的抗体形成免疫复合物沉积在机体多部位造成炎症损伤，严重者可出现心肌炎和心瓣膜损伤。另外，溶血性链球菌和心肌、心瓣膜及关节滑液膜间存在共同抗原，Ⅱ型超敏反应也可以参与风湿热的发病。

四、Ⅳ型超敏反应

Ⅳ型超敏反应（hypersensitivity type Ⅳ）是由抗原刺激机体产生的致敏淋巴细胞再次接触相同抗原所导致的，以单个核细胞（单核细胞、淋巴细胞）浸润为主要特征的局部或者全身炎症反应，该反应发生迟缓，一般在接触抗原 18～24 小时后出现，48～72 小时达高峰，因此也称迟发型超敏反应（delayed type hypersensitivity，DTH），在抗原被清除后可自行消退。若抗原持续存在，可使单核巨噬细胞发挥慢性效应状态，导致局部组织出现纤维化和肉芽肿等病变。与上述特异性抗体介导的Ⅰ、Ⅱ和Ⅲ型超敏反应不同，Ⅳ型超敏反应不需要抗体和补体的参与，属细胞免疫应答的一种类型。

（一）发生机制

1. 抗原刺激机体产生致敏淋巴细胞　引起Ⅳ型超敏反应的抗原主要有胞内寄生菌（如结核杆菌等）、病毒、真菌、寄生虫、细胞抗原（如肿瘤抗原和移植抗原等），以及药物等半抗原和机体蛋白结合的完全抗原等。抗原刺激机体 T 细胞活化、增殖和分化产生针对抗原的特异性致敏淋巴细胞。致敏淋巴细胞包括 $CD4^+$ Th1 细胞（也称迟发型超敏反应 T 细胞，即 T_{DTH} 细胞）和 $CD8^+$ CTL 两个亚群。

2. 致敏淋巴细胞再次接触相同抗原活化并介导Ⅳ型超敏反应　相同抗原再次刺激致敏淋巴细胞活化并介导Ⅳ型超敏反应。T_{DTH} 细胞通过识别 APC 或靶细胞表面 pMHC Ⅱ而被活化发生炎症损伤反应参与Ⅳ型超敏反应。$CD8^+$ CTL 通过识别 APC 或靶细胞表面 pMHC Ⅰ而被活化介导细胞毒作用参与Ⅳ型超敏反应。

（1）T_{DTH} 细胞介导的炎症损伤：活化 T_{DTH} 因子可释放 IFN-γ、GM-CSF、IL-2、TNF-α/β、趋化因子和移动抑制因子等。这些细胞因子可导致血管通透性增加和渗出增多等炎症反应，还可使单核巨噬细胞等在炎症部位聚集并被激活分泌相关炎症介质，导致以单个核细胞浸润为主要特征的炎症反应和组织损伤。

（2）CTL 介导的细胞毒作用：被激活 CTL 可以通过脱颗粒释放穿孔素从而导致靶细胞溶解及释放颗粒酶和经 Fas/FasL 途径引起靶细胞凋亡从而介导细胞毒作用。

（二）临床常见疾病

1. 接触性皮炎　某些个体接触染料、油漆、化妆品、药物或某些化学物质，可在机体接触部位出现红肿、出疹、水疱等皮肤炎症发生接触性皮炎，其机制是由于接触物小分子半抗原可与皮肤角蛋白、胶原蛋白等皮肤成分结合成为完全抗原；该完全抗原可刺激机体 T 细胞活化、增殖和分化成致敏淋巴细胞；当致敏淋巴细胞再次遇此类物质即诱发Ⅳ型超敏反应，出现接触性皮炎。

2. 感染性Ⅳ型超敏反应　感染性Ⅳ型超敏反应是指机体通过产生细胞免疫应答对细胞内感染的病原体（如胞内寄生菌、病毒、某些寄生虫和真菌等）进行清除或阻止病原体扩散的同时产生了Ⅳ

型超敏反应而致的组织炎症损伤。例如，肺结核患者产生细胞免疫应答清除结核分枝杆菌的同时也产生Ⅳ型超敏反应，可出现肺空洞、干酪样坏死等。因此临床上常借助结核菌素试验以判定机体是否对结核杆菌有免疫力。结核菌素试验是将旧结核菌素（OT）或结核菌素纯蛋白衍生物（PPD）注入受试者皮内，48小时后若观察结果为阳性反应，表明该个体对结核杆菌具有细胞免疫力，也表明该个体曾经感染过结核杆菌或者接种过卡介苗。

3. Ⅳ型超敏反应参与的其他疾病　Ⅳ型超敏反应可参与移植排斥反应、甲状腺炎、变态反应性脑脊髓炎和多发性神经炎等疾病的发生和发展。

（三）Ⅳ型超敏反应的皮试检测

采用皮试法检测机体细胞免疫（或Ⅳ型超敏反应）针对某种抗原的应答强度：上臂皮内注射一定量抗原，48～72小时观察注射部位的炎症反应，注射部位出现红肿、硬结为皮试阳性，说明该机体存在针对受试抗原的特异性致敏Th1细胞。例如，常通过皮内注射PPD，观察局部Ⅳ型超敏反应的强度，用以判断卡介苗（BCG）接种诱导的免疫效果或某个体是否患有结核病。如受试者曾接种过卡介苗，则结核菌素试验可辅助判定机体细胞免疫的水平，肿瘤患者结核菌素试验常常转阴或者为弱阳性。

五、四种类型超敏反应对比

上述四种类型超敏反应主要依据其发生机制及参与反应的成分不同而划分（表6-1）。Ⅰ、Ⅱ、Ⅲ型超敏反应主要是由抗体介导。其中，Ⅰ型超敏反应主要由IgE介导，肥大细胞、嗜碱性粒细胞和嗜酸性粒细胞起主要作用。Ⅱ型超敏反应是由抗组织或细胞表面抗原的IgG或IgM类抗体介导的以细胞毒效应为主要特征的超敏反应。Ⅲ型超敏反应是以可溶性抗原和IgG或IgM类抗体形成免疫复合物沉积为主要特征的超敏反应，补体、血小板、嗜碱性粒细胞和中性粒细胞引起充血性水肿、血管类疾病反应及组织损伤。Ⅳ型超敏反应属于细胞免疫，主要是由T细胞介导，单核巨噬细胞和淋巴细胞在Ⅳ型超敏反应的炎症和组织损伤中发挥主要作用。

必须强调的是，临床上某些免疫相关疾病并非只由单一机制引起。例如，系统性红斑狼疮的发生与Ⅱ、Ⅲ、Ⅳ型超敏反应机制均有关系，但以某一型损伤为主。同一抗原可引起不同类型的超敏反应，如青霉素除引起Ⅰ型超敏反应出现过敏性休克以外，还可通过Ⅱ、Ⅲ、Ⅳ型超敏反应机制诱发不同疾病。

表6-1　四种类型超敏反应的对比

类型	参与反应的主要成分	发生机制	疾病举例
Ⅰ型超敏反应	IgE、肥大细胞、嗜碱性粒细胞、嗜酸性粒细胞	变应原与肥大细胞、嗜碱性粒细胞表面的IgE结合，使细胞释放活性介质，引起毛细血管扩张、通透性增加、平滑肌收缩、腺体分泌增强	过敏性休克、过敏性哮喘、食物过敏、荨麻疹等
Ⅱ型超敏反应	IgG、IgM、补体、吞噬细胞、NK细胞	抗体与靶细胞表面抗原结合，在补体、吞噬细胞和NK细胞参与下导致靶细胞溶解	药物过敏性血细胞减少症、新生儿溶血症、输血反应、肺出血-肾炎综合征等
Ⅲ型超敏反应	IgG、IgM、补体、中性粒细胞、肥大细胞、嗜碱性粒细胞、血小板	中等大小免疫复合物沉积于血管基膜，激活补体，吸引中性粒细胞、肥大细胞、嗜碱性粒细胞、血小板等，引起炎症	免疫复合物型肾小球肾炎、血清病、类风湿性关节炎等
Ⅳ型超敏反应	致敏淋巴细胞、单核巨噬细胞	致敏T细胞再次与抗原相遇，直接杀伤靶细胞或产生多种细胞因子，引起以单个核细胞浸润为主的炎症反应	接触性皮炎、感染性Ⅳ型超敏反应、移植排斥反应

本 章 小 结

固有免疫系统是机体抵抗外来入侵者的第一道防线，由组织屏障、固有免疫细胞和固有免疫分子组成。固有免疫可分为即刻固有免疫应答、早期诱导的固有免疫应答和适应性免疫应答启动三个作用时相。固有免疫细胞和分子参与适应性免疫应答的全过程，并能影响适应性免疫应答的类型和强度。

　　适应性免疫是机体针对某一特定抗原而产生的特异性免疫应答，分为由 T 细胞介导的细胞免疫应答和 B 细胞介导的体液免疫应答。适应性免疫应答的基本过程包括抗原识别阶段、活化、增殖、分化阶段和效应阶段。细胞免疫的生物学作用表现为抗胞内病原体感染、抗肿瘤及参与免疫病理损伤。体液免疫主要是通过产生抗体发挥抗感染等免疫效应。

　　免疫应答犹如一把"双刃剑"，适宜的免疫应答通过固有免疫和适应性免疫两层防线共同发挥保护作用，而异常的免疫应答则可能导致机体发生免疫损伤。超敏反应是机体受到某些抗原刺激后再次接触相同抗原后发生的以机体的生理功能紊乱或组织细胞损伤为主的适应性免疫应答，根据发病机制和临床特点可分为 I～Ⅳ型。

思 考 题

　　1. 简述固有免疫细胞对抗原的识别机制。

　　2. 简述固有机体免疫应答的主要特点及其与适应性免疫应答的关系。

　　3. 简述 T 细胞介导的适应性免疫应答过程。

　　4. 简述 B 细胞对 TD-Ag 的免疫应答过程。

　　5. 初次免疫应答和再次免疫应答中抗体的产生有何规律？

　　6. 简述四种类型超敏反应的主要差异，分别列举两种典型的临床疾病。

　　7. 尝试向非医学专业同学描述病毒入侵机体后我们的免疫系统是如何与之展开斗争的。

　　8. 常见的容易引起过敏的食物有哪些？既往有过敏经历的人群应该如何避免食物过敏？

（龚业莉　欧阳礼辰　周诗琼）

第七章 免疫预防与治疗

知识目标　掌握疫苗的种类；掌握人工主动免疫与被动免疫概念和区别；熟悉免疫治疗的基本策略和方向；了解计划免疫程序表，免疫治疗的意义。

能力目标　通过介绍各种类型疫苗的优缺点，培养学生辩证思维能力；引导学生分析有关免疫治疗最新研究文献，培养学生的科研思维能力；能初步应用所学的免疫防疫知识对临床常见的疾病进行的特异性防治做出正确解释。

价值目标　通过学生自己动手查阅文献及资料，了解疫苗的制作历程，培养学生自主学习能力；让学生树立强身健体，增强科学防治的意识；应用自己所学知识，服务更多的人，树立专业自信。

第一节　免疫预防

用免疫的方法预防传染病，有着悠久的历史。其中，接种疫苗大大降低了一些传染病的发病率。牛痘活疫苗的制备，在全球范围内消灭了天花。免疫预防可分为自然免疫和人工免疫两种。

自然免疫有自然主动免疫和自然被动免疫：前者指机体感染病原体后自动建立的适应性免疫；后者是胎儿或新生儿经胎盘或乳汁从母体获得抗体，如 IgG 可以从母体通过胎盘转运到胎儿体内，婴儿可从母亲初乳中获得 sIgA，婴儿的消化道不同于成人，可以吸收抗体进血液，这都是重要的自然被动免疫，对新生儿抗感染具有重要意义。

人工免疫分人工主动免疫和人工被动免疫。人工主动免疫是用人工方法如使用疫苗接种机体，刺激机体产生适应性免疫应答，主动建立免疫力，从而达到预防感染的目的。人工主动免疫实施过程类似感染的发生，如用 HPV 疫苗预防 HPV，进而预防宫颈癌。人工被动免疫是给人体注射含特异性抗体如抗毒素等制剂和免疫细胞，使其在体内迅速产生免疫效应，使机体被动获得适应性免疫应答，以治疗或紧急预防疾病。

一、人工主动免疫

通过人工主动免疫，中国是最早能够预防天花的国家，早在 16 世纪，我国有医术记载，民间用天花患者病灶部位的痂皮研磨成粉，让未患病儿童吸入，以预防天花。1688 年俄国最先到中国学习人痘接种术，随后传入更多国家，为天花预防贡献了中国智慧。18 世纪末，英国医生爱德华·詹纳（Edward Jenner）意识到人工接种"牛痘"可能会预防天花，并通过人体试验获得成功。

人工主动免疫的主要措施是接种疫苗。疫苗是接种后能使机体对相应疾病产生免疫力的生物制剂类的统称。制备疫苗应满足安全、有效、实用这些基本要求。疫苗用于健康人群，其设计和制备过程均应保证安全，疫苗的问世，都有层层验证，考虑到安全性，除了疫苗接种本身带来的副作用之外，在疫苗研发领域经常提到一种抗体依赖的增强作用（ADE）。这种效应是如登革病毒（DENV）、人类免疫缺陷病毒（HIV）等病毒疫苗失败的重要原因。所谓有效性，指疫苗接种后能引起保护性免疫，增强群体抵抗疾病的能力，或者显著减轻症状的能力。疫苗的保护性免疫是以体液免疫为主还是细胞免疫为主，是否能维持长期的免疫记忆都是在设计疫苗过程中需要考虑的问题，此外，疫苗是否对突变的病毒有效，是否能覆盖保护所有年龄段的人群也是值得去关注的。一款好的疫苗必须同时具备安全性和有效性，此外，还要求疫苗易于保存和运输，兼顾制作成本。

（一）传统疫苗

1. 灭活疫苗　这种疫苗研发周期短、安全、易于保存和运输，对免疫原性强的病原体进行培养扩增，用理化方法破坏病原体的复制能力。灭活疫苗保留一定的免疫原性，失去了感染性和致病性，主要诱导特异性抗体的产生，不能通过内源性抗原提呈诱导 CTL 的产生，需多次接种维持血清抗体水平，免疫效果有限。在 20 世纪初期，印度等地区科学家研制的全细胞灭活疫苗对鼠疫的控制做出了贡献。

2. 减毒活疫苗（live-attenuated vaccine） 用减毒或无毒力的活病原微生物制成。这种疫苗的制备方法是将病原体在培养基或动物细胞中反复传代，使其毒力明显降低，但保留免疫原性及在体内生长、繁殖的能力。它不仅诱导机体产生体液免疫，还产生细胞免疫，经自然感染途径接种还形成黏膜局部免疫。减毒活疫苗免疫效果较好，接种类似隐性感染或轻度感染，但存在毒力恢复的潜力，有安全风险。最早的疫苗几乎都是活疫苗，有的是基于自然产生的致病力较弱的病原体，例如爱德华·詹纳（Edward Jenner）使用的牛痘，或者是通过实验室操作人为减毒的疫苗，如巴斯德炭疽和狂犬病疫苗。

3. 类毒素 类毒素是用 0.3%～0.4% 的甲醛处理细菌外毒素，使之丧失毒性。而保留原有的免疫原性的生物制剂，常用的类毒素有破伤风类毒素和白喉类毒素。

（二）新型疫苗

1. 亚单位疫苗 亚单位疫苗是通过化学分解、蛋白酶解、化学合成、生物合成等手段获取高抗原性的病毒蛋白亚单位（如蛋白质、多肽或多糖）所制成的疫苗。目前使用的有用流感病毒血凝素和神经氨酸酶制备的流感疫苗，用乙肝表面抗原制备的乙肝疫苗，抗乙肝表面抗原（HBsAg）抗体可防止乙肝病毒感染细胞，接种疫苗后产生的抗体可以成功地保护个人使其免受乙肝病毒的感染。

2. 结合疫苗 一些重要的致病物质如细菌荚膜多糖和脂多糖是 T 细胞非依赖性抗原，可直接刺激 B 细胞产生 IgM 类抗体，但不能产生记忆细胞。将细菌荚膜多糖连接于其他抗原或类毒素制成结合疫苗，为细菌荚膜多糖提供了蛋白质载体，使其成为 TD-Ag，诱导产生 IgG 类抗体和记忆细胞，提高了免疫效果。目前已获准使用的结合疫苗有 b 型流感嗜血杆菌结合疫苗、A 群 C 群脑膜炎球菌结合疫苗和肺炎球菌疫苗等。

3. 核酸疫苗 核酸疫苗分为 DNA 疫苗和 RNA 疫苗两种。这两种核酸携带编码病毒的主要抗原序列，进入细胞后转录翻译形成病毒抗原，激发机体产生保护性免疫应答。DNA 疫苗要进入细胞核进行转录才能翻译产生病毒抗原蛋白，而 RNA 疫苗进入细胞质就可以直接翻译产生病毒抗原蛋白，但是 DNA 疫苗稳定性更高，这两款疫苗可诱导体液免疫和细胞免疫，维持时间长，但是此类疫苗机制尚未完全阐明，有一定的 DNA 整合到人体基因组的风险。

4. 重组病毒载体疫苗 重组病毒载体疫苗是通过某些无明显致病性、去除毒力基因的，或有复制缺陷的病毒为载体，将编码目标病毒的抗原（如刺突蛋白）插入病毒载体中表达，使经过改造的嵌合病毒有效地展示目标病毒抗原，但不存在目标病毒的强致病毒性。常见的载体有腺病毒、流感病毒、水疱性口炎病毒、新城疫病毒等。这种基于现代基因工程技术的新型疫苗整合了减毒活疫苗与亚单位疫苗的优势，但技术要求相对较高。

5. 合成肽疫苗（synthetic peptide vaccine） 是根据有效免疫原的氨基酸序列，设计和合成的免疫原性多肽，用最小的免疫原性肽激发有效的适应性免疫应答。合成肽疫苗可以同时含有 B 细胞表位和 T 细胞表位，同时诱导体液免疫应答和细胞免疫应答。

还有诸如食用疫苗（edible vaccine）、黏膜疫苗（mucosal vaccine）、透皮疫苗（transdermal vaccine）等新型疫苗。上述疫苗制备流程各有不同，优缺点也各不相同。

二、人工被动免疫

被动免疫，是机体被动接受抗体，致敏淋巴细胞或其产物所获得的特异性免疫能力。相较于主动免疫，被动免疫主要用于疾病的紧急预防和治疗，因为它起效快，但维持时间短，仅在抗体持续存在时有保护作用，如在新冠病毒感染患者中率先开展注射新冠病毒感染康复者血清用于治疗新冠病毒感染，就属于人工被动免疫。

知识拓展   **血浆治疗**

血浆治疗可以追溯到 19 世纪，在西班牙流感、百日咳的流行期间都发挥了一定作用。血浆是离开血管的全血，经过抗凝处理和离心沉淀后，获得的不含细胞成分的液体。经历过新冠病毒感染而幸存恢复健康的人体内有高滴度的特异性抗体，提取康复者血浆，可以帮助新冠病毒感染患者对抗病毒。但是考虑到恢复期血浆治疗可能存在引发溶血反应、输血传播疾病等风险，因此，它主要用于新冠病毒感染者中个别危重症患者的挽救性治疗。

笔记栏

三、中国计划免疫

中国始终坚持以人为本、以人民为中心的新发展理念，通过开展计划免疫，提高中国人的生活质量。计划免疫是根据某些特定传染病的疫情监测和人群免疫状况，有计划对人群进行预防接种，为达到控制乃至最终消灭相应传染病目的而采取的重要措施。《中华人民共和国传染病防治法》第十五条规定："国家实行有计划的预防接种制度……国家对儿童实行预防接种证制度……医疗机构、疾病预防控制机构与儿童的监护人应当相互配合，保证儿童及时接受预防接种。"

目前我国儿童预防接种常用疫苗包括卡介苗、乙型肝炎（简称乙肝）疫苗、百白破三联疫苗、麻疹疫苗、脊髓灰质炎疫苗等。疫苗接种为无数孩子的健康成长保驾护航。易感人群吸入带有结核菌的飞沫可感染结核，结核性脑膜炎、粟粒型结核是儿童结核中常见的类型，是儿童致死或残留明显后遗症的严重疾病，新生儿接种 1 剂卡介苗可预防结核病。乙肝病毒主要通过母婴、血液（体液）和生活密切接触传播，是一种严重危害人类健康的传染病，部分人感染乙肝病毒后可成为慢性乙肝患者，少部分人发展为肝硬化和肝癌。新生儿（出生后 24 小时内）接种乙肝疫苗是预防乙肝的有效手段。由百日咳杆菌引起的百日咳，可以通过呼吸道传播，以阵发性及痉挛性咳嗽终末时伴有鸡鸣样吸气吼声为特征，常合并肺炎及脑病而导致婴儿死亡。白喉棒状杆菌通过呼吸道传播，可引起白喉，重症病例可并发心肌炎和神经末梢麻痹。破伤风杆菌可产生破伤风毒素，破坏神经的正常抑制性调节功能，产生肌肉强直和阵发性痉挛的症状，最后可因窒息、心力衰竭死亡。3 个月至不满 6 周岁儿童接种百白破疫苗是预防百日咳、白喉、破伤风的有效手段。麻疹、风疹都是由病毒引起的急性呼吸道传染病，主要发生在儿童和青少年，感染麻疹后的并发症是引起婴儿死亡的主要原因。妊娠期妇女感染风疹易导致胎儿先天性畸形。8 月龄婴幼儿可接种 1 剂麻风疫苗，这是预防麻疹和风疹的有效手段。由脊髓灰质炎病毒感染引起的脊髓灰质炎多发于小儿，这种病毒可以破坏儿童的运动神经元，导致肌肉麻痹，故称"小儿麻痹症"。每个儿童都是该病的易感人群，该病会伴随发热、咽痛和肢体疼痛等症状，部分患者可发生瘫痪甚至死亡。满 2 月龄时免费接种脊髓灰质炎灭活疫苗 1 剂次，满 3、4 月龄和 4 周岁时免费口服脊髓灰质炎减毒活疫苗各 1 剂次可以有效预防脊髓灰质炎。

> **知识拓展**　　　　　　　**中国计划免疫成效**
>
> 2000 年以来，我国已经实现了无脊髓灰质炎的目标。2007 年国家在原有的"五苗七病"的基础上，新增了 8 种疫苗以预防 15 种传染病。20 世纪 70 年代，中国的乙肝感染人数暴发，作为乙肝高流行区，我国在 1992 年希望通过新生儿接种乙肝疫苗来控制乙肝，2002 年将乙肝疫苗纳入国家免疫规划。2014 年 5 岁以下儿童乙肝表面抗原携带率从 1992 年的 9.67% 降至 0.32%。2012 年，世界卫生组织（WHO）证实我国将 5 岁以下儿童慢性乙肝感染流行率降到 1% 的目标，奠定中国乙肝防控基石。
>
> "十三五"期间，我国适龄儿童国家免疫规划疫苗接种率维持在 90% 以上，控制和消除重大地方病的县（市，区）接近 100%，在防控疾病致残上取得显著成绩。

第二节　免疫治疗

免疫治疗（immunotherapy）是针对疾病的发生机制，利用免疫学原理，从分子、细胞和整体水平人为地调整机体的免疫功能。

一、分子治疗

（一）分子疫苗治疗

一些微生物如人乳头瘤病毒可导致宫颈癌，乙肝病毒可导致肝癌，幽门螺杆菌可导致胃癌，人工合成这些肿瘤相关抗原多肽制成疫苗可以预防相应肿瘤。

（二）抗体治疗

直接输入抗体属于被动免疫，可以使机体立即获得免疫力。现在用于治疗的抗体主要有以下三种。

1. 多克隆抗体 用抗原多次免疫动物后获得的特异性抗毒素血清，用来紧急预防细菌或病毒所致疾病，如破伤风抗毒素血清。还有一类是具有非特异性治疗作用的抗淋巴丙种免疫球蛋白，主要用于器官移植受者，也用于治疗某些自身免疫病，如系统性红斑狼疮等。

2. 单克隆抗体 它具有特异性强、分子量小、均一性好、交叉反应少等优点。CD3 单克隆抗体和 T 细胞表面的 CD3 分子结合，CD4 单克隆体和 Th 细胞表面的 CD4 分子结合，可在补体作用下使 T 细胞溶解破坏，用于治疗急性器官移植排斥反应。CD20 单克隆抗体可用于治疗 B 细胞淋巴瘤。针对免疫细胞监测点分子 PD-1，CTL-4 的单克隆抗体，可选择性封闭 $CD8^+$ T 细胞表面抑制性分子，阻断抑制分子对免疫的抑制作用，能用于治疗晚期黑色素瘤和非小细胞肺癌等的治疗。

3. 抗体靶向治疗 这类抗体是将化疗药物、毒素、同位素等细胞毒性物质通过与肿瘤细胞的特异性抗体组装而成，利用单克隆抗体的"定向导航"作用，将细胞毒性物质携带至肿瘤病灶局部，做到精准杀伤肿瘤细胞。对 B 细胞淋巴瘤、非霍奇金淋巴瘤和急性髓样白血病的临床治疗有效。

（三）细胞因子治疗

细胞因子是调节免疫细胞功能的重要分子，参与细胞的发育、激活、死亡。肿瘤、感染或造血功能障碍患者体内某些细胞因子合成不足，可采用输入相关细胞因子提高机体免疫功能的方法进行治疗。例如，IFN-α 对毛细胞白血病疗效显著。细胞因子 IL-1 异常升高可导致严重的组织损伤，其相关拮抗物可溶性 IL-1R 可阻断 IL-1 与靶细胞表面相应受体结合，减轻病理作用。然而，细胞因子在体内半衰期短和不良反应强给治疗带来挑战，平衡细胞因子的治疗活性和外周毒性对于临床上细胞因子的免疫治疗是非常重要的。

二、细胞治疗

过去 100 年以来，细胞免疫治疗，通过将自体或异体免疫细胞在体外改造后输回患者体内，来帮助人体实现疾病的治疗。细胞治疗被誉为第三次医学革命，代表着未来医学发展趋势。

1. 干细胞移植 造血干细胞是具有自我更新能力的多种分化潜能的细胞。它强大的再生、再修复能力为治疗肿瘤、造血系统疾病带来了新的希望。移植所用的造血干细胞来源于 HLA 型别相同或近似的供者，一般采集骨髓、外周血或脐带血。骨髓中造血干细胞数量较多，外周血便于采集，但造血干细胞数量较少。上述两种造血干细胞因 HLA 型别相同供者难以寻找，使其使用受到限制。脐带血干细胞是一种较好的造血干细胞来源，由于脐带血的干细胞含量与骨髓造血干细胞含量相近，但具备 HLA 低表达、免疫原性弱，易于采集等优点。

2. 过继免疫治疗（adoptive immunotherapy） 是将患者自体的免疫细胞在体外活化处理后回输给患者自身的一种治疗方法。此类过继免疫的细胞不被排斥，主要用于白血病和恶性实体瘤的治疗。过继性细胞免疫治疗的最新技术是嵌合抗原受体（chimerical antigen receptor，CAR）修饰的 T 细胞，CAR-T 是实现了从基础免疫学理论研究到临床免疫治疗应用的实际转化，将识别肿瘤抗原的抗体片段与 T 细胞活化所需基因结合，导入 T 细胞，在实验室培养扩增至数十亿后，注入患者体内，就可以选择性攻击杀伤表面具有相应抗原的肿瘤细胞产生抗肿瘤免疫。

3. 细胞疫苗

（1）灭活/异构瘤苗：利用射线、抗代谢药物等理化方法对自体或同种异体肿瘤细胞进行灭活，可制备为灭活瘤苗；用过碘乙酸盐或神经氨酸酶处理肿瘤细胞，增强免疫原性，可制备为异构瘤苗。

（2）基因修饰的瘤苗：改变肿瘤细胞遗传性状，如采用基因修饰方法，将 HLA 分子、CD80 等共刺激分子、IL-2 等细胞因子的基因转染肿瘤细胞，表达这些免疫分子的肿瘤疫苗称作基因修饰的瘤苗，它有更强的抗瘤作用。

（3）树突状细胞瘤苗：树突状细胞是人体内最有效的 APC，将肿瘤提取物或肿瘤抗原肽在体外刺激得到的肿瘤抗原致敏的树突状细胞回输给患者，可有效激活肿瘤抗原适应性免疫应答。

三、药物治疗

1. 生物应答调节剂 生物应答调节剂包括中药、微生物及其产物、细胞因子、化学合成药物和可溶性多肽（胸腺肽）等。

（1）中草药：人参、黄芪、枸杞等中草药可增强机体免疫功能；香菇和灵芝多糖等植物多糖可促进淋巴细胞增殖，有效增强细胞免疫功能。上述中药及其有效成分和多糖制剂多用于肿瘤和感染的辅助治疗。

（2）微生物及其产物：卡介苗（BCG）、胞壁酰二肽（MDP）、短小棒状杆菌等微生物组分，可活化巨噬细胞、增强 NK 细胞活性。

（3）细胞因子：细胞因子可用于肿瘤、感染等疾病的治疗，如 IFN、GM-CSF、IL-12 可分别用于抑制病毒复制，增强抗肿瘤疗效。

（4）化学合成药物：左旋咪唑具有活化巨噬细胞、增强 NK 细胞活性和促进 T 细胞产生 IL-2 等细胞因子的作用。西咪替丁和异丙肌苷等也可增强机体免疫功能，异丙肌苷可用于抗病毒的辅助治疗。

（5）胸腺肽：辅助 T 细胞发育，用于治疗细胞免疫功能低下的患者。

2. 免疫抑制剂　免疫抑制剂是一类能够抑制机体免疫功能的生物或非生物制剂，包括中草药、化学合成药物、微生物制剂。

（1）中草药：雷公藤多苷是效果较为确切的免疫抑制剂，对细胞免疫和体液免疫应答均有抑制作用。雷公藤多苷可用来治疗移植排斥反应（包括移植物抗宿主反应）和多种自身免疫病。

（2）化学合成药物：①糖皮质激素常用于治疗炎症、超敏反应性疾病和移植排斥反应，这类药物对单核巨噬细胞、T 细胞、B 细胞都有抑制作用。②环磷酰胺属烷化剂，它可抑制 DNA 复制和蛋白质合成，阻止细胞分裂，抑制体液免疫和细胞免疫应答，因此可运用到自身免疫病、移植排斥反应和肿瘤的治疗中。③硫唑嘌呤属嘌呤类抗代谢药物，可用于防治移植排斥反应。

（3）微生物制剂：环孢素 A 是真菌代谢产物的提取物；FK-506 属大环内酯抗生素，为真菌产物，作用强，毒性小，它们都可抑制 IL-2 依赖的 T 细胞活化，常用于抗移植排斥反应。

本 章 小 结

人工主动免疫是用人工方法接种疫苗使机体主动建立免疫力，获得适应性免疫应答，疫苗种类繁多，各种类型的疫苗在制作过程和使用效果上各有利弊。人工被动免疫是给人注射抗体，常用于治疗或紧急预防。计划免疫能有效控制传染病的流行，提高了中国婴幼儿生存率，提高国人的生活质量。免疫治疗是利用免疫学原理从分子、细胞和整体水平人为干预和调整免疫功能，达到治疗目的所采取的措施。

思 考 题

1. 简述人工主动免疫与被动免疫概念和区别。
2. 疫苗为什么会阻止病毒传播？使用过程中有哪些注意事项？
3. 免疫治疗常用方法有哪些？
4. 免疫预防是如何守护人民群众的生命健康的？

（冯凌雁）

第二篇 营养素带来的健康帮助

第八章 营养均衡促进免疫系统健康

知识目标 掌握营养、营养素的概念，人体必需营养素的种类及作用；理解营养与免疫系统之间的关系；了解营养免疫学的发展历史。

能力目标 运用营养免疫学理论知识解决生活中实际问题的能力；运用所学专业知识向大众开展健康宣教的能力。

价值目标 通过本章节内容的学习，帮助同学们树立正确的健康观念，培养正确的生活方式；培养学生关注社会热点问题，具有社会责任感和使命感。

免疫系统能够阻止外界病原微生物的入侵和清除已入侵的病原体，通过清除衰老突变的细胞实现内环境的稳定。不夸张地说，人类绝大多数的疾病都或多或少与免疫系统功能失调有关，如感染性疾病、肿瘤、自身免疫病及免疫缺陷病等。那么，我们一定会问，是什么因素导致了机体免疫系统功能失调呢？研究表明，一个健康的免疫系统除了受到遗传基因的控制外，还与我们所处的环境因素及我们每个人的营养状况有关。从学术上说，营养是指人体从外界摄取各种食物，经过消化、吸收和代谢，利用食物中身体所需要的物质以维持生命活动的过程。营养因素是机体赖以生存的最重要的环境因素之一，是维持人体正常免疫功能的物质基础。

什么是营养素？营养素就是养分、养料，是食物中用来维持生命活动的物质，从我们所吃的食物中获得。营养素通常具有以下几个特点：①营养素是人体生长发育和生理功能所必需的成分；②人体对营养的需要是抵抗疾病的能力所必需的；③营养素可以通过体内循环代谢排出体外。

必需营养素是指那些一定要从食物中摄取，身体没有办法自己制造的营养素。目前已知人体的必需营养素共有46种，可将其分为7大类：蛋白质、糖类、脂肪、维生素、矿物质、水和膳食纤维。这些营养素在人体中的作用主要如下。①为机体提供能量：必需营养素中的蛋白质、糖类及脂肪被称为"三大产能营养素"。②构成和修补组织：蛋白质是构成细胞的主要成分，人体各组织、器官都含有蛋白质。矿物质也是构建人体组织必不可少的材料，如人体的牙髓质和骨髓质中储存着大量的钙和磷。③调节生理功能：必需营养素可维持身体正常生理功能的运行。例如，维生素不是构成身体各种组织的原料，也不产生能量，但它是能量产生所必需的元素。矿物质是体内上千种酶系统的构成要素和激活剂，所有酶的合成都离不开矿物质。

免疫系统与机体营养状况具有密切的联系，其研究最早可追溯到19世纪。1810年，科学家门克尔（Menkel）发现营养不良能导致胸腺的萎缩，这一发现标志着一门新学科营养免疫学的诞生。营养免疫学（nutritional immunology）是一门研究机体营养状况与免疫功能相互关系的学科，是营养学与免疫学相交叉的边缘学科。20世纪初，营养学研究进入维生素时代，人们认识到维生素A和维生素C具有抵抗传染病的作用，许多维生素的营养状况与机体的抵抗力密切相关。20世纪60～70年代起，营养免疫学进入快速发展时期，1991年《营养免疫学杂志》在美国公开发行，标志着营养免疫学正式成为一门真正的科学。

机体营养不良（包括营养缺乏与营养过剩）、疾病与免疫系统三者间具有密不可分的复杂的循环式的联系。营养缺乏（如蛋白质-能量缺乏症）可导致免疫系统及其功能受损，使机体对外界病原微生物及有害因素的抵抗力下降，易于感染的发生和发展，而感染性疾病又可进一步加重免疫系统损伤，形成恶性循环。营养过剩（如能量摄入过剩）可导致肥胖、高血脂甚至糖尿病，这些慢性非传染性疾病最初被认为与免疫功能无关，近几十年的研究发现，免疫系统功能失调参与了这些疾病的发生发展。几乎所有的营养素在不同程度上都参与人体的免疫过程，就目前研究结果看，对调节免疫力作用最大的营养素包括蛋白质、维生素（如维生素 C、维生素 E 等）和部分微量元素（如锌、硒等）。

只有均衡的营养供应，才能保证免疫系统良好地运行；而只有免疫系统正常运作，才能防患于未然，为健康保驾护航。

本 章 小 结

目前已知人体的必需营养素共有 46 种，可将其分为 7 大类：蛋白质、糖类、脂肪、维生素、矿物质、水和膳食纤维，这些营养素在体内发挥着重要的作用。从 19 世纪开始，人类不断地探索营养状况与免疫功能之间的相互关系，近几十年的研究发现，几乎所有的营养素在不同程度上参与人体的免疫过程，而免疫系统功能失调导致了某些疾病的发生发展。

思 考 题

1. 人体必需营养素有哪些？
2. 机体营养、疾病与免疫系统之间有着怎样的关系？

（欧阳礼辰　胡长峰　龚业莉）

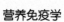

第九章 人体的主要能量来源——糖类

知识目标 掌握糖类的生理学功能；熟悉糖类的分类；了解糖类的消化、吸收和代谢。

能力目标 运用理论知识解决生活中实际问题的能力；运用所学专业知识向大众开展健康宣教的能力。

价值目标 通过本章节内容的学习，帮助同学们树立正确的健康观念，培养正确的生活方式；培养学生关注社会热点问题，具有社会责任感和使命感。

糖类是具有多羟基醛或多羟基酮的非芳香类分子特征物质的统称。因许多简单的糖类化学式可简化为 $(CH_2O)_n$，故其又称为碳水化合物（carbohydrate）。纵观历史，糖类已经并将继续成为人们饮食的主要组成成分，同时糖类也是构成机体组织、细胞的重要组成成分，并且参与细胞间通信。

第一节 糖类的生理学功能

一、储存和提供能量

糖类是人体主要的产能营养素，人体总能量供应的 50%～70% 来自于糖类，1g 糖彻底氧化可提供 16.7kJ（4kcal）的能量。糖原是肝脏和肌肉糖类的储存形式，肝脏约储存机体 1/3 的糖原，可分解为葡萄糖，为机体尤其是脑组织、红细胞等提供能量。肌糖原仅为肌肉收缩提供能量。

二、构成机体的重要成分

糖类以糖脂、糖蛋白和蛋白多糖的形式参与机体组织细胞的构成，如细胞膜的糖蛋白、神经组织和细胞膜中的糖脂，以及结缔组织中的蛋白多糖，此外，遗传物质 DNA 和 RNA 中含有的脱氧核糖和核糖也是糖类。

三、节约蛋白质的作用

如果体内糖类供应不足，机体为了满足自身对葡萄糖的需要，需要将蛋白质分解为氨基酸，通过糖异生作用产生葡萄糖，如果时间过长，会对人体及各器官产生损害。如果糖类供应充足，可节省体内蛋白质的消耗，即糖类具有节约蛋白质的作用。

四、抗生酮作用

脂肪在体内分解代谢需要糖类的协同参与。葡萄糖分解产生的草酰乙酸与脂肪分解产生的乙酰基结合，进入三羧酸循环被彻底氧化产生能量。当饥饿或节食时，机体糖类供应不足，导致草酰乙酸供应不足，脂肪酸不能被彻底氧化，产生过量的酮体（乙酰乙酸、γ-羟丁酸和丙酮）。体内充足的糖类，可发挥抗生酮作用。

五、解毒作用

肝脏中的葡糖醛酸对某些化学毒物（如四氯化碳）有较强的解毒作用，保护肝脏免受有毒物质的损害。

> **知识拓展** **能量与三大产能营养素**
>
> 营养学上能量的度量单位惯用卡（calorie, cal）或千卡（kilo-calories, kcal）表示，1cal 是 1g 水由 15℃ 上升至 16℃ 所吸收的热量，在实际应用中常用千卡为单位。1984 年改用国际单位制以焦耳（joule, J）为能量单位，1J 是 1kg 物体以 1N 的力移动 1m 所消耗的能量，在实际应用中也增大千倍，即千焦（kJ）。1kcal≈4.184kJ。目前千卡和千焦常同时应用。
>
> 人体需要的能量主要来自于食物中的糖类、脂肪和蛋白质，三者统称为三大产能营养素。

笔记栏

人体一般情况下主要利用糖类和脂肪供能，但在某些特殊的情况下，机体所需能源物质供能不足，如长期不能进食或消耗量过大时，体内的糖原和储存脂肪大量消耗之后，将依靠组织蛋白质分解产生氨基酸来获得能量。一般情况下，三大产能营养素向人体提供能量适宜的比例如下：糖类向人体提供的能量占总能量的60%～70%，脂肪占20%～25%，蛋白质占11%～14%。

第二节　糖类的分类

营养学上将糖类分为四类：单糖、双糖、寡糖和多糖。糖类化合物最简单的单元是单糖，单糖以糖苷键连接成更大的分子，双糖含有2个分子的单糖，寡糖含有3～10个分子的单糖，而多糖则由10个以上的单糖分子组成，自然界中的多糖通常含数百个单糖分子。

一、单　糖

食物中的单糖主要是葡萄糖、半乳糖和果糖。

1. 葡萄糖　葡萄糖是构成各种糖类的基本单位，也是体内主要以游离形式存在的单糖。对于从细菌到植物再到动物的所有生物体，葡萄糖是首选的细胞能量来源。通常，大脑完全依赖葡萄糖作为能量来源。

2. 半乳糖　半乳糖与葡萄糖的结构不同之处仅在于羟基基团在4号碳位上面向不同的方向（图9-1），这种小的结构改变导致半乳糖不如葡萄糖稳定。因此，在肝脏中半乳糖迅速转化为葡萄糖。大多数吸收的半乳糖在转化为葡萄糖后用于细胞中的能量生产。

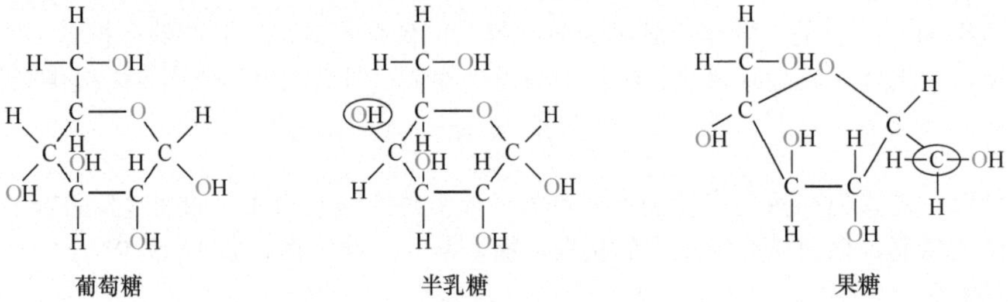

葡萄糖　　　　　　半乳糖　　　　　　果糖

图9-1　三种最常见单糖的结构——葡萄糖、半乳糖和果糖
圈中部分表示半乳糖和果糖、葡萄糖的结构差异

3. 果糖　果糖也具有与葡萄糖相同的化学式，但其化学结构不同。果糖环含有4个碳，而葡萄糖环含有5个碳。与葡萄糖相比，果糖不是体内细胞的能量来源。果糖主要存在于水果、蜂蜜和甘蔗中，是自然界中最常见的单糖之一。

> **知识拓展**　　　　　　　**不同糖的甜味**
>
> 单糖和双糖等简单糖类刺激甜味味觉（所有味觉中最敏感的），即使食物中的糖分浓度极低，也会刺激甜味的味觉。甜味的强弱可以用相对甜度来表示，它是甜味剂的重要指标，通常以5%或10%的蔗糖水溶液（因为蔗糖是非还原糖，其水溶液比较稳定）为标准，在20℃、同浓度的其他甜味剂溶液与之比较来得到相对甜度。不同糖类的甜度各不相同，一般来说，糖类中的羟基越多，该物质就越甜。果糖是甜度最高的天然糖。

二、双　糖

双糖由两分子单糖缩合而成，包括蔗糖、乳糖和麦芽糖，所有的双糖都含有至少一个葡萄糖分子。

1. 蔗糖　由一分子葡萄糖和一分子果糖连接而成，也称为食糖，存在于许多水果和蔬菜中，尤其在用于制造蔗糖的甜菜和甘蔗中浓度很高。

2. 乳糖　由一个葡萄糖分子和一个半乳糖分子组成，通常来源于哺乳动物乳汁，广泛存在于牛奶、酸奶和奶酪等乳制品中。

3. 麦芽糖　由两个结合在一起的葡萄糖分子组成，它是植物淀粉的常见分解产物，但很少以双糖形式直接存在于食物中。

三、寡　糖

寡糖又称为低聚糖，是由3～10个单糖分子脱水缩合而成的一类小分子多糖。比较重要的寡糖有低聚果糖、低聚异麦芽糖、棉籽糖和水苏糖等。棉籽糖和水苏糖主要存在于豆类食品中，其不能被人体消化酶水解，但可被肠道细菌分解产气，故大量食用豆类食品易引起腹部胀气。

四、多　糖

多糖是由10个以上单糖分子脱水缩合并通过糖苷键彼此连接而成的高分子聚合物，包括淀粉、糖原和膳食纤维。膳食中的多糖主要有两大类：淀粉和膳食纤维（详见第十五章）。

1. 淀粉　在谷物、豆类和根茎类蔬菜（如土豆）中含量丰富，根据其结构可分为直链淀粉和支链淀粉，这些大的淀粉分子形成晶体，是植物的能量储存分子。淀粉类食物直接生食提供的能量非常有限，因为人体消化系统很难打破这些淀粉分子。高温烹饪可破坏淀粉的晶体结构，使它们更容易在人体内分解。能够抵抗人体消化道中胃酸、小肠中淀粉相关水解酶的作用，不能被人体健康小肠消化吸收，但可在结肠中被微生物发酵降解利用的一类淀粉及淀粉衍生物称为抗性淀粉。

2. 糖原　又称为动物淀粉，由肝脏和肌肉合成及储存。肝糖原可维持正常的血糖水平，肌糖原可提供运动所需的能量。

> **知识拓展**　　　　　　　　　**乳糖不耐受**
>
> 当人们没有足够的乳糖酶时，乳糖未充分分解引起的非感染性腹泻称为乳糖不耐受。未消化的乳糖移动到大肠，被肠道细菌发酵，产生导致腹泻、腹胀和腹部绞痛症状的气体。乳糖不耐受通常发生在成年人身上，并且与种族有关。美国国家消化系统疾病信息交换所指出，非裔美国人、西班牙裔美国人、美洲印第安人和亚裔美国人乳糖不耐受的发生率要高得多，而北欧血统的美国人的发生率最低。大多数乳糖不耐受患者可以耐受饮食中一定量的乳制品，症状的严重程度取决于摄入的乳糖量和乳糖酶缺乏的程度。此外，还有蔗糖酶-异麦芽糖酶复合物缺陷症，缺乏该酶将导致蔗糖不耐受，约10%格陵兰岛和加拿大的因纽特人患有该遗传性疾病。

第三节　糖类的消化和吸收

一、糖类的消化

1. 口腔内的消化　糖类的消化从口腔开始。通过口腔咀嚼，糖类食物粉碎成越来越小的碎片，口腔中的唾液腺会分泌唾液来包裹食物颗粒。唾液中含有唾液淀粉酶，这种酶破坏双糖、寡糖和淀粉的单糖单元之间的共价键，使淀粉分子分解成更小的糊精分子和麦芽糖。只有大约5%的淀粉在口腔中被分解。

2. 胃的排空　当糖类到达胃时，不会发生进一步的化学分解，因为淀粉酶在胃的酸性条件下不起作用。胃的强烈蠕动收缩将糖类混合成更均匀的混合物食糜。

3. 小肠内彻底消化　食糜进入小肠后，胰腺分泌胰液通过胆管汇入肠道，胰液含有胰淀粉酶，它再次将糊精分解成链越来越短的糖类。同时，由排列在小肠绒毛上的肠细胞分泌的双糖酶（蔗糖酶、麦芽糖酶和乳糖酶）进一步将双糖变成葡萄糖和果糖及半乳糖等单糖。一旦糖类被化学分解成单糖单位，它们就会被运送到肠道细胞内部。

二、糖类的吸收

小肠细胞的细胞膜含有许多转运蛋白，以便将单糖和其他营养物质输送到血液中，然后再分配到身体的其他部位。第一个接受葡萄糖、果糖和半乳糖的器官是肝脏。肝脏吸收它们并将半乳糖转化为葡萄糖，将果糖分解成更小的含碳单位，并将葡萄糖储存为糖原或将其导回血液。

除了膳食纤维和抗性淀粉，几乎所有的糖类都可被有效地消化和吸收到体内。一些剩余的难以消化的糖类被大肠中细菌释放的酶分解。这些缓慢释放的糖类的细菌消化产物是短链脂肪酸和一些气体。短链脂肪酸要么被细菌用来制造能量供其生长繁殖，要么在粪便中排出，要么被结肠细胞吸收，少量被输送到肝脏。结肠细胞使用短链脂肪酸来支持它们的一些功能。肝脏还可以将短链脂肪酸代谢成细胞能量。由于膳食纤维在胃肠道中的消化比其他糖类（单糖、许多淀粉）少得多，因此食用它们后血糖的上升幅度较小且较慢。

知识拓展　　　　　　血糖生成指数与血糖负荷指数

通过测量各种糖类食物的血糖反应，然后与参考食物（纯葡萄糖）进行比较，以创建一个数值，称为血糖生成指数（glycemic index, GI）。根据进食糖类食物后血糖升高的速度和程度，可对糖类食物的生糖指数进行评分，总分为100分。高GI的食物，如白面包，会被迅速消化并导致血糖大幅波动。低GI的食物，如全燕麦，消化得慢，促使血糖缓慢地升高。流行病学和临床试验研究表明，低GI食物的饮食可以降低肥胖、2型糖尿病和心血管疾病的风险。GI可用作选择更健康糖类的指南，但也有一些局限性，一方面GI不考虑食物中糖类的含量，只考虑糖类的类型；另一方面，低GI和高GI食物的组合会改变膳食的GI。此外，一些营养丰富的食物比营养不足的食物具有更高的GI。例如，燕麦片的GI比巧克力高，因为巧克力的脂肪含量更高。肉类和脂肪没有GI，因为它们不含糖类。不同食物的GI，可参考http://www.mendosa.com/gilists.htm。

鉴于血糖生成指数的局限性，研究人员开发了另外一种糖类相关的食物分类方法，该方法考虑了食物中糖类的含量及其对血糖水平的影响，该测量值称为血糖负荷指数（glycemic load）。食物的血糖负荷指数是通过将食物的GI乘以食物所含糖类的量来确定的。一般来说，血糖负荷指数≥20为高，11～19为中，≤10为低。血糖负荷指数已被用于研究高血糖负荷指数饮食是否与2型糖尿病风险和心脏事件的风险增加有关。在对24项前瞻性队列研究的大型荟萃分析中，研究人员得出结论，食用低血糖负荷指数饮食的人患2型糖尿病的风险低于食用高血糖负荷指数食物的人。一项类似的荟萃分析得出结论，高血糖负荷指数饮食也与冠心病事件的风险增加有关。

第四节　葡萄糖的代谢

发生在细胞、组织或体内的所有化学反应的总和统称为代谢（metabolism）。代谢途径可以分为分解代谢（降解）和合成代谢（合成）。分解代谢通过分解复杂分子（如脂类、蛋白质、多糖），生成一些简单的分子（如二氧化碳、NH_3、水）。而合成代谢则是指利用简单的前体分子生成复杂的终产物，如由葡萄糖合成多糖、糖原。

糖类的代谢主要表现为葡萄糖的代谢。消化吸收的葡萄糖有多个去向，如分解供能、合成糖原和转变为脂肪组织等。

一、葡萄糖分解代谢

葡萄糖在体内的分解包括无氧氧化和有氧氧化。

1. 无氧氧化　在缺氧状态下，葡萄糖分解生成乳酸的过程称为糖的无氧氧化，该过程分为两个阶段：第一阶段称为糖酵解（glycolysis），葡萄糖经过一系列复杂的酶促反应（10个反应步骤）后生成丙酮酸；第二阶段为丙酮酸还原为乳酸的过程。葡萄糖的无氧氧化发生在细胞质中。葡萄糖无氧氧化最重要的生理意义在于其保证了机体在缺氧情况下获取能量。成熟红细胞没有线粒体，完全依赖糖酵解提供能量。在某些病理条件下，如失血、休克、呼吸功能障碍等造成机体缺氧，细胞以无氧氧化葡萄糖供应能量，但伴随产生的过量的乳酸同时引起酸中毒。

2. 有氧氧化　在有线粒体的细胞中，氧气充足时，葡萄糖分解形成的丙酮酸进一步氧化为乙酰辅酶A，后者进入三羧酸循环途径彻底氧化为二氧化碳和水，并产生大量能量。葡萄糖的有氧氧化是糖分解供能的主要方式。

二、磷酸戊糖途径

尽管大部分吸收的葡萄糖用于制造能量，但一些葡萄糖会转化为磷酸核糖和还原型烟酰胺腺嘌呤二核苷酸磷酸（reduced nicotinamide adenine dinucleotide phosphate，NADPH）$+H^+$，该分解代谢称为磷酸戊糖途径。磷酸戊糖途径是体内合成5-磷酸核糖的唯一途径。5-磷酸核糖是重要大分子〔如

笔记栏

RNA、DNA 和三磷酸腺苷（ATP）] 的基本组成部分。NADPH+H$^+$ 作为供氢体参与机体多种代谢反应，并帮助细胞应对氧化应激。

三、糖原的合成与分解

如果身体已经有足够的能量来支持其功能，多余的葡萄糖就会储存为糖原（其中大部分储存在肌肉和肝脏中）。一个糖原分子可能含有超过 5 万个葡萄糖单位，并且高度支化，糖原分子中的直链是由葡萄糖以 α-1,4-糖苷键相连形成，而支链则以 α-1,6-糖苷键将葡萄糖分子相连。人体肝糖原为 70～100g，用于维持血糖水平；肌糖原为 130～300g，主要为肌肉收缩时提供能量。

四、糖异生

如果身体的所有能量、糖原储存能力和构建需求都得到满足，多余的葡萄糖就可以用来制造脂肪，这就是为什么能量过高的饮食会增加机体脂肪量。在没有足够的葡萄糖来满足身体需要的情况下，机体将通过将非糖物质（主要是生糖氨基酸、乳酸和甘油等）转变为葡萄糖或糖原，该过程称为糖异生（gluconeogenesis）。在正常情况下，糖异生主要在肝脏中进行，肾糖异生能力仅为肝脏的 1/10，长期饥饿和酸中毒时肾中的糖异生作用明显增强。

知识拓展　　　　　　　　　　**血糖的调节**

血液中的葡萄糖水平受到严格控制，因为血液中的葡萄糖过多或过少都会对健康产生影响。葡萄糖通过被称为负反馈的过程调节其在血液中的水平。胰腺分泌胰岛素释放到血液中，胰岛素向身体细胞发送信号，将血液中的葡萄糖输送到身体周围的不同器官细胞中，并利用它来产生能量。在肌肉组织和肝脏中，胰岛素调节细胞将葡萄糖合成糖原储存起来。随着葡萄糖被输送到身体周围的细胞中，血糖水平会下降。胰腺分泌的胰高血糖素是一种与胰岛素功能相反的激素，胰腺中的胰高血糖素分泌细胞感知葡萄糖的下降，并相应地将胰高血糖素释放到血液中。胰高血糖素向肝脏发出信号以分解糖原并将储存的葡萄糖释放到血液中，从而使葡萄糖水平保持在目标范围内，并且保证所有细胞都能获得所需的能量以正常运作。

第五节　糖类与免疫

功能良好的免疫系统对生存至关重要。免疫系统必须时刻保持警惕，监测入侵或危险的迹象。免疫系统里的细胞必须能够区分"自己"和"非己"成员，并且能够区分有害的"非己"分子（如来自病原体的分子）和无害的"非己"分子（如来自食物）。本节将对饮食中的糖类和免疫功能之间的关系进行介绍。

免疫系统的营养调节不但在临床环境中发挥作用，也可以在健康人群中发挥作用，以减少或延迟免疫介导的慢性疾病的发作。该领域正在进行的研究最终将有助于更好地了解饮食和营养素在免疫功能中的作用，并将促进使用定制营养来改善人类健康。宏量营养素对免疫系统影响的一个重要方面是它们参与免疫识别。糖蛋白和糖脂可以与凝集素及抗体等免疫分子结合，通过识别病原体膜中的糖类来调节白细胞迁移过程中的细胞黏附和对感染的免疫。此外，糖类参与蛋白质糖基化的酶促过程，从而产生重要的功能性生物聚合物。糖基化肽作为糖抗原，影响 HLA 类 I 分子和 HLA 类 II 分子系统的抗原呈递蛋白的结合及随后 T 细胞对抗原肽的识别。在 APC 中通过细胞内途径加工的糖抗原被呈递给 Th 细胞、Tc 细胞和 NKT 细胞，并调节它们的活化和细胞因子的产生。

最新的一项研究强调了糖类摄入的抗炎作用，该研究指出，与正常体重儿童相比，摄入含糖类的饮料导致肥胖/超重儿童的单核细胞中 TLR-4 的表达降低。另一项研究报告称，运动员摄入糖类与血液中免疫细胞数量更加平衡、单核细胞和粒细胞的吞噬活性降低、活性氧和炎症细胞因子水平降低有关。

2 型糖尿病患者的低糖类、高脂饮食加或不加餐后散步可改善血糖控制和空腹胰岛素前体水平，并显著降低外周血单个核细胞中的磷酸化 c-Jun N 端激酶（一种细胞炎症的标志物）。

一种米糠阿拉伯木聚糖化合物，作为免疫缺陷综合征患者的膳食补充剂，导致外周血 Tc 细胞显著减少，Th 细胞/Tc 细胞值显著增加。

在多发性硬化患者中也观察到基于多糖的饮食的抗炎作用，在一项为期 12 个月基于多糖的多营养素饮食干预研究中发现，该方案使受试者血清 IL-2、TNF-α、EGF 浓度升高，而 IL-1β 下降。

本 章 小 结

糖类分为单糖、双糖、寡糖和多糖。糖类是人类维持生命活动最主要、最直接、最安全的能量来源（1g 葡萄糖在体内氧化产生 4kcal 的能量）；构成机体组织；具有抗生酮作用和节约蛋白质作用；解毒作用。糖类的消化从口腔开始（机械消化为主，辅以化学消化），其主要消化吸收部位为小肠，糖类在大肠内主要以细菌发酵为主。肠道消化吸收的葡萄糖，主要以四种形式进行代谢：分解代谢（无氧氧化和有氧氧化）、磷酸戊糖途径、糖原的合成与分解、糖异生（主要场所在肝脏）。食物的 GI 和食物血糖负荷指数结合使用，可有效地指导合理膳食，达到控制血糖、控制体重、改善胃肠功能的目的。

思 考 题

1. 简述糖类的生理功能。
2. 简述糖类的消化及吸收过程。
3. 简述糖类与免疫系统的关系。
4. 请思考乳糖不耐受患者在饮食上有哪些需要注意的地方。

（袁发浒　欧阳礼辰）

笔记栏

第十章 人体的能源库——脂质

知识目标 掌握脂质的构成与功能，血浆脂蛋白的作用；熟悉脂质的消化吸收过程，血浆脂蛋白的分类和不同功能；了解日常食物中各种食物所含脂肪酸及膳食摄入建议，脂蛋白代谢异常导致的疾病。

能力目标 运用营养免疫学理论知识解决生活中实际问题的能力；运用所学专业知识向大众开展健康宣教的能力。

价值目标 通过本章节内容的学习，帮助同学们树立适量摄入脂质的健康观念，培养正确的生活方式；培养学生关注社会热点问题，具有社会责任感和使命感。

脂质（lipid）种类多、结构复杂，在生命体内的功能呈现多样性和复杂性。脂质分子独立于从基因到蛋白质的遗传信息系统，不易溶于水。脂质的这些特性也决定了其在生命活动或疾病发生发展中作用的独特性和重要性。一些原本认为与脂质关系不大的生命现象和疾病，可能与脂质及其代谢关系密切。近年来在分子生物学取得重大进展的基础上，脂质及其代谢研究再次成为生命科学、医学和药学等的前沿领域。

第一节 脂质的构成及功能

一、脂质是种类繁多、结构复杂的一类大分子物质

脂质包含脂肪和类脂，脂肪即三酰甘油（也称三脂肪酰基甘油）的混合物，类脂包括固醇及其酯、磷脂和糖脂等。三酰甘油占饮食中脂质的 95% 以上，常见于油炸食品、植物油、黄油、全脂牛奶、奶酪和一些肉类中。许多食物（包括橄榄、玉米和坚果）中都含有天然存在的三酰甘油。食物中的三酰甘油也被称为脂或油，脂是在室温下为固体的脂质，而油是液体。

（一）三酰甘油是甘油的脂肪酸酯

三酰甘油为由甘油的三个羟基与三个脂肪酸分子酯化生成的甘油酯，其脂肪酰链组成复杂，长度和饱和度多样。体内存在少量单酰甘油和二酰甘油。

1. 三酰甘油的结构和功能 三酰甘油是体内和饮食中脂质的主要形式。三酰甘油由三个脂肪酸分子和一个甘油（丙三醇）分子组成。脂肪酸由碳链一端的羧酸基团（—COOH）和另一端的甲基（—CH₃）组成。根据脂肪酸的碳链长度和饱和度可对脂肪酸进行分类。按碳链长度来分，碳链中含有 6 个以下碳原子的脂肪酸称为短链脂肪酸（short chain fatty acid，SCFA），也称作挥发性脂肪酸；中链脂肪酸（midchain fatty acid，MCFA）是指碳链上碳原子数为 6～12 的脂肪酸；碳链上碳原子数大于 12 的脂肪酸为长链脂肪酸（long chain fatty acid，LCFA）。一般食物所含的大多是长链脂肪酸。

2. 饱和度 饱和度是指脂肪酸链是否被氢原子填充至"饱和"容量。我们称分子结构中不含碳碳双键（C＝C）的脂肪酸为饱和脂肪酸（saturated fatty acid，SFA），这种脂肪酸链中的所有碳原子都以单键相连。有时链中有一个地方缺少氢原子，则被称为不饱和点。当碳原子之间的一个或多个键是碳碳双键（C＝C）时，该脂肪酸称为单不饱和脂肪酸（monounsaturated fatty acid，MUFA）或多不饱和脂肪酸（polyunsaturated fatty acid，PUFA）。只有一个双键的脂肪酸是单不饱和脂肪酸，如橄榄油（75% 是单不饱和脂肪酸），而深海鱼油则含有大量的多不饱和脂肪酸。单不饱和脂肪酸和多不饱和脂肪酸都是正常细胞发育和健康必不可少的营养，不饱和脂肪酸有助于调节血液中的胆固醇水平，从而降低患心脏病和脑卒中的风险。

饱和脂肪酸含量高的食物在室温下往往是固体，如巧克力和肉类。富含不饱和脂肪酸的食物，在室温下往往是液体，如我们日常食用的各种植物油（如橄榄油、大豆油等）。了解链长、饱和度

和脂肪酸状态（固体或液体）之间的联系对于选择食物很重要。如果需要重新调整脂肪酸产品的摄入量，那么选择不饱和脂肪酸比选择饱和脂肪酸更有益。这种选择很容易做出，因为不饱和脂肪酸在室温下往往是液体（如橄榄油），而饱和脂肪酸在室温下往往是固体（如黄油）。橄榄油和菜籽油富含单不饱和脂肪酸，鱼油含有大量的多不饱和脂肪酸。然而，尽管棕榈油在室温下是液体，但其饱和脂肪酸含量很高，通常用于食品加工，已被证明会提高血液中的胆固醇。

3. 顺式和反式脂肪酸　在不饱和脂肪酸中，碳链中引入碳碳双键（也称为烯键）可以导致相同脂肪酸具有不同的空间结构。不饱和键（烯键）两端的碳元素上连接的两个氢均在双键的同一侧的不饱和脂肪酸，称为顺式脂肪酸（cis fatty acid）。天然存在的脂肪酸通常具有顺式构型。

在反式脂肪酸（trans fatty acid）中，氢原子连接在碳碳双键的两侧。与顺式脂肪酸不同，大多数反式脂肪酸并非天然存在于食物中，而是一种称为氢化的过程的结果。氢化是在碳碳双键上加氢的过程，从而使脂肪酸饱和（或部分饱和）。这就是植物油如何转化为半固体以用于制造食品的过程。近年来的研究认为，反式脂肪酸会增加患冠心病的风险，因为它们会对血液中的胆固醇水平产生负面影响。

一些天然产生的反式脂肪酸不会像人工合成的反式脂肪酸那样造成相同的健康风险。这些反式脂肪酸存在于反刍动物，如牛、绵羊和山羊中，导致我们的肉类、牛奶和其他乳制品中存在反式脂肪酸。美国农业部的报告表明，这些反式脂肪酸占我们饮食中反式脂肪酸总摄入量的15%～20%。虽然我们知道反式脂肪酸并非完全无害，但似乎这些动物产品中存在的其他脂肪酸分子可以抵消自然产生的反式脂肪酸的负面影响，这些脂肪酸分子有助于促进人类健康。

4. 非必需和必需脂肪酸　脂肪酸对身体系统的正常运作至关重要。循环系统，呼吸系统、皮肤系统、免疫系统、大脑和其他器官需要脂肪酸才能正常运作。人体及哺乳动物能够自己合成而不必从膳食中摄取的脂肪酸，被称为非必需脂肪酸（non-essential fatty acid）。不能被细胞或机体以相应需要量合成或从其膳食前体合成，而必须由膳食供给的多不饱和脂肪酸，被称为必需脂肪酸（essential fatty acid）。值得注意的是，非必需脂肪酸并不意味着不重要，该分类完全基于身体合成脂肪酸的能力。

必需脂肪酸对维持机体功能不可缺少，但机体不能合成、必须从食物中获取，包括亚油酸、α-亚麻酸等，它们均为多不饱和脂肪酸。必需脂肪酸分为两类：ω-3 脂肪酸和 ω-6 脂肪酸，ω 是指链的甲基端，3 和 6 是指第一个碳双键的位置。ω-3 脂肪酸和 ω-6 脂肪酸是类二十烷酸的前体。类二十烷酸是一大类由二十碳多不饱和脂肪酸氧化产生的具有生物活性的不饱和脂肪酸，广泛存在于体液和组织中，调节体内众多生理和病理过程。研究发现，源自 ω-6 脂肪酸的类二十烷酸会增加血压、免疫反应和炎症。相较而言，来自 ω-3 脂肪酸的类二十烷酸对心脏健康有积极影响。鉴于 ω-3 脂肪酸和 ω-6 脂肪酸的效果对比，在两者之间实现适当的饮食平衡，可以获得更多健康益处。

此外，必需脂肪酸在心肌细胞、免疫系统功能和血压调节中起着重要作用。二十二碳六烯酸（docosahexaenoic acid，DHA）是一种 ω-3 脂肪酸，已被证明在胎儿发育过程中大脑突触传递发挥着重要作用。ω-3 脂肪酸和 ω-6 脂肪酸在水产品、亚麻籽油、坚果和多叶蔬菜中含量丰富。由于这些必需脂肪酸很容易获得，因此必需脂肪酸缺乏症极为罕见。

（二）脂肪酸是脂肪烃的羧酸

脂肪酸的结构通式为 $CH_3(CH_2)_nCOOH$，高等动植物脂肪酸碳链长度一般为14～20，为偶数碳。脂肪酸系统命名法根据脂肪酸的碳链长度命名。不含双键的脂肪酸为饱和脂肪酸（表 10-1），不饱和脂肪酸含一个或以上双键。含一个双键的脂肪酸称为单不饱和脂肪酸；含两个及以上双键的脂肪酸称为多不饱和脂肪酸。根据双键位置，多不饱和脂肪酸分属于 ω-3、ω-6、ω-7 和 ω-9 四类。高等动物体内的多不饱和脂肪酸由相应的母体脂肪酸衍生而来，但 ω-3、ω-6 和 ω-9 类多不饱和脂肪酸不能在体内相互转化。

表 10-1　不饱和脂肪酸

类	母体不饱和脂肪酸	碳原子数	双键数
ω-7	软油酸	9～16	1
ω-9	油酸	9～18	1

续表

类	母体不饱和脂肪酸	碳原子数	双键数
ω-6	亚油酸	9，12～18	2
ω-3	亚麻酸	9，12，15～18	3

知识拓展

鱼 油

鱼油是鱼体内的全部油类物质的统称，它包括体油、肝油和脑油，主鱼油是一种从多脂鱼类中提取的油脂，富含 ω-3 脂肪酸（DHA 和 EPA），具有抗炎、调节血脂等健康益处。广义上的鱼油既指胶囊等形态的鱼油制剂，又指鱼体内的脂肪，主要功能性成分是其中的 ω-3 脂肪酸。富含 ω-3 脂肪酸的多脂鱼类包括鲭鱼、金枪鱼、三文鱼、鲟、凤尾鱼、沙丁鱼、鲱鱼、鳟鱼等，其中每 2 两（1 两=50g）便可获得约 1g 的 ω-3 脂肪酸（实际情况波动会比较大，该数值仅供参考）。由于国人的饮食结构中相对 ω-6 脂肪酸过多，更应重视 ω-3 脂肪酸的摄入，由于鱼油很容易氧化，吃鱼比吃制剂更高效。《中国居民膳食指南（2022）》建议一般成年人每天食用 75～100g 的鱼/虾。不过考虑到重金属、环境激素在鱼体内的富集效应，建议食用小型鱼类，如三文鱼就比鲨鱼污染少。烹调方法上尽量选择蒸煮烤，油炸会破坏其营养。不吃鱼的人也可以考虑食用亚麻籽油和坚果补充 ω-3 脂肪酸。

（三）磷脂分子含磷酸

磷脂由甘油或鞘氨醇、脂肪酸、磷酸和含氮化合物组成，含甘油的磷脂称为甘油磷脂。与三酰甘油一样，磷脂也具有甘油骨架。但与三酰甘油不同的是，磷脂是二酰甘油（两个脂肪酸分子连接在甘油骨架上），而它们的第三个脂肪酸链有一个磷酸基团和一个含氮基团。这种独特的结构使磷脂具有一定的水溶性。因此，磷脂具有两亲性，脂肪酸侧是疏水的，而磷酸基团是亲水的。

在体内，磷脂结合在一起形成细胞膜。磷脂的两亲性质决定了它们作为细胞膜成分的功能。磷脂在细胞膜中形成双层，从而有效地保护细胞内部免受外部环境的影响，同时允许脂肪和水通过膜运输。

磷脂是理想的乳化剂，可以保持油水混合。乳液是两种不混合的液体的混合物。如果没有乳化剂，食物中的脂肪和水含量会有所不同。卵磷脂（磷脂酰胆碱）存在于蛋黄中，是一种流行的食品乳化剂。食品乳化剂在提升食品观感上起着重要作用，在酱汁和奶油中添加乳化剂不仅可以改善它们的外观，还可以增加它们的新鲜度。

卵磷脂存在于身体的每个细胞中，28% 的大脑物质由卵磷脂组成，肝脏中 66% 的脂肪是卵磷脂。卵磷脂具有诸多健康益处，如它能够降低血液胆固醇并帮助减肥。值得注意的是，身体可以制造机体所需的大多数磷脂。

（四）胆固醇以环戊烷多氢菲为基本结构

胆固醇属类固醇化合物，由环戊烷多氢菲母体结构衍生形成。可根据 C_3 羟基氢是否被取代或 C_{17} 侧链长短不同（一般为 8～10 个碳原子）而衍生出不同的类固醇。动物体内最丰富的类固醇化合物是胆固醇，植物不含胆固醇而含植物固醇，以 β-谷固醇最多，酵母含麦角固醇。

固醇又称甾醇，以环戊烷多氢菲为基本结构，并含有醇基。固醇具有与三酰甘油和磷脂不同的结构，它们是复杂的分子，包含相互连接的碳原子环，并附有碳、氢和氧的侧链。像卵磷脂一样，人体可以合成胆固醇。与磷脂一样，胆固醇存在于所有身体细胞中，体内大约 25% 的胆固醇位于脑组织中。胆固醇在体内用于制造许多重要物质，包括维生素D、糖皮质激素和性激素。值得注意的是，植物中发现的固醇在结构上类似于胆固醇。然而，植物固醇会抑制人体对胆固醇的吸收，从而有助于降低胆固醇水平。尽管胆固醇因导致心血管疾病而臭名昭著，但它是体内的一种重要物质，只有当它在血液中过度积累时才会引起关注。

二、脂质具有多种复杂的生物学功能

（一）三酰甘油是机体重要的能源物质

三酰甘油是机体重要供能和储能物质。三酰甘油富含高度还原碳，氧化分解产能较多，1g 三酰甘油彻底氧化可产生 38kJ 能量，1g 蛋白质或 1g 糖类只产生 17kJ 能量。三酰甘油储存时不带水分子（疏水），所占体积小。脂肪组织是机体专门储存三酰甘油组织，三酰甘油是脂肪酸的重要储存库，二酰甘油是重要的细胞信号分子。过多的脂肪组织会对身体造成过度的压力，并可能对健康有害：过量的脂肪会导致动脉壁积累过多的胆固醇，使动脉壁增厚并导致心血管疾病。

（二）脂肪酸具有多种重要生理功能

脂肪酸是脂肪、胆固醇酯和磷脂的组成成分，一些不饱和脂肪酸具有更多更复杂的生理功能。

1. 提供必需脂肪酸　人体自身不能合成、必须由食物提供的脂肪酸称为必需脂肪酸。人体不能合成亚油酸、α-亚麻酸，必须从食物中获得。花生四烯酸虽能在人体以亚油酸为原料合成，但消耗必需脂肪酸，一般也归为必需脂肪酸。

2. 合成不饱和脂肪酸衍生物　前列腺素、血栓噁烷、白三烯是二十碳多不饱和脂肪酸衍生物，具有多种生物活性。

前列腺素 E_2 能诱发炎症，促进局部血管扩张，使毛细血管通透性增加，引起红、肿、痛、热等症状。前列腺素 E_2、前列腺素 A_2 能使动脉平滑肌舒张，有降血压作用。前列腺素 E_2 及前列腺素 I_2 能抑制胃酸分泌，促进胃肠平滑肌蠕动。卵泡产生的前列腺素 E_2、前列腺素 $F_2α$ 在排卵过程中起重要作用。前列腺素 $F_2α$ 可使卵巢平滑肌收缩，引起排卵。子宫释放的前列腺素 $F_2α$ 能使黄体溶解。分娩时子宫内膜释出的前列腺素 $F_2α$ 能使子宫收缩加强，促进分娩。

血小板产生的血栓素 A_2、前列腺素 E_2 能促进血小板聚集和血管收缩，促进凝血及血栓形成。血管内皮细胞释放的前列腺素 I_2 有很强舒血管及抗血小板聚集作用，抑制凝血及血栓形成，前列腺素 I_2 有抗血栓素 A_2 作用。

过敏反应慢反应物质是白三烯 C_4、白三烯 D_4 及白三烯 E_4 混合物，其支气管平滑肌收缩作用较组胺、前列腺素 $F_2α$ 强 100～1000 倍，作用缓慢而持久。人白三烯 B_4 能调节白细胞功能，促进其游走及趋化作用，刺激腺苷酸环化酶，诱发多形核白细胞脱颗粒，使溶酶体释放水解酶类，促进炎症及过敏反应发展。IgE 与肥大细胞表面受体结合后，可引起肥大细胞释放白三烯 C_4、白三烯 D_4 及白三烯 E_4。这 3 种物质能引起支气管及胃肠平滑肌剧烈收缩，白三烯 D_4 还能使毛细血管通透性增加。

（三）磷脂是重要的结构成分和信号分子

1. 磷脂是构成生物膜的重要成分　磷脂分子具有亲水端和疏水端，在水溶液中可聚集成脂质双层，是生物膜的基础结构，细胞膜中能发现几乎所有的磷脂。各种磷脂在不同生物膜中所占比例不同，甘油磷脂中以卵磷脂、磷脂酰乙醇胺、磷脂酰丝氨酸含量最高，鞘磷脂中以神经鞘磷脂为主。卵磷脂存在于细胞膜中，心磷脂是线粒体膜的主要脂质。

2. 磷脂酰肌醇是第二信使的前体　磷脂酰肌醇 4、5 位被磷酸化生成的磷脂酰肌醇-4,5-二磷酸是细胞膜磷脂的重要组成成分，主要存在于细胞膜的内层。在激素等因素的刺激下可进一步分解为二酰甘油和肌醇三磷酸，均能在细胞内传递细胞信号。

（四）胆固醇是生物膜的重要成分和功能性固醇类物质的前体

1. 胆固醇是细胞膜的结构成分　胆固醇 C_3 羟基亲水，能在细胞膜中以该羟基存在于磷脂的极性端之间。胆固醇是动物细胞膜的基本结构成分，但亚细胞器膜含量较少。

2. 胆固醇可转化为具有生物学功能的固醇化合物　胆固醇在肝脏可转变为胆汁酸，在皮肤可转化为维生素 D_3。体内一些内分泌腺，如肾上腺皮质、睾丸、卵巢等能以胆固醇（酯）为原料合成类固醇激素。

第二节 脂质的消化与吸收

一、胆汁酸盐协助消化酶消化脂质

脂质不溶于水，无法与消化酶充分接触。胆汁酸盐有较强乳化作用，可以通过降低脂-水界面的张力，将脂质乳化成细小微团，使脂质消化酶吸附在乳化微团的脂-水界面，大大地增加消化酶与脂质接触面积，促进脂质消化。含胆汁酸盐的胆汁、含脂质消化酶的胰液分泌后进入十二指肠，所以小肠上段是脂质消化的主要场所。

胰腺分泌的脂质消化酶包括胰脂酶、辅脂酶、磷脂酶 A_2 和胆固醇酯酶。

（1）胰脂酶特异水解三酰甘油 1、3 位酯键，生成 2-单酰甘油及 2 分子脂肪酸。

（2）辅脂酶是胰脂酶发挥脂肪消化作用必不可少的辅因子，可防止胰脂酶在脂-水界面上变性、失活。辅脂酶在胰腺泡以酶原形式存在，分泌入十二指肠腔后被胰蛋白酶从 N 端水解，移去五肽而激活。辅脂酶本身不具脂酶活性，但可通过疏水键与三酰甘油结合、通过氢键与胰脂酶结合，将胰脂酶锚定在乳化微团的脂-水界面，使胰脂酶与脂肪充分接触，发挥水解脂肪的功能。

（3）胰磷脂酶 A_2 催化磷脂 2 位酯键水解，生成脂肪酸和溶血磷脂。

（4）胆固醇酯酶水解胆固醇酯，生成胆固醇和脂肪酸。溶血磷脂、胆固醇可协助胆汁酸盐将食物脂质乳化成更小的混合微团（直径约 20nm），这些微团极性更大，易穿过小肠黏膜细胞表面的水屏障被黏膜细胞吸收。

二、吸收的脂质经再合成进入血液循环

脂质及其消化产物主要在十二指肠下段及空肠上段吸收，不同脂质消化吸收途径不同。

（1）食入脂质含少量由中链脂肪酸（6～10C）、短链脂肪酸（2～4C）构成的三酰甘油，它们经胆汁酸盐乳化后可直接被肠黏膜细胞摄取，继而在细胞内脂肪酶作用下，水解成脂肪酸及甘油，通过门静脉进入血液循环。

（2）脂质消化产生的长链脂肪酸（12～26C）、2-单酰甘油、胆固醇和溶血磷脂等，在小肠进入肠黏膜细胞。

（3）长链脂肪酸首先在小肠黏膜细胞被转化成脂酰辅酶 A，再在滑面内质网脂酰辅酶 A 转移酶催化下，由 ATP 供能，被转移至 2-单酰甘油羟基上，重新合成三酰甘油，与粗面内质网上合成的载脂蛋白 B48 等及磷脂、胆固醇共同组装成乳糜微粒，被肠黏膜细胞分泌或经淋巴系统进入血液循环。

三、脂质消化吸收在维持机体脂质平衡中具有重要作用

体内脂质过多，尤其是饱和脂肪酸、胆固醇过多，在肥胖、高脂血症、动脉粥样硬化、2 型糖尿病、高血压和癌症等发生中具有重要作用。小肠的脂质消化、吸收能力具有很大可塑性，被认为是介于机体内、外脂质间的选择性屏障，脂质通过该屏障过多会在体内堆积，促进疾病发生。脂质本身可刺激小肠、增强脂质消化吸收能力，促进摄入增多时脂质的消化吸收，保障体内能量、必需脂肪酸、脂溶性维生素供应，增强机体对食物缺乏环境的适应能力。小肠脂质消化吸收能力调节的分子机制可能涉及小肠特殊的分泌物质或特异的基因表达产物，是预防体脂过多、治疗相关疾病、开发新药物的新靶标。

与磷脂和三酰甘油相比，胆固醇的吸收性较差。膳食脂肪成分的增加有助于胆固醇的吸收，而膳食纤维则抑制胆固醇的吸收。富含纤维的食物，如新鲜水果、蔬菜和燕麦，可以结合胆汁酸盐和胆固醇，阻止它们的吸收，并促进它们从肠道排出。这就是为什么建议通过大量摄入膳食纤维以降低血液胆固醇。

在一些病理情况下，脂肪消化吸收出现问题，人的粪便中就会含有大量脂肪。如果脂肪吸收不良持续存在，这种情况称为脂肪泻。脂肪泻可由影响吸收的疾病引起，如克罗恩病和囊性纤维化。

第三节　血浆脂蛋白及其代谢

一、血脂是血浆所含脂质的统称

血脂包括三酰甘油、磷脂、胆固醇及其酯，以及游离脂肪酸等。血脂有两种来源，外源性脂质主要从食物摄取入血，内源性脂质由肝细胞、脂肪细胞及其他组织细胞合成后释放入血。血脂受到膳食、年龄、性别、职业及代谢等影响，波动范围较大。

二、血浆脂蛋白是血脂的运输形式及代谢形式

（一）血浆脂蛋白可用电泳法和超速离心法分类

不同脂蛋白所含脂质和蛋白质不一样，其理化性质如密度、颗粒大小、表面电荷、电泳行为，免疫学性质及生理功能均有不同，据此可将脂蛋白分为不同种类。

1. 电泳法按电场中的迁移率对血浆脂蛋白分类　不同脂蛋白的质量和表面电荷不同，在同一电场中移动的快慢不一样。

2. 超速离心法按密度对血浆脂蛋白分类　不同脂蛋白因含脂质和蛋白质种类及数量不同，密度也不同。将血浆在一定密度盐溶液中超速离心，脂蛋白会因密度不同而漂浮或沉降。乳糜微粒含脂质最多，密度最小，易上浮；其余脂蛋白按密度由小到大依次为极低密度脂蛋白（very low density lipoprotein，VLDL）、低密度脂蛋白（low density lipoprotein，LDL）和高密度脂蛋白（high density lipoprotein，HDL）。

（二）血浆脂蛋白是脂质与蛋白质的复合体

1. 血浆脂蛋白中的蛋白质称为载脂蛋白　已从人血浆脂蛋白中分离出20多种载脂蛋白（apolipoprotein，apo），主要有A、B、C、D及E等五大类，载脂蛋白在不同脂蛋白的分布及含量不同。

2. 不同脂蛋白具有相似基本结构　大多数载脂蛋白如载脂蛋白A1、载脂蛋白A2、载脂蛋白C1、载脂蛋白C2、载脂蛋白C3及载脂蛋白E等均具双性α螺旋结构，不带电荷的疏水氨基酸残基构成α螺旋非极性面，带电荷的亲水氨基酸残基构成α螺旋极性面。脂蛋白一般呈球状，以三酰甘油及胆固醇酯为内核，载脂蛋白、磷脂及游离胆固醇单分子层覆盖于表面的复合体，保证不溶于水的脂质能在水相的血浆中正常运输。

三、不同来源脂蛋白具有不同功能和不同代谢途径

（一）乳糜微粒主要转运外源性三酰甘油及胆固醇

乳糜微粒代谢途径又称外源性脂质转运途径或外源性脂质代谢途径。乳糜微粒负责将三酰甘油运送到肌肉、乳房、皮肤下的外层，以及腹部、大腿和臀部的内部脂肪层，它们被身体储存在脂肪组织中以备将来使用。乳糜微粒是含有三酰甘油和脂肪酸的大脂蛋白，毛细血管壁含有一种酶，可将脂蛋白中的三酰甘油分解为脂肪酸和甘油，从而使它们能够进入脂肪细胞。一旦进入脂肪细胞，脂肪酸和甘油重新合成三酰甘油并储存以备后用。

（二）极低密度脂蛋白主要转运内源性三酰甘油

极低密度脂蛋白是运输内源性三酰甘油的主要形式，其血浆代谢产物低密度脂蛋白是运输内源性胆固醇的主要形式，极低密度脂蛋白及低密度脂蛋白代谢途径又称内源性脂质转运途径或内源性脂质代谢途径。

极低密度脂蛋白可将三酰甘油从肝脏运输到身体的各种组织。当极低密度脂蛋白穿过循环系统时，脂蛋白脂肪酶会去除极低密度脂蛋白中的三酰甘油。随着三酰甘油的去除持续存在，极低密度脂蛋白变成中密度脂蛋白。中密度脂蛋白在血液中运输各种脂肪和胆固醇。在血液中移动时，胆固醇是从其他脂蛋白中获得的，而循环酶会剥离其磷脂成分。当中密度脂蛋白返回肝脏时，它们会转化为低密度脂蛋白。

（三）低密度脂蛋白主要转运内源性胆固醇

人体多种组织器官能摄取、降解低密度脂蛋白，约 50% 的低密度脂蛋白在肝脏降解。肾上腺皮质、卵巢、睾丸等组织摄取及降解低密度脂蛋白能力亦较强。血浆低密度脂蛋白半寿期为 2～4 天，正常人血浆低密度脂蛋白，每天约 45% 被清除，其中 2/3 经低密度脂蛋白受体途径，1/3 经单核巨噬细胞系统。

低密度脂蛋白将胆固醇和其他脂质从肝脏运送到全身组织。低密度脂蛋白由极少量的三酰甘油组成，并含有超过 50% 的胆固醇和胆固醇酯。当低密度脂蛋白将胆固醇和其他脂质输送到细胞时，每个细胞的表面都有专门用于与低密度脂蛋白结合的受体系统。血液中循环的低密度脂蛋白与这些低密度脂蛋白受体结合并被消耗。一旦进入细胞，低密度脂蛋白就会被分解并释放出胆固醇。在肝细胞中，这些受体系统在与低密度脂蛋白结合时有助于控制血液中的胆固醇水平。这些低密度脂蛋白结合功能的缺失会导致大量胆固醇进入血液，从而导致心脏病或动脉粥样硬化，因此，这些低密度脂蛋白通常被称为"坏胆固醇"。富含饱和脂肪酸的饮食会抑制低密度脂蛋白受体，低密度脂蛋白受体对调节胆固醇水平至关重要。

（四）高密度脂蛋白主要逆向转运胆固醇

新生高密度脂蛋白主要由肝脏合成，小肠可部分合成。新生高密度脂蛋白的代谢过程实际上就是胆固醇逆向转运过程，它将肝外组织细胞胆固醇通过血液循环转运到肝脏，转化为胆汁酸排出，部分胆固醇也可直接随胆汁排入肠腔。

高密度脂蛋白负责将胆固醇从血液中带出并进入肝脏，在那里它要么被重复使用，要么与胆汁一起从体内排出。与其他脂蛋白相比，高密度脂蛋白具有非常大的蛋白质成分比例和低胆固醇含量（20%～30%）。因此，这些高密度脂蛋白通常被称为"好胆固醇"。

四、血浆脂蛋白代谢紊乱导致脂蛋白异常血症

血浆脂质水平异常升高，超过正常范围上限称为高脂血症。在临床实践中，高脂血症指血浆胆固醇和（或）三酰甘油超过正常范围上限，一般以成人空腹 12～14 小时血浆三酰甘油超过 2.26mmol/L（200mg/dl），胆固醇超过 6.21mmol/L（240mg/dl），儿童胆固醇超过 4.14mmol/L（160mg/dl）为高脂血症诊断标准。在高脂血症血浆中，一些脂蛋白脂质含量升高，而另外脂蛋白脂质含量可能降低，有人认为将高脂血症称为脂蛋白异常血症更为合理。

脂蛋白异常血症可分为原发性和继发性。原发性脂蛋白异常血症发病原因不明，可能是遗传性缺陷，继发性脂蛋白异常血症继发于其他疾病如糖尿病、肾病和甲状腺功能减退等。对于健康的血液总胆固醇而言，低密度脂蛋白含量低和高密度脂蛋白含量高可防止动脉中胆固醇过多积聚，并避免潜在的健康危害。简而言之，血脂低密度脂蛋白水平升高表明心脏病发作风险增加，而血脂高密度脂蛋白升高表明风险降低。建议人们定期在饮食中摄入 ω-3 脂肪酸，因为它们既能降低低密度脂蛋白，又能提高高密度脂蛋白，从而有助于健康的血液胆固醇水平。研究还表明，饱和脂肪酸和反式脂肪酸均会升高低密度脂蛋白胆固醇，此外，反式脂肪酸会降低高密度脂蛋白水平。

第四节 膳食脂质的选择和平衡

一、成人膳食脂质摄入推荐

来自美国膳食参考摄入量委员会（Dietary Reference Intake Committee）的膳食宏量营养素可接受范围（the acceptable macronutrient distribution range，ADMR）对成人膳食脂质摄入的推荐如下。

（1）膳食脂质供能应限制在总能量的 20%～35%，且大多数脂质为多不饱和和单不饱和脂肪酸，如鱼、坚果和植物油中的脂肪酸。

（2）膳食饱和脂肪酸供能低于总能量的 10%。将饱和脂肪酸供能降低到 7% 以下可以进一步降低心血管疾病的风险。

（3）尽可能减少反式脂肪酸（食品标签上写着氢化脂肪酸或部分氢化脂肪酸）的摄取，其供能低于总能量的 1%。

（4）在选择肉类、牛奶和奶制品时，优选瘦肉、低脂奶和低脂奶制品。

二、儿童和青少年膳食脂质摄入推荐

对于儿童和青少年的 AMDR 如下。

（1）对于 4～18 岁的儿童，所摄入总能量的 25%～35% 应来自脂肪。

（2）对于所有年龄段的儿童和青少年，大多数脂肪应来自多不饱和脂肪酸和单不饱和脂肪酸，如鱼、坚果和植物油中的脂肪酸。

三、常见食品中所含的脂肪酸分类

基于人群的饮食研究表明，西式膳食模式中饱和脂肪酸的摄入量比反式脂肪酸和胆固醇的摄入量多，饱和脂肪酸是西式膳食的主要脂肪来源。为了实现更健康的饮食选择，美国心脏协会（American Heart Association，AHA）指南建议，选择瘦肉和蔬菜，选择脂肪含量低的乳制品，并尽量减少反式脂肪酸的摄入量。AHA 指南还建议每周至少吃两次鱼，尤其是油脂丰富的鱼类。常见食品按所含脂肪酸分类如下。

（1）单不饱和脂肪酸：植物油（橄榄油、芝麻油、高油酸红花油、葵花籽油和菜籽油）、坚果（杏仁、腰果、山核桃、花生和核桃）和坚果制品、鳄梨。

（2）多不饱和脂肪酸：坚果（核桃、榛子、山核桃、杏仁和花生）、大豆油、玉米油、红花油、亚麻籽油、菜籽油和鱼（鳟鱼、鲱鱼和鲑鱼）。

（3）饱和脂肪酸：动物产品、乳制品、棕榈油和椰子油及可可脂。

（4）反式脂肪酸：人造黄油、起酥油、快餐、商业烘焙食品和一些休闲食品（氢化植物油）。

（5）ω-3 脂肪酸（亚麻酸）：菜籽油、亚麻籽油、大豆油、橄榄油、坚果、种子、全谷物、豆类和绿叶蔬菜。

（6）ω-3 脂肪酸（DHA 和 EPA）：鳕鱼肝油和鱼类，如金枪鱼、鲱鱼、鲭鱼、鲑鱼和鳟鱼。

（7）ω-6 脂肪酸（亚油酸）：鸡蛋、家禽、大多数植物油、小麦胚芽油、全谷物、烘焙食品。

人体不能自行产生的两种必需脂肪酸，即亚麻酸和亚油酸分别是 ω-3 脂肪酸和 ω-6 脂肪酸的合成前体分子。通过亚麻酸可以制造 EPA 和 DHA。与亚麻酸一样，身体使用亚油酸来制造其他重要物质，如用于制造类二十烷酸的花生四烯酸（ARA）。类二十烷酸在体内发挥着影响广泛的功能，影响激素合成并调控中枢神经系统和免疫系统。在类二十烷酸在体内发挥的众多功能中，主要功能之一是调节炎症，如果没有这些激素，身体就无法抵抗感染。

随着食物选择的演变，饮食中 ω-6 脂肪酸来源的增加速度比 ω-3 脂肪酸来源快得多。ω-3 脂肪酸在非加工食品中含量丰富，相比之下，西式膳食模式中 ω-6 脂肪酸占比更高，快餐食品、大多数零食、饼干和甜点中使用的植物油含有 ω-6 脂肪酸。此外，我们的身体会从 ω-6 脂肪酸中合成类二十烷酸，这些物质会增加炎症风险。虽然 ω-6 脂肪酸是必不可少的，但当 ω-6 脂肪酸与 ω-3 脂肪酸比例失衡时可能是有害的。研究认为，当 ω-6 脂肪酸与 ω-3 脂肪酸比例失衡时，ω-6 脂肪酸会削弱 ω-3 脂肪酸的作用及其益处，这种不平衡可能会增加过敏、关节炎、哮喘、冠心病、糖尿病及许多类型的癌症、自身免疫病和神经退行性疾病的风险。

由于脂肪酸储存时会发生氧化使油变质，因此必须将它们储存在密闭容器中，并且可能需要冷藏以尽量减少氧化造成的损坏，现代食品加工业通过"氢化"的方式处理植物油脂使其具有更好的储藏性。氢化是在不饱和脂肪酸链上加氢的过程，使氢原子连接到不饱和点并产生更饱和的脂肪酸，使原本有更多不饱和脂肪酸的液体油变成了半固体（部分氢化）或固体（完全氢化）。部分氢化植物油广泛用于快餐和加工食品行业，因为它们赋予烘焙和油炸食品所需的质地及脆度。由于氢化植物油具有高发烟点，部分氢化植物油更能抵抗极热烹饪温度的分解作用，因此非常适合煎炸。此外，氢化植物油比动物来源的脂肪便宜，这使它们成为食品行业的热门选择。

虽然反式脂肪酸在自然界中含量很少，植物油氢化的过程会导致反式脂肪酸的产生，而反式脂肪酸与心脏病风险增加有关。反式脂肪酸用于许多加工食品，如饼干、蛋糕、薯片等，使它们具有酥脆的质地并可延长保质期。由于反式脂肪酸与饱和脂肪酸相似的结构特点，身体会将它们当作饱和脂肪来处理。摄入大量反式脂肪酸与肥胖、全身组织炎症、胰岛素抵抗等健康风险有关。AHA 指出，与饱和脂肪酸一样，反式脂肪酸会提高低密度脂蛋白胆固醇水平，降低高密度脂蛋白胆固醇水平。

笔记栏

知识拓展 **脂肪组织**

脂肪组织有多种细胞类型，按颜色分可以是白色、棕色、米色或粉色的。白色脂肪组织通常分为内脏脂肪和皮下脂肪，对代谢具有负性、中性或正性作用。白色脂肪细胞衍生的激素包括瘦素和脂联素，瘦素在饥饿状态下较低，脂联素可以调节葡萄糖和脂代谢。白色脂肪组织对生殖系统的正常功能至关重要，包括激素分泌和泌乳。棕色脂肪组织可以保护新生儿免受寒冷的伤害。在成人中，棕色脂肪组织存在于颈部、肩部、胸后和腹部。棕色脂肪组织的数量因性别而异，并随着年龄的增长和体重指数（BMI）的增加而降低。身体中的白色脂肪组织比棕色脂肪组织多得多。激活棕色脂肪组织会对新陈代谢产生有益的影响，但目前还不知道其具体机制。

目前，关于棕色脂肪细胞是否可以转化为白色脂肪细胞，或者白色脂肪细胞可否转化为棕色脂肪细胞的争论非常激烈。米色脂肪细胞应该是那种可以在白色细胞或棕色细胞之间转化的细胞，它们有时是白色的，有时是棕色的。白色脂肪细胞的平均寿命是15年。

本章小结

脂质能溶于有机溶剂但不溶于水，分子中含脂酰基或能与脂肪酸起酯化反应。脂肪是机体重要的能量物质，胆固醇、磷脂及糖脂是生物膜的重要组分，参与细胞识别及信号传递，还是多种生物活性物质的前体。多不饱和脂肪酸衍生物具有重要生理功能。肝、脂肪组织及小肠是合成三酰甘油的主要场所，肝合成能力最强；基本原料为甘油和脂肪酸，主要分别由糖代谢提供和糖转化形成。小肠黏膜细胞以脂酰辅酶A酯化甘油一酯合成三酰甘油，肝细胞及脂肪细胞以脂酰辅酶A先后酯化3-磷酸甘油及二酰甘油合成三酰甘油。脂质以脂蛋白形式在血中运输和代谢。超速离心法将血浆脂蛋白分为乳糜微粒、极低密度脂蛋白、低密度脂蛋白和高密度脂蛋白。乳糜微粒主要转运外源性三酰甘油及胆固醇，极低密度脂蛋白主要转运内源性三酰甘油，低密度脂蛋白主要转运内源性胆固醇，高密度脂蛋白主要逆向转运胆固醇。

思 考 题

1. 脂质具有哪些生物学功能？
2. 简述脂质的消化吸收过程。
3. 简述不同脂蛋白的不同功能。
4. 血浆三酰甘油异常升高的患者是否需要控制淀粉类食物的摄入？为什么？
5. 一个肥胖者希望减肥，可以从哪些方面着手？可以采取哪些可能的措施？

（袁发浒 史颖颖）

第十一章　人体生命物质的基础——蛋白质

知识目标　掌握蛋白质的生理学作用，必需氨基酸和蛋白质互补作用的概念；熟悉食物蛋白质的质量评价指标，蛋白质的供给量及食物来源；了解蛋白质营养缺乏症和蛋白质/氨基酸与免疫功能之间的关系。

能力目标　运用营养免疫学理论知识解决生活中实际问题的能力；运用所学专业知识向大众开展健康宣教的能力。

价值目标　通过本章节内容的学习，帮助同学们树立摄入优质蛋白质的健康观念，培养正确的生活方式；培养学生关注社会热点问题，具有社会责任感和使命感。

蛋白质（protein）一词源于希腊词语"proteios"，意思为"最初的""最重要的"。蛋白质是细胞的重要组成成分，在生命过程中起着重要的作用，是生命的物质基础，没有蛋白质就没有生命。

蛋白质是以氨基酸为单位组成的一类重要的生物大分子。通常是指由五六十个及以上氨基酸组成的化合物，构成它的基本元素有碳、氢、氧和氮，有些蛋白质还含有硫、磷、铁、铜、锌及碘等元素，其中氮的含量为16%，通常用食物含氮量除以0.16，可得出食物的蛋白质含量。

第一节　蛋白质的生理学作用

正常成人体内16%～19%为蛋白质，它是人体的主要"建筑材料"，并始终处于不断分解又不断合成的动态平衡中，以保障组织蛋白的不断更新和修复。

一、人体组织和细胞的重要组成成分

人体的一切组织细胞都含有蛋白质，如肌肉组织含肌红蛋白，结缔组织中含胶原蛋白，指甲中含角蛋白等。蛋白质是人体生长发育、衰老组织更新及损伤后组织修复的重要原材料。人体内各种组织平均每天约有3%的蛋白质被更新，因此人体每天都必须摄入一定量的蛋白质，以保证机体对蛋白质的需求。婴幼儿、青少年、妊娠期妇女、哺乳期妇女等特殊人群及处于病愈阶段或者消耗性疾病患者等，对蛋白质的需求量要远高于普通成人。

二、构成酶和激素等生理活性物质

机体的新陈代谢需要各种酶的催化作用来完成，而酶的本质是蛋白质，它参与了机体内环境的各项生命活动，如肌肉收缩、神经传导、生长发育等过程。有些能够调节生理功能的肽类激素也是蛋白质，如调节血糖的胰岛素、调节甲状腺功能的促甲状腺素和调节生长发育的生长激素。

三、运输氧气和营养物质

蛋白质作为载体参与机体氧气和营养物质的运输。例如，血液中的血红蛋白参与氧气的运输；载脂蛋白参与脂肪的运输；转铁蛋白参与铁元素的运输；视黄醇结合蛋白参与维生素A的运输。

四、维持渗透压平衡

蛋白质能够维持机体内水分的正常分布。正常人血浆与组织液之间的水不停地进行交换，保持动态平衡。两者水分分布主要与血浆中电解质总量及胶体蛋白质（主要为白蛋白）的浓度有关。若机体长期摄入过低蛋白质，可使血浆蛋白含量降低，血浆胶体渗透压下降，组织中出现水分潴留形成营养不良性水肿。

五、维持酸碱平衡

机体主要通过无机和有机缓冲体系来维持血液酸碱平衡。有机缓冲体系的主要组成成分是蛋白质，由于蛋白质为两性物质，其携带的碱性氨基（—NH_2）和酸性羧基（—COOH）能够与体内产

生的酸性或碱性物质发生化学反应，从而参与维持机体酸碱平衡。

六、增强机体免疫功能

机体受到外界细菌、病毒等病原微生物入侵后，可启动固有免疫应答和适应性免疫应答，清除病原微生物。无论是参与固有免疫应答的补体及吞噬细胞，还是参与适应性免疫应答的抗体（即免疫球蛋白），其合成都需要充足的蛋白质。若蛋白质长期摄入不足，可使得机体免疫力下降，易患感染性疾病。

七、供应能量

虽然蛋白质是三大产能营养素之一，但提供能量不是蛋白质的主要功能，只有在糖类和脂肪所供能量不足时，蛋白质才作为产能营养素提供能量，因此糖类和脂肪有节约蛋白质的作用。每 1g 蛋白质在体内氧化，可提供 16.7kJ（4kcal）能量，与糖类相当。蛋白质提供能量的根本在于氨基酸，因为氨基酸可转变为葡萄糖和（或）乙酰辅酶 A，进而发挥氧化供能的作用，但是氨基酸分解可产生尿素、肌酐、尿酸等小分子含氮物质，这些物质在体内过量积蓄会对人体造成损伤。

第二节　蛋白质的氨基酸组成及分类

蛋白质是由多个氨基酸（amino acid）首尾相连缩合而成的共价多肽链，氨基酸是蛋白质的基本构件，每种蛋白质都有独特的氨基酸组成模式和特殊功能，这些氨基酸以不同的种类、数量、顺序和不同的连接方式构成种类繁多、功能各异的蛋白质。虽然自然界中存在 300 多种氨基酸，但只有 20 种通过不同排列组合参与人体蛋白质的合成。

氨基酸通常含有氨基（—NH_2）、羧基（—COOH）和 R 基团。氨基酸的结构通式为

$$R-\underset{\underset{NH_2}{|}}{\overset{\overset{H}{|}}{C}}-COOH$$

氨基酸 R 基团的不同，决定其理化性质不同，且对蛋白质的生物活性有很大的影响。根据 R 基团结构的不同，氨基酸又可分为含硫氨基酸（蛋氨酸、半胱氨酸）、芳香族氨基酸（苯丙氨酸、酪氨酸）和杂环氨基酸等。

一、氨基酸的分类

根据其能否在人体内合成或转变，可将这 20 种氨基酸分为必需氨基酸、非必需氨基酸和条件必需氨基酸（表 11-1）。

表 11-1　构成人体蛋白质的氨基酸

氨基酸		英文（缩写）
必需氨基酸	异亮氨酸	isoleucine（Ile）
	亮氨酸	leucine（Leu）
	赖氨酸	lysine（Lys）
	蛋氨酸	methionine（Met）
	苯丙氨酸	phenylalanine（Phe）
	苏氨酸	threonine（Thr）
	色氨酸	tryptophan（Trp）
	缬氨酸	valine（Val）
	组氨酸*	histidine（His）
非必需氨基酸	丙氨酸	alanine（Ala）
	精氨酸	arginine（Arg）
	天冬氨酸	aspartic acid（Asp）
	天冬酰胺	asparagine（Asn）

续表

氨基酸		英文（缩写）
非必需氨基酸	谷氨酸	glutamic acid（Glu）
	谷氨酰胺	glutamine（Gln）
	甘氨酸	glycine（Gly）
	脯氨酸	proline（Pro）
	丝氨酸	serine（Ser）
条件必需氨基酸	半胱氨酸	cysteine（Cys）
	酪氨酸	tyrosine（Tyr）

注：* 组氨酸为婴幼儿必需氨基酸，成人需要量相对较少

1. 必需氨基酸（essential amino acid） 人体自身不能合成或合成速度与数量不能满足人体需要，必须从食物中摄取的氨基酸，分别是亮氨酸、异亮氨酸、苏氨酸、赖氨酸、色氨酸、苯丙氨酸、蛋氨酸、缬氨酸和组氨酸，其中组氨酸为婴幼儿的必需氨基酸，是婴幼儿奶粉中必需的组成部分。

2. 非必需氨基酸（nonessential amino acid） 人体内可以合成并满足生理需要，不一定由食物直接供给的氨基酸。构成人体蛋白质的 20 种氨基酸中有 9 种是非必需氨基酸。

3. 条件必需氨基酸（conditionally essential amino acid） 也可称为半必需氨基酸（semi-essential amino acid），人体虽然能够合成但合成速度通常不能满足正常需要的氨基酸。体内的酪氨酸和半胱氨酸可分别由必需氨基酸苯丙氨酸和蛋氨酸转变而来，如膳食中能够直接提供酪氨酸和半胱氨酸，则人体对苯丙氨酸和蛋氨酸的需要量可分别降低 30% 和 50%。因而，在计算必需氨基酸组成时，通常将半胱氨酸和蛋氨酸、酪氨酸和苯丙氨酸合并计算。

二、氨基酸模式

在人体蛋白质及我们从食物中摄入的各种蛋白质中，必需氨基酸的种类及数量存在差异，通常采用氨基酸模式来体现此种差异。氨基酸模式（amino acid pattern）就是指蛋白质中各种必需氨基酸的构成比例。为方便起见，将其中含量最少的色氨酸作为 1，计算出其他必需氨基酸的相应比值，这一系列的比值就是该种蛋白质的氨基酸模式。几种中国食物和人体蛋白质氨基酸模式见表 11-2。

表 11-2　几种中国食物和人体蛋白质氨基酸模式

氨基酸	人体	全鸡蛋	鸡蛋白	牛奶	猪瘦肉	牛肉	大豆	大米
异亮氨酸	4.0	2.5	3.3	3.0	3.4	3.2	3.0	2.5
亮氨酸	7.0	4.0	5.6	6.4	6.3	5.1	5.1	5.1
赖氨酸	5.5	3.1	4.3	5.4	5.7	4.4	4.4	2.3
蛋氨酸+半胱氨酸	3.5	2.3	3.9	2.4	2.5	1.7	1.7	2.4
苯丙氨酸+酪氨酸	6.0	3.6	6.3	6.1	6.0	6.4	6.4	5.8
苏氨酸	4.0	2.1	2.7	2.7	3.5	2.7	2.7	2.3
缬氨酸	5.0	2.5	4.0	3.5	3.9	3.5	3.5	3.4

食物蛋白质氨基酸模式越接近于人体蛋白质氨基酸模式，必需氨基酸被机体利用的程度就越高，食物蛋白质的营养价值也相对较高。这些营养价值较高的蛋白质所含必需氨基酸种类齐全、数量充足且比例适当，也被称为"优质蛋白"或"完全蛋白"，如动物性蛋白质中的蛋、奶、肉、鱼类所含蛋白质等及大豆所含蛋白质蛋白。其中，鸡蛋所含蛋白质氨基酸模式与人体最为接近，在实验中常作为参考蛋白质，用来评定其他蛋白质的质量。

有些食物蛋白质中氨基酸模式与人体蛋白质氨基酸模式差异较大，其中一种或几种必需氨基酸相对含量较低，导致其他必需氨基酸在体内不能被充分利用而浪费，造成蛋白质的营养价值降低。这种蛋白质也被称为半完全蛋白，其中含量相对较低的必需氨基酸被称为限制性氨基酸（limiting amino acid），相对含量最少的氨基酸被称为"第一限制性氨基酸"，如谷类第一限制性氨基酸为赖氨

笔记栏

酸，其次为蛋氨酸和苯丙氨酸，而大豆及花生相对不足的第一限制性氨基酸为蛋氨酸，其次为苯丙氨酸。

两种或两种以上食物蛋白质混合食用，其中所含有的必需氨基酸取长补短，相互补充，达到较好的比例，从而提高蛋白质利用率的过程，这种现象称为蛋白质互补作用（protein complementary action）。例如，将大豆制品和米面同时食用，大豆所含蛋白质可补充米、面所含蛋白质中赖氨酸的不足，米、面也可在一定程度上补充大豆所含蛋白质中蛋氨酸的不足，起到互补作用。

为更好地发挥蛋白质互补作用，需掌握以下三个原则：①搭配的食物种类越多越好，因为食物种类越多，其提供的氨基酸种类越齐全，更有利于互补作用的发挥；②食物的种属越远越好，如动物和植物间种属远，将动物、植物食物搭配起来食用，更有利于提高蛋白质的营养价值；③进食搭配的各类食物时，间隔时间越短越好，最好同时食用。总之，养成良好的膳食习惯，不偏食、不挑食、尽量杂食，有利于提高食物蛋白质的营养价值。

第三节 蛋白质的消化、吸收与代谢

一、蛋白质的消化与吸收

蛋白质不经过消化不易被人体吸收，但有时某些抗原、毒素蛋白可少量通过黏膜细胞进入体内，产生过敏、毒性反应。通常，食物蛋白质水解为氨基酸及小肽后方能被吸收。因为唾液不含水解蛋白质的酶，所以食物蛋白质的消化从胃开始，但主要在小肠。

1.胃内消化 胃液 pH 为 0.9～1.5，胃液可使蛋白质发生变性，并破坏其空间结构，从而有利于胃蛋白酶的分解作用。胃蛋白酶是由胃黏膜主细胞分泌的胃蛋白酶原经胃酸激活而生成。活化的胃蛋白酶将各种水溶性蛋白质分解成中间产物，主要水解芳香族氨基酸、蛋氨酸或亮氨酸等残基组成的肽键。

2.小肠内消化吸收 小肠是蛋白质消化吸收的主要场所。小肠中的胰蛋白酶和糜蛋白酶使蛋白质分解为氨基酸和短肽（主要为二肽和三肽），在小肠黏膜刷状缘中肽酶的作用下，短肽进一步分解为氨基酸单体，经肝门静脉运送至肝脏和其他组织器官中。也有相关研究表明，在小肽转运载体的帮助下，部分肠道二肽和三肽能直接以小肽的形式转运到体内。

二、蛋白质的代谢

蛋白质的代谢以氨基酸为核心。食物蛋白质经过消化吸收后，以氨基酸的形式经血液循环进入全身各种组织。这些氨基酸大部分用于体内蛋白质的合成，满足各类组织生长和更新的需要，也可合成多肽及其他含氮物质，如嘌呤碱基和肌酸等。未被利用的氨基酸，经过脱氨基或转氨基等作用后形成氨和 α-酮戊二酸，其中 α-酮戊二酸既可经三羧酸循环（tricarboxylic acid cycle，TAC）氧化生成二氧化碳和水，释放能量供机体使用，也可转变为糖或脂肪。脱氨基产生的氨在肝脏经鸟氨酸循环，合成无毒可溶的尿素，经肾脏排出体外。

> **知识拓展** **三羧酸循环**
>
> 三羧酸循环是人体内存在的重要代谢途径，发生在线粒体内。在这个循环中主要的中间代谢物都是含有三个羧基的有机酸（如柠檬酸），因此称为三羧酸循环，也称为柠檬酸循环或者是 TAC；或以发现者汉斯·阿道夫·克雷布斯（Hans Adolf Krebs，1953 年获得诺贝尔生理学或医学奖）的姓名命名为 Krebs 循环。
>
> 三羧酸循环是三大营养素（糖类、脂肪、蛋白质）的最终代谢通路，又是糖类、脂肪、蛋白质代谢联系的枢纽。
>
> 三羧酸循环是由一系列酶促反应组成的循环反应，在该反应过程中，首先由乙酰辅酶 A 与草酰乙酸反应形成含有三个羧基的柠檬酸，经过四次脱氢，一次底物水平磷酸化，最终生成两分子二氧化碳，并且重新生成草酰乙酸的循环反应过程。

三、氮平衡、正氮平衡、负氮平衡

氮平衡（nitrogen balance）是指氮的摄入量与排出量之间的平衡状态，蛋白质在体内处于不断地合成和分解的动态平衡状态。氮平衡可由下面公式表示：

$$B = I - (U + F + S)$$

式中，B 代表氮平衡；I 代表摄取氮；U 代表尿氮；F 代表粪氮；S 代表皮肤氮。正常情况下，机体蛋白质合成与分解之间会保持动态平衡，机体摄入的氮量与排出的氮量相等，称为总氮平衡（也可称为零氮平衡）。若摄入氮量大于排出量，称为正氮平衡。此种情况多见于生长发育期儿童、妊娠期妇女和疾病恢复期患者等，这些人群对蛋白质的需要量增加，以满足正常的生长发育、机体蛋白合成及组织修复的需要。

若摄入氮量少于排出量，称为负氮平衡，多见于膳食蛋白质摄入不足、吸收功能障碍、机体高代谢状态或慢性消耗性疾病患者，这些人群蛋白质的摄入量较低，体内蛋白质的合成减少或分解加剧，造成氮的排出量大于摄入量。负氮平衡应尽量避免，若出现负氮平衡需及时找出原因。

有如下几个因素影响氮平衡：①能量，当能量摄入不足时，摄入的食物蛋白质将会直接用作能量来源而被消耗，从而影响氮平衡；②食物中蛋白质与氨基酸的摄入量影响氮平衡；③激素，如生长素、皮质激素、甲状腺素等都会从不同方面影响氮的代谢；④各种应激状态，如紧张、焦虑和思想负担均在一定程度上影响氮的排出。

第四节　食物蛋白质的质量评价

食物蛋白质的营养价值高低受诸多因素影响。营养学主要从食物蛋白质含量、蛋白质消化率及蛋白质利用率这三个方面来评价食物蛋白质的质量（表 11-3）。

表 11-3　几种常见食物的蛋白质质量

食物	消化率（%）	BV（%）	NPU（%）	PER	AAS
鸡蛋	99	94	94	3.92	106
牛奶	97	87	82	3.09	98
鱼	93	83	81	3.55	100
牛肉	99	74	73	2.3	100
大豆	90	73	66	2.32	63
精面粉	99	52	51	0.6	34
大米	98	63	63	2.18	59
土豆	89	67	60	—	48

注：BV. 蛋白质表观生物学价值；NPU. 蛋白质净利用率；PER. 蛋白质功效比值；AAS. 氨基酸评分

一、食物中蛋白质含量

食物中蛋白质含量是蛋白质营养价值的一个重要指标。一般常使用凯氏定氮法测定食物中的氮元素的总量，再乘以蛋白质的换算系数，即可得到食物蛋白质的含量。由于食物中含氮量占蛋白质的 16%，其倒数为 6.25，故由含氮量计算蛋白质含量的换算系数为 6.25。不同食物来源的蛋白质含量差别较大，一般而言，动物中蛋白质的含量高于植物中蛋白质含量（大豆类除外）。

二、蛋白质消化率

蛋白质消化率是在消化道内被吸收的蛋白质占摄入蛋白质的百分比，反映了蛋白质在消化道内被分解和吸收的程度。食物蛋白质的消化率越高，被机体吸收利用的可能性就越大，食物的营养学价值就越高。

不同来源的食物蛋白质，蛋白质的消化率差异较大，一般动物性食物的蛋白质消化率高于植物性食物。经过不同加工方式处理的同一种食物，其蛋白质的消化率也会存在较大差异。例如，大豆整粒食用时，其消化率仅为 60%，而加工为豆浆或豆腐后，消化率提高为 90%。除了上述食物来源、食物加工等因素，蛋白质的消化率还受人体因素的影响，如身体状态、消化功能、精神情绪、饮食习惯和心理因素等，其中机体消化功能与消化道内的各种蛋白酶活性密切相关。

蛋白质消化率一般可分为真消化率和表观消化率。蛋白质真消化率的公式如下：

$$蛋白质真消化率（\%）=\frac{摄入氮-（粪氮-粪代谢氮）}{摄入氮}\times100\%$$

式中，粪代谢氮，是指肠道内源性氮，是指试验对象完全不摄入蛋白质时粪中的含氮量。

在实际应用中，一般不考虑粪代谢氮，这种消化率为表观消化率。蛋白质表观消化率的公式如下：

$$蛋白质表观消化率（\%）=\frac{摄入氮-粪氮}{摄入氮}\times100\%$$

由上述两式对比可知，同一物质的蛋白质真消化率比表观消化率高。

三、蛋白质利用率

蛋白质利用率是指食物蛋白质被消化吸收后在体内利用的程度。评估蛋白质利用率的指标很多，下面介绍几种常用的指标。

1. 蛋白质表观生物学价值（biological value，BV） 简称生物价，表示食物蛋白质消化吸收后，在体内被利用的程度。生物价越高，表明其被机体利用程度越高，最大值为100。蛋白质生物价的高低取决于其中必需氨基酸的含量和比例，食物蛋白质中必需氨基酸比例与人体蛋白质氨基酸比例越接近，该食物蛋白质的生物价越高。生物价对指导肝肾疾病患者的膳食有重要意义，肝肾疾病患者摄入生物价高的食物蛋白质，能够大大降低肝脏和肾脏的负担。生物价的公式如下：

$$生物价=\frac{储留氮}{吸收氮}\times100\%$$

$$储留氮=吸收氮-（尿氮-尿内源氮）$$

$$吸收氮=摄入氮-（粪氮-粪代谢氮）$$

2. 蛋白质净利用率（net protein utilization，NPU） 为反映食物中蛋白质被机体利用的程度，是指机体沉积蛋白质占摄入蛋白质的百分比。蛋白质净利用率评估了食物蛋白质的消化和吸收两个方面。

$$蛋白质净利用率（\%）=\frac{储留氮}{摄入氮}\times100\%=消化率\times生物价$$

3. 蛋白质功效比值（protein efficiency ratio，PER） 在严格规定的条件下，处于生长发育期的幼龄动物每摄入1g待测蛋白质所增加的体重（g）。由于所测蛋白质主要被用于生长，因此该指标广泛用作婴幼儿食品中蛋白质的评价。

$$蛋白质功效比值=\frac{动物体重增加克数}{实验期内动物摄入蛋白质克数}$$

4. 氨基酸评分（amino acid score，AAS） 又称为蛋白质化学评分（chemical score，CS），指被测食物蛋白质的必需氨基酸组成与推荐的理想蛋白质或参考蛋白质氨基酸模式进行比较，并计算氨基酸分值的方法。该指标能反映蛋白质构成和利用率的关系。

由于食物蛋白质中必需氨基酸有9种，通常采用被测试蛋白质中第一限制性氨基酸与理想氨基酸模式中相应氨基酸的比值，作为该蛋白质的氨基酸评分。实际工作中，一般只采用赖氨酸、含硫氨基酸（蛋氨酸、胱氨酸）和色氨酸。

$$氨基酸评分=\frac{被测蛋白质每克氮(或蛋白质)中氨基酸毫克数}{理想模式或参考蛋白质每克氮(或蛋白质)中氨基酸毫克数}$$

第五节　蛋白质供给量与食物来源

人体对蛋白质的需要量，因健康状态、年龄、体重等各种因素的差异会有所不同。膳食蛋白质供给量是在人体生理需要量的基础上，根据饮食习惯、食物结构情况、个体差异等因素加上安全系数得出的一个人群适宜摄入量。WHO建议的成人优质蛋白质的推荐摄入量为600～800mg/kg。中国营养学会（2016年）建议的成人男性蛋白质推荐摄入量为65g/d，女性为55g/d。

蛋白质广泛存在于各种动物性和植物性食物中，且含量存在较大差异。通常情况下，动物性食物的蛋白质含量高于植物性食物。动物性食物主要有瘦肉、鱼、蛋类、牛奶等，其蛋白质含量较高，利用率高，属于优质蛋白，而大多数植物性食物（大豆及其制品除外）蛋白质利用率通常较低，因此应注意利用蛋白质的互补作用，合理搭配膳食（在膳食搭配过程中，尤其应充分考虑限制性氨基酸的搭配），从而提高食物的营养学价值。

由于蛋白质也为机体供能，就能量和蛋白质两者之间的关系，中国营养学会制定的《中国居民膳食营养素参考摄入量（2023 版）》给出了科学的参照标准（表 11-4）。正常生理状态下，应该按照总能量进行计算，成人蛋白质供能应占总能量的 10%～12%，能确保维持正常的生理功能；儿童、青少年蛋白质供能占比为 12%～14%，能保证生长发育的需要。在疾病状况下，蛋白质的来源、数量可依据病因、病理和疾病治疗的需要进行调整。

在动物性食物中，畜肉、禽肉和鱼类蛋白质含量为 16%～20%，蛋类为 12%～14%，乳类为1.5%～4%。在植物性食物中，干豆类蛋白质含量较高，为 20%～40%，其中以大豆蛋白质含量最高（40% 左右），其蛋白质质量也较高，含有人体所需的各种必需氨基酸，只是蛋氨酸和胱氨酸含量略低；花生、核桃等硬果类蛋白质含量为 15%～25%，薯类为 2%～3%，谷物含 6%～10%，由于中国膳食结构中谷类摄入量相对较大，目前谷物类蛋白质仍是我国人民膳食中的主要蛋白质来源之一。为改善膳食蛋白质质量，在膳食中应保持一定数量的优质蛋白，一般要求动物性蛋白质和大豆蛋白占膳食蛋白质总量的 30%～50%。

表 11-4　中国居民膳食蛋白质推荐摄入量（g/d）

年龄（岁）/人群	男性推荐摄入量	女性推荐摄入量
0 岁～	9（AI）	9（AI）
0.5 岁～	17（AI）	17（AI）
1 岁～	25	25
2 岁～	25	25
3 岁～	30	30
4 岁～	30	30
5 岁～	30	30
6 岁～	35	35
7 岁～	40	40
8 岁～	40	40
9 岁～	45	45
10 岁～	50	50
11 岁～	55	55
12 岁～	70	60
15 岁～	75	60
18 岁～	65	55
30 岁～	65	55
50 岁～	65	55
65 岁～	72	62
75 岁～	72	62
孕妇（妊娠早期）	–	+0
孕妇（妊娠早期）	–	+15
孕妇（妊娠早期）	–	+30
哺乳期妇女	–	+25

注：AI 为适宜摄入量，"+"表示在相应年龄阶段的成年女性需要量基础上增加的需要量，"–"表示未制定参考值

笔记栏

第六节　蛋白质营养缺乏症

蛋白质对于人类是不可缺少的，蛋白质的缺乏会给人体健康造成灾难性的创伤。蛋白质长期摄入不足可出现负氮平衡，组织蛋白破坏，发生蛋白质营养缺乏症。

在成人和儿童中，蛋白质缺乏都有发生，但生长阶段的儿童尤为敏感。成人主要临床表现如下：出现疲倦、精神不振、体重减轻、肌肉萎缩、贫血、免疫功能下降、血浆蛋白尤其是白蛋白含量降低，严重者可发生营养不良性水肿；此外还可出现伤口愈合不良、生殖功能障碍等。儿童和青少年表现为生长发育迟缓、消瘦、体重过轻，甚至可发生智力障碍。长期缺乏能量和（或）蛋白质导致的营养缺乏症，为蛋白质-能量营养不良（protein-energy malnutrition，PEM）。根据缺乏以蛋白质为主还是以能量为主，临床上将蛋白质-能量营养不良分为消瘦型、水肿型和混合型。

1. 消瘦型　能量严重摄入不足，临床表现：明显消瘦、皮下脂肪消失、肌肉萎缩、体重低于正常体重 60% 以上，生长发育期婴幼儿或儿童生长缓慢，身材矮小，皮肤黏膜可伴有维生素缺乏体征，体弱乏力等，易引起脱水、酸中毒、电解质紊乱而导致死亡。

2. 水肿型　多见于急性严重蛋白质缺乏，可出现眼睑肿胀、满月脸，身体低垂部位水肿，肝大或出现腹水，脂肪减少不明显，身高、体重正常或稍低于正常范围，但肌肉松弛。免疫功能低下，伴有胃肠炎或呼吸道感染，易出现神情淡漠或焦躁易怒、身体软弱无力等表现。严重者可合并败血症、电解质紊乱等。

3. 混合型　最常见的一种，兼有程度不等的消瘦型和水肿型临床表现，由于临床特征的程度及病程不同，有时诊断比较困难，尤其是慢性轻度病例，临床症状多不明显和典型，故常需综合病史、实验室检查等方法进行诊断。

蛋白质-能量营养不良又可分为原发性或继发性两种。其中原发性蛋白质-能量营养不良多发生在饥饿、战争时期或贫困的国家和地区的人群中，主要分布在非洲，中、南美洲，中东、东亚和南亚地区；或发生于早产儿，由母乳不足引起；婴幼儿食物添加不当，偏食、挑食也易引起原发蛋白质-能量营养不良。而继发性蛋白质-能量营养不良一般由疾病因素所引起，散发在世界各地的各类人群中，多由于胃肠道疾病导致蛋白质消化吸收不良，或长期消耗性疾病，蛋白质合成障碍和丢失过多所引起。

第七节　蛋白质、氨基酸与免疫功能

一、蛋白质与免疫

蛋白质不仅是构成人体细胞、组织和器官的物质基础，也是人体合成抗体、补体等免疫分子的原料，因此蛋白质与机体免疫功能有密切的联系。若蛋白质长期摄入不足，可直接影响免疫细胞和抗体的生成及免疫器官的发育，从而导致机体免疫力下降，易发生感染。

蛋白质缺乏对免疫器官及免疫功能的影响主要表现为：①免疫器官退行性改变，严重营养不良婴儿的胸腺、脾及淋巴结等免疫器官的大小、重量、组织结构都有明显的退行性改变，主要为淋巴细胞数量减少；②免疫细胞功能障碍或缺陷，营养不良患者的淋巴细胞总数及其占白细胞总数的百分比一般正常或减少，T 细胞数减少，对丝裂原的反应能力明显降低，NK 细胞的杀伤能力下降，吞噬细胞数量及活力降低；③免疫分子减少，抗体分子及补体分子产生减少。

二、精氨酸与免疫

精氨酸虽然不是人体必需氨基酸，但广泛参与机体组织代谢，对机体的生长、繁殖、氮平衡和免疫功能等有重要影响。在某些情况下（如妊娠期妇女、烧伤或感染性疾病患者等），精氨酸的利用率超过其合成率，如机体不能摄入足够的精氨酸，可能导致精氨酸缺乏，机体便不能维持正氮平衡与正常生理功能，会导致血氨过高，甚至昏迷。精氨酸还可促进垂体生长激素的分泌，对促进儿童生长发育有作用。除此之外，精氨酸对机体的免疫器官及免疫功能具有调节作用。动物实验结果表明补充精氨酸能增加胸腺重量，防止胸腺退化，提高 T 细胞的数量及 T 细胞对丝裂原的反应。精氨酸还能增强巨噬细胞和 NK 细胞的活力，使之更好地消灭细菌或杀伤肿瘤细胞。还有研究表明，补充精氨酸能减少动物的肿瘤体积，降低肿瘤的转移率，提高动物的存活时间和存活率。

三、谷氨酰胺与免疫

谷氨酰胺是机体含量最丰富的游离氨基酸，主要储存在脑、骨骼肌和血液中，是许多快速增殖细胞如小肠上皮细胞和免疫细胞的重要代谢原料，对维护肠道屏障功能及维持机体免疫功能具有重要作用。谷氨酰胺还是合成核苷酸和蛋白质的前体，也可通过糖异生作用生成葡萄糖，维持血糖浓度平衡。谷氨酰胺可作为肾脏生成氨的载体，直接参与氨的代谢，维持机体酸碱平衡。在剧烈运动、手术后或感染等应激情况下，谷氨酰胺在肠道、肾脏及肝脏的消耗明显增加，在无外源谷氨酰胺供应的情况下，体内谷氨酰胺可出现相对不足，进而导致蛋白质合成减少，血浆蛋白水平下降及免疫功能降低。

> **知识拓展**   **牛磺酸——一种特殊的氨基酸**
>
> 我们经常在运动饮料和保健品的配料表中看到一种成分——牛磺酸，那么牛磺酸是一种什么物质？又具备怎样的生理功能呢？牛磺酸是生物体内的一种含硫氨基酸，不参与体内蛋白质的生物合成，通常以游离氨基酸的形式广泛分布于人和动物的大脑、视网膜和肌肉等组织中。牛磺酸的主要生理功能：①促进婴幼儿神经系统和智力发育，若补充不足，可导致婴幼儿智力发育迟缓；②对心肌细胞有保护作用，可抵抗心律失常；③提高神经传导和视觉功能；④具有一定的降血糖作用，且不依赖于增加胰岛素的释放；⑤缓解疲劳，维护正常的免疫功能。人体中牛磺酸主要来源于自身合成或食物供给，婴幼儿由于合成牛磺酸所需的半胱亚磺酸脱羧酶活性较低，合成量不能满足自身需要，故需要额外补充。

本 章 小 结

蛋白质是一切生物物质的基础，是人体组织和细胞的重要"建筑材料"，能参与机体的各种生理作用，还能为机体供能。

蛋白质是以氨基酸为单位组成的一类重要的生物大分子，有着复杂的空间结构。氨基酸是蛋白质的最小组成单位。人体自身不能合成或合成速度与数量不能满足人体需要，必须从食物中摄取的氨基酸称为必需氨基酸。组成机体的20种氨基酸中，除了必需氨基酸，还有非必需氨基酸和条件必需氨基酸。食物蛋白质中氨基酸模式与人体氨基酸模式相比，差距最大的氨基酸为第一限制性氨基酸。蛋白质的互补作用能弥补食物蛋白质之间原本缺乏的氨基酸，降低限制性氨基酸造成的蛋白质浪费。

食物蛋白质营养价值评定的常用指标包括蛋白质含量、蛋白质消化率、蛋白质生物学价值、蛋白质净利用率、蛋白质功效比值和蛋白质化学评分。大多数动物蛋白和大豆蛋白都是优质蛋白，建议占膳食蛋白质的30%~50%，同时谷物蛋白也是膳食蛋白质的重要来源，但赖氨酸是其第一限制性氨基酸。

蛋白质缺乏会导致蛋白质-能量营养不良，严重危害人体健康。长期蛋白质摄入不足，也会引起机体免疫功能下降；精氨酸和谷氨酰胺作为非必需氨基酸，在机体免疫中也发挥着重要作用。

思 考 题

1. 简述必需氨基酸、非必需氨基酸和条件必需氨基酸之间的区别。
2. 简述蛋白质的互补作用。
3. 如何定义第一限制性氨基酸？
4. 简述动物蛋白和植物蛋白的主要特点。
5. 试述食物蛋白质营养评价的方法和常用指标。
6. 加入三聚氰胺为什么能增加奶粉中蛋白质的含量？谈谈你对"三聚氰胺事件"的思考。

（欧阳礼辰　龚业莉）

第十二章 人体不可缺少的物质——矿物质

知识目标 掌握钙、磷、镁、钾和钠的生理功能、缺乏症及食物来源，铁、锌、硒和碘的生理功能、缺乏症及食物来源；熟悉矿物质的分类，钙、磷、镁、钾和钠元素在体内的分布、吸收及其影响因素；了解铜、铬、锰和氟的生理功能、缺乏症及食物来源；各常量元素和微量元素与免疫功能的关系。

能力目标 运用营养免疫学理论知识解决生活中实际问题的能力；运用所学专业知识向大众开展健康宣教的能力。

价值目标 通过本章节内容的学习，帮助同学们树立摄入矿物质的健康观念，培养正确的生活方式；培养学生关注社会热点问题，使其具有社会责任感和使命感。

第一节 概 述

人类在进化过程中，不断与周围环境进行着以化学元素为基础的物质交换，因此人体的元素组成与地球表层的元素组成相似。这些元素在人体内按严格的规律和方式，有序地进行着一系列生物化学反应，其中碳、氢、氧、氮主要以有机物质和水的形式存在（约占体重的95%），其余为人体功能所必需的无机元素，均称为矿物质。由于矿物质在人体内一般以盐的形式存在，故也称为无机盐或者灰分。

一、分 类

根据矿物质在人体的含量和需求量不同，可将矿物质分为常量元素和微量元素两类。

常量元素，又称为大量元素，在体内含量大于人体重的0.01%（万分之一），需要量大于100mg。这些元素包括钙、磷、镁、钾、钠、氯和硫，其中钙、钾、钠和镁元素属于金属元素，而磷、硫和氯元素是非金属轻元素。

微量元素，又称为痕量元素，在体内的含量不足人体重的0.01%（万分之一），或每日需求量低于100mg，甚至以微克计。例如，锌元素仅占人体总质量的0.0033%（百万分之三十三），铁元素占0.006%（百万分之六十），微量元素一般在低浓度下发挥生物学作用。1995年联合国粮农组织（FAO）/世界卫生组织（WHO）/国际原子能机构（IAEA）专家将微量元素进行了分类（3类）。

1. 必需微量元素 包括铁（Fe）、锌（Zn）、硒（Se）、铜（Cu）、碘（I）、铬（Cr）、氟（F）、锰（Mn）、钴（Co）、钼（Mo）10种元素。

2. 可能必需微量元素 包括硅（Si）、硼（B）、钒（V）、镍（Ni）4种。

3. 有潜在毒性，但低剂量可能有生理功能的微量元素 包括铅（Pb）、镉（Cd）、汞（Hg）、砷（As）、铝（Al）、锂（Li）、锡（Sn）等。

二、特 点

1. 矿物质不能在体内合成，也不能在体内代谢消失，必须从膳食和饮水中摄取。

2. 矿物质在体内分布极不均匀。同一元素在不同组织、器官中的含量存在较大差异，如钙和磷主要储存在骨骼和牙齿中，碘主要存在于甲状腺，铁主要分布在红细胞等。此外，不同元素在体内的含量差异可达到2～3个甚至10个数量级。

3. 矿物质相互之间存在协同或拮抗作用，如钠、钾、氯在维持体内电解质平衡和渗透压平衡方面具有协同作用，膳食中过量的铜会抑制铁的吸收。

4. 某些微量元素在体内需要量少，摄入过量易产生毒性作用。大多数矿物质都设有膳食可耐受最高摄入量（UL）。例如，成年人硒的可耐受最高摄入量为400μg/d，硒摄入过量会引起中毒，所以补硒时需控制用量。

三、常量元素的生理功能

常量元素是人体组成的必需元素，遍及身体各个组织和器官，发挥多种生理作用。

1. 构成人体重要的组分 人体钙、磷和镁主要存在于骨骼和牙齿，起着重要的支撑作用。磷、硫和氯等参与蛋白质的组成，也是人体的重要组成部分；如头发角蛋白中富含的胱氨酸就是含硫氨基酸。

2. 维持机体正常渗透压和酸碱平衡 如钾离子主要存在于细胞内液，而钠离子与氯离子主要存在于细胞外液，对维持细胞内外液的渗透压发挥着重要作用。磷、氯、钠、钾、镁等离子和蛋白质，共同维持体内的酸碱平衡。

3. 维持神经和肌肉兴奋性、细胞膜通透性和细胞的正常功能 如提高神经肌肉兴奋性的钾、钠离子与降低神经肌肉兴奋性的钙、镁离子共同维持神经和肌肉的兴奋性。

4. 作为酶系统中的组成成分或激活剂参与物质代谢 例如，含磷的 ATP 参与能量代谢和核酸代谢；含氯的盐酸是胃蛋白酶的激活剂。

四、微量元素的生理功能

微量元素虽然含量极微，但发挥着重要的生理生化作用。

1. 是体内多种酶和维生素的组成成分或激活剂 如过氧化酶中含铁、谷胱甘肽过氧化酶中含硒，倘若缺乏这些微量元素的参与，酶将无法发挥作用。微量元素还参与某些维生素的组成，如钴是维生素 B_{12} 的成分。

2. 是激素的组成成分 如甲状腺素中含碘、胰岛素含锌、葡萄糖耐量因子中含铬。

3. 参与体内物质的运输 如铁是构成血红蛋白的重要成分，参与氧气运输。

4. 参与核酸代谢 核酸中所含铬、铁、钴、铜、锌等多种微量元素，对稳定其结构和维持核酸的正常功能有重要的作用。

五、矿物质与免疫

研究表明矿物质与机体免疫功能之间存在密不可分的联系。矿物质参与机体免疫系统的发育，是维持和调节免疫系统的重要物质。矿物质的缺乏或过多可以影响机体免疫器官、免疫细胞的功能，导致免疫力低下甚至缺陷，也可影响细菌、病毒等微生物的生长繁殖、代谢及毒素的产生，从而降低机体对疾病的抵抗力。

六、矿物质的合理摄入

矿物质发挥作用有赖于其在体内维持一定的浓度。在人体的新陈代谢过程中，一定数量的矿物质通过各种途径如粪、尿、汗液、头发、指甲、皮肤和脱落的细胞等排出体外，由于人体不能自身合成矿物质，因而必须通过膳食予以补充。

一般来说，矿物质在体内的生理作用剂量带与不良反应剂量带的距离较小，所以摄入应谨慎。人体对矿物质的摄入量可参考推荐摄入量（RNI）或者适宜摄入量（AI）；当矿物质摄入量超过可耐受最高摄入量时，会产生不良反应，可能导致急性或慢性的毒性反应，从而危害人体健康。

从人体对矿物质的吸收率、需求量及矿物质在食物中的分布来看，比较容易缺乏的元素有钙、铁、锌、硒和碘等。

第二节 常量元素

一、钙

钙是人体必需的常量元素，占人体总质量的 1.5%～2.0%。成年人体内含钙量为 850～1200g，其中 99% 主要以羟磷灰石的形式存在于骨骼和牙齿中，约 1% 以游离钙或结合形式存在于细胞外液和全身软组织中，这部分钙统称为混溶钙池。混溶钙池与骨钙保持动态平衡，这对于维持正常的血钙水平与体内细胞正常的生理状态具有重要的意义。

血钙浓度经严格调控维持在 2.25～2.75mmol/L，占总钙的 0.03%。血液中的钙可分为扩散性和非扩散性钙两部分。非扩散性钙是与血浆蛋白（主要是白蛋白）结合的钙，它们不具有活性；而扩散性钙包括与有机酸或无机酸结合形成的复合钙（如柠檬酸钙、磷酸氢钙）和游离状态的钙离子。非扩散性钙和钙离子之间可以互相转换。

（一）吸收与代谢

体内钙平衡由钙的摄入、吸收和排泄三者共同决定，其中钙的摄入量与膳食密切相关，钙的吸收和排泄调控着体内钙平衡。维持钙内环境稳态的三种激素分别为甲状旁腺激素（PTH）、降钙素（CT）和维生素 D 的活性物质 1,25-二羟基胆钙化醇 [1,25-$(OH)_2$-D_3]，三者相互影响与制约，使机体与外环境之间（吸收）、组织与体液之间（细胞内外交换）、骨骼钙库与血钙之间（钙的动用与储存）始终保持相对稳定的动态平衡。

1. 吸收

（1）吸收途径：钙主要在小肠上端特别是十二指肠内被吸收，不能被吸收的部分会通过粪便排出体外。在食物的消化过程中，钙通常从复合物中游离出来，释放出便于吸收的可溶性离子。总体而言，钙的吸收主要包括主动吸收和被动吸收两种途径。吸收的机制因摄入量多少与机体需要量的高低而有所区别。

1）主动吸收：当机体对钙的需要量增加，或膳食钙的含量较低时，肠道会采用主动吸收途径。这是一个逆浓度梯度、需要能量参与的主动吸收过程，并依赖钙结合蛋白和 1,25-$(OH)_2$-D_3。主动吸收在十二指肠上部效率较高。

2）被动吸收：当钙的摄入量较高，大部分通过离子扩散方式吸收。这一过程主要取决于肠腔与浆膜间钙离子的浓度差。

（2）影响钙吸收的因素：生命周期不同阶段人群对钙的吸收情况存在差异。婴儿需要量较高，吸收率可高达 60%，儿童约为 40%，成人在 20% 左右。处于妊娠期和哺乳期的女性对钙的需求增加，吸收率会增加。40～60 岁女性，受年龄增长和绝经双重因素影响，钙吸收率下降 20%～25%。此外，当机体缺乏磷时，1,25-$(OH)_2$-D_3 水平增加进而促进钙的吸收。胃酸缺乏会降低不易溶解性钙盐的溶解度而影响钙的吸收。

在一定范围内，当膳食中钙的摄入量低时，其吸收率相对较高，但摄入量多时吸收率相对降低。摄入钙过多时，多余的钙就会大量排出体外，这也是机体的一种自身保护机制。膳食中可影响钙吸收的主要因素：①维生素 D 可促进钙吸收；②乳糖促进钙的吸收；③适量的蛋白质和一些氨基酸有利于钙吸收；④食物中合适的钙磷比例有利于钙的吸收；⑤食物中脂肪含量过高或脂肪消化吸收不良时，脂肪酸与钙结合形成难溶的钙皂，不利于钙的吸收；⑥粮谷类中的植酸，某些蔬菜如菠菜、竹笋中的草酸能够与钙结合形成难溶的盐类，从而影响钙的吸收；⑦膳食纤维中的糖醛酸残基与钙结合形成难溶的物质也会干扰钙吸收。此外，一些药物如青霉素和抗酸药等也可影响钙的吸收。

2. 代谢 代谢后的钙主要通过肠道和肾脏，以粪便和尿液的形式排出，经汗液也有少量排出，哺乳期女性乳汁中也可以排出相当数量的钙盐。肾脏对体内钙的平衡有着主导作用。

（1）尿钙排泄：肾脏是钙排泄的主要器官。它能够对钙进行重吸收，重吸收量与血钙浓度有关。当血钙浓度低于 1.88mmol/L 时，钙的重吸收率可高达 100%，即尿液不排出钙。影响尿钙排泄的主要因素为钠和蛋白质的摄入量。钠摄入高时会减少钙的重吸收（钠和钙的重吸收有竞争关系），增加尿钙的排泄。膳食蛋白质摄入过多时，可增加肾小球的滤过率，降低肾小管对钙的重吸收，增加尿钙的排泄。

（2）粪钙排泄：粪钙来源于两部分：一部分是外源钙，即膳食中未被吸收的钙；另一部分为内源钙，是肠道黏膜、唾液、胰腺和胆汁来源进入肠道的钙，这部分钙比较稳定，每日为 100～120mg，受年龄影响较小。

（3）乳汁和汗液排泄：哺乳期妇女每日可通过乳汁排出 100～300mg 钙，高温作业者每日可从汗中排出数百毫克钙。

（二）生理功能

1. 构成机体的骨骼和牙齿 钙是构成骨骼的重要组分，骨骼组织由骨细胞和钙化的骨基质组成，骨基质中 65% 为矿物质，其中钙约占骨矿物质的 40%，可见钙在维持骨骼的正常发育和骨健康中起着至关重要的作用。骨骼通过成骨作用和溶骨作用，维持各种组分与血液间动态平衡，这一过程

笔记栏

称为骨的重建。骨钙的更新速率与年龄有关。婴儿、儿童处于生长发育期，其更新速率较快（1 岁以前每年转换可达 100%）；健康年轻人每年转变约 5%；40 岁以后，成骨作用明显减弱，骨中钙的含量逐渐下降，一般女性早于男性。骨的重建可以更新老化的骨质，并维持钙的动态平衡。

2. 维持神经和肌肉的兴奋性 钙与钠、钾、镁等离子共同维持神经、肌肉兴奋性的传导，肌肉的收缩及心脏的正常搏动。钙离子能降低神经肌肉的兴奋性。当血钙浓度低于 1.75mmol/L 时，神经肌肉兴奋性增强，可引起手足抽搐；若钙离子浓度过高时，会损害肌肉收缩功能，严重情况下可引起心脏和呼吸衰竭。

3. 参与凝血过程 钙离子也是血液凝固过程所必需的凝血因子，可使可溶性纤维蛋白原转变成纤维蛋白。

4. 促进某些酶的活性 钙离子参与调节体内三磷酸腺苷酶（也称为 ATP 酶）、脂肪酶等的活性，调节代谢过程和细胞内的生命活动。

5. 参与调节机体免疫功能 研究表明钙参与补体系统的激活，增强巨噬细胞的吞噬功能，并且在淋巴细胞的增殖、分化及功能发挥方面具有重要作用。

（三）缺乏与过量

1. 钙缺乏 钙是较易缺乏的营养素之一，钙缺乏也是较常见的营养性疾病。

人体长期缺钙主要表现为骨骼的病变。儿童是较易发生钙缺乏的群体，儿童生长期对钙需要量较多，如长期摄入钙不足，可引起生长迟缓，骨钙化不良，骨骼变形，发生佝偻病。

中老年人缺钙易发生骨质疏松症。50 岁以上中老年人，特别是绝经期后妇女由于体内激素代谢失调或长期低钙膳食可引起骨质疏松症，对绝经后妇女进行补钙联合雌激素治疗，可减少骨质丢失。此外，人体血清钙的异常下降，可导致手足抽搐。

> **知识拓展**
>
> 研究表明，钙摄入量与血压高低有关，钙摄入增加能够降低血压，摄入钙较低的人群发生高血压的风险更高。一项来自北美的研究显示，每天摄入钙少于 300mg 的人群有 11%～14% 的风险发生高血压，而每天摄入 1200mg 钙的人群发生高血压的概率仅为 3%～6%。此外，还有证据显示，妊娠期妇女补充钙可降低妊娠期高血压和子痫的风险，膳食中摄入充足的钙和维生素 D 可减少结肠癌的危险性，但这些研究都还有待进一步证明，尚不足以作为估算钙需要量的依据。

2. 钙过量 摄入充足的钙可维持正常的生理功能，但随着钙强化食品、钙补充剂越来越多，钙过量的不良影响也不容忽视，主要体现在以下几个方面。

（1）肾结石的风险加大：相关证据表明，钙摄入过量，与肾结石患病率增高有关联。尿钙高是肾结石的一个重要危险因素，若摄入的食物中草酸、蛋白质和植物纤维含量较高，易于与钙结合成结石。

（2）干扰其他矿物质的吸收和利用：钙和铁、锌、镁、磷等元素存在着相互作用，高钙摄入会降低这些必需矿物质的生物利用率，不利于机体健康。

（四）参考摄入量与食物来源

1. 参考摄入量 我国居民钙缺乏的发生率较高，主要与膳食中钙摄入量不足、钙质量差等因素密切相关。《中国居民膳食营养素参考摄入量（2023 版）》中成人钙的推荐摄入量（RNI）为 800mg/d，儿童和青少年应适当增加，妊娠期妇女、哺乳期妇女和老年人不需要额外增加。4 岁以上人群，其可耐受最高摄入量为 2000mg/d。

2. 食物来源 奶和奶制品是钙的优质来源，液态奶中含钙量丰富且吸收率也高，奶制品中奶酪的钙含量非常丰富，每 100g 奶酪中钙含量约为 799mg。《中国居民膳食指南（2022）》推荐一般人群每日摄入奶及奶制品 300～500g，处于生长发育期的儿童和青少年更应强化奶的摄入。此外，豆类、坚果类、鱼虾及一些绿色蔬菜也是钙的较好来源。在选用绿色蔬菜时，应该特别注意草酸和植酸的含量，如菠菜中草酸含量较高，可先经沸水漂烫后再炒（使部分草酸溶于水）。部分常见食物的含钙量见表 12-1。

表 12-1　部分常见食物的含钙量（mg/100g）

食物名称	钙含量	食物名称	钙含量
牛奶	104	豆腐	164
奶酪	799	花生仁	284
虾皮	991	油菜	108
蛋黄	112	小白菜	159
大豆	191	土豆	149

二、磷

磷是人体必需的元素之一，约占人体重的 1%，成人体内含 600～700g 磷。人体内 85.7% 的磷以无机磷酸盐的形式分布于骨骼和牙齿，14% 的磷以有机磷、磷脂和磷蛋白形式存在于全身的软组织细胞，还有 0.33% 的磷存在于组织间隙和血浆中。血浆含磷化合物中约 2/3 为有机磷化合物，另外 1/3 为无机磷。正常人血磷含量为 0.97～1.6mmol/L。

（一）吸收与代谢

体内磷的平衡取决于磷摄入、吸收和排泄三者之间的平衡；磷平衡的调节，依赖甲状旁腺激素、降钙素和 1,25-$(OH)_2$-D_3 的共同协作。

> **知识拓展　　甲状旁腺激素、降钙素和 1,25-$(OH)_2$-D_3 如何维持机体磷平衡？**
>
> （1）甲状旁腺激素：抑制肾近曲小管对磷的重吸收，增加尿磷排出，降低血磷。甲状旁腺的功能状态（减弱或亢进）直接影响着血磷浓度。
>
> （2）降钙素与甲状旁腺激素作用相拮抗，降钙素可抑制破骨细胞活性，促进骨组织钙磷沉积，抑制肾小管对磷的重吸收从而降低血磷。
>
> （3）1,25-$(OH)_2$-D_3 可促使血磷升高，主要通过促进小肠的吸收和肾近曲小管对磷的重吸收。

1. 吸收　机体磷的吸收部位在小肠，以十二指肠和空肠部位吸收最快。磷的吸收与钙相似，有主动吸收和被动吸收两种机制，但以被动吸收为主。

膳食中磷的存在形式和含量都可影响磷的吸收。食物中的磷大多以有机化合物如磷蛋白、磷脂的形式存在，这些物质经过消化道的酶水解后，以无机磷酸盐的形式被吸收；乳类食品含较多无机磷酸盐，易于吸收。谷胚中的磷主要以植酸盐形式存在，不易被人体吸收，其主要原因为人体肠道黏膜缺乏植酸酶。因而，在评估磷时，不会用总磷来评估，会采用有效磷（扣除植酸磷的含量）进行评估。除了上述因素外，肠道酸度增加，可促进磷的吸收；同时，1,25-$(OH)_2$-D_3 能直接增加肠黏膜对磷的运转，促进磷的吸收。

2. 代谢　磷的排泄主要依赖肾脏，机体可根据血磷浓度调控磷的排泄与重吸收。未经肠道吸收的磷以粪便形式排出，少量以汗液排出。甲状旁腺激素和降钙素均能降低肾小管对磷的重吸收，使尿磷排出增加，而 1,25-$(OH)_2$-D_3 能增加肾小管对磷的重吸收，从而调节血磷的浓度。

（二）生理功能

1. 构成骨骼、牙齿和软组织的组成成分　磷在骨骼和牙齿中主要以无机磷酸盐（羟磷灰石）的形式存在，钙磷比例约为 2:1。它不仅起到支撑机体和承重的作用，也是磷的储存库，重要性等同于骨骼和牙齿中钙盐的作用。磷也是软组织的重要组成成分，如人体内多种结构蛋白含磷，细胞膜上的磷脂含磷，细胞内的核酸（如 DNA、RNA）也含磷。

2. 参与能量的储存和释放　机体中的磷以磷酸根的形式参与构成 ATP、磷酸肌酸等储能和供能物质，在能量的产生、转移和释放过程中发挥重要作用。糖类、脂质等产能营养素在代谢中释放出的能量以高能磷酸键的形式储存于 ATP 和磷酸肌酸中，当人体需要能量时，上述高能有机磷酸键释放出能量且游离出磷酸根，这是机体储存和转运能量的有效途径。

$$释放能量：A-P\sim P\sim P \xrightarrow[催化]{水解酶} A-P\sim P+P_i+能量$$

$$\qquad ATP \qquad\qquad\qquad 二磷酸腺苷（ADP）$$

$$能量产生：A-P\sim P+P_i+能量 \xrightarrow[催化]{合成酶} A-P\sim P\sim P$$

3. 参与物质代谢　糖类和脂质等物质的代谢需要磷酸化成为含磷中间产物（如葡萄糖转化为葡萄糖-6-磷酸），才能继续进行完整的代谢反应。

4. 参与酶的组成　B族维生素只有经过磷酸化才具有活性而发挥辅酶作用，如硫胺素焦磷酸（TPP）、磷酸吡哆醛、黄素腺嘌呤二核苷酸（FAD）和烟酰胺腺嘌呤二核苷酸（NAD^+）等都需要磷的参与。

5. 参与酸碱平衡的调节　磷酸盐缓冲体系接近中性，是机体重要的缓冲体系，维持机体体液的酸碱平衡。

（三）缺乏与过量

1. 缺乏　磷在食物中分布广泛，一般不会因膳食引起营养性磷缺乏，但在实际生活中也有例外，如早产儿仅母乳喂养（母乳中磷含量较低），不能满足骨磷沉积的需要，可能会发生磷缺乏，出现骨骼异常。在严重磷缺乏和磷耗竭时，可发生低磷血症（血清有机磷浓度<0.83mmol/L），出现食欲缺乏、全身虚弱、肌无力和骨痛等症状，也可出现骨软化和佝偻病，严重者还可发生精神错乱、抽搐、昏迷，甚至死亡。

2. 过量　一般不易因膳食原因导致磷摄入过量，但在某些特殊情况下，如注射大量磷酸盐后，可引起高磷血症。

（四）参考摄入量与食物来源

1. 参考摄入量　《中国居民膳食营养素参考摄入量（2023版）》中成人磷的推荐摄入量为每日720mg，可耐受最高摄入量每日为3500mg。磷的供给量与钙有关，膳食中钙磷比例维持在（1～1.5）:1较好，不宜低于0.5。

2. 食物来源　磷在食物中的分布很广泛，动物性食物如鱼肉、禽肉、蛋、奶制品及动物内脏中含磷量较高（表12-2）。此外，植物性食物如坚果类、粗粮、海带、紫菜、芝麻酱中含磷也较丰富，但粮谷类食物中的磷多为植酸磷，吸收率较低，不易被人体吸收。

表12-2　部分常见食物中的含磷量（mg/100g）

食物名称	磷含量	食物名称	磷含量
玉米	117	紫菜	350
小麦	325	猪肾	215
大麦	381	猪肝	310
小米	229	核桃	294
黄豆	465	花生（炒）	326

三、镁

成人体内总含镁量为20～30g，是必需常量元素中含量最少的，其中60%～75%的镁以磷酸盐和碳酸盐的形式存在于骨骼和牙齿中，27%左右分布于肌肉、心、肝、胰腺等软组织中，仅2%的镁存在于体液内。血清镁浓度为0.75～0.95mmol/L。

（一）吸收与代谢

1. 吸收　食物中的镁主要在小肠的空肠末端与回肠被吸收，吸收率为30%～50%，可通过被动扩散和主动吸收两种机制被机体吸收。多种因素可影响镁吸收，如膳食中镁摄入量少时吸收率增加，摄入量多时吸收率降低。此外，膳食中氨基酸、乳糖等能促进镁吸收，氨基酸促进镁吸收的原因是其可增加难溶性镁盐的溶解度，而膳食中的草酸、植酸和消化不完全的脂肪则干扰镁吸收。由于镁与钙的吸收途径相同，所以两者在肠道吸收时有竞争作用。

2. 代谢　镁可通过粪便、汗液及尿液排出体外，肾脏是维持机体镁内稳态的重要器官。当血清镁浓度高时，肾小管的重吸收减少；而血清镁浓度降低时，肾小管的重吸收增加。

（二）生理功能

1. 多种酶的激活剂　镁是体内多种酶系统的激活剂，参与 300 多种酶促反应，是氧化磷酸化的重要辅助因子，广泛参与物质代谢与能量代谢，对葡萄糖酵解、脂肪酸代谢及蛋白质和核酸的生物合成起重要的调节作用。

2. 心血管系统的保护因子　细胞内游离镁具有调节心肌细胞的作用，当细胞内游离镁浓度降低时，可导致钠-钾泵（Na^+, K^+-ATP 酶）的活性降低，导致心肌细胞兴奋性增高，出现心律失常。研究表明死于心肌梗死的患者心肌镁的含量低于正常水平。软水地区心血管发病率高与水中含镁量低有关，适当补充镁盐可降低心肌梗死的死亡率。

3. 参与构成骨骼和牙齿　镁与钙、磷一起构成骨骼和牙齿。当钙摄入不足时，适量的镁可替代钙；但当镁摄入过多时，镁会抑制骨骼的正常钙化。

4. 对神经肌肉的作用　镁与钙使神经肌肉兴奋和抑制的作用相同，不论血中镁或钙过低，神经肌肉的兴奋性均增高，反之则有镇静作用。

5. 对胃肠道的作用　镁离子在肠道中吸收缓慢，促使水分滞留，具有导泻作用。此外，低浓度的镁还可以降低肠壁张力，抑制肠蠕动，发挥解痉作用。

6. 调节机体免疫系统，增强机体抗病能力　现已证明镁参与免疫球蛋白的合成、参与激活补体、调节吞噬细胞的功能并调节 T 细胞的成熟与功能等，因此，缺镁可使蛋白质合成下降，降低机体抵抗力及免疫功能，导致疾病发生率的增加。

（三）缺乏与过量

1. 缺乏　人体一般不会出现镁缺乏症。当镁摄入不足、吸收障碍、丢失过多或注射大量缺镁溶液时可出现镁缺乏。镁缺乏可导致神经肌肉兴奋性亢进，出现手足抽搐、肌肉震颤、共济失调、幻觉等症状。由于镁参与调节钙和钾稳态平衡，镁缺乏也可以导致低钙血症和低钾血症。镁缺乏能直接影响骨组织中羟磷灰石晶体的形成与增大，可能导致骨质疏松症。此外，低镁血症患者可出现心律失常和血压升高。有流行病学研究显示，水硬度高低（含钙、镁盐高低）与心血管病死亡率相关（硬度越高，死亡率越低）。

2. 过量与中毒　在正常情况下，一般不易发生镁中毒，但如下几种情况可能导致镁中毒。

（1）肾功能不全尤其是出现少尿的患者，接受镁剂治疗时，容易发生镁中毒。

（2）妊娠期妇女用硫酸镁剂治疗时，若剂量掌握不当，严重者可因血镁突然升高而导致胎儿死亡。

（3）糖尿病酮症的早期，脱水导致镁从细胞内溢出到细胞外，引起血镁升高。

（四）参考摄入量与食物来源

1. 参考摄入量　《中国居民膳食营养素参考摄入量（2023 版）》中成人镁的推荐摄入量为 330mg/d。特定人群如运动员及高温环境下工作者，或服用大量利尿剂的患者，可导致镁丢失增多，参考摄入量应适当增加。

2. 食物来源　镁的食物来源丰富，但各种食物中的镁含量差别较大。各种绿色蔬菜富含镁，粗粮、坚果也含有丰富的镁。粗粮是镁的较好来源，但精加工后会损失大量的镁。除了食物之外，饮水中也可以获得少量的镁，通常硬水含有较高的镁盐，而软水中含量相对较低。常见镁含量丰富的食物及其含量见表 12-3。

表 12-3　常见镁含量较高的食物（mg/100g）

食物	镁含量	食物	镁含量
麸皮	382	葵花籽仁	287
荞麦	258	山核桃（干）	306
香菜（干）	269	芝麻（黑）	290

续表

食物	镁含量	食物	镁含量
菠菜（干）	183	芝麻（白）	202
黑豆	243	虾皮	265
黄豆	199	虾米	236

四、钾

钾是人体的重要阳离子之一。正常成人体内钾总量为 100～140g，成年男性稍高于女性。人体钾主要存于细胞内，约占总量的 98%，其他存在于细胞外，且细胞外的钾主要以离子形式存在。血液中钾浓度很低，为 3.5～5.5mmol/L。

（一）吸收与代谢

1. 吸收　食物是人体钾的主要来源。食物中摄入的钾大部分被小肠吸收，吸收率约为 90%。吸收的钾通过 Na^+, K^+-ATP 酶转入细胞内，它通过水解 ATP 获得能量，将细胞内的 3 个钠离子转到细胞外，2 个钾离子交换到细胞内，使细胞内保持较高浓度的钾。

2. 代谢　钾的平衡主要通过肾脏来维持。通常人体内的钾 80% 以上经肾脏排出。肾脏每日滤过的钾绝大部分在近端肾小管重吸收，而远端部分肾小管主要参与钾的排泄。肾衰竭患者排钾量减少，会引起钾在体内蓄积，导致高钾血症。

机体从肠道排出的钾约为 10%，其余由汗液排出。人体钾排出量与摄入量大致相等，但在钾摄入极少的情况下，肾脏依旧会排出一定量的钾。因此，为了避免出现低血钾，对肠外营养的患者，应根据血钾浓度适当补钾。

（二）生理功能

钾离子是人体内一种重要的阳离子，参与多种生理生化过程，其在体内的生理功能有如下五个方面。

1. 维持糖类和蛋白质的正常代谢　在葡萄糖和氨基酸进入细胞合成糖原和蛋白质的过程中，必须有一定的钾离子参与。此外，钾还参与 ATP 的生成过程。若钾缺乏，会影响糖类和蛋白质的代谢。

2. 维持神经肌肉的应激性　细胞内外钾离子和镁离子的联合作用，可激活 Na^+, K^+-ATP 酶，产生能量，维持细胞内外钾钠离子浓度梯度，形成膜电位。当血钾降低时，膜电位上升，细胞膜极化过度，应激性降低，可发生松弛性瘫痪。当血钾过高时，膜电位降低，导致细胞不能复极而丧失应激性，也可导致肌肉麻痹。

3. 维持细胞内正常渗透压　钾离子主要存在于细胞内，其浓度可达 150mmol/L，是细胞内渗透压的基础。

4. 维持细胞内外正常的酸碱平衡和电解质平衡　钾离子能通过细胞膜与细胞外氢离子和钠离子交换，当细胞内失钾时，细胞外液中氢离子和钠离子可进入细胞内，引起细胞内酸中毒和细胞外碱中毒；反之，细胞外钾离子内移，氢离子外移，可引起细胞内碱中毒和细胞外酸中毒。钾对电解质平衡也起调节作用，当体内需要保钠时，肾小管就能排出钾离子换回钠离子，以保持机体的电解质平衡。

5. 维持心血管系统健康　心肌细胞内外的钾离子浓度与心肌的传导性、兴奋性和自律性紧密相关。钾离子缺乏时，心肌兴奋性增高，钾离子浓度过高时又会导致心肌兴奋性受抑制。若钾离子缺乏或钾离子浓度过多，均可引起心律失常。多项研究显示，血压与膳食钾及血清钾呈负相关。钾能对抗食盐引起的高血压，对轻度高血压患者有一定的降压作用。

（三）缺乏与过量

人体血清中钾的含量一般维持在 3.5～5.5mmol/L，当血钾低于 3.5mmo/L 时，称为低钾血症。当血钾浓度高于 5.5mmol/L 时，可出现毒性反应，称高钾血症。

1. 缺乏　钾缺乏可引起神经肌肉、消化和心血管等系统发生功能性或病理性变化。

以体内缺钾程度而言，通常人体内钾下降 10%，一般无明显症状。当钾缺乏超过 10%，可出现肌无力甚至瘫痪，肌无力表现为站立不稳或登楼困难。当钾进一步缺乏，可影响到躯干和上肢肌力，严重者出现呼吸困难、缺氧和窒息，还会导致心肌应激性增高，出现心律失常甚至死亡。以血钾浓度作为参考，血钾低于 3.5mmol/L 时，可出现倦怠和精神萎靡等症状。血钾低于 2.7mmol/L 时，可发生心律失常、呼吸麻痹、循环衰竭及四肢瘫痪等，严重者出现意识模糊、昏迷甚至死亡。严重缺钾还可导致横纹肌溶解和肾功能障碍。

体内缺钾的主要原因是钾摄入不足或丢失过多。①摄入不足：由于长期禁食或少食，且静脉补液中无钾或钾含量较低。②损失过多：经消化道损失，如恶心、呕吐、腹泻、胃肠引流等；经肾脏损失，如各种以肾小管功能障碍为主的肾脏疾病，或大量服用排钾利尿剂，可使钾从尿中大量丢失；经汗液丢失，常见于高温作业或重体力劳动者，大量出汗丢失。

2. 过量 若血清钾浓度高于 5.5mmol/L，可出现高钾血症。高钾血症主要见于输入过量含钾溶液或口服过量钾制剂（摄入过多）及严重肾衰竭的患者（排出减少）。高钾血症可表现为极度疲软和四肢无力，严重时可发生吞咽和呼吸困难，甚至呼吸肌麻痹而窒息。心血管系统可见心率减慢、心音减弱及心律失常，甚至出现心搏骤停而死亡。

（四）适宜摄入量与食物来源

1. 适宜摄入量 《中国居民膳食营养素参考摄入量（2023 版）》中成人钾的适宜摄入量为 2000mg/d。特殊人群如大量出汗的运动员（大量丢失钾）及恢复期运动员（合成蛋白质与糖原需钾）钾的供应量需增加。

2. 食物来源 食物中钾的来源十分广泛，绝大部分食物都含有钾，其中水果和蔬菜是钾最好的来源。正常膳食中不会缺钾。常见钾含量较高的食物见表 12-4。

表 12-4 常见钾含量较高的食物（mg/100g）

食物	钾含量	食物	钾含量
小麦	289	大蒜	302
黑米	256	娃娃菜	278
玉米	238	莲藕	293
黄豆	1503	鲜枣	375
腐竹	553	桂圆干	1348
红辣椒	1085	香蕉	256

五、钠

成人体内钠含量为 6000～7000mg，约每千克体重 1g（1g/kg·bw）。体内钠主要存在于细胞外液，约占总钠量 50%，骨骼中钠含量高达 40%～47%，细胞内液含量较低，占 10% 左右。血浆正常钠浓度为 135～140mmol/L，细胞内液为 10mmol/L。

（一）吸收与代谢

1. 吸收 钠在小肠上部几乎被全部吸收。钠主要经肾脏和汗液排泄，粪便中排出极少，正常人每日从粪便中排出的钠不足 10mg。当人体出汗不多，也无腹泻时，98% 以上的钠由尿排出。汗液也是钠的排泄途径之一，排出量为 2300～3220mg。

2. 代谢 醛固酮是一种类固醇类激素，主要作用于肾远曲小管，通过钠离子-氢离子和钠离子-钾离子交换排出钾离子和氢离子，具有保钠排钾的功能。钠摄入增多时，血浆钠离子浓度升高，醛固酮分泌减少，增加尿钠排泄；反之，当摄入钠少时，血浆钠离子浓度降低，醛固酮水平增高，尿钠排出减少。因此，饮食中钠含量较低，甚至极低时，人体也很少出现钠缺乏症。但严重而持续出汗、慢性腹泻或肾脏疾病时，可导致钠缺乏。

（二）生理功能

1. 维持正常渗透压 钠离子主要存在于细胞外液，是细胞外液中带正电的主要离子（也称为阳离子），与对应的带负电离子（也称为阴离子）构成的渗透压，占细胞外液总渗透压的 90% 左右。可见钠在维持细胞外液渗透压中具有重要作用。

2. 调节体内水平衡　当细胞外液钠量增高时，水量亦增加，导致细胞外液容量增多，可出现组织水肿；反之，当钠量降低时，水量减少，细胞外液容量减少，可引起血压的改变。因此，钠可调节体内水平衡，维持内环境稳定。

3. 维持酸碱平衡　钠在肾小管重吸收时，钠离子与氢离子交换，清除体内酸性代谢产物，维持体液的酸碱平衡。

4. 维持血压正常　人群调查证实，膳食钠摄入与血压有关。每摄入 2300mg 钠，可致血压升高 2mmHg。为防止高血压，WHO 建议每日钠的摄入量小于 2.3g，约相当于食盐 6g。

5. 增强神经肌肉兴奋性　钠、钾、钙、镁等离子共同参与维持神经和肌肉的应激性，体内充足的钠可增强神经和肌肉的兴奋性。

（三）缺乏与过量

1. 缺乏　人体一般不易缺乏钠，但在某些特殊情况下，钠摄入量少或钠排出过多可能会导致机体钠缺乏。钠摄入过少常见于禁食、少食及膳食钠严格限制的人群，钠排出过多常见于过量出汗、胃肠疾病、反复呕吐、腹泻等情况。当钠排出过量，且不能补充丢失的钠时，可引起钠的缺乏。血浆中钠小于 135mmol/L 时，即为低钠血症。

钠缺乏早期症状不明显，血钠水平降低可导致血浆渗透压下降，出现细胞肿胀。轻度钠缺乏症，可出现疲倦、眩晕及直立性低血压性晕厥；中度钠缺乏症，可出现恶心、呕吐、视物模糊、心率加快、脉搏细弱及血压下降；重度钠缺乏症，可出现疼痛、反射消失、表情淡漠、昏迷、休克甚至急性肾衰竭而死亡。

2. 过量

（1）高钠血症：血浆钠＞150mmol/L 时称为高钠血症。血钠过高可出现口渴、面部潮红、软弱无力、烦躁不安、精神恍惚、昏迷，严重者可致死亡。

（2）高血压：钠摄入过多是高血压的危险因素。研究表明，尿中钠钾比（Na^+/K^+）与血压呈正相关，而尿钾与血压呈负相关。

（四）参考摄入量与食物来源

1. 参考摄入量　《中国居民膳食营养素参考摄入量（2023 版）》中 18～64 岁成人钠的适宜摄入量为 1500mg/d（表 12-5）。在高温、运动和高强度体力劳动等情况下，机体从汗中丢失钠较多，需额外补充。摄入钠过多，对人体有害，可引起高血压，还会加重心脏负担。饮食切勿过咸，这是保证人体健康的基本原则之一。

2. 食物来源　钠普遍存在各种食物中，但人体内钠的主要来源是调味料食盐（氯化钠）及食物加工过程中加入的钠或含钠化合物。此外，酱油、生抽、腌制食品、咸菜类等也含钠丰富。通常一般动物性食物钠含量高于植物性食物，但均不作为钠的主要来源。

表 12-5　中国居民常量元素的推荐摄入量或适宜摄入量（mg/d）

年龄（岁）/人群	钙推荐/适宜摄入量	磷推荐/适宜摄入量	镁推荐/适宜摄入量	钾适宜摄入量	钠适宜摄入量
0 岁～	200（AI）	105（AI）	20（AI）	400	80
0.5 岁～	350（AI）	180（AI）	65（AI）	600	180
1 岁～	500	300	140	900	500～700
4 岁～	600	350	160	1100	800
7 岁～	800	440	200	1300	900
9 岁～	1000	550	250	1600	1100
12 岁～	1000	700	320	1800	1400
15 岁～	1000	720	330	2000	1600
18 岁～	800	720	330	2000	1500
30 岁～	800	710	320	2000	1500
50 岁～	800	710	320	2000	1500

续表

年龄（岁）/人群	钙推荐/适宜摄入量	磷推荐/适宜摄入量	镁推荐/适宜摄入量	钾适宜摄入量	钠适宜摄入量
65 岁～	800	680	310	2000	1400
75 岁～	800	680	300	2000	1400
孕妇（妊娠早期）	+0	+0	+40	+0	+0
孕妇（妊娠中期）	+0	+0	+40	+0	+0
孕妇（妊娠晚期）	+0	+0	+40	+0	+0
哺乳期妇女	+0	+0	+0	+400	+0

注：AI 为适宜摄入量，"+"表示在相应年龄阶段的成年女性需要量基础上增加的需要量

第三节　微量元素

一、铁

铁（iron）是人体重要的必需微量元素，也是人体含量最多的微量元素。人体内铁总量为 4～5g，包括功能性铁和储存铁两种存在形式。功能性铁主要是发挥生理功能的铁，其中总铁量的 60%～75% 存在于血红蛋白，3% 存在于肌红蛋白，1% 存在于含铁酶类（如细胞色素、细胞色素氧化酶、过氧化物酶等）、辅助因子及运铁载体中。剩余总铁量的 25%～30% 为储存铁，存在于肝脏、脾和骨髓的单核巨噬细胞系统中，且以铁蛋白（ferritin）和含铁血黄素（hemosiderin）的形式存在。其中铁蛋白是体内铁储存的主要形式（功能性铁的储备库），尤以肝脏内铁蛋白的含量最高。

在年龄、性别、营养状况、妊娠与哺乳及疾病等因素影响下，人体内铁含量存在较大的个体差异。在人体组织器官中，铁含量以肝脏、脾为最高，其次为肾脏、心、骨骼肌和脑。

（一）吸收和代谢

1. 吸收　食物中的铁主要在十二指肠和空肠上端吸收。铁在食物中的存在形式有两种，分别为血红素铁和非血红素铁。动物性食物的铁约 50% 为血红素铁，以二价铁离子形式存在，在肠黏膜上皮细胞以金属卟啉的形式被直接吸收。植物性食物中主要含非血红素铁，以三价铁离子形式存在，在吸收前必须先转化成二价铁离子形式后，才能被吸收，且吸收过程受膳食因素的影响，吸收率相对较低。

铁吸收率受多种因素影响。生长发育期儿童、月经期、妊娠期和哺乳期女性对铁的需求量增多，机体会调节性促进铁的吸收。膳食铁的存在形式也会影响铁的吸收，通常血红素铁的生物利用高，有效吸收率为 15%～35%，但是非血红素铁有效吸收率低于 10%。此外，膳食中的某些成分也会影响铁的吸收。例如，维生素 C 可将铁还原为亚铁离子，促进铁的吸收；维生素 B_2、维生素 A、维生素 E 和维生素 B_{12} 等营养素也可协助铁的吸收。但食物中的草酸盐、植酸盐、多酚类化合物（存在于咖啡和茶中）等与铁结合成难溶性物质，会阻碍铁的吸收。此外，胃酸缺乏或服用过多抗酸药物，使得胃液 pH 升高，也会阻碍铁的吸收。

2. 储存与排泄　体内代谢的铁主要来源于膳食铁和衰老红细胞解体释放的血红蛋白铁。在人体每天参与代谢的铁中，来自肠道吸收的膳食铁仅 0.5～1.5mg。因红细胞无细胞分裂能力，其平均寿命为 120 天，衰老的红细胞会被机体分解为胆红素、氨基酸及铁。正常成人每日来源于血红蛋白分解代谢的铁为 20～25mg（人体能保留绝大部分铁，并能将其反复利用）。体内剩余的铁以铁蛋白和含铁血黄素的形式储存起来。

一般情况下机体铁的绝对丢失量很少，成人每天排出 0.9～1.05mg 铁，其中绝大部分经肠道排出，其余经尿液和皮肤脱落细胞排出。此外，月经、出血等也是铁的排出途径。

（二）生理功能

1. 参与体内氧和二氧化碳的转运　铁是血红蛋白和肌红蛋白的重要组成成分。血红蛋白由 4 个血红素和 1 个珠蛋白组成，其中血红素是含二价铁的卟啉化合物，能与氧气结合而不被氧化，1 个血红蛋白可以结合 4 个氧气分子。血红蛋白作为氧气运送载体，将肺部获得的氧气通过血液输送到

各组织和器官。肌红蛋白由 1 个血红素和 1 个球蛋白链组成，仅存在于肌肉组织中，在肌肉中转运和储存氧，在肌肉收缩时释放氧以满足机体需要，1 个肌红蛋白可以结合 1 个氧气分子，肌红蛋白与氧气的亲和力较血红蛋白更高。

2. 是体内一些酶的组成成分 铁是细胞色素氧化酶类的组成成分，参与体内氧化还原反应，在细胞呼吸和能量代谢中起着重要的作用。此外，铁还参与激活乙酰辅酶 A 和琥珀酸脱氢酶等酶的活性。

3. 维持机体正常的造血功能 人体中大部分铁存在于红细胞，铁参与红细胞的形成和成熟。铁是血红蛋白合成中不可缺少的成分。首先铁在骨髓造血组织中与卟啉结合形成高铁血红素，然后再与珠蛋白合成血红蛋白。铁缺乏可影响红细胞中血红蛋白的合成。

4. 参与维持正常的免疫功能 铁参与维持机体正常的免疫功能。缺铁可影响 T 细胞的增殖分化，并导致吞噬细胞活性降低、NK 细胞的活性降低及细胞因子的产量下降，使得机体抗感染能力降低。

5. 其他功能 β-胡萝卜素转化为维生素 A、嘌呤和胶原的合成及抗体的生成中都有铁的参与，铁还参与脂类在血液中转运及药物在肝脏解毒等功能。

（三）缺乏与过量

1. 缺乏 长期膳食铁摄入不足，可出现铁缺乏甚至导致缺铁性贫血，多发于婴幼儿、妊娠期和哺乳期女性及老年人。

缺铁性贫血是一个世界范围内的营养问题。2002 年我国第四次营养调查显示，我国居民贫血发生率为 20.1%，其中一半为缺铁性贫血。《中国居民营养与慢性病状况报告（2020）》数据显示，我国 18 岁及以上居民贫血率为 8.7%，6～17 岁儿童青少年贫血率为 6.1%，妊娠期妇女贫血率为 13.6%。儿童青少年缺铁导致生长发育迟缓、学习能力下降、体力下降、注意力不易集中和记忆力下降等，铁缺乏还可损害儿童的认知能力，且在以后补充铁后，也难以恢复。成年人铁缺乏易出现疲劳、倦怠、工作效率低下、头晕心悸、指甲脆薄、嘴唇及口腔黏膜苍白等，严重缺乏者会出现口腔炎、反甲、吸收不良综合征及贫血性心脏病等症状。妊娠早期缺铁性贫血可造成早产、胎儿低出生体重甚至出现胎儿死亡。缺铁还可抑制机体免疫功能，导致中性粒细胞的吞噬杀菌能力下降，淋巴细胞增殖能力降低。

当体内缺铁时，铁损耗可分为三个阶段：①铁减少期（ID），主要表现为储存铁减少，血清铁蛋白浓度下降，患者无临床症状；②红细胞生成缺铁期（IDE），此时除血清铁蛋白下降外，可出现血清铁和运铁蛋白浓度降低，但红细胞游离原卟啉浓度上升；③缺铁性贫血期（IDA），血红蛋白合成受阻导致血红蛋白降低，血细胞比容下降，出现缺铁性贫血的临床症状，贫血的严重程度取决于血红蛋白减少的程度。

2. 过量 体内铁含量主要通过吸收机制来控制，而缺乏将过多的铁排出体外的调节机制。铁过量的原因主要有如下 3 个。①急性铁中毒，多发生在儿童，主要原因为误服铁制剂，通常会导致呕吐、腹泻、黑便等，病死率可高达 20% 左右。②由于长期服用铁制剂或含铁丰富的食物，使体内铁总量超过正常的 10～20 倍，会出现慢性铁中毒，主要表现为肝脾有大量铁蓄积，肝硬化，皮肤呈棕黑色或灰暗，胰岛素分泌减少而导致糖尿病。③病理原因也可造成铁在体内的蓄积，如遗传性血色素沉积症。

（四）营养状况评价

1. 血清铁蛋白（serum ferritin，SF） 反映人体内铁储存的常用指标。血清铁蛋白＜12μg/L 为缺铁，血清铁蛋白＜20μg/L 提示储存铁衰竭，血清铁蛋白＞300μg/L 为铁负荷过度。血清铁蛋白易受一些病理因素干扰而升高，如机体感染、炎症、肝病和肿瘤等。以血清铁蛋白作为铁营养状况的评定指标时，应排除上述的病理因素。

2. 运铁蛋白受体（transferring receptor，TfR） 运铁蛋白受体（TfR）是一种跨膜糖蛋白，主要分布于骨髓早幼红细胞表面，在其成熟过程中 TfR 逐渐消失。TfR 的主要作用是与血浆中结合了铁离子的运铁蛋白结合，介导铁转入细胞内。TfR 可进入血液成为血清运铁蛋白受体（sTfR），sTfR 含量与组织细胞中 TfR 呈正相关。由于不受感染或炎症的影响，sTfR 能准确反映铁的营养状态，其含量与组织细胞中铁的水平呈负相关。sTfR 的正常值为 0.9～2.3mg/L，缺铁性贫血患者可出现

sTfR 增高，比正常值高 3～4 倍。

3. 红细胞游离原卟啉（free erythrocyte protoporphyrin，FEP） 是幼红细胞在合成血红蛋白过程中，未能与铁结合而残留在新生红细胞内的非血红素原卟啉。绝大多数非红细胞原卟啉与锌离子配合成锌原卟啉而非"游离"。

4. 血红蛋白（Hb） 是诊断贫血最常用的指标。成年男性 Hb 浓度小于 120g/L，成年女性（非妊娠）Hb 浓度小于 110g/L 即为贫血。在评价人体铁营养状况时，仅通过血红蛋白和血细胞比容不能发现早期铁缺乏。

（五）参考摄入量及食物来源

1. 参考摄入量 膳食铁的参考摄入量根据年龄和生理状态的不同而不同。《中国居民膳食营养素参考摄入量（2023 版）》中成人铁的推荐摄入量男性为 12mg/d，女性为 18mg/d。妊娠期妇女和哺乳期妇女对铁的需求量大大增加，因此铁供给量也应增加，临床上也会通过铁制剂来补充铁。不同年龄和生理状态人群铁的膳食参考摄入量见表 12-6。

表 12-6 中国居民膳食铁推荐/适宜摄入量（mg/d）

年龄（岁）/人群	铁推荐/适宜摄入量	
	男	女
0 岁～	0.3（AI）	
0.5 岁～	10	
1 岁～	10	
4 岁～	10	
7 岁～	12	
9 岁～	16	
12 岁～	16	18
15 岁～	16	18
18 岁～	12	18
30 岁～	12	18
50 岁～	12	10（无月经）18（有月经）
65 岁～	12	10
75 岁～	12	10
孕妇（妊娠早期）		+0
孕妇（妊娠中期）		+7
孕妇（妊娠晚期）		+11
哺乳期妇女	–	+6

注：AI 为适宜摄入量，"+"表示在相应年龄阶段的成年女性需要量基础上增加的需要量，"–"表示未制定参考值

2. 食物来源 铁在各种食物中广泛存在，但含量和吸收率差异较大。一般动物性食物含铁丰富且吸收率高，如动物肝脏、动物全血、瘦肉、动物肾脏及鱼类。绿叶蔬菜中含铁较多的有苜蓿、菠菜、芹菜及油菜等，但蔬菜中的植酸会抑制铁的吸收。由于维生素 C 能够促进铁的吸收，因此可同时食用富含维生素 C 的水果和蔬菜以促进铁的吸收。此外，各种铁强化食品如铁强化酱油、面粉、面包和米粉等也含一定量的铁。

（六）铁与免疫

铁与免疫关系的研究始于 20 世纪 60～70 年代，研究表明适量的铁可维持免疫系统功能的正常，过低或过高浓度的铁均可导致免疫功能降低。铁缺乏对免疫器官和免疫应答的影响主要体现在以下几个方面。

1. 对免疫器官的作用 铁缺乏会导致胸腺萎缩，胸腺体积变小，质量减轻，胸腺细胞增殖能力

下降，补充铁后胸腺重量增加。此外，铁缺乏还可导致脾重量减轻，补充铁后脾重量增加。

2. 对 T 细胞及细胞免疫应答的作用 人体及动物实验均证实铁缺乏可导致 T 细胞比例降低，T 细胞分泌 IL-2 和 IFN-γ 能力下降，T 细胞对丝裂原和抗原诱导的增殖能力降低，Ⅳ型超敏反应降低。

3. 对 B 细胞及体液免疫应答的作用 人体临床研究证实铁缺乏对体液免疫应答的影响较小。与健康对照相比，铁缺乏患者中 B 细胞的比例及数量不变或轻度升高，破伤风类毒素免疫后抗体产生能力正常。但动物实验研究表明铁缺乏可导致脾 B 细胞比例下降，免疫球蛋白水平降低，破伤风类毒素刺激下抗体产生下降。

4. 对固有免疫细胞的作用 铁缺乏可导致单核巨噬细胞的吞噬杀伤能力降低，其炎症细胞因子分泌能力下降。铁缺乏对中性粒细胞吞噬功能影响较小，但可导致细胞内髓过氧化物酶活性降低，杀伤细菌的能力减弱。此外，大鼠实验证实中重度铁缺乏可导致 NK 细胞对靶细胞的杀伤能力减弱。

虽然铁与免疫的研究主要集中在铁缺乏，铁过量同样也可导致免疫功能损伤。研究表明铁过量患者 T 细胞及 CD4$^+$ T 细胞比例下降，CD4$^+$/CD8$^+$ T 细胞比例降低，淋巴细胞对丝裂原诱导的增殖能力降低，Ⅳ型超敏反应降低。值得注意的是，给铁缺乏的感染患者补充铁制剂有加重感染的风险，因为补充的铁可被细菌大量摄取，促进细菌的生长，造成感染加重甚至死亡。

二、锌

锌是人体必需微量元素之一，正常成人体内含锌量为 2～2.5g。锌广泛存在于人体所有组织器官中，尤以视网膜和前列腺含量最高，其次为骨骼、肌肉、皮肤、毛发、心脏、肝脏、肾脏等。人体血液中的锌有 75%～85% 存在于红细胞中，3%～5% 存在于白细胞中，其余在血浆中。

（一）吸收与代谢

1. 吸收 小肠是膳食中锌吸收的主要脏器，吸收率为 20%～30%。从小肠吸收的锌首先在肝脏集中，然后分布至各组织器官。机体对锌的吸收与肠腔内锌的浓度有关，体内缺锌时吸收率升高。当体内锌浓度增高时，可诱导肝脏合成金属硫蛋白，并与锌结合储存于肠黏膜细胞内，当锌水平下降时，再释放至肠腔，从而维持体内锌的"内稳态"。

影响锌吸收的因素较多，如植物性食物中含有的植酸和纤维素，以及过多的铜、铁、钙可抑制锌的吸收，而食物中高蛋白质、维生素 D、葡萄糖、乳糖、有机酸（柠檬酸、苹果酸等）等促进机体对锌的吸收。

2. 代谢 体内锌经代谢后主要通过粪便排出，尿、汗液及毛发也有少量排出。

（二）生理功能

1. 促进生长发育和组织修复 锌参与核酸和蛋白质合成，以及细胞生长、分裂和分化等过程。锌的缺乏会引起核酸和蛋白质合成障碍，细胞分裂减少，导致生长发育迟缓，甚至停滞。锌还可促进组织再生、创伤与溃疡的愈合，缺锌会导致伤口愈合不良或缓慢。

2. 促进性器官正常发育和维持性功能的正常 锌参与促黄体激素、促卵泡激素等促性腺激素的代谢，对胎儿生长发育、性器官、性功能发育与成熟均具有重要调节作用。缺锌时性成熟迟缓，性器官发育不全，性功能降低，男性出现精子减少、睾丸萎缩，女性出现青春期月经不正常或停止妊娠。临床上常用精浆中锌含量侧面反映男性生育能力，若精浆中的锌含量低，形成的精子就会变少，甚至不能再形成精子，从而造成不育症。

3. 酶的组成成分或激活剂 锌是人体许多重要酶的组成成分，参与 200 多种酶的合成。主要有超氧化物歧化酶、碱性磷酸酶、乳酸脱氢酶等，这些酶在能量代谢和抗氧化功能等方面发挥着重要作用。锌还是 DNA 聚合酶、RNA 聚合酶的激活剂。

4. 维持细胞膜的结构和功能 锌可与细胞膜上含硫、氮的配基或含氧的配基结合，增强膜的稳定性和抗氧自由基的能力。缺锌可造成细胞膜的氧化损伤和结构变形，甚至细胞膜通透性改变。缺锌时红细胞膜的脆性增加，较易发生破碎。

5. 参与免疫系统的正常发育、维持免疫功能的正常发挥 严重缺锌会导致胸腺萎缩，T 细胞和 NK 细胞数量减少，功能降低。

6. 其他生理功能

（1）锌与口腔唾液蛋白结合生成味觉素，对味觉和食欲起促进作用。缺锌会导致味觉迟钝，食欲减退。

（2）锌可维持正常的暗适应能力：锌可促进视黄醛的合成和转化，参与肝脏维生素 A 动员。缺锌会影响视力和暗适应能力。

（三）缺乏与过量

1. 缺乏　据估计，全世界人口中约有一半处于锌缺乏的危险中，我国居民锌缺乏的发生率妊娠期妇女为 30%，儿童为 50%。锌缺乏的原因如下：①膳食锌长期摄入不足，如完全素食主义者，主食中植酸和膳食纤维含量过高，导致锌的吸收率过低；②机体吸收利用率降低，如患胃肠性疾病和慢性肝肾疾病等；③需要量增加，如妊娠期和哺乳期女性；④丢失增加，如长期慢性腹泻、肾病及大量服用某些利尿药物。

儿童锌缺乏主要导致生长发育迟缓；青少年锌缺乏除了影响生长发育外，还可导致性发育障碍、性功能低下及精子数量减少；妊娠期妇女锌缺乏可影响胎儿生长发育，甚至导致胎儿畸形。除此之外，锌缺乏还可引起味觉迟钝甚至消失、食欲减退、异食癖、视力和暗适应能力下降、免疫功能降低而易感染、伤口溃疡经久不愈等。

2. 过量　锌的生理作用和毒性作用剂量带相距较远，一般情况正常膳食不易发生锌中毒。但过量补锌或大量食用以含锌容器储存的食物和饮料会导致锌过量或中毒。成人一次性摄入锌超过 2g 可发生中毒，主要表现为急性腹痛、腹泻、恶心、呕吐等症状。长期摄入锌过量可导致慢性中毒，引起贫血、免疫功能低下等。

（四）营养状况评价

目前锌营养状况的评价尚缺乏敏感、特异的指标，主要通过临床表现、生化指标和功能指标结合膳食状况调查进行判定。临床表现主要有味觉障碍、食欲消退、生长发育停滞、伤口和溃疡经久不愈、免疫功能减退等，但特异性不强（也有可能因其他病理性原因导致上述的临床表现），故只能作为辅助判定。通过科学的膳食营养调查可了解膳食锌摄入情况，有助于对人体锌营养状况的评价，但膳食锌易受地域水土影响，评估时应考虑地域水土因素。用膳食调查的方法评定锌的营养状况，工作量较大，可用于区域地区人群锌营养的调查。

（五）参考摄入量及食物来源

1. 参考摄入量　《中国居民膳食营养素参考摄入量（2023 版）》锌推荐摄入量成年男性为 12mg/d，成年女性为 8.5mg/d。不同年龄和生理状态锌的膳食参考摄入量见表 12-7。

表 12-7　中国居民膳食锌推荐/适宜摄入量（mg/d）

年龄（岁）/人群	锌推荐/适宜摄入量	
	男	女
0 岁～	1.5（AI）	
0.5 岁～	3.2（AI）	
1 岁～	4.0	
4 岁～	5.5	
7 岁～	7.0	
9 岁～	7.0	
12 岁～	8.5	7.5
15 岁～	11.5	8.0
18 岁～	12.0	8.5
30 岁～	12.0	8.5
50 岁～	12.0	8.5
65 岁～	12.0	8.5

笔记栏

续表

年龄（岁）/人群	锌推荐/适宜摄入量	
	男	女
75 岁～	12.0	8.5
孕妇（妊娠早期）	–	+2
孕妇（妊娠中期）	–	+2
孕妇（妊娠晚期）	–	+2
哺乳期妇女		+4.5

注：AI，适宜摄入量，"+"表示在相应年龄阶段的成年女性需要量基础上增加的需要量，"–"表示未制定参考值

2. 食物来源 锌的食物来源较广泛，但含量差异较大，通常动物性食物含锌量高于植物性食物且生物利用率更高。动物性食物如贝壳类海产品（如牡蛎、扇贝、生蚝等）、红肉类（牛肉、羊肉、猪肉）、动物内脏及蛋类中锌含量较高。植物性食物如豆类、谷类胚芽、坚果等含锌量也较高，但吸收率较低。蔬菜和水果的含锌量则较低，常见食物中锌含量见表 12-8。

表 12-8 常见锌含量较高的食物（mg/100g）

食物	锌含量	食物	锌含量
麸皮	5.98	牛肉（瘦）	3.71
香菇（干）	8.57	羊肉（瘦）	6.06
松子	9.02	猪肝	5.78
山核桃	7.07	蛋黄	3.10
松子仁	4.61	干贝	47.05
开心果（熟）	3.11	蛤蜊	1.64～5.13

（六）锌与免疫

锌在免疫系统中扮演着非常重要的角色，其对免疫系统的影响主要体现以下几个方面。

1. 参与免疫器官发育，正常锌含量可维持机体免疫器官的生长发育和正常组织结构，研究表明缺锌动物的胸腺、脾等免疫器官生长受阻，出现胸腺萎缩。

2. 参与淋巴细胞的分化、发育与成熟，胸腺是 T 细胞分化、发育及成熟的场所，T 细胞的正常分化、发育及成熟有赖于胸腺上皮细胞分泌的一种含锌的激素——胸腺素，因此，锌通过促进胸腺素活性的发挥进而促进淋巴细胞的分化、发育与成熟。

3. 调节淋巴细胞凋亡，研究表明缺锌可导致胸腺及骨髓中的前体 T 细胞及 B 细胞凋亡增加，淋巴细胞数量减少，机体细胞和体液免疫应答能力下降，T 细胞对丝裂原的增殖反应显著下降，使得机体抗感染能力降低。

4. 维持体内物理屏障的完整性，肠道屏障的完整性有赖于肠道黏膜上皮细胞间的紧密连接，紧密连接相关蛋白 occludin 是紧密连接的功能构成部分，直接参与形成紧密连接线，锌通过提高 occludin 的表达量起到降低肠上皮细胞通透性的作用。

5. 增强中性粒细胞的趋化作用、单核巨噬细胞的吞噬功能及 NK 细胞的杀伤功能。

6. 参与补体反应，适量补锌可促进补体的级联放大反应，提高补体的活性。

三、硒

硒是 1837 年由瑞典科学家贝尔塞柳斯（Berzelius）发现的第一种非金属元素。我国学者在 1957 年首次提出克山病与缺硒有关，随后国内外的大量研究确定了硒是人类和动物维持生命活动所必需的元素。由于特殊的生理作用，硒是研究最为活跃的一种人体必需微量元素。硒在人体的总量为 14～20mg，广泛分布于所有组织与器官，在肝脏、肾脏、心脏、脾、牙釉质和指甲中浓度较高，脂肪组织中最低，在组织中主要以硒-蛋白质复合物的形式存在。

（一）吸收与代谢

硒主要在小肠内吸收。人体对膳食中的硒吸收率较高，可达 60%～80%。有机形式存在的硒更易被机体吸收，如硒-蛋氨酸较无机形式硒更易吸收。硒被机体吸收后能与血浆白蛋白结合，转运至各组织和器官中。人体内硒代谢后，大部分经尿排出，少量通过肠道排出。此外，少量硒也可经汗液、毛发排出。

（二）生理功能

1. 抗氧化作用 硒是抗氧化剂——谷胱甘肽过氧化物酶（glutathione peroxidase，GSH-Px，GPx）的组成成分，在体内发挥抗氧化作用。GSH-Px 的活性中心是硒半胱氨酸，它能特异性地催化还原性谷胱甘肽与活性氧/过氧化物反应，生成氧化性谷胱甘肽和无毒羟化物，消除体内的脂质过氧化物，阻断活性氧和自由基对机体的损伤，从而保护细胞膜免受过氧化物损伤，保证细胞膜功能完整。GSH-Px 与维生素 E 均具有抗氧化作用，但两者抗氧化机制不同，可相互补充，发挥协同作用。

2. 心血管系统的保护因子 硒是心血管系统的保护因子。流行病学调查发现富硒地区人群心血管疾病发生率较低，动物实验也证实硒对小动脉、微血管和心肌的结构及功能具有保护作用。硒缺乏会导致以心肌损伤为主要病变的克山病，还可引起脂质过氧化反应，造成心肌纤维坏死，小动脉和毛细血管损伤。

3. 增强免疫力 硒能够增强淋巴细胞和 NK 细胞等的活性，促进 T 细胞释放细胞因子，促进免疫球蛋白的产生，提高机体免疫功能。

4. 解毒作用 硒能拮抗重金属的毒性，在体内与重金属如汞、镉、铅等结合形成金属硒蛋白复合物，并使金属排出体外，发挥中和解毒的作用。

5. 促进生长、保护视觉器官及抗肿瘤 实验表明，硒是生长与繁殖所必需的营养素，缺硒可致生长迟缓，其中以生长发育期儿童尤为显著。硒具有提高视力，保护视神经的作用，白内障和糖尿病引起的失明者的视觉功能在补充硒后，可有明显改善。此外，流行病学调查发现，硒缺乏地区肿瘤发病率明显较高，动物实验及流行病变调查均表明，硒有一定程度的抗肿瘤作用。

6. 参与甲状腺激素的合成、活化与代谢过程 硒参与碘化甲腺原氨酸脱碘酶（iodothyronine deiodinase，ID）的组成，对 ID 功能的发挥具有重要作用。缺硒可影响 ID 的活性或表达量，导致甲状腺激素代谢的异常。流行病学调查发现缺硒地区人群甲状腺疾病（如甲状腺功能减退、自身免疫性甲状腺炎等）患病率显著高于富硒地区人群。

7. 维持正常生育功能 动物实验证实硒缺乏可导致动物精子产生减少，形态异常及活动减弱，出现不育。

（三）缺乏与过量

1. 缺乏 硒缺乏主要原因为人群生存的地理环境中含硒量偏低及膳食硒摄入不足。我国科学家首先证实克山病与缺硒的密切关系。1935 年，克山病首先在黑龙江省克山县被发现，它是一种以多发性灶状心肌坏死为主要病变的地方性心肌病，临床表现为心肌坏死，心肌明显扩大，心功能不全，严重者可发生心源性休克或心力衰竭，病死率高。该病多发于生长发育的儿童，以 2～6 岁多见，同时好发于育龄妇女。病区人群的血硒、发硒含量明显低于非病区，可依此判断人群硒的营养状况。在低硒地区，用亚硒酸盐进行干预取得了较好的预防效果。

大骨节病也被确认与缺硒相关。该病是一种骨关节病，主要病变为骨端的软骨细胞变性坏死，肌肉萎缩，影响骨骼生长发育，多发于青少年。补硒能预防该病的发生，用亚硒酸钠和维生素 E 联合治疗儿童大骨节病有显著疗效。

2. 过量 硒摄入过量可导致中毒。在 1961～1964 年，我国湖北恩施县部分地区居民出现以脱甲和脱发为主要症状的地方性疾病，后经证实为"硒中毒"，归结于当地水土中硒含量高，使种植的植物含大量硒，居民因每天从膳食中摄入硒过量而发生慢性硒中毒。1980 年，陕西紫阳县部分地区也曾发生过硒中毒，同样源于当地为高硒地区。硒中毒的临床表现一般为恶心、呕吐，头发脱落、指甲变形脱落，抽搐等，严重者可致死亡。若长时间大量服用含硒保健品，亦会出现慢性中毒。

> **知识拓展**　　　　　　　　　　　**硒与克山病**
>
> 　　1935年冬天，克山病（Keshan disease）在我国黑龙江省克山县被发现（当时被认为是一种不明原因的疾病），患者会突然出现胸闷、心悸、恶心呕吐甚至死亡，之所以被称为"克山病"是因为该疾病首先暴发在黑龙江省克山县。随后，克山病在东北的其他地方出现，且在我国西南地区出现，包括四川和云南。在20世纪40年代，它的致死率高达80%以上。1936年，该病被证实为心肌疾病，伴有不明性质的坏死病变，易感人群为2~6岁儿童和育龄妇女。
>
> 　　1960~1980年，以中国医学科学院克山病研究组为主导，在中国东北和西南流行区进行了广泛的观察性流行病学研究和人群干预试验。基于科学的研究证据，确定了硒缺乏与克山病之间的因果关系。

（四）营养状况评价

1. 生化检测　通过测定全血、血浆、红细胞、头发、尿液、指（趾）甲等组织的硒含量，评价硒的营养状况。红细胞硒、血浆硒可分别反映远期和近期膳食硒的摄入情况。

2. GSH-Px 活性的测定　GSH-Px 是重要的含硒酶，代表硒在体内的活性形式，但该指标仅适用于低于或达到正常硒水平的人群。

（五）参考摄入量及食物来源

1. 参考摄入量　《中国居民膳食营养素参考摄入量（2023版）》中成人硒的推荐摄入量为60μg/d，成年人硒的可耐受最高摄入量为400μg/d，不同年龄和生理状态铁的膳食硒的推荐摄入量和可耐受最高摄入量见表12-9。

表 12-9　中国居民膳食硒的推荐摄入量和可耐受最高摄入量（μg/d）

年龄（岁）/人群	硒推荐摄入量	硒可耐受最高摄入量
0 岁～	15（AI）	55
0.5 岁～	20（AI）	80
1 岁～	25	80
4 岁～	30	120
7 岁～	40	150
9 岁～	45	200
12 岁～	60	300
15 岁～	60	350
18 岁～	60	400
30 岁～	60	400
50 岁～	60	400
65 岁～	60	400
75 岁～	60	400
孕妇（妊娠早期）	+5	400
孕妇（妊娠中期）	+5	400
孕妇（妊娠晚期）	+5	400
哺乳期妇女	+18	400

注：AI，适宜摄入量，"+"表示在相应年龄阶段的成年女性需要量基础上增加的需要量，"–"表示未制定参考值

2. 食物来源　食物中的含硒量随地理环境的不同而呈现较大差异，富硒地区的动植物硒含量均相对较高。动物性食物海产品和动物内脏是硒的良好食物来源，如鱼子酱、海参和猪肾等。谷类作物含硒量与地表土壤层中硒元素的水平有关。水果、蔬菜中含量较低。常见食物中硒含量见表12-10。

表 12-10 常见硒含量较高的食物 （μg/100g）

食物	硒含量	食物	硒含量
鱼子酱	203.09	猪肉	11.97
海参	150	猪肝（卤煮）	28.7
猪肾	111.77	干蘑菇	39.18
鳕鱼	24.8	小麦胚粉	65.2
羊肉	32.2	扁豆（干）	32.0
牛肉（瘦）	10.55	豌豆	41.8

（六）硒与免疫

硒对维护免疫系统的正常功能至关重要，其对免疫系统的影响主要体现以下几个方面。

1. 对固有免疫系统的影响 硒缺乏会导致巨噬细胞对病原微生物的吞噬杀伤能力减弱，超氧化物和细胞因子的产生减少，中性粒细胞趋化能力下降，呼吸-爆发反应减弱。

2. 对适应性免疫系统的影响 硒能够上调 T 细胞 IL-2 受体的表达，增加 T 细胞对 IL-2 刺激的反应性，促进 T 细胞的增殖。硒还可以增加 $CD8^+$ T 细胞的细胞毒性作用，增加 $CD4^+$ T 细胞数量，提高 $CD4^+$ T 细胞对丝裂原刺激的反应性，硒缺乏可降低淋巴细胞分泌细胞因子的能力。此外，动物实验及临床试验均证实硒单独使用或与维生素 E 联用后可提高 B 细胞数量，促进抗体的产生，缺硒动物的抗体水平降低。

四、碘

碘是人体必需的微量元素之一，它是人体合成甲状腺激素不可缺少的重要元素。人体内含碘 $20 \sim 50mg$，其中甲状腺组织含碘最多，其余分布在皮肤、骨骼肌、肾脏、淋巴结和肝脏等组织中。碘在体内的存在形式主要为甲状腺素（tetraiodothyronine，T_4）、三碘甲状腺原氨酸（triiodothyronine，T_3）及其他碘化物。在血液中，碘主要以蛋白质结合碘的形式存在，含量为 $30 \sim 60μg/L$。

（一）吸收、代谢

1. 吸收 膳食碘多为无机碘化物，在胃和小肠几乎全部被迅速吸收。但有机碘需在胃肠道内转化为碘化物后，以无机碘形式被吸收。碘进入血液后，可随血液分布至人体各组织，如甲状腺和肾脏等。甲状腺组织摄取碘的能力最强，且能利用碘合成甲状腺素和三碘甲状腺原氨酸，并与甲状腺球蛋白结合而储存。膳食中的钙、镁及一些药物如磺胺可抑制碘的吸收。此外，蛋白质能量不足也会抑制碘的吸收。

2. 代谢 腺垂体分泌的促甲状腺素（TSH）在碘代谢中发挥重要的调节作用，参与调节甲状腺素合成和分泌的每一个环节，从碘离子的吸收到甲状腺球蛋白的水解。甲状腺分解代谢产生的部分碘，也能被机体重新利用。正常情况下，人体碘的排出和摄入基本保持平衡。机体碘的排泄主要通过肾脏（约 90% 随尿液排出，每日尿碘为 $50 \sim 100μg$），其次经肠道（约 10% 由粪便排出），肺与皮肤也能排出极少量的碘。哺乳期妇女也可通过乳汁排出一定量的碘。

（二）生理功能

碘在体内主要参与甲状腺素的合成，其生理作用也是通过甲状腺素表现出来。甲状腺素的生理作用主要如下。

1. 参与能量代谢，促进生物氧化 在糖类、脂肪和蛋白质的代谢中，甲状腺素促进能量物质的氧化，加速氧化磷酸化过程，为机体生长发育提供足够的能量。甲状腺素可提高大多数组织的耗氧率，增加产热效应，同时能加快糖原分解和组织对葡萄糖的利用，促进脂肪分解及调节血清中胆固醇和磷脂的浓度。甲状腺功能低下者，基础代谢率降低。

2. 促进生长发育 甲状腺素能促进蛋白质的合成，这对于发育期儿童尤为重要。发育期儿童的身高、体重、骨骼的增长和生殖系统发育都必须有甲状腺素的参与，此阶段儿童碘缺乏可导致生长受阻和性器官发育不成熟。

3.促进神经系统发育 甲状腺素参与神经系统的发育，妊娠期及出生后早期缺碘可导致脑蛋白合成障碍，脑重量减轻，智力发育受阻，出现克汀病。

4.激活体内多种酶系统 据估计细胞中有100多种酶系统，需要甲状腺素的活化。活化的酶系统参与机体的各种生化反应，维持机体正常的生命活动。

5.调节组织中的水盐代谢 当机体缺乏甲状腺素时，可导致组织水钠潴留，出现黏液性水肿。

6.促进维生素的吸收和利用 甲状腺素还能促进维生素 B_3 的吸收与利用，并促进胡萝卜素向维生素 A 的转化。

（三）缺乏与过量

生存的自然环境中（水、土壤）缺碘可导致植物、粮食及饮水中碘含量偏低，长期摄入此类碘缺乏的食物及饮水可导致机体碘缺乏。此外，长期摄入含抗甲状腺素因子的食物，如十字花科植物中的白菜、萝卜等，其含有的 β-硫代葡萄糖苷等会干扰甲状腺对碘的吸收，同样也会引起碘的缺乏。

1.缺乏 因碘缺乏引起的甲状腺功能紊乱，并导致一系列异常病理表现，统称为碘缺乏病（iodine deficiency disorder，IDD）。碘缺乏病是一种世界性疾病，全世界共有16亿人生活在缺碘地区。在我国，为提高国民对"碘缺乏病"危害的认识，5月15日设定为"全国碘缺乏病宣传日"，也被称作"全国碘缺乏病防治日"。

碘缺乏常呈现地区性特点，成人碘缺乏的典型症状为甲状腺肿大，故称为"地方性甲状腺肿"。机体缺碘会使甲状腺合成和分泌的甲状腺素减少，反馈性促进垂体分泌 TSH，进而刺激甲状腺滤泡代偿性增生，最终导致甲状腺肿大。妊娠期女性缺碘会影响胎儿的神经系统发育，引起流产、胎儿畸形甚至死亡。婴幼儿和儿童缺碘可引起生长发育迟缓、智力低下，严重者发生呆小病（cretinism，又称克汀病），形似侏儒。缺碘最严重的后果是对智力造成的不可逆损伤，可见缺碘防治的重要性。碘强化措施是防治碘缺乏的重要途径，我国从1995年在全国范围内采用食盐加碘的防治措施，已取得良好的防治效果。

2.过量 长期摄入过量的碘同样会导致甲状腺肿大，称为高碘性甲状腺肿。我国河北、山东部分县区居民，曾因饮用深层碘水或食用高碘食物造成高碘甲状腺肿。过量碘摄入还可导致碘性甲状腺功能亢进，临床表现为体形消瘦、心率加快、出汗、进食和便次增多。一般认为每日碘摄入量大于2000μg是有害的。

（四）营养状况评价

1.TSH检查 当机体碘缺乏时，三碘甲状腺原氨酸、甲状腺素或游离四碘甲状腺原氨酸（FT_4）合成下降，TSH分泌升高。TSH可作为筛查评估婴幼儿碘营养状况的敏感指标。

2.尿碘 尿液是碘的主要排出途径，尿碘排泄基本恒定，能反映机体碘摄入量，因而是评价碘摄入量的良好指标。根据世界卫生组织/联合国儿童基金会/国际控制碘缺乏病理事会（WHO/UNICEF/ICCIDD）推荐的人群碘营养水平，儿童、成人和哺乳妇女尿碘<100μg/L，妊娠期妇女尿碘<150μg/L时，提示碘营养不良。尿碘的检测最好选用24小时尿液，若无法获得，可选用空腹晨尿。收集一定样本量的群体尿碘，可反映该地区人群的碘营养水平。

3.其他 甲状腺容积和血清碘也可以作为碘营养状况的评价指标。儿童生长发育指标如身高、体重、性发育和骨龄等，可反映过去和现在的甲状腺功能。通过测定智力和其他神经系统功能，可了解碘缺乏对脑发育的影响。唾液碘可以作为评价儿童碘营养状况的参考指标，但还需要进一步调查验证。

（五）参考摄入量及食物来源

1.参考摄入量 《中国居民膳食营养素参考摄入量（2023版）》中碘的推荐摄入量：成人120μg/d，妊娠期妇女230μg/d。不同年龄和生理状态人群碘的推荐摄入量和可耐受最高摄入量见表12-11。

表 12-11　中国居民膳食碘推荐摄入量和可耐受最高摄入量（μg/d）

年龄（岁）/人群	碘推荐摄入量	碘可耐受最高摄入量
0岁～	85（AI）	—
0.5岁～	115（AI）	—

续表

年龄（岁）/人群	碘推荐摄入量	碘可耐受最高摄入量
1 岁～	90	–
4 岁～	90	200
7 岁～	90	250
9 岁～	90	250
12 岁～	110	300
15 岁～	120	500
18 岁～	120	600
30 岁～	120	600
50 岁～	120	600
65 岁～	120	600
75 岁～	120	600
孕妇（妊娠早期）	+110	500
孕妇（妊娠中期）	+110	500
孕妇（妊娠晚期）	+110	500
哺乳期妇女	+120	500

注：AI，适宜摄入量，"+"表示在相应年龄阶段的成年女性需要量基础上增加的需要量，"–"表示未制定参考值

2. 食物来源　膳食碘是人体碘的主要来源，占碘摄入量的 80%～90%，其次是饮水和食盐中的碘。食物中碘含量取决于各地区土壤中碘密度等。海产品的碘量丰富且稳定，如海带、紫菜、蛤贝、干贝、虾皮、海参、海鱼等是碘的优质来源。陆地动物性食物含碘量高于植物性食品，其中蛋、奶含碘量相对较高，猪肉、牛肉和鸡肉等肉类次之。常见碘含量较高的食物见表 12-12。

表 12-12　常见碘含量较高的食物（μg/100g）

食物	含量	食物	含量
海带（鲜）	113.9	虾皮	264.5
海带（干）	36240	海杂鱼（咸）	295.9
紫菜（干）	2729～6600	贻贝	346

知识拓展

　　我国是世界上碘缺乏病流行最严重的国家之一，党和政府历来重视碘缺乏的防治工作。为加强国民对碘缺乏病的认识，促进国民健康，1993 年 9 月国务院召开"中国 2000 年消除碘缺乏病动员会"，提出 5 月 5 日为"全国碘缺乏病宣传日"。在国家设立五一长假后，5 月 5 日包含在五一长假中，不便宣传，相关部门协调将 5 月 15 日设定为"全国碘缺乏病宣传日"，也被称作"全国碘缺乏病防治日"。在 2008 年，国家修订并发布了《碘缺乏病消除标准（GB16006—2008）》，其中对碘缺乏病消除指标、碘盐覆盖率、儿童甲状腺肿大率和儿童尿碘做了明确要求，并进一步规范碘缺乏病消除的保障措施。

　　在我国，碘强化措施是防治碘缺乏的重要途径，最常见的措施是食盐加碘（碘有限成分为碘酸钾、碘化钾和海藻碘）。从 1995 年在全国范围内采用食盐加碘的防治措施，已取得良好的防治效果。目前，我国食用盐碘标准为 20～30mg/kg。

　　"全国碘缺乏病防治日"的设立、碘缺乏病消除标准的修订及持续碘盐防治措施，均反映了党和政府对人民健康的重视。

五、铜

　　成人体内含铜 100～150mg，分布于各组织器官中，其中肝脏、脑、肾脏和心脏中含量最高，

肝脏和脾是机体铜的储存器官。体内大部分铜与蛋白质、氨基酸或其他有机物结合，以化合物形式存在。在红细胞中铜主要存在于铜-锌超氧化物歧化酶中，在血浆中铜主要以铜蓝蛋白形式存在。血清铜浓度为 10～24μmol/L。

（一）吸收与代谢

1. 吸收 铜主要在胃和十二指肠被吸收，吸收率约为 40%，且不随年龄性别不同而有明显差异。相关研究表明：胃肠道铜的吸收率随着膳食铜水平的升高而降低。经肠黏膜吸收进入血液的铜与白蛋白或氨基酸结合成含铜复合物，并随血液经门静脉运输至肝脏。血浆中 90% 的铜以铜蓝蛋白的形式存在。铜的吸收受膳食中某些成分的影响，如食物中大量的铁、锌、维生素 C 和植酸盐可干扰其吸收。由于锌与铜竞争结合肠黏膜细胞上相同的载体蛋白，故对铜的吸收有拮抗作用。

2. 代谢 铜很少在体内储存，进入体内的铜会很快从体内排出。铜的排泄主要是通过消化道，体内代谢后的铜约 80% 经胆汁由粪便排出，少量随尿液排出。

（二）生理功能

1. 参与铁的代谢并维持正常造血功能 铜是血浆铜蓝蛋白的重要组分，参与铁的代谢和血红蛋白合成。在铁合成血红蛋白的过程中，铜蓝蛋白发挥重要作用，将二价铁氧化成三价铁，促进运铁蛋白的生成。如果机体缺铜，铜蓝蛋白活性降低，铁的价位转变出现障碍，可引起缺铁性贫血。铜蓝蛋白还能促进骨髓中血红蛋白的合成，间接参与造血过程。

2. 抗氧化作用 超氧化物歧化酶（SOD）是生物体系中抗氧化酶系的重要组成成员。铜是超氧化物歧化酶的重要组成部分，超氧化物歧化酶可催化清除氧自由基，避免细胞受到氧自由基的损伤。

3. 维持中枢神经系统的结构和功能 铜是细胞色素氧化酶及多巴胺-β-羟化酶等的组成成分，参与神经髓鞘形成（髓鞘是神经细胞外包裹的一层物质，发挥绝缘作用）及神经递质的代谢，对机体中枢神经系统的功能有重要的作用。如人体缺铜，人的精神状态、认知能力甚至智力都会受到较大影响，可导致脑组织萎缩，灰质和白质蜕变，神经元减少，运动受阻，运动失调，发育停滞，嗜睡等。铜在部分遗传性和偶发性神经紊乱性疾病中有重要作用。

4. 维护骨骼、血管和皮肤的健康 含铜的赖氨酰氧化酶能促进骨骼、血管和皮肤中胶原蛋白和弹力蛋白的交联，对于维持血管、结缔组织、骨基质的韧性和弹性，促进人体骨架形成有重要作用。缺铜会出现骨质疏松，骨骼变脆，大血管易于发生动脉瘤和血管破裂，皮肤也由于胶原和弹力蛋白含量降低而发生相应病变。

5. 保护毛发正常的色素 含铜的酪氨酸酶能催化酪氨酸转化为黑色素，缺铜时黑色素生成产生障碍，出现毛发脱色。

（三）缺乏与过量

1. 缺乏 铜普遍存在于各类天然食物中，人体一般不易缺乏。铜的缺乏多见于长期完全肠外营养、消化吸收功能障碍如慢性腹泻、铜代谢障碍及早产儿等情况。机体缺铜可导致缺铜性贫血、皮肤和毛发脱色、精神性运动障碍、骨质疏松且脆性增加、血管和皮肤弹性减弱及高胆固醇血症等。

2. 过量 误服大量铜盐或饮用与铜容器长时间接触的饮料可引起急性铜中毒，主要表现为恶心、呕吐、上腹部疼痛及头痛眩晕等。

（四）营养状况评价

1. 血清铜 正常人血清铜浓度为 10～24μmol/L，血清铜浓度降低提示铜缺乏。

2. 血清铜蓝蛋白 铜蓝蛋白水平是评价铜缺乏的一个可靠指标，正常人为 180～400mg/L。当血清铜蓝蛋白浓度＜150mg/L 时认为存在缺铜可能。但在某些疾病情况下，铜蓝蛋白浓度可明显增高，此时血清铜蓝蛋白水平不能作为评价铜营养状况的指标。

3. 红细胞超氧化物歧化酶 研究发现，低铜膳食可导致体内红细胞内的超氧化物歧化酶的活性降低，可作为评价铜缺乏的指标。

（五）参考摄入量与食物来源

1. 参考摄入量 《中国居民膳食营养素参考摄入量（2013 版）》中铜的推荐摄入量：成人 0.8mg/d，

笔记栏

妊娠期妇女 0.9mg/d；可耐受最高摄入量为 8mg/d。

2. 食物来源　铜广泛存在于各种食物中，甲壳类食物（各种贝类、牡蛎、龙虾、蟹等）及坚果/干豆类是铜的良好来源，此外动物肝脏、肾脏和鱼类也含有丰富的铜，奶类和绿叶蔬菜含铜量较低。

（六）铜与免疫

1. 对固有免疫系统的影响　缺铜可导致中性粒细胞数量减少，巨噬细胞内超氧化物歧化酶活性及杀伤细菌能力降低，NK 细胞功能受损。

2. 对适应性免疫系统的影响　缺铜可导致淋巴细胞数量减少，对丝裂原的反应能力降低，血清免疫球蛋白水平降低。

六、铬

人体内铬总含量为 5～10mg，虽含量甚微，但分布广泛，且在骨骼、大脑、肌肉、皮肤和肾上腺中含量相对较高，但没有铬特别富集的组织。人体组织的铬会随年龄的增长而逐渐下降，新生儿期含量最高，到老年期常有铬缺乏现象发生。

（一）吸收和代谢

1. 吸收　铬的吸收部位主要在小肠。膳食中的无机铬的吸收率较低，铬多以有机铬的形式进入机体，且其吸收率高于无机铬，如啤酒酵母中以"葡萄糖耐量因子"形式存在的铬，其吸收率可达10%～25%。在血液中，铬与运铁蛋白结合，吸收后的铬在血液中存留时间很短，随后被转运到肝脏或者全身组织器官中被利用。机体铬的吸收或者代谢受多种因素的影响，如机体铬的营养状况、膳食中铬含量和其他营养物质等。例如，摄入维生素 C 可促进铬的吸收，草酸盐和植酸盐会干扰铬的吸收。

2. 代谢　铬在肾脏中不能被重吸收，摄入的铬约有 95% 以上以尿液形式排出，少量通过胆汁随粪便排出，极其少量的铬经毛发、皮肤排出。

（二）生理功能

1. 葡萄糖耐量因子的重要组成成分　铬是葡萄糖耐量因子（glucose tolerance factor，GTF）的重要组成成分。葡萄糖耐量因子作为胰岛素的辅助因子，能够增强胰岛素在糖代谢中的作用，增强机体对葡萄糖的利用，加速葡萄糖进入细胞内并转化为脂肪。

2. 影响脂质代谢　铬具有提高载脂蛋白 A 和高密度脂蛋白水平及降低血清胆固醇的作用，起到预防动脉粥样硬化发生的作用。

3. 参与核酸代谢　铬参与核酸代谢，主要是通过三价铬与 DNA 结合，可增加转录起始位点的数量，导致 RNA、DNA 的合成增强。

4. 促进生长发育　铬参与蛋白质代谢，缺铬可导致实验动物生长发育迟缓或停滞。

（三）缺乏与过量

1. 缺乏　极少出现因膳食摄入不足而导致的铬缺乏，多是因为疾病原因（铬吸收障碍、病理性消耗增加）或随年龄增加而导致铬缺乏，如完全肠外营养的患者、糖尿病患者和老年人。长期铬摄入不足可出现葡萄糖耐量异常、高血糖、血脂及血胆固醇增高等症状；婴幼儿缺铬亦会出现生长停滞。

2. 过量　食物中含铬较少且铬的生物利用率低，安全剂量较宽泛，因此，尚未见因膳食摄入铬过量而引起的中毒。但因职业接触六价铬化合物可发生中毒反应，需关注铬接触工作人员的铬鼻病、铬溃疡及肺癌发生率等。

（四）营养状况评价

血清铬浓度太低，检测难度大，基本不被采用。人体摄入铬大部分均以尿铬形式排出，所以 24 小时的尿铬能用于补铬者的营养评价。人的毛发铬含量较血、尿都高，样品容易获取且易于测定，但用毛发铬评定机体铬状况还尚待研究。

（五）铬的参考摄入量及食物来源

1. 参考摄入量 《中国居民膳食营养素参考摄入量（2023 版）》中铬的适宜摄入量：成年男性 35μg/d，成年女性 30μg/d，妊娠期妇女早期、中期和晚期分别为 30μg/d、33μg/d、35μg/d。

2. 食物来源 铬的食物来源广泛。在众多膳食中，啤酒酵母和动物肝脏中铬不仅含量高，且以生物活性的糖耐量因子的形式存在，吸收利用率较高，它们是人体铬的优质来源。动物性食物中以肉类和海产品（牡蛎、扇贝、鱿鱼等）含铬较为丰富。植物性食物中豆类、谷类、坚果类等含铬量也较高，但精加工会使谷物的铬含量降低。

七、锰

锰在人体内含量甚微，总含量为 12～20mg，主要分布在脑、肝脏、肾脏、胰、骨骼等组织和器官中，尤以脑垂体含量最丰富。

（一）吸收与代谢

1. 吸收 食物中的锰在小肠被吸收，但吸收率较低，仅为 2%～15%。被吸收的锰经门静脉转运到肝脏，大部分被肝脏截留，小部分进入体循环被氧化为二价锰离子与运铁蛋白结合。膳食中锰含量高时吸收率下降，而体内锰缺乏时吸收率会升高。相关研究表明：钙、磷及膳食纤维的浓度增高可促进锰的吸收，而膳食铁的浓度增高会阻碍锰的吸收，长时间补铁（60mg/d，持续 124 天）可导致血清锰水平降低。

2. 代谢 机体吸收的锰最终可进入溶酶体、线粒体和细胞核，可用于合成锰蛋白，也可作为游离锰离子存在于细胞内。机体吸收的锰 90% 以上经胆汁由肠道以粪便形式排出体外，少量随尿液排出。

（二）生理功能

1. 多种酶的组成成分或激活剂 机体含锰酶：精氨酸酶、丙酮酸羧化酶及锰-超氧化物歧化酶。精氨酸酶是机体催化尿素合成的酶，锰-超氧化物歧化酶能发挥抗氧化作用，使超氧阴离子转化为水和氧气。锰是羧化酶、碱性磷酸酯酶、脱羧酶等多种酶的激活剂，参与体内众多生化反应，包括脂类、糖类等的代谢。

2. 维持正常生殖功能 锰参与性激素的合成，缺锰会抑制性激素的合成。男性缺锰会导致生精小管发生退行性变、睾丸萎缩变性、精子浓度和活力下降，甚至出现无精子症；女性缺锰出现卵巢功能障碍、生理周期紊乱，以致不孕。

3. 参与骨骼生长发育 锰是骨骼正常形成所必需的微量元素之一。锰与骨骼生成中的钙磷代谢密切相关，能促进骨骼的钙化。锰参与硫酸软骨素（骨骼有机质黏多糖的组成成分）的形成。缺锰会导致骨骼发育不良或畸形。通常情况下，骨质疏松常与缺钙紧密联系，但缺锰也可能是引起骨质疏松的重要原因。

4. 参与造血过程 锰参与造血过程，主要与锰能刺激红细胞生成素有关。缺锰可导致贫血，在一定程度上，锰具有预防贫血的作用。

（三）缺乏与过量

1. 缺乏 日常膳食锰的摄取，能满足机体生理需求，一般不易出现锰缺乏。

2. 过量 锰中毒多见于职业接触，主要是通过吸入悬浮在空气中的锰所致。急性锰中毒表现为恶心、呕吐、胃痛、便血等；慢性锰中毒可损害神经系统，严重者可发生精神病症状，包括暴力行为和幻觉。

（四）参考摄入量及食物来源

1. 参考摄入量 《中国居民膳食营养素参考摄入量（2023 版）》中锰的适宜摄入量：成年男性 4.5mg/d，成年女性 4.0mg/d。可耐受最高摄入量为 11mg/d。

2. 食物来源 锰广泛存在于各类食物中，在植物性食物中含量较多，未精制的谷物、坚果类（核桃、栗子、花生）、茶叶是锰的良好来源。锰在动物性食物中含量较少，鱼、肉、奶类中锰含量较低。

笔记栏

八、氟

正常人体内含氟总量为 2～3g，且大部分存在于骨骼和牙齿，尤以牙釉质中含量最高。人体内的氟多以氟化物形式存在。地理环境和膳食中氟直接影响着机体氟的含量。

（一）吸收与代谢

1. 吸收　氟在胃肠道内吸收，膳食中氟的吸收率较高，可达 50%～80%，饮水中氟多以可溶性氟形式存在，几乎完全能被机体吸收。吸收进入血液的氟，会以离子形式分布于身体各处。机体中大部分氟以氟磷灰石沉积在骨骼和牙齿钙化组织。机体氟的吸收受钙和镁的影响，它们能与氟结合形成难溶性物质，含量越高对氟的干扰越大，但较高的铁含量能促进氟吸收。

2. 代谢　氟主要经肾脏以尿液形式排出，约占排出总量的 80%，少量通过粪便、毛发、汗液排出。

（二）生理功能

1. 维持骨骼的结构稳定　氟是机体内钙化的必需元素，适量氟有利于钙和磷的利用及在骨骼中的沉积，增强骨的硬度，加速骨骼生长，维持骨骼的稳定和健康。尤其老年人，适量氟对于预防老年性骨质疏松有重要意义。

2. 预防龋齿，利于牙齿健康　作为牙齿的重要成分，氟被牙釉质的羟磷灰石吸附后，在牙表面形成一层抗酸性腐蚀的氟磷灰石保护层，预防龋齿，利于牙齿健康。

（三）缺乏与过量

1. 缺乏　流行病学调查发现，在低氟水源地区，龋齿的发病率增高，可能原因在于牙釉质缺乏氟磷灰石的保护所导致。低氟地区居民患骨质疏松者较多。

2. 过量　氟中毒主要包括急性中毒和慢性中毒。急性氟中毒多见于职业性接触，中毒症状为恶心、呕吐、腹泻、麻痹及晕厥；而慢性氟中毒多发于生活在高氟地区人群长期饮用含氟量高的水而引起，以牙齿、骨骼损害为主。儿童氟中毒主要表现为氟斑牙（牙质变脆，牙表面出现棕黄色或褐色斑块），成人主要表现为氟骨症（骨骼表面呈现白垩样粗糙和变性并造成韧带钙化）。

（四）参考摄入量及食物来源

1. 参考摄入量　《中国居民膳食营养素参考摄入量（2023 版）》中氟的适宜摄入量为成人 1.5mg/d；可耐受最高摄入量为 3.5mg/d。

2. 食物来源　饮水是氟的主要来源，约占人体摄入氟的 65%，地理环境中氟元素水平影响饮水中氟含量，通常情况下饮用水中氟含量为 0.2～1.0mg/kg。食物来源也决定着食物氟含量，海洋食物中氟普遍高于淡水和陆地食物，海带、海鱼、紫菜等少数食物氟含量较高。

本 章 小 结

矿物质是人体必不可少的营养素，根据人体含量和需求量可分为常量元素及微量元素。

钙、磷、镁、钾、钠等常量元素为人体的重要组成成分，在人体各项生理作用中发挥重要功能。它们在机体的平衡状态受摄入、吸收和排泄的影响。钙、磷和镁对骨骼的健康发挥着重要作用，钠和钾直接影响着机体渗透压、心脏功能等。常量元素缺乏和过量都会引起一系列的临床症状。

微量元素是体内含量小于体重 0.01%，每人每日膳食需要量小于 100mg 的矿物质。微量元素虽然数量少，但在体内发挥重要的生理功能。人体较易缺乏的微量元素有铁、锌、硒、碘。铁是血红蛋白的重要组成成分，参与机体氧的运送，并维持正常的造血功能等；缺铁性贫血是铁缺乏最常见的疾病，多发于婴幼儿、妊娠期妇女和老年人；铁缺乏会导致儿童生长和智力发育迟缓、增加女性妊娠期不良妊娠结局；动物肝脏、全血和肉类是铁的优质来源。锌参与机体 200 多种酶的合成，能促进生长发育、维持细胞膜的结构正常等；儿童锌缺乏主要导致生长发育迟缓，青少年锌缺乏不仅影响生长发育，还会导致性发育障碍；贝壳类、牛羊肉和动物内脏是锌的良好食物来源。硒具有抗氧化、维持心肌健康、增强免疫力等重要生理作用；硒缺乏可导致克山病和大骨节病；硒的优质来源有海产品和动物内脏。碘在体内主要参与甲状腺素的合成，碘缺乏常呈现地区性特点，主要典型症状为甲状腺肿大，我国食盐加碘策略已取得良好的碘缺乏防治效果。

思 考 题

1. 什么是常量元素和微量元素？人体必需常量元素和微量元素分别有哪些？

2. RNI、AI 和 UL 分别代表什么意思？

3. 钙在机体的吸收途径有哪些？简述影响钙吸收因素。

4. 举例说明如何保证从食物中获取足够的钙。

5. 磷的主要生理功能有哪些？

6. 为什么说镁是心血管系统的保护因子？

7. 如何评判低钾血症和高钾血症？

8. 简要列举钠缺乏对机体的不利影响。

9. 影响铁吸收的因素有哪些？请简要说明。

10. 锌缺乏的主要临床表现有哪些？

11. 硒缺乏与哪些疾病有关？

12. 碘的营养状况评价有哪些指标？

13. "用铁锅烧菜补铁"和"喝骨头汤补钙"这两种说法是否具有科学依据？谈谈你的看法。

（欧阳礼辰　龚业莉　张　雯）

第十三章　维护人体生命的要素——维生素

知识目标　掌握维生素A、维生素D、维生素E、维生素C的一般性质、生物学功能、缺乏症及食物来源；熟悉维生素K、维生素B₁、维生素B₂的一般性质、生物学功能、缺乏症及食物来源；了解维生素PP、泛酸、生物素、维生素B₆、叶酸、维生素B₁₂的一般性质、生物学功能、缺乏症及食物来源；各种脂溶性维生素和水溶性维生素与免疫的关系。

能力目标　运用营养免疫学理论知识解决生活中实际问题的能力；运用所学专业知识向大众开展健康宣教的能力。

价值目标　通过本章节内容的学习，帮助同学们树立适量摄入维生素的健康观念，培养健康的生活方式；通过介绍维生素发现的历史引导学生思考，正是因为一代又一代科学家孜孜不倦的努力，人类才能战胜更多的疾病，激发学生严谨求实、敢于创新的科学精神。

第一节　维生素概述

维生素（vitamin）是指维持机体生命活动过程所必需的一类微量的低分子有机化合物。维生素不是机体组织的组成成分，也不是供能物质，但是在调节人体物质代谢、生长发育和维持正常生理功能等方面发挥着极其重要的作用。人体对维生素的日需要量极少，但如果人体长期摄入不足或吸收障碍，可导致维生素缺乏症；反之，若人体长期过量摄取某些维生素，可导致维生素中毒。

一、维生素的特点

各类维生素的化学结构不同，生理功能各异，但它们都具有以下共同特点。

（1）以维生素或维生素原的形式存在于天然食物中。

（2）非机体结构成分，不提供能量，但参与机体各种代谢功能。

（3）虽然每日生理需求量（仅以 mg 或 µg 计）很少，但在调节物质代谢过程中发挥重要作用，一旦缺乏可引起相应缺乏症。

（4）大多数维生素不能在体内合成，或合成量太少，必须通过食物摄入。

> **知识拓展**　　　　　　　　　　**维生素潜在性缺乏**
>
> 　　机体在维生素缺乏时表现出来的症状是极其轻微的，往往也不易察觉，这种情况称为维生素潜在性缺乏。维生素潜在性缺乏发生率较高，据相关研究人员估计，每三人中就有一人存在维生素潜在性缺乏。患者表现为情绪急躁、失眠、皮肤粗糙、牙龈出血、头发发沉、疲倦、没有食欲、消化不良等症状。研究发现，饮食无规律并承受较大压力的人是维生素潜在性缺乏的高发人群。

二、维生素的分类

按照溶解特性的不同，维生素可分为脂溶性维生素和水溶性维生素两大类。

1. 脂溶性维生素　包括维生素A、维生素D、维生素E、维生素K，不溶于水而溶于脂类及有机溶剂。在食物中它们常与脂类共存，可在肠内被吸收，与脂类的吸收关系密切，当脂类吸收障碍时，脂溶性维生素的吸收大为减少，甚至会引起继发性缺乏。被吸收后脂溶性维生素主要储存于肝及脂肪组织中。如摄取过多可引起积蓄中毒。如长期摄入过少，可缓慢出现缺乏症状。

2. 水溶性维生素　包括B族维生素和维生素C。与脂溶性维生素不同，水溶性维生素及其代谢产物较易自尿中排出，因此水溶性维生素一般无毒性，但极大量摄入时也出现毒性。因其无法在人体内储存，必须每天从膳食中补充，如摄入量过少，可较快出现缺乏症状。

> **知识拓展** **科学理解维生素的补充**
>
> 维生素的补充绝不是多多益善。因为超剂量补充脂溶性维生素会导致人体中毒，脂溶性维生素（维生素A、维生素D等）能够在人体内储存。因此在服用这两种维生素时，一定要控制剂量，不可任意增加。虽然水溶性维生素可通过尿液排出体外，但摄取过量也会对机体造成损害。如果在体内并不缺乏维生素的情况下长期服用大量维生素，身体反而会感到疲乏，严重的可能会导致"维生素依赖症"。

三、维生素与免疫

维生素与免疫系统功能有密切的关系。维生素A能促进免疫细胞，如巨噬细胞和淋巴细胞的增殖，提高机体对感染的抵抗力。维生素E在一定范围内能促进免疫器官发育和免疫细胞分化；提高体内免疫球蛋白水平，增强机体对疫苗或其他抗原产生抗体的能力；促进T细胞的活化、增殖及分化，增强细胞免疫功能；促进吞噬细胞的吞噬及抗菌能力。维生素C能促进吞噬细胞的增殖及趋化作用；增强杀伤细胞的活性。维生素D的活性形式——骨化三醇能调控T细胞成熟，增强细胞免疫。

第二节 脂溶性维生素

脂溶性维生素主要包括维生素A、维生素D、维生素E和维生素K。这些维生素易溶于脂类和有机溶剂，常随脂类被吸收。脂溶性维生素在血液中与脂蛋白或特异性结合蛋白质结合而运输，在体内主要储存于肝，不易被排泄，故不需每日供给。维生素A、维生素D、维生素E和维生素K的结构不同，执行不同的功能。脂类吸收障碍或食物中长期缺乏可引起相应的缺乏症，摄入过多则可发生中毒。

一、维生素A

（一）一般性质

维生素A是含有β-白芷酮环的多烯基结构，并具有视黄醇活性的一大类物质。通常所说的天然维生素A是指维生素A_1（视黄醇），主要存在于哺乳动物和咸水鱼肝中。维生素A_2（3-脱氢视黄醇）则主要存在于淡水鱼肝中。

动物性食物如肝、肉类、蛋黄、奶制品、鱼肝油等都是维生素A的丰富来源。食物中的维生素A主要以酯的形式存在，在小肠内酯酶的作用下水解，生成视黄醇进入小肠黏膜上皮细胞后又重新被酯化，并掺入乳糜微粒。而乳糜微粒中的视黄醇酯可被肝细胞和其他组织摄取，在肝细胞中被水解为游离视黄醇。在血液中，视黄醇与视黄醇结合蛋白相结合，后者再结合甲状腺素视黄质运载蛋白，形成复合体。在细胞内，视黄醇与视黄醇结合蛋白结合，肝细胞内过多的视黄醇则转移到肝内星状细胞，以视黄醇酯的形式储存。

植物中没有维生素A，仅含有被称为维生素A原的多种胡萝卜素，其中β-胡萝卜素最重要。胡萝卜、红辣椒、菠菜、甘薯、木瓜等均含有丰富的β-胡萝卜素。β-胡萝卜素可在小肠黏膜细胞或肝中被加双氧酶分解生成2分子全反式视黄醇，由于小肠黏膜对β-胡萝卜素的分解和吸收能力较低，每分解6分子β-胡萝卜素仅获得1分子视黄醇，所以β-胡萝卜素转化为维生素A的转化当量仅为1/6。

（二）生物学功能

视黄醇、视黄醛和视黄酸是维生素A的活性形式。在细胞内，一些依赖NADH的醇脱氢酶催化视黄醇和视黄醛之间的可逆反应，而视黄醛在视黄醛脱氢酶的催化下又不可逆地氧化生成视黄酸。

1. 视黄醛参与视觉传导 人视网膜的光受体细胞分为锥状细胞和杆状细胞，其中锥状细胞是感受亮光和产生色觉的细胞，而杆状细胞是感受弱光或暗光的细胞。视紫红质是暗视觉的基础，人视网膜杆状细胞合成视紫红质时需要维生素A参与。在杆状细胞内，全反式视黄醇在异构酶的作用下生成11-顺视黄醇，进而氧化为11-顺视黄醛，而11-顺视黄醛作为辅基与光敏感视蛋白结合生成视紫红质。弱光可使视紫红质中11-顺视黄醛和视蛋白分别发生改变，生成含全反式视黄醛的光视紫红质，光视紫红质再经一系列变化，生成变视紫红质Ⅱ，后者引起视觉神经冲动并随之解离释放全反视黄醛和视蛋白。全反视黄醛经还原生成全反视黄醇，从而完成视循环。

2. 视黄酸调控基因表达和细胞生长与分化　维生素 A 及其代谢中间产物在人体生长、发育和细胞分化尤其是精子生成、黄体酮前体形成、胚胎发育等过程中起发挥十分重要的调控作用。视黄醇的不可逆氧化产物全反式视黄酸和 9-顺视黄酸是关键物质，它们可与细胞内核受体结合，通过与 DNA 反应元件作用，调节基因的表达，调控细胞的生长、发育和分化。

视黄酸可维持上皮组织的正常形态与生长，同时全反式视黄酸参与上皮组织的正常角化过程用于银屑病的治疗。

3. 有效的抗氧化剂　维生素 A 和胡萝卜素是机体可有效的捕获活性氧的抗氧化剂，具有清除活性氧和防止脂质过氧化的作用。

4. 维生素 A 及其衍生物可抑制肿瘤生长　维生素 A 及其衍生物全反式视黄酸具有诱导肿瘤细胞分化和凋亡，增加癌细胞对化疗药物的敏感性，延缓或阻止癌前病变，拮抗化学致癌剂的作用。

（三）缺乏症及中毒

若视循环的关键物质 11-顺视黄醛补充不足，视紫红质合成减少，个体对弱光敏感性降低，从明处到暗处看清物质所需的时间（暗适应时间）延长，严重时会出现"夜盲症"。维生素 A 缺乏可引起严重的上皮角化，眼结膜黏液分泌细胞的丢失与角化及糖蛋白分泌的减少均可引起角膜干燥，出现眼干燥症（眼干燥症维生素）。同时视黄酸对于免疫系统细胞的分化具有重要的作用，维生素 A 缺乏增加机体对感染性疾病的敏感性。

中国成人男性膳食维生素 A 的平均需要量为 560g/d，成人女性为 480g/d。若维生素 A 的摄入量超过视黄醇结合蛋白的结合能力，游离的维生素 A 可通过破坏细胞膜、核膜及线粒体和内质网等细胞器造成组织损伤，长期过量摄入可出现维生素 A 中毒。中毒症状主要包括头痛、恶心、共济失调等中枢神经系统症状；肝细胞损伤和高脂血症；长骨增厚、高钙血症、软组织钙化等钙稳态失调表现及皮肤干燥和脱发等症状。

二、维生素 D

（一）一般性质

维生素 D（vitamin D）是能呈现维生素 D_3（胆钙化固醇）生物活性的所有类固醇的总称。维生素 D 为无色结晶，易溶于脂类和有机溶剂，对光敏感，化学性质较稳定。

天然的维生素 D 包括维生素 D_3 及维生素 D_2（麦角钙化醇）。鱼油、蛋黄、肝富含维生素 D。人体皮肤储存从胆固醇生成的 7-脱氢胆固醇（维生素 D_3 原），在紫外线的照射下，可转变成维生素 D_3，因此适当的日光浴可满足人体对维生素 D 的需要。植物中含有麦角固醇（维生素 D_2 原），在紫外线的照射下，分子内 B 环断裂转变成维生素 D_2。

进入血液的维生素 D_3 主要与血浆中维生素 D 结合蛋白相结合而运输。在肝微粒体 25-羟化酶的催化下，维生素 D_3 被羟化生成 25-羟维生素 D_3（25-OH-D_3），25-OH-D_3 是血浆中维生素 D_3 的主要存在形式，也是维生素 D_3 在肝中的主要储存形式。25-OH-D_3 在肾小管上皮细胞线粒体 1α-羟化酶的作用下，生成维生素 D_3 的活性形式 1,25-二羟维生素 D_3 [1,25-(OH)$_2$-D_3]。肾小管上皮细胞还存在 24-羟化酶，催化 25-OH-D_3 进一步羟化生成 24,25-(OH)$_2$-D_3。1,25-(OH)$_2$-D_3 通过诱导 24-羟化酶和阻遏 1α-羟化酶的生物合成来控制其自身的生成量。

（二）生物学功能

1. 1,25-(OH)$_2$-D_3 调节钙、磷代谢　1,25-(OH)$_2$-D_3 可进入细胞核，调节相关基因（如钙结合蛋白基因、骨钙蛋白基因等）的表达。1,25-(OH)$_2$-D_3 可通过信号转导系统使钙通道开放，发挥其对钙、磷代谢的快速调节作用，促进小肠对钙、磷的吸收，维持血钙和血磷的正常水平，促进骨和牙的钙化。

2. 1,25-(OH)$_2$-D_3 影响细胞分化　肾外组织细胞也具有羟化 25-OH-D_3 生成 1,25-(OH)$_2$-D_3 的能力。皮肤、大肠、前列腺、乳腺、心、脑、骨骼肌、胰岛 B 细胞、单核细胞和活化的 T 细胞及 B 细胞等均存在维生素 D 受体，因此 1,25-(OH)$_2$-D_3 具有调节这些组织细胞分化等功能。1,25-(OH)$_2$-D_3 可促进胰岛 B 细胞合成与分泌胰岛素，具有对抗 1 型和 2 型糖尿病的作用，同时 1,25-(OH)$_2$-D_3 对某些肿瘤细胞还具有抑制增殖和促进分化的作用。维生素 D 对单核巨噬细胞、T 细胞、B 细胞、胸腺细胞增殖分化及细胞功能也具有重要影响。

（三）缺乏症及中毒

中国居民膳食维生素 D 的平均需要量为 8μg/d。维生素 D 又称抗佝偻病维生素，当缺乏维生素 D 时，儿童可患佝偻病，成人可发生软骨病和骨质疏松症。同时维生素 D 缺乏也与自身免疫病的发生有关。

长期每日过量摄入维生素 D 可引起中毒，维生素 D 中毒的症状主要有异常口渴，皮肤瘙痒，厌食、嗜睡、呕吐、腹泻、尿频及高钙血症、高钙尿症、高血压和软组织钙化等，多晒太阳不会引起维生素 D 中毒。

三、维生素 E

（一）一般性质

维生素 E 是一组脂溶性维生素，包括生育酚类、三烯生育酚类，每类又分 α、β、γ 和 δ 四种。在体内，维生素 E 主要存在于细胞膜、血浆脂蛋白和脂库中。天然维生素 E 主要存在于植物油、油性种子和麦芽等中，以 α-生育酚分布最广、活性最高。α-生育酚是黄色油状液体，溶于乙醇、脂类和有机溶剂，对热及酸稳定，对碱不稳定，对氧极为敏感，20%～40% 的 α-生育酚可被小肠吸收。

（二）生物学功能

1. 重要的脂溶性抗氧化剂　维生素 E 是脂溶性抗氧化剂和自由基清除剂，可以对抗生物膜上脂质过氧化所产生的自由基，保护生物膜及其他蛋白质的结构与功能，使细胞维持正常的流动性。维生素 E 可捕捉过氧化脂质自由基，形成反应性较低且相对稳定的生育酚自由基（氧化型维生素 E），后者可进一步还原生成非自由基产物——生育醌（还原型维生素 E）。

2. 可调节基因表达　维生素 E 可以调节信号转导过程和基因表达。维生素 E 可以上调或下调生育酚摄取和降解相关的基因、脂质摄取与动脉硬化的相关基因、细胞黏附与炎症的相关基因、表达某些细胞外基质蛋白的基因及细胞信号系统和细胞周期调节的相关基因等。同时维生素 E 具有抗炎、维持正常免疫功能和抑制细胞增殖的作用，降低血浆低密度脂蛋白的浓度，在预防和治疗冠状动脉粥样硬化性心脏病、肿瘤及延缓衰老方面具有一定的作用。

3. 促进血红素的合成　维生素 E 能提高血红素合成的关键酶 δ-氨基-γ-酮戊酸合酶和 δ-氨基-γ-酮戊酸脱水酶的活性，从而促进血红素的合成。

4. 影响免疫功能　研究表明维生素 E 在一定范围内能促进免疫器官发育和免疫细胞分化，促进 T 细胞的活化、增殖及分化，增强细胞免疫功能。维生素 E 可促进吞噬细胞的吞噬及抗菌能力，提高体内免疫球蛋白水平，增强机体对疫苗或其他抗原产生抗体的能力。

（三）缺乏症及中毒

中国成人膳食维生素 E 的适宜摄入量为 14mg/d 的 α-生育酚当量。维生素 E 缺乏病是由于血中维生素 E 含量低而引起，主要发生在婴儿，特别是早产儿（维生素 E 在组织的储备较少和小肠吸收能力较差），可因维生素 E 缺乏引起轻度溶血性贫血。维生素 E 一般不易缺乏，在严重的脂质吸收障碍和肝严重损伤时可引起缺乏症，表现为红细胞数量减少、脆性增加等溶血性贫血症。动物缺乏维生素 E 时其生殖器官发育受损，甚至不育，人类尚未发现因维生素 E 缺乏所致的不孕症，临床上常用维生素 E 治疗先兆流产及习惯性流产。

中国成人可耐受的维生素 E 最高摄入量为 600mg α-生育酚当量（每天），人类尚未发现维生素 E 中毒症，但长期大量服用的副作用不能忽略。

四、维生素 K

（一）一般性质

维生素 K 是 2-甲基-1,4-萘醌及其衍生物的总称，广泛存在于自然界的维生素 K 主要有维生素 K_1 和维生素 K_2，2-甲基-1,4-萘醌是维生素 K 的活性形式。维生素 K_1 又称植物甲萘醌或叶绿醌，主要存在于深绿色蔬菜（如甘蓝、菠菜、莴苣等）和植物油中，维生素 K_2 由大肠埃希菌合成，维生

素 K_3 是人工合成的水溶性甲萘醌，可口服及注射。维生素 K 主要在小肠被吸收，体内维生素 K 的储存量有限，脂质吸收障碍可引发维生素 K 缺乏症。

（二）生物学功能

1. 凝血因子合成所必需的辅酶 血液凝血因子 II、VIII、IX、X 及抗凝血因子蛋白 C 和蛋白 S 在肝细胞中以无活性前体形式合成，其分子中 4～6 个谷氨酸残基需羧化（由 γ-羧化酶催化）成 γ-羧基谷氨酸残基才能转变为活性形式。维生素 K 是许多 γ-谷氨酰羧化酶的辅酶，因此是凝血因子合成所必需的。

2. 对骨代谢具有重要作用 肝、骨等组织中存在维生素 K 依赖蛋白，如骨钙蛋白和骨基质的 γ-羧基谷氨酸蛋白均是维生素 K 依赖蛋白。维生素 K 还可以降低动脉硬化的危险性，减少动脉钙化。

（三）维生素 K 缺乏症

中国成人膳食维生素 K 的适宜摄入量为 $80\mu g/d$。维生素 K 广泛分布于动、植物组织，人体内肠菌也能合成，因此一般不易缺乏。因维生素 K 不能通过胎盘屏障，胎儿无法通过母体获得维生素 K，新生儿出生后肠道内又无细菌合成维生素 K，可能出现维生素 K 的缺乏，主要症状是易出血。一些特殊疾病（引发脂质吸收障碍的疾病），如胰腺疾病、胆管疾病及小肠黏膜萎缩或脂肪泻等均可出现维生素 K 缺乏症，长期服用抗生素及肠道杀菌药也有可能引起维生素 K 缺乏。

第三节 水溶性维生素

水溶性维生素主要包括 B 族维生素（维生素 B_1、维生素 B_2、维生素 PP、泛酸、生物素、维生素 B_6、叶酸与维生素 B_{12}）和维生素 C。水溶性维生素主要依赖食物提供，体内很少蓄积，过多的可随尿排出体外，一般不发生中毒现象，但摄入不足可能出现缺乏症。水溶性维生素主要构成酶的辅因子，影响某些酶的活性。

一、维生素 B_1

（一）一般性质

维生素 B_1 由含氨基的嘧啶环和含硫的噻唑环通过亚甲基桥相连而成，因含"硫"和"氨"，又名硫胺素。维生素 B_1 纯品为白色粉末状结晶，易溶于水，微溶于乙醇，在酸性环境中较稳定，在中性和碱性环境中不稳定，易被氧化和受热破坏。维生素 B_1 主要存在于豆类和种子外皮（如米糠）、胚芽、酵母和瘦肉中。维生素 B_1 易被小肠吸收，入血后主要在肝及脑组织中经硫胺素焦磷酸激酶催化生成硫胺素焦磷酸（TPP，维生素 B_1 的活性形式，占体内硫胺素总量的 80%）。

（二）生物学功能

维生素 B_1 在能量代谢中发挥重要的作用，硫胺素焦磷酸是 α-酮酸氧化脱羧酶多酶复合体的辅酶，参与线粒体内丙酮酸、α-酮戊二酸和支链氨基酸的 α-酮酸的氧化脱羧反应。硫胺素焦磷酸在这些反应中转移醛基，同时硫胺素焦磷酸也是细胞质中磷酸戊糖途径中转酮醇酶的辅酶，参与转酮醇作用。维生素 B_1 可作为胆碱酯酶的抑制剂，参与乙酰胆碱的代谢调控，在神经传导中起一定作用。

（三）缺乏症

中国维生素 B_1 的平均需要量成人男性为 $1.2mg/d$，成人女性为 $1.0mg/d$。维生素 B_1 缺乏多见于以精米为主食（膳食中维生素 B_1 含量不足）的地区，任何年龄均可发病。此外吸收障碍（如慢性消化紊乱、长期腹泻等）或需要量增加（如长期发热、感染、手术后、甲状腺功能亢进等）及酒精中毒也可导致维生素 B_1 的缺乏。

维生素 B_1 缺乏时，以糖有氧分解供能为主的神经组织供能不足及神经细胞膜髓鞘磷脂合成受阻，导致慢性末梢神经炎和其他神经肌肉变性病变，即脚气病，严重者可发生水肿和心力衰竭。同时糖代谢中间产物丙酮酸的氧化脱羧反应发生障碍，血中丙酮酸和乳酸堆积。

维生素 B_1 缺乏时，乙酰辅酶 A 的生成减少，对胆碱酯酶的抑制减弱，影响乙酰胆碱的合成和分解，进一步影响神经传导，主要表现为消化液分泌减少、胃蠕动变慢、食欲缺乏、消化不良等症状。

知识拓展　　　　　　　　**维生素 B₁ 是第一个被发现的维生素**

真正系统研究维生素者——荷兰医学家埃伊克曼（Elikman）。在 19 世纪 80 年代，他为了解决荷兰驻东南亚地区军队中流行的脚气病，亲自到现场调查，并进行了实验室研究。他发现军队食堂养的鸡也有脚气病，他通过观察鸡脚来寻找脚气病的病因。他想，会不会是鸡饲料的问题呢？想到这，他回去继续研究。经过一周的观察，他发现，将鸡饲料由糙米变为精米的时候，鸡的脚气症状就会出现，而变成糙米的时候，又会消失。于是他断定，在糙米中存在一种能治疗脚气的物质。经分析，埃伊克曼建议用糙米取代军队中的大米，扭转了军队中脚气病流行的局面。

1911 年，波兰血统的美国生化学家芬克（Funk）从米糠中提取出一种白色结晶，它对脚气病的疗效甚好。1912 年芬克提出理论，认为脚气病是因为饮食中缺少一类含有氨基的有机碱化合物所致，他把这类物质称为维他命（vitamin），中文译名是维生素。

二、维生素 B₂

（一）一般性质

维生素 B₂ 是核醇与 6,7-二甲基异咯嗪的缩合物，因其呈黄色针状结晶，又名核黄素。维生素 B₂ 在酸性溶液中稳定，在碱性溶液中加热易被破坏，对紫外线敏感。维生素 B₂ 在奶与奶制品、肝、蛋类和肉类等食物中含量丰富，主要在小肠上段通过转运蛋白主动吸收。吸收后的维生素 B₂ 在小肠黏膜黄素激酶的催化下转变成黄素单核苷酸，后者在焦磷酸化酶的催化下进一步生成黄素腺嘌呤二核苷酸，黄素单核苷酸及黄素腺嘌呤二核苷酸是维生素 B₂ 的活性形式。

（二）生物学功能

黄素单核苷酸及黄素腺嘌呤二核苷酸是体内氧化还原酶（如脂酰辅酶 A 脱氢酶、琥珀酸脱氢酶、黄嘌呤氧化酶等）的辅基，主要起递氢体的作用，参与呼吸链、脂肪酸和氨基酸的氧化及三羧酸循环。

黄素腺嘌呤二核苷酸和黄素单核苷酸分别作为辅酶参与色氨酸转变为烟酸及维生素 B₆ 转变为磷酸吡哆醛的反应。黄素腺嘌呤二核苷酸还可作为谷胱甘肽还原酶的辅酶，参与体内抗氧化防御系统，维持还原型谷胱甘肽的浓度；黄素腺嘌呤二核苷酸与细胞色素 P_{450} 结合，参与药物代谢。

（三）缺乏症

中国膳食维生素 B₂ 的平均需要量成人男性为 1.4mg/d，成人女性为 1.2mg/d。维生素 B₂ 缺乏的主要原因包括食物烹调不合理（淘米过度、蔬菜切碎后浸泡等）、食用脱水蔬菜或婴儿所食牛奶多次煮沸等。维生素 B₂ 缺乏可引起口角炎、唇炎、阴囊炎、眼睑炎、畏光等。用光照疗法治疗新生儿黄疸时，在破坏皮肤胆红素的同时，维生素 B₂ 也可同时遭到破坏，容易引起新生儿维生素 B₂ 缺乏症。

三、维生素 PP

（一）一般性质

维生素 PP 包括烟酸和烟酰胺，曾分别称尼克酸和尼克酰胺，两者均属氮杂环吡啶衍生物。烟酸为吡啶-3-羧酸，为稳定的白色针状结晶，在酸、碱、光、氧或加热条件下不易被破坏，是维生素中最稳定的一种，容易转变为烟酰胺。

维生素 PP 广泛存在于自然界，食物中的维生素 PP 均以烟酰胺腺嘌呤二核苷酸或烟酰胺腺嘌呤二核苷酸磷酸的形式存在，它们在小肠内被水解生成游离的维生素 PP 被吸收。烟酰胺腺嘌呤二核苷酸和烟酰胺腺嘌呤二核苷酸磷酸是维生素 PP 在体内的活性形式。未被利用的烟酸可被甲基化，以 *N*-甲基烟酰胺和 2-吡啶酮的形式由尿中排出，体内色氨酸代谢也可生成维生素 PP，但效率较低。

（二）生物学功能

烟酰胺腺嘌呤二核苷酸和烟酰胺腺嘌呤二核苷酸磷酸在体内是多种不需氧脱氢酶的辅酶，分子

笔记栏

中的烟酰胺部分具有可逆的加氢及脱氢的特性，常发挥递氢体的作用。

（三）缺乏症

中国膳食维生素 PP 的平均需要量成人男性为 12mg/d 烟酸当量，成人女性为 10mg/d 烟酸当量。人类维生素 PP 缺乏症亦称为糙皮病，主要表现有皮炎、腹泻及痴呆。

烟酸能抑制脂肪动员，使肝中极低密度脂蛋白的合成下降，从而降低血浆胆固醇，已用于临床治疗高胆固醇血症。但如果大量服用烟酸或烟酰胺（1～6g/d）会引发血管扩张、脸颊潮红、痤疮及胃肠不适等毒性症状，长期日服用量超过 500mg 可引起肝损伤。同时抗结核药异烟肼的结构与维生素 PP 相似（拮抗作用），长期服用异烟肼可能引起维生素 PP 缺乏。

四、泛　　酸

（一）一般性质

泛酸又称遍多酸、维生素 B_5，由二甲基羟丁酸和 β-丙氨酸组成，因广泛存在于动、植物组织中而得名。泛酸在肠内被吸收后，经磷酸化并与半胱氨酸反应生成 4-磷酸泛酰巯基乙胺，后者是辅酶 A 及酰基载体蛋白的组成部分。

（二）生物学功能

辅酶 A 和酰基载体蛋白是泛酸在体内的活性形式，构成酰基转移酶的辅酶，广泛参与糖、脂质、蛋白质代谢及肝的生物转化作用。体内约有 70 多种酶如脱羧酶等需辅酶 A 和酰基载体蛋白。

（三）缺乏症

中国居民膳食泛酸的适宜摄入量是 5.0mg/d。泛酸缺乏症比较少见，缺乏的早期易疲劳，引发胃肠功能障碍等疾病，出现食欲缺乏、恶心、腹痛、溃疡、便秘等症状。严重时可能出现肢神经痛综合征，主要表现为脚趾麻木、步行时摇晃、周身酸痛等，若病情继续恶化，则会产生易怒、脾气暴躁、失眠等症状。

五、生　物　素

（一）一般性质

生物素是含硫的噻吩环与尿素缩合并带有戊酸侧链的化合物，又称维生素 H、维生素 B_7、辅酶 R。生物素为无色针状结晶体，耐酸而不耐碱，氧化剂及高温可使其失活，是天然的活性形式。生物素在肝、肾、酵母、蛋类、花生、牛乳、鱼类及啤酒等中含量较多，人肠道细菌也能合成。

（二）生物学功能

生物素是体内多种羧化酶的辅基，作为丙酮酸羧化酶、乙酰辅酶 A 羧化酶等的辅基，参与二氧化碳固定过程，为脂肪与糖类代谢所必需。

生物素参与细胞信号转导和基因表达，人基因组中 2000 多个基因编码产物的功能依赖生物素。生物素可使组蛋白生物素化，影响细胞周期、基因转录和 DNA 损伤的修复。

（三）缺乏症

中国居民膳食生物素的适宜摄入量是 40μg/d，生物素的来源极为广泛，人体肠道细菌也能合成，很少出现缺乏症。新鲜鸡蛋清中有一种抗生物素蛋白，生物素与其结合不能被吸收，但鸡蛋清加热后这种蛋白可被破坏而失去作用。长期使用抗生素可抑制肠道细菌生长，造成生物素的缺乏，主要症状为疲乏、恶心、呕吐、食欲缺乏、皮炎及脱屑性红皮病等。

六、维生素 B_6

（一）一般性质

维生素 B_6 包括吡哆醇、吡哆醛和吡哆胺，其基本结构是 2-甲基-3-羟基-5-甲基吡啶，其活化形式是磷酸吡哆醛和磷酸吡哆胺，两者可相互转变。维生素 B_6 的纯品为白色结晶，易溶于水及乙醇，微溶于有机溶剂，在酸性条件下稳定、在碱性条件下易被破坏，对光较敏感，不耐高温。

维生素 B_6 广泛分布于动、植物食品中，其中肝、鱼、肉类、全麦、坚果、豆类、蛋黄和酵母均是维生素 B_6 的丰富来源。吡哆醛和磷酸吡哆醛是维生素 B_6 在血液中的主要运输形式，体内约 80% 的维生素 B_6 以磷酸吡哆醛的形式存在于肌组织中，并进一步与糖原磷酸化酶相结合。

（二）生物学功能

1. 磷酸吡哆醛是多种酶的辅酶 磷酸吡哆醛是体内百余种酶的辅酶，参与氨基酸脱氨基与转氨基作用、鸟氨酸循环、血红素的合成和糖原分解等。磷酸吡哆醛是谷氨酸脱羧酶的辅酶，增进大脑抑制性神经递质 γ-氨基丁酸的生成，临床上维生素 B_6 被用于治疗小儿惊厥、妊娠期呕吐和精神焦虑等。磷酸吡哆醛是血红素合成的关键酶 δ-氨基-γ-酮戊酸合酶的辅酶，参与血红素的生成。

2. 磷酸吡哆醛可终止类固醇激素作用的发挥 磷酸吡哆醛可以将类固醇激素-受体复合物从 DNA 中移去，终止这些类固醇激素的作用。维生素 B_6 缺乏时，人体对雌激素、雄激素、皮质激素和维生素 D 作用的敏感性增加，因此维生素 B_6 与乳腺、前列腺和子宫激素相关肿瘤的发生和发展相关。

（三）缺乏症与中毒

中国居民膳食维生素 B_6 的平均需要量是 1.2mg/d。维生素 B_6 又称抗皮炎维生素，该维生素缺乏时血红素的合成受阻，可造成低血色素小细胞性贫血和血清铁增高，患者还可能出现脂溢性皮炎，以眼及鼻两侧较为明显，重者可扩展至面颊、耳后等部位。

过量服用维生素 B_6 可引起中毒，日摄入量超过 20mg 可引起神经损伤，表现为周围感觉神经病。因抗结核药异烟肼能与磷酸吡哆醛的醛基结合，使其失去辅酶作用，所以在服用异烟肼时，应补充维生素 B_6。

七、叶 酸

（一）一般性质

叶酸由蝶酸和谷氨酸结合而成，又称蝶酰谷氨酸，因绿叶中含量丰富而得名。植物中的叶酸多含 7 个谷氨酸残基，谷氨酸之间以 γ-肽键相连。酵母、肝、水果和绿叶蔬菜是叶酸的丰富来源，肠菌也有合成叶酸的能力。

食物中的叶酸多在小肠被水解，生成蝶酰单谷氨酸被小肠上段吸收，在小肠黏膜上皮细胞二氢叶酸还原酶的作用下，生成叶酸的活性型——5,6,7,8-四氢叶酸。

（二）生物学功能

5,6,7,8-四氢叶酸是体内一碳单位转移酶的辅酶，一碳单位在体内参与嘌呤、胸腺嘧啶核苷酸等多种物质的合成。抗癌药甲氨蝶呤和氨蝶呤因结构与叶酸相似，可以抑制二氢叶酸还原酶的活性，使 5,6,7,8-四氢叶酸合成减少，进而抑制体内胸腺嘧啶核苷酸的合成，起到抗肿瘤的作用。

（三）缺乏症

中国居民膳食叶酸的平均需要量是 320g/d 的膳食叶酸当量，因食物中叶酸含量丰富，肠道细菌也能合成，一般不发生缺乏症。叶酸缺乏时，DNA 合成受到抑制，骨髓幼红细胞 DNA 合成减少，细胞分裂速度降低，细胞体积变大，造成巨幼细胞贫血。妊娠期妇女如果叶酸缺乏，可能造成胎儿脊柱裂和神经管缺陷，故妊娠期妇女及哺乳期妇女应适量补充叶酸。叶酸缺乏还可增加动脉粥样硬化、血栓生成和高血压的危险性，引起高同型半胱氨酸血症。每日服用 500g 叶酸有益于预防冠心病的发生，降低癌症的风险。

八、维生素 B_{12}

（一）一般性质

维生素 B_{12} 含有金属元素钴，又称钴胺素，是唯一含金属元素的维生素，仅由微生物合成，在酵母和动物肝中含量丰富，不存在于植物中。其中钴能与—CN、—OH、—CH$_3$ 或 5′-脱氧腺苷等基

笔记栏

团连接，分别形成氰钴胺素、羟钴胺素、甲钴胺素和 $5'$-脱氧腺苷钴胺素，其中甲钴胺素和 $5'$-脱氧腺苷钴胺素是维生素 B_{12} 在体内的活性形式。

（二）生物学功能

维生素 B_{12} 是蛋氨酸合成酶的辅酶，催化同型半胱氨酸甲基化生成蛋氨酸，后者在腺苷转移酶的作用下生成活性甲基供体——S-腺苷甲硫氨酸。S-腺苷甲硫氨酸作为甲基供体可参与胆碱和磷脂的生物合成。当维生素 B_{12} 缺乏时，脂肪酸的正常合成会受到影响。

（三）缺乏症

中国居民膳食维生素 B_{12} 的平均需要量是 $2.0\mu g/d$。由于维生素 B_{12} 广泛存在于动物食品中，正常膳食者一般不会缺乏，但萎缩性胃炎、胃全切患者或内因子的先天性缺陷者，可因吸收障碍而出现缺乏症。

当维生素 B_{12} 缺乏时，核酸合成障碍阻止细胞分裂而出现巨幼细胞贫血（恶性贫血），故维生素 B_{12} 也被称为抗恶性贫血维生素。维生素 B_{12} 缺乏可造成脂肪酸的异常合成，导致髓鞘质变性退化，引发进行性脱髓鞘，导致神经疾患。

九、维生素 C

（一）一般性质

维生素 C 又称 L-抗坏血酸，是 L-己糖酸内酯，具有不饱和的一烯二醇结构，是天然的生物活性形式。维生素 C 为无色无臭的片状晶体，易溶于水，不溶于脂溶性溶剂，在酸性溶液中比较稳定，在中性、碱性溶液中加热易被氧化破坏。

维生素 C 不能在人类和其他灵长类、豚鼠等动物体内合成，需要通过食物获取。维生素 C 广泛存在于新鲜蔬菜和水果中，因植物中的抗坏血酸氧化酶能将维生素 C 氧化灭活为二酮古洛糖酸，因此长久保存的水果和蔬菜中维生素 C 含量会大大减少。

维生素 C 主要通过主动转运由小肠上段吸收进入血液循环，其中还原型抗坏血酸是维生素在细胞内与血液中的主要存在形式。

（二）生物学功能

1. 参与体内多种羟化反应　维生素 C 是维持体内含铜羟化酶和 α-酮戊二酸-铁羟化酶活性必不可少的辅因子。在苯丙氨酸代谢过程中，对-羟苯丙酮酸在对-羟苯丙酮酸羟化酶催化下生成尿黑酸，如果维生素 C 缺乏，尿中可出现大量对-羟苯丙酮酸。此外体内肉碱合成过程需要依赖维生素 C 的羟化酶参与，依赖维生素 C 的含铁羟化酶参与蛋白质翻译后的修饰。

2. 参与体内氧化还原反应　维生素 C 具有保护巯基的作用，是重要的活性氧清除剂。维生素 C 在谷胱甘肽还原酶作用下，将氧化型谷胱甘肽还原成还原型，进而清除细胞膜的脂质过氧化物，起到保护细胞膜的作用。维生素 C 能将红细胞中高铁血红蛋白还原为血红蛋白，恢复运氧能力。小肠中的维生素 C 可将 Fe^{3+} 还原成 Fe^{2+}，从而有利于食物中铁的吸收。维生素 C 作为抗氧化剂，还可以通过影响细胞内活性氧敏感的信号转导系统，调节基因表达，影响细胞分化与细胞功能。

3. 增强机体免疫力　维生素 C 可增强 NK 细胞活性、促进淋巴细胞增殖和趋化作用、提高吞噬细胞的吞噬能力、促进免疫球蛋白的合成，提高机体免疫力。

（三）缺乏症

中国居民膳食维生素 C 的平均需要量是 $85mg/d$，因维生素 C 是胶原蛋白形成所必需的物质，有助于保持细胞间质物质的完整，当严重缺乏时可引起维生素 C 缺乏病（又称坏血病）。坏血病主要临床表现为毛细血管脆性增强易破裂、牙龈腐烂、牙齿松动、骨折及创伤不易愈合等。因机体可储存一定量的维生素 C，坏血病的症状常在维生素 C 缺乏 3～4 个月后才会出现。维生素 C 缺乏直接影响胆固醇转化，引起体内胆固醇增多，反之机体过量摄入维生素 C 可增加尿中草酸盐的形成，增加尿路结石的风险。

知识拓展　　　　　　　　　　维生素 C 的发现史

早在哥伦布发现美洲的航行中，就发生过很多船员生病、乏力、牙龈出血，甚至死亡的情况。同样的事情在 1519 年航海家麦哲伦的航行中重蹈覆辙，到达目的地后，200 个船员只剩下 35 人。人们渐渐发现只要在海上远航，船员就非常容易生病，首先是无力、精神消退、肌肉酸痛，接着牙龈出血、牙齿脱落、皮肤大片出血，最后严重疲惫、腹泻、呼吸困难、死亡。人们称这种病症为坏血病，但病因是什么、怎么治疗却毫无头绪。

一直到 18 世纪，詹姆斯·林德对坏血病的治疗进行了一次具有划时代意义的对照实验研究。他设计了 6 个分组：2 个患者每天吃 2 个橘子和 1 个柠檬，另 2 人喝苹果汁，其他人是喝稀硫酸、乙酸、海水，或是一些其他当时人认为可治坏血病的药物。26 天后，只有吃新鲜水果的 2 个人都完全恢复了健康，其他人病情依然。林德医师认为新鲜蔬果或许可以治疗坏血病。后来，他们遇上了满载柳橙与柠檬的荷兰货船，林特医师就买了柳橙与柠檬来治疗坏血病患者，效果非常好。林特医师又将患者分成 2 组，吃一样的食物，但有一组患者另外补充了柑橘类水果。结果补充水果的这组，坏血病有了明显的改善。

林德医师就此写了份报告建议供应所有船员新鲜水果，可惜没有被采纳。但美国探险家库克，读了这份报告并采纳了他的建议。他在以后 3 次率队远航太平洋的过程中，没有一人丧生于坏血病。林德医师死后，英国海军也开始给船员提供柠檬汁，让船员的健康更有保障。英国能在 19 世纪享有"日不落国"的美誉，除了船坚炮利外，柠檬汁也功不可没。

直到 20 世纪，预防坏血病的物质终于被研究出来，命名为抗坏血酸，也就是维生素 C。

知识拓展　　　　　　　　　　富含维生素 C 的食物

维生素 C 含量丰富的食物有很多，如常见的深绿色的蔬菜和水果。猕猴桃维生素 C 含量最为丰富，其次为柚子、橘子、橙子、鲜枣、草莓、芒果、龙眼、柠檬、油菜、苋菜、芹菜、青椒、苦瓜、豌豆苗、石榴、野苋菜、西兰花等。当然这些食物不仅仅是维生素 C 含量丰富，同时还含有其他丰富的维生素和矿物质。例如，猕猴桃，它除了有非常丰富的维生素 C 之外，还含有维生素 A、钙、镁、磷等多种维生素和矿物质。西兰花同样也是，不仅含有丰富的维生素 C，还含有蛋白质，对人体有益。

野苋菜除了含有丰富的维生素 C 之外，还含有丰富的铁元素，贫血人群可以适当多吃一些。新鲜的枣也含有丰富的维生素 C。青椒的维生素 C 含量虽然非常丰富，但是很多青椒属于辛辣食品，吃多了容易上火，因此食用要适度。苦瓜含有非常丰富的维生素 C，会因为经过高温烹饪使维生素 C 遭到破坏，所以大家在吃苦瓜的时候最好选择凉拌食用。

本章小结

维生素是人体内不能合成或合成量不足，必须通过食物获取的一类小分子有机化合物。维生素在调节人体物质代谢、促进生长发育和维持生理功能等方面发挥重要作用。人体对维生素的需要量极少，但如果长期缺乏，可致维生素缺乏症；若摄入过多，可引发维生素中毒。根据维生素溶解特性不同可将维生素分为脂溶性维生素和水溶性维生素两大类，前者包括维生素 A、维生素 D、维生素 E 和维生素 K，后者包括 B 族维生素（维生素 B_1、维生素 B_2、维生素 PP、维生素 B_6、维生素 B_{12}、生物素、泛酸和叶酸）和维生素 C。

维生素 A 的活性形式为视黄醇、视黄醛和视黄酸，其作用主要包括构成视紫红质，参与视觉传导；调控基因表达和细胞生长与分化；抗氧化作用；抗癌作用。维生素 A 缺乏可致"夜盲症"或者"眼干燥症"，长期过量摄入可中毒。维生素 D 具有调节钙、磷代谢和细胞分化的作用，缺乏可导致儿童佝偻病、成人软骨病和骨质疏松症。维生素 E 的活性形式为 α-生育酚，其作用包括抗氧化、调节基因表达及促进血红素合成。维生素 K 有促凝血作用，并参与骨代谢，缺乏时易出血。

B 族维生素通常以酶辅因子形式参与和调节物质代谢。维生素 B_1（硫胺素）的活性形式为硫胺素焦磷酸，是脱羧酶和转酮醇酶的辅酶，缺乏可引起脚气病。维生素 B_2（核黄素）的活性形式是体内氧化还原酶的辅基，作为递氢体参与糖、氨基酸和脂肪酸等的氧化过程，缺乏可引起口角炎等症状。维生素PP（烟酸、烟酰胺）的活性形式是不需氧脱氢酶的辅酶，起传递氢的作用，缺乏可引起癞皮病。泛酸（遍多酸）的活性形式是多种酰基转移酶的辅酶。生物素（维生素 B_7）是天然的活性形式，作为羟化酶的辅基，参与二氧化碳固定过程。维生素 B_6（抗皮炎维生素）的活性形式为磷酸吡哆醛和磷酸吡哆胺，是氨基转移酶和氨基酸脱羧酶的辅酶，参与血红素的生成。维生素 B_6 缺乏可造成低血色素小细胞性贫血及皮炎，而摄入过量可致中毒。叶酸（蝶酰谷氨酸）的活性形式可作为一碳单位转移酶的辅酶，是携带和传递一碳单位的载体。维生素 B_{12}（钴胺素）是唯一含金属元素的维生素，其活性形式参与蛋氨酸循环。叶酸或者维生素 B_{12} 缺乏可造成巨幼细胞贫血及高同型半胱氨酸血症。维生素C（L-抗坏血酸）是天然的生物活性形式，参与苯丙氨酸与胆汁酸代谢、胶原合成过程中的多种羟化反应，可作为抗氧化剂，也可增强机体免疫力。

思 考 题

1. 简述脂溶性维生素与水溶性维生素的主要区别。
2. 简述脂溶性维生素的来源、作用及其缺乏症。
3. 简述 B 族维生素的来源、作用及其缺乏症。
4. 试述维生素缺乏导致贫血的类型和机制。
5. 简述夜盲症的发病机制。
6. 试述维生素缺乏导致贫血的类型和机制。
7. 根据本章的学习谈谈长期偏食"只吃肉不吃蔬菜水果"或者"只吃精粮"会产生什么影响。

（袁发浒 史颖颖 龚业莉）

第十四章 人体生命之源——水

知识目标 掌握水的生理作用；水的需要量；熟悉水的来源与排出；水不足与水过量的危害；了解水的分布及水平衡的调控。

能力目标 运用营养免疫学理论知识解决生活中实际问题的能力；运用所学专业知识向大众开展健康宣教的能力。

价值目标 认识到水对人体的重要性，养成节约用水的理念，建立合理饮水的健康生活方式。

水是一切生命赖以生存的物质基础，是构成生命的基本成分。离开了水，任何生物均不能存活。水与人类生活息息相关，是维持人体正常生理活动的重要物质，也是人体需要量最多的营养素，人体内的新陈代谢活动都需要水的参与。

第一节 水的含量与分布

水是人体含量最多的组分，分布于细胞内液、细胞外液及机体各组织中。人体内的含水量随年龄、性别、组织比例的不同而有差异。一般来说，年龄越小，含水量越高。胚胎含水量高达98%，婴幼儿体内的含水量为体重的70%～80%，成人含水量为体重的50%～60%，60岁以上老年人含水量只占40%～50%。可以说，人的老化过程就是一个不断失水的过程。体内含水量还与组织比例有关。脂肪组织含水量较低，约为10%，而肌肉组织含水量达70%以上，因此肥胖的人较标准体重者体内含水量更少。女性体内脂肪较男性多，肌肉组织比例较男性低，故女性比男性含水量低。成年男性含水量约为体重的60%，女性为50%～55%。

水在细胞内外及各组织器官中的含量也有很大差异。细胞内的含水量约占含水总量的2/3，细胞外液约占1/3。血液中含水量最高，其次为肾，皮肤、肌肉及心、肺、脑等代谢活跃的器官含水量为70%～80%，而脂肪组织、骨骼等不活跃的组织中含水量较低（表14-1）。

表 14-1 各组织器官的含水量（以重量计）（%）

组织器官	含水量	组织器官	含水量
血液	83.0	脑	74.8
肾	82.7	肠	74.5
心	79.2	皮肤	72
肺	79.0	肝	68.3
脾	75.8	骨骼	22.0
肌肉	75.6	脂肪组织	10.0

第二节 水的生理作用

一、构成机体的重要组成成分

水是维持生命的重要物质，是组成人体含量最多的成分，广泛分布于组织器官及细胞内外中。

二、参与生命代谢活动

水作为各种营养成分的良好溶剂，介导体内重要的物质代谢过程，参与生理生化反应。水有助于各种营养素的消化、吸收，并促进营养物质转运到相应部位加以利用，同时将代谢废物以汗液、尿液等途径排出，以维持正常的生命活动。

笔记栏

三、润滑缓冲

水以体液的形式分布于身体需要活动的部位，以发挥润滑作用减少摩擦，使组织器官滑动更加灵活，如泪液能帮助眼球转动，唾液能湿润咽喉，滑液能减轻骨头的摩擦等。水还能缓冲皮肤、肌肉、骨骼等受到的撞击，保护人体减少损伤。

四、调节体温

水在调节体温方面有重要作用。食物进入体内后在分解代谢过程中会产生大量的热量，体内的水可吸收热量，使体温维持在 37℃ 而不至于明显升高，同时体液的不断循环使代谢产生的能量均匀分布到全身，以保持全身各部位体温的恒定。水分蒸发需要消耗能量，在气温升高或剧烈运动后，身体通过大量出汗，使热量随皮肤汗液的蒸发而释放，避免了体温升高。

第三节　水的平衡

一、水的来源与排出

人体内的水不断进行更替交换，每日均有水在进出。水的平衡即体液平衡，是指水的摄入量和排出量相当，使体内水含量处于动态平衡。

体内水的来源包括饮水、食物水和内生水三部分。饮水包括开水、茶、汤及各种饮料等，含水量大。食物水主要是来自于固体和半固体食物的水，不同种类食物含水量不同。内生水是指体内代谢过程中产生的水，主要是糖类、蛋白质和脂肪分解产生的水，其中每克糖类的产水量为 0.6ml，蛋白质为 0.41ml，脂肪为 1.07ml。通常对于在温带地区的普通成人，每人每日饮水约 1200ml，摄入食物水约 1000ml，内生水约 300ml（见表 14-2）。

表 14-2　正常成人每日水的进出量（ml）

来源	摄入量	排出	排出量
饮水或饮料	1200	肾脏（尿液）	1500
食物	1000	皮肤（蒸发）	500
内生水	300	肺（呼气）	350
		大肠（粪便）	150
合计	2500	合计	2500

体内水的排出有多种途径，最主要是通过尿液排出，其次是经皮肤、呼气的蒸发及粪便的排泄。人体每日排出水量与摄入水量有关，一个成年人每日平均排出水量为 2～3L，水的来源和排出维持在 2500ml 左右，其中尿液排出约占 60%，人体每日排尿量在 500～4000ml，平均约 1500ml。但为维持代谢废物溶解于水中正常排出，每日最低尿量约为 500ml，少于 500ml 则尿液中代谢废物浓度升高甚至堆积在组织中，对身体造成伤害。经皮肤蒸发的水分主要通过出汗排出，皮肤出汗不明显时，体表也有水分蒸发，称为不自觉出汗，此时排出的水分在 300～600ml，而有明显出汗时，排水量受到气候、环境、身体状况、运动强度等因素影响，差异较大。在正常条件下，成人每人每日经肺的呼吸作用蒸发的水分大约为 350ml，若在高温度、低湿度气候下或剧烈运动后排出量更大。成人每人每日经粪便排泄的水分约为 150ml，但若发生腹泻等消化道疾病时，排水量可明显增加。

二、水平衡的调控

水虽然在体内运转更新量较大，但正常人水的摄入和排出是接近平衡的，故人的体重变动通常不会太大。人体内水平衡受到口渴机制、肾脏及抗利尿激素的调控。

口渴机制由下丘脑神经中枢控制，可调节水的摄入。当体液总量减少或血浆渗透压增高，会刺激口渴中枢产生生理上的口渴感觉，促使身体饮水。

肾脏通过控制尿液量来调节水的排出。当水摄取过多时，尿液增加以减少体内水分，而当水分摄取少时，为保存水分排出的尿液减少。

抗利尿激素是通过改变远端肾小管和集合管对水的通透性，控制水的重吸收来实现对水平衡的调节。当体内水分不足，脑刺激分泌抗利尿激素，远端肾小管和集合管对水的通透性增加，使水回到血液；相反，体内水分过多时，抗利尿激素分泌被抑制，对水通透性下降，水排出增多。

三、水分不平衡的影响——水不足与水过量

当体液不平衡出现水不足或水过量，则会改变体液总量及营养素在水中的浓度，干扰正常的代谢活动，造成不良甚至严重影响。

水不足可因水摄入太少或体内水流失过多引起，通常在疾病状况如发热、呕吐、腹泻、出血，以及剧烈运动后容易造成大量水分流失。根据水流失程度的不同，会对身体造成不同程度的伤害。当机体水分流失量达到体重的1%时，称为脱水，此时身体感觉口渴，并出现心搏加速、疲乏等症状；当失水量达体重的2%~4%为轻度脱水，出现口渴、尿液少、尿液颜色加深、食欲缺乏、工作能力下降等；当失水量达体重的4%~8%为中度脱水，除以上表现外，还有口腔皮肤干燥、声音嘶哑、全身乏力等症状；若失水量在体重的8%以上为重度脱水，还将表现出神经及精神的异常如烦躁、神志不清等，一旦失水超过20%可导致死亡。研究表明，脱水与牙周疾病、尿路感染、肾结石、便秘等疾病有关，高水分摄入量可降低发生尿道癌、结肠癌等疾病的风险。

要注意的是，在大量出汗流失水分的同时，也伴有电解质的丢失。电解质丢失过多会引起血浆中钠离子浓度下降，易导致肌肉痉挛、疲乏等症状，此时需同时补充水分和电解质。如当人体发生腹泻大量失水时，须及时补充水分和电解质，防止发生严重脱水及肾衰竭。若当人体剧烈运动出现脱水现象，没有及时补充水分并继续运动，机体为维持水平衡，则会减少出汗阻止水分排出，此时机体热量无法散出，导致体温升高，容易引起中暑的发生。

因人体存在维持水平衡的机制，故水摄入过量引起水中毒的现象较少见。但若一次性饮水过多，会造成体内过量水分滞留，电解质浓度改变，同时大量水分吸收入细胞内引起细胞肿胀，出现水中毒症状。此时人体表现为浑身无力、肌肉痉挛等，脑部还可能出现脑组织水肿、头痛、恶心、记忆力减退、精神恍惚、昏迷等，严重可导致死亡。若体内水分增加达到体重的10%以上，即为水肿。尤其对于肾功能较弱的人，过量饮水会增加肾脏的负担，导致病情加重。

第四节　水 与 健 康

一、水的需要量

人体对水的需要量受到多种因素影响，包括年龄、身体状况、气候条件，劳动强度、环境及饮食等，因此不同个体差异较大。婴幼儿较成人体内含水量高，所需水量可高出成人3~4倍；体型高大的人经皮肤蒸发散失的水分较多，故需水量也相对更多；运动量大的人出汗多，需多补充一些水分；同一个人，在不同气候条件下，气温越高，所需摄入的水量也越多。

由于受诸多因素影响，水的需要量难以被准确预测。一般说来，人体要维持水平衡，摄入的水量须能够补偿经尿液、粪便排出和呼吸、皮肤蒸发等途径流失的水量。最低水需求量即是平衡失水量及防止缺水导致不良影响的水量。根据《中国居民膳食指南（2022）》，在温和气候条件下，低身体活动水平成年男性每天水的适宜摄入量为1700ml，成年女性每天水的适宜摄入量为1500ml，并推荐少量多次，足量饮水。若在炎热、发热和体力劳动量大的情况下，饮水量应适当增加，甚至可高达每天5000ml以上。某些特殊人群如婴幼儿、妊娠期妇女、哺乳期妇女也需要增加水的摄入量。日常生活中还可根据是否口渴、排尿次数、尿液量和颜色来判断机体是否需要补充水分。

二、水的摄取与选择

人体摄取的水主要来自于食物、饮料及日常饮水。

食物中的水包括食物本身固有的及在食物制造过程中添加的。不同食物含水量差异显著。含水分较多的膳食有汤、粥、奶等及各种饮品，蔬菜水果含水量也高，如胡萝卜含水约90%，马铃薯含水达79.8%，西瓜含水90%以上，即使是呈固态的肉类如鱼肉、牛肉和鸡蛋含水量也超过70%（表14-3）。而谷物及豆类本身含水量较低，多在烹调时加水煮食。

表 14-3 部分食物的含水量（g/100g）

食物名称	含水量	食物名称	含水量
小麦	10	馒头	43.9
稻米	13.3	米饭（蒸）	70.9
黄豆（大豆）	10.2	豆腐	82.8
马铃薯	79.8	胡萝卜	90
茄子	93.4	西红柿	94.4
柿子椒	93	油菜	95.6
蘑菇（鲜）	92.4	蘑菇（干）	13.7
苹果	85.9	西瓜	93.3
橙子	87.4	葡萄	88.7
香蕉	75.8	花生仁（干）	6.9
花生（鲜）	48.3	猪肝	70.7
猪肉	46.8	鱼肉	74.1
牛肉	72.8	鸡蛋	74.1
鸡	69	酸奶	84.7
液态奶	89.8		

　　摄取饮用水及饮料是补充水分的主要途径。饮料种类多且含水量高，但不同饮料含水量也有差异。有资料表明，茶水含水量为99.5%，运动饮料含水量约为95%，果汁含水量为90%～94%。但果汁、奶茶、碳酸饮料含大量糖类且热量较高，过量摄入可增加龋齿、2型糖尿病发病风险，还易导致肥胖，故不推荐饮用。《中国居民膳食指南（2022）》指出，我国居民含糖饮料消费量呈上升趋势，应少选购/不选购含糖饮料。乙醇具有利尿作用，研究证实大量饮酒短期会导致脱水和血浆渗透压增高，长期可引起肝损伤风险增加。根据《中国居民膳食指南科学研究报告（2021）》，有些国家如西班牙基于红酒对心血管的保护作用，倡议适量饮酒，同时饮酒行为在我国也较为普遍，一半以上的男性饮酒者存在过量饮酒现象。建议摄取乙醇饮料时注意饮用量及饮用时间，最好不饮用或少量饮用。《中国居民膳食指南科学研究报告（2021）》还指出常饮茶能降低心血管疾病和胃癌发生风险，每天一杯茶能降低2%心血管疾病的危险性。因此日常生活中提倡多饮用淡茶水。此外饮料还有咖啡、植物饮料、蛋白饮料、风味饮料等类型。

　　普通饮用水是最常见的水分来源，其含水量为100%且安全卫生、廉价易得，应作为日常饮用的首要选择。白开水是自来水或天然水源水煮沸后的水，因几乎不含热量，容易被机体吸收利用。建议饮用有一定温度的新鲜白开水。凉水中水分子因氢键的作用呈结合态，其活性较单体分子低。热水通过加热破坏水分子间氢键的结合，形成游离状态，生物活性相对更高，能迅速被机体吸收，起到解渴的作用。《中国居民膳食指南（2022）》建议饮用水的适宜温度为10～40℃。

　　水乃生命之源，它孕育生物，延续了人类的文明，但其作为不可再生资源又十分宝贵。党的二十大报告提出要牢固践行绿水青山就是金山银山的理念，统筹水资源、水环境、水生态治理，促进人与自然和谐共生，因此我们要珍惜水资源，保护水环境，在日常生活中节约每一滴水，使生命之源永不枯竭，实现"人水和谐"的可持续发展之路。

知识拓展　　　　　　　　　　　**水 的 种 类**

　　日常生活中有多种不同类型的水，其差别在于所含成分的不同，且功能也不尽相同，常见的有以下几种。

　　饮用水：即适于人体饮用的水，地球仅约3%的淡水能被人体利用，包括自然界的湖水、河水、泉水，人工挖掘的井水及现代的自来水等，范围较大。

　　自来水：自然界及地下水经水厂净化、消毒处理后符合使用标准的生活饮用水，含有微量矿物质。自来水煮沸后即为白开水，为人体摄取水分的主要来源。

矿泉水：地下深处天然存在的含有多种矿物质的水，可为人体提供矿物质和微量元素，须符合国家标准。自然地下水经人为处理达到天然矿泉水饮用标准的称为人工矿泉水。

纯净水：天然水经多种工艺纯化处理后，除去水中杂质和有害物质后的水。

蒸馏水：通过蒸馏过程，将水转变为蒸汽后，再使其冷却收集获得的水，几乎不含矿物质和杂质。

苏打水：在饮用水中充入二氧化碳的水，常见于饮料中。

硬水：指含较多钙盐和镁盐的水。水的硬度以水中钙盐和镁盐的含量来进行衡量，含量高则硬度大。水硬度高则口感差，且煮沸水时易产生水垢，但可为人体补充矿物质和钙元素。

软水：不含或含较少钙盐和镁盐的水，也可将硬水经离子交换作用，用钠替换钙和镁软化处理后获得。研究发现饮用软水能预防结石病，但可增加心血管疾病发生风险。

本章小结

水是维持生命的物质基础，也是人体含量最多的组分，广泛分布于细胞内外及机体各组织中，构成细胞和体液的重要成分，参与新陈代谢过程，发挥润滑缓冲及调节体温的作用。人体内的水不断在进行更新，正常人每日水的来源和排出处于动态平衡。体内水的来源包括饮水、食物水和内生水三部分，体内水的排出则主要是通过排尿、出汗、呼气及排便等途径。人体内水平衡受到口渴机制、肾脏及抗利尿激素的调节。若水摄入不足或过量引起体液不平衡发生，则干扰正常的代谢活动，造成不良影响。为维持人体水平衡，需保证最低需水量，但易受多种因素影响，特殊人群和特殊状况下需增加水摄入量。人体水的摄入主要来自食物、饮料及日常饮水。建议首选白开水，多饮用淡茶水，限制含糖饮料和乙醇的摄入。

思 考 题

1. 简述人体内水的生理作用。
2. 论述机体如何实现水平衡。
3. 水分不平衡会造成哪些影响？
4. 试述日常生活中如何合理摄入水分。

（邱立新）

第十五章 人体的清道夫——膳食纤维

知识目标 掌握膳食纤维的概念和生理功能；膳食纤维的摄入量及食物来源；熟悉膳食纤维的种类；膳食纤维与疾病和免疫的关系；了解膳食纤维的理化特征。

能力目标 培养科研思维及逻辑思考能力；提高运用专业知识解决实际问题的能力。

价值目标 普及膳食纤维与营养健康知识，关心人类身心健康；合理摄入膳食纤维，预防疾病发生，提高身体健康水平。

膳食纤维（dietary fiber）这一概念最早由埃班·希普斯利（Eban Hipsley）于 1953 年提出，认为是植物细胞壁中不能被消化的部分，包括纤维素、半纤维素和木质素。之后在 20 世纪 70 年代，丹尼斯·伯基特（Denis Burkitt）和休·特罗韦尔（Hugh Trowell）提出了"膳食纤维假说"，将其定义拓展到所有抵抗人体内源性消化酶分解的植物成分，同时认为富含膳食纤维的食物可以预防结肠癌及心血管疾病。自此人们对膳食纤维展开了广泛的研究，膳食纤维成为营养学及食品学研究的热点。随着科学界对膳食纤维认识的深入，其定义持续完善，范围不断补充扩大。

1999 年，美国临床化学协会（AACC）举行专题会议对膳食纤维定义进行讨论，收集科学家的建议。最终将膳食纤维定义为能抗人体小肠消化吸收，而在人体大肠能部分或全部发酵的可食用的植物性成分、糖类及类似物质的总和，包括多糖、寡糖、木质素及相关的植物物质。但随着食品工业的不断发展，出现了越来越多类似膳食纤维性质的食物成分，使之前被认可的膳食纤维定义的局限性逐渐凸显，有必要对其定义进一步完善。

2009 年，食品法典委员会（CAC）经过长时间讨论后达成共识：膳食纤维是不能被人体小肠内的消化酶水解的具有 10 个或以上聚合度的糖类聚合物。而我国食品标准对膳食纤维的定义还包括了 3～9 个聚合度的低聚糖。随着膳食纤维成分不断增加，其含义愈发丰富。

目前，膳食纤维是指不能被人类内源性消化酶消化及吸收的糖类总称，包括纤维素、木质素、非淀粉多糖、抗性低聚糖、抗性淀粉、果胶和其他相关物质，被列为继蛋白质、糖类、维生素、脂肪、矿物质和水之后的"第七大营养元素"。

第一节 膳食纤维的种类

膳食纤维组成成分复杂，且各组分有其独特的结构和理化性质，任何单一的方法如化学结构、分析方法、生理学效应等都不可能涵盖膳食纤维的所有组分，一般认为相似的生物活性及生理功能是它们的共同特点。从分析方法的角度，根据样品处理后在水中的溶解性不同，膳食纤维可分为两种基本类型：不溶性膳食纤维和可溶性膳食纤维。不溶性膳食纤维主要包括纤维素、部分半纤维素和木质素，还包括抗性淀粉、抗性低聚糖、植物细胞壁的蜡质角质、甲壳类动物表皮中的甲壳素等。可溶性膳食纤维包括果胶、树胶、少数半纤维素和某些多糖类物质等。膳食纤维的主要组成成分如下。

一、纤维素

纤维素是构成植物细胞壁的主要成分，其化学结构与直链淀粉相似，两者的差别仅在于葡萄糖分子间连接不同。纤维素是由数千个葡萄糖单位以 β-1,4 糖苷键连接而成的多糖。因人体内缺乏 β 纤维素酶，消化酶只能水解 α-1,4 糖苷键，而不能水解 β-1,4 糖苷键，故纤维素不能被人体内源性消化酶分解利用。纤维素不溶于水，也不溶于有机溶剂，可溶于浓硫酸中，具有一定的抗生物降解、抗机械强度能力。纤维素还具有亲水性，在肠道内能吸收水分。蔬菜、水果及谷物中含有大量纤维素，纤维素也常被作为食品增稠剂使用。

二、半纤维素

半纤维素存在于许多植物细胞壁中，它不是纤维素的衍生物，其分子量比纤维素小得多，含50～200个糖基单位。半纤维素是由不同类型单糖构成的异质多聚体。主链由木聚糖、半乳聚糖或甘露聚糖组成，支链可带有阿拉伯糖或半乳糖，与植物细胞壁中的纤维素共存。通常主链和支链所含糖不同，各单糖亦经 β-1,4 糖苷键连接，但支链变化较大。半纤维素大部分不可溶，具有吸水性，能增加粪便体积，促进排便，预防结肠癌。也有部分成分是可溶的，谷类中可溶性半纤维素被称为戊聚糖，还有 1,3- 和 1,4-β-D 葡聚糖可形成黏稠的水溶液，具有降低血清胆固醇的作用，广泛存在于小麦和燕麦中。某些半纤维素中的酸性成分还具有结合离子的作用。半纤维素同样不能被人体消化酶分解，但在人的大肠内，比纤维素更易于被细菌发酵分解。

三、果　　胶

果胶是植物中的一种酸性多糖，是细胞壁中的一个重要组分。最常见的结构是胞壁中的 α 多聚半乳糖醛酸。此外，还有鼠李糖等其他单糖共同组成的果胶类物质。果胶是一种无定形的物质，可溶解于热溶液中，在酸性溶液中遇热形成胶状，它具有亲水性及结合离子的能力。果胶在苹果和柑橘类水果中含量丰富，在食品工业中常作为增稠剂广泛应用。

四、树　　胶

树胶存在于植物种子及树木伤裂处分泌的胶体物质中，被认为是可分散于水中的一大类非淀粉多糖物质，其化学结构依来源不同而异。它由不同单糖及其衍生物组成，主要成分是葡糖醛酸、半乳糖、甘露糖及阿拉伯糖等。树胶具有黏稠作用，可用作食物的增稠剂。

五、木　质　素

木质素是植物木质化过程中形成的，不属于多糖，是由苯基丙烷单体构成的聚合物，具有复杂的三维网状结构。木质素存在于植物细胞壁中，在植物细胞间起连接作用，能提高植物抵抗力，使其免遭微生物侵害。因进食时常将其与纤维素、半纤维素一同摄入体内，难以将它们分离，且又不能被人和动物消化，故被认为是膳食纤维的组成成分。通常植物中所含木质素较少，它主要存在于某些蔬菜种子和木质化部分中。

六、抗性淀粉

抗性淀粉是能够抵抗人体消化道中胃酸、小肠中淀粉相关水解酶的作用，不能被人体健康小肠消化吸收，但可在结肠中被微生物发酵降解利用的一类淀粉及淀粉衍生物，有类似膳食纤维的生理作用，也属于膳食纤维的一种。但其性质与膳食纤维不同的是，抗性淀粉不易保持高水分，故常作为食品配料添加到低水分食物如饼干中，以提高其膳食纤维含量。

根据抗性淀粉被小肠消化的程度，可分为四类。①抗性淀粉 1：这类淀粉外面往往被食物的其他成分包裹，如淀粉粒存在于植物细胞壁内，因而不能在水溶液中充分分散，影响了与消化酶的直接接触，难以被分解利用。它们存在于全谷粒或部分碾碎的谷物种子和豆粒中，可通过碾磨减少或消失。②抗性淀粉 2：即生的天然淀粉颗粒，主要存在于生马铃薯、青香蕉和高直链淀粉中。它们可抵抗 α 淀粉酶的作用，但糊化后可被 α 淀粉酶消化，且消化速度比生淀粉快得多。③抗性淀粉 3：即老化淀粉，指淀粉经糊化后在冷却或储存过程中，其淀粉分子重新排列引起结构变化，形成不溶性沉淀的淀粉，包括直链淀粉和支链淀粉。直链淀粉的老化比支链淀粉快，且老化的直链淀粉比老化的支链淀粉更难被淀粉酶分解。老化淀粉是食物中抗性淀粉的主要成分，最为重要。④抗性淀粉 4：即改性淀粉，是利用各种方法对天然淀粉进行变性处理，使其满足食品加工需求的一类淀粉。天然淀粉改性后其理化性质发生变化，如溶解度提高，强度增加，稳定性增强等。商用改性淀粉通常来自玉米、木薯和马铃薯等。

七、抗性低聚糖

抗性低聚糖是由 3～9 个相同或不同的单糖经不同键聚合而成的短链多糖，包括低聚木糖、低聚果糖、低聚乳果糖、大豆低聚糖及低聚异麦芽糖等。它们在食品中含量不高，主要存在于某些谷物、蔬菜和水果中，如小麦、燕麦、大豆、芦笋、香蕉等。抗性低聚糖大多溶于水，不能被人体消化酶分解利用，但在到达结肠后可被肠道细菌发酵，可促进益生菌生长，预防肠道疾病，有益人体健康，因而常被应用于一些功能性食品中。

> **知识拓展　　　　　　　膳食纤维的代谢**
>
> 　　膳食纤维摄入后不能被人体小肠消化吸收，而在大肠能被部分或全部发酵。首先在肠道被酵解生成单糖，进而产生主要产物短链脂肪酸如乙酸、丙酸、丁酸等，以及二氧化碳、氢气、甲烷等气体，这些酵解产物能为细菌所利用，并能为肠道细胞提供能量。短链脂肪酸被分解利用后产生二氧化碳，部分气体被肠道细菌再次利用，有些随呼吸道呼出体外，剩下的由肛门排出。某些不能被酵解的膳食纤维则随粪便排出体外。膳食纤维的酵解程度因其化学结构、溶解性、颗粒大小等因素而异。不同食物纤维酵解程度差异较大，通常可溶性膳食纤维比不溶性膳食纤维更易酵解，颗粒小的膳食纤维较同一类型的颗粒大纤维更易降解。

第二节　膳食纤维的理化特征

一、吸水性

　　膳食纤维成分中含有许多亲水基团，具有很强的吸水能力。吸水能力的强弱取决于其化学结构中持水的特性。不同种类的膳食纤维持水量不同，这与其溶解度有关。可溶性膳食纤维比不溶性膳食纤维的持水能力强，如树胶、果胶和一些半纤维素有较强的吸水性，而不溶性膳食纤维结合水的能力弱，蔬菜膳食纤维的持水力介于两者之间，木质素持水力最弱。膳食纤维吸水膨胀可增大肠道粪便体积，加速排便过程，减少粪便中有害物质对肠道的作用。

二、黏滞性

　　一些膳食纤维能分散于水中，形成高黏度的溶液，其黏度大小与结构有关，如果胶分子量减小，其黏度降低。可溶性膳食纤维如果胶、树胶和海藻多糖等比不溶性膳食纤维具有更强的黏滞性。膳食纤维的黏滞性可增加肠内容物的黏度，延缓排空速度，还可降低小肠内糖的消化吸收。

三、离子交换作用

　　膳食纤维具有阳离子交换作用，其化学结构中羧基可与无机盐中钙、铁、锌、镁等阳离子结合形成膳食纤维复合物，可能影响元素的吸收。

四、结合有机物能力

　　膳食纤维具有结合胆酸和中性胆固醇的作用，尤以木质素结合胆酸最多，其次为果胶和树胶，纤维素结合胆酸能力最弱。木质素还能与胆固醇、卵磷脂、牛磺酸等结合。膳食纤维与胆酸的结合促进了胆酸从粪便中排出，可降低血浆胆固醇水平。

五、发酵作用

　　膳食纤维不能在肠道被消化，但能被肠道菌群不同程度地发酵分解，其发酵程度与膳食纤维的理化性质、种类及宿主肠道菌群等有关。可溶性膳食纤维如果胶可被完全分解，但不溶性膳食纤维则难以被分解。膳食纤维被肠道菌群分解后，产生二氧化碳、氢气、甲烷等气体及短链脂肪酸（主要是乙酸、丙酸、丁酸）。这些短链脂肪酸既可作为肠道细胞的能源，也能被肠道益生菌所利用。研究表明短链脂肪酸具有一定的抗癌作用。

第三节　膳食纤维的生理功能

一、改善肠道功能

　　膳食纤维能增加食物在口腔中的咀嚼时间，促进肠道消化酶分泌。膳食纤维的吸水性使粪便软化及粪便体积重量增大，能促进肠蠕动，缩短粪便在肠道内的滞留时间，增加排便频率。同时还可稀释大肠内容物，加速肠道有毒物质排出。膳食纤维被肠道菌群发酵产生的气体亦可刺激肠壁扩张，加速粪便排泄，能改善便秘及预防痔疮、肠道憩室病等。研究表明食物中抗性淀粉和非淀粉多糖能明显增加粪便重量。在饮食中增加麦麸能缩短食物在大肠内的滞留时间，补充水果和蔬菜也有同样的效果。

二、控制体重

膳食纤维进入胃肠道后吸水膨胀，增加胃内容物体积和黏稠度，减慢胃排空速率，容易产生饱腹感，从而减少食物和能量的摄入。吸水形成的高黏度膳食纤维还会影响消化酶对食物的接触，降低消化酶对有机物的作用，减少人体营养物质的吸收。膳食纤维还能吸附脂肪排出体外，有利于控制体重，防止能量过剩引起的肥胖。有研究发现燕麦中的膳食纤维能控制食源性肥胖小鼠体重增加。

三、调节血糖水平

有些膳食纤维尤其是可溶性膳食纤维在控制血糖水平、改善糖耐量方面有明显作用。膳食纤维能降低胃排空速率，延缓小肠对糖类的消化吸收，减慢餐后血糖升高速度和水平，还能增加对胰岛素的敏感性，减少体内胰岛素的分泌，降低胰岛素抵抗，提高人体耐糖能力，达到调节血糖水平的作用。这些膳食纤维有利于糖尿病的防治，尤其是对于非胰岛素依赖型糖尿病患者，研究发现抗性淀粉能有效降低其餐后血糖水平。

四、降低胆固醇浓度

某些膳食纤维可吸附胆汁酸、胆固醇、脂肪等，促进它们排出体外，减少人体的吸收，从而降低血浆胆固醇水平。膳食纤维还通过抑制脂肪微粒体形成、阻碍胆固醇肠肝循环等途径发挥降胆固醇作用。此外胰岛素可刺激肝脏合成胆固醇，胰岛素释放的减少及膳食纤维被肠道菌群发酵产生的短链脂肪酸均可减弱肝脏中胆固醇合成，从而影响血浆胆固醇水平。有实验证明果胶和一些富含可溶性膳食纤维的食物如燕麦、豆类、水果、蔬菜具有降低血浆胆固醇的作用，尤其是低密度脂蛋白胆固醇，而不溶性膳食纤维的作用则不明显。

五、预防结肠癌

某些肠道厌氧菌代谢过程中产生大量有害物或致癌物，膳食纤维可抑制厌氧菌繁殖，同时还可吸附有害致癌物质，减少致癌物的来源和积累，降低毒性作用。膳食纤维有利于排便，能及时稀释并清除肠道有害物质，避免了致癌物与肠道黏膜的长时间接触，抑制了癌变的产生。有数据表明肠道益生菌发酵膳食纤维产生的丁酸与结肠癌的发生呈明显的负相关。摄入低聚异麦芽糖后，粪便中组胺等蛋白质腐败产物明显减少。

六、改变肠道菌群

膳食纤维被肠道细菌发酵后可合成短链脂肪酸如乙酸、丙酸、丁酸，它们可保护肠道黏膜，降低肠道的 pH，改善肠道微环境，极大促进益生菌如双歧杆菌的生长，抑制有害菌的繁殖，从而维护肠道健康，提高机体免疫力。有研究发现饮食中缺乏膳食纤维，肠道菌群的多样性会显著下降。

第四节 膳食纤维与疾病

一、膳食纤维与消化道疾病

1. 便秘 随着人们饮食结构的精细化及长期缺乏运动，便秘成为较常见的肠道疾病。长期便秘会加重粪便中有害物质对肠壁的作用，还会增加肛门周围的压力导致痔疮，影响人类健康。而高纤维饮食能起到预防、治疗便秘的作用，其原因在于膳食纤维吸水膨胀能软化粪便使粪便体积增大，促进肠蠕动，加速粪便排出体外。有研究发现，对先天性慢性便秘的儿童补充膳食纤维后，能显著增加其粪便体积，改善便秘症状。

2. 肠憩室病 肠憩室病形成的原因一般认为与硬质粪便排泄时产生的压力有关。膳食纤维的吸水性可使粪便柔软湿润，加速粪便移动，降低肠内压，防止结肠蠕动收缩过强而导致肠壁憩室的形成。增加膳食纤维摄入量有助于减轻肠憩室病的症状。

3. 胆石症 胆结石一般由胆汁中胆固醇浓度过高引起，当胆汁酸与胆固醇浓度失衡时，以液态形式存在的胆固醇过饱和就会析出结晶形成胆结石。膳食纤维可减少肝脏中胆固醇合成，并能吸附胆固醇促使其排出体外，从而降低胆固醇水平，减小胆石症的发生概率。对胆石症发生的膳食危险因素分析，表明高膳食纤维饮食是胆石症发生的保护因素。另有对地区性胆石症患者的膳食调查研究，发现其膳食纤维缺乏最为严重。

4. 腹泻　膳食纤维的吸水性、加速排便的特点使其治疗便秘的作用得到公认，然而越来越多证据表明有些膳食纤维的摄入还能改善腹泻的症状。有研究发现，膳食纤维发酵产生的短链脂肪酸能保护肠黏膜，改善肠道微生态，并增强肠道内水的吸收，减少粪便中水的排出，缓解腹泻症状。在重症患者及中老年腹泻人群中，应用膳食纤维改善腹泻的症状已得到证实。

二、膳食纤维与心血管疾病

大量实验研究及流行病学数据表明，摄入膳食纤维能降低冠心病、高胆固醇血症、动脉粥样硬化等心血管疾病的发生风险。这被认为与膳食纤维能降低血浆胆固醇水平，抑制脂肪吸收有关。膳食纤维减少胆固醇合成来源，吸附胆固醇、脂肪等代谢排出。有研究发现每天摄入 5～10g 可溶性膳食纤维能减少 10%～15% 的低密度脂蛋白水平，并能降低 10%～15% 的心血管疾病发生概率。故摄入麦麸、豆类、水果蔬菜等食物有利于心血管疾病的防治。另有研究发现膳食纤维能降低体内脂肪酶的活性，从而发挥降血脂作用。还有研究发现摄入含适量膳食纤维的饮食能降低血压，防范高血压风险，这可能与膳食纤维的阳离子交换作用有关。

三、膳食纤维与糖尿病

目前糖尿病已是危害中老年人健康的重要疾病之一。膳食纤维通过延缓食物消化吸收、减少胰岛素分泌、增加胰岛素敏感性等途径调控血糖水平，对糖尿病的预防和辅助治疗均有益处。研究证明可溶性膳食纤维比不溶性膳食纤维有更显著的降血糖作用。糖尿病动物模型研究同样证实，水溶性膳食纤维相比不溶性膳食纤维，能明显增加动物对胰岛素的敏感性。另有资料表明 2 型糖尿病患者进食膳食纤维饮食后，其餐后血糖升高幅度下降，且食用膳食纤维更多的患者比进食少者的餐后血糖曲线明显更好。还有研究者认为膳食纤维降血糖作用与其增强胰岛细胞的活性、降低胰岛素抵抗有关。

四、膳食纤维与肥胖

根据《中国居民膳食指南科学研究报告（2021）》，我国超重及肥胖率增长迅速，已成为严重的公共卫生问题。肥胖是因摄入的能量大于消耗的能量而导致脂肪堆积所形成。肥胖人群一般都伴有能量摄入多或体力活动少的情况，通常也与膳食不均衡有关。饮食中摄入适宜的膳食纤维一方面通过延缓胃排空，增加食物容量，产生饱腹感而减少食物摄入；另一方面影响酶对食物的消化，抑制营养物质的吸收，促进脂肪的排出而增加能量消耗，从而减少体内脂肪积累，防止肥胖。研究发现，膳食纤维摄入量低于推荐剂量的青少年容易发生超重。

五、膳食纤维与癌症

1. 结直肠癌　结直肠癌的发生与肠内代谢有害物对肠道的长期刺激作用关系密切。膳食纤维通过抑制厌氧菌繁殖减少有害物的产生、加速粪便中有害物的排出等方式抑制有害物的积累及作用，缩短有害物与肠壁的接触时间，同时还依靠其强大的自由基清除功能、短链脂肪酸的保护作用来减少癌变的发生。流行病学数据表明高纤维饮食能降低肠癌的发生风险，尤以蔬菜类膳食纤维作用最明显。动物实验发现，饲料中添加麦麸可降低结肠癌发病率。实验表明膳食纤维的抗癌作用与其在肠道内被发酵产生的短链脂肪酸相关，尤其是丁酸可能与结肠癌防治最为密切。丁酸可抑制肿瘤细胞增殖，控制致癌基因的表达，降低肠癌的发生概率。

2. 乳腺癌　有研究发现乳腺癌发生与膳食纤维摄入少有关，增加膳食纤维摄入量能降低乳腺癌患病风险。目前普遍认为其原因在于膳食纤维能抑制脂肪吸收，减少了激素的合成和分泌，增加了激素的排出，降低了因乳腺激素水平过高而导致癌变的风险。

3. 其他　大量研究表明膳食纤维对卵巢癌和前列腺癌也有一定的防治作用，可能与其降低激素水平有关。

六、膳食纤维与牙周疾病

有研究发现，膳食纤维摄入多的人群发生龋齿及牙周疾病的概率更低。食物中膳食纤维能增加口腔肌肉和牙齿的咀嚼时间，促进唾液的分泌，起到保护牙齿、维护口腔健康的作用。

第五节　膳食纤维平衡

一、摄入不足

膳食纤维摄入不足易导致便秘、痔疮等胃肠道疾病的发生，长期摄入不足则会提高结直肠癌、心血管疾病、糖尿病等慢性病的患病风险。

二、摄入过多

膳食纤维摄入过多会增加肠蠕动及细菌酵解的产气量，导致胀气和腹部不适。尤其是患有胃炎、胃溃疡、慢性肠炎等胃肠道疾病的患者，不宜多摄取膳食纤维，否则有可能使症状加重。此外，膳食纤维摄入过量还会影响机体对其他营养素的消化吸收，如膳食纤维与钙、铁、锌等结合影响矿物质的吸收，某些膳食纤维抑制机体对脂肪的吸收可能减少脂溶性维生素的吸收利用。有动物实验发现，大鼠在大量摄入膳食纤维后，血液中钙离子及维生素 A 含量下降。因此膳食纤维摄入并非越多越好，尤其是处于生长发育期的儿童不宜摄入过量膳食纤维。

三、推荐摄入量

膳食纤维摄入不足或过多均不利于人体健康，因此合适的摄入量尤为重要。膳食纤维的推荐摄入量一般设有上限和下限，上限是为了限制膳食纤维摄入过多产生的副作用，下限是为了维持膳食纤维对肠道的有益作用。

关于膳食纤维具体的推荐摄入量，不同国家因环境和文化的差异有所不同。根据《中国居民膳食指南科学研究报告（2021）》，蔬菜水果是绝大多数国家最为推荐的食物，建议每日摄入新鲜多样的蔬菜水果至少 300g。同时摄入足量的谷薯类食物，少数几个国家建议食用全谷物，但推荐摄入量数据较少且相差较大。根据《中国居民膳食营养素参考摄入量（2023 版）》，我国 15 岁以上年龄人群膳食纤维每日推荐摄入量为 25～30g，儿童膳食纤维摄入量在 1 岁后随年龄增长逐步增加至成人水平，而妇女妊娠中、晚期及哺乳期也应适当增加膳食纤维摄入量。中国营养学会发布的《中国居民平衡膳食宝塔（2022）》，推荐成人每天摄入谷类食物 200～300g，其中包含全谷物和杂豆类 50～150g，薯类 50～100g，保证蔬菜摄入量不少于 300g，深色蔬菜应占 1/2 以上，水果 200～350g。

第六节　膳食纤维的食物来源

膳食纤维主要存在于谷薯类、豆类、水果蔬菜等食物中，植物的种皮和外表皮中含量较高。米糠和麸皮含大量食物纤维，全谷物含大量纤维素，苹果、梨、柑橘等水果及豌豆、白菜等蔬菜中含有丰富的果胶。但由于谷物在碾磨、精制、加工过程中，会丧失部分膳食纤维，因此建议选择天然粗制食物，而非精加工的谷类食物（表 15-1）。除此之外，目前已有从天然食物中提取的膳食纤维食品可以选择，如含抗性淀粉的饼干、面包等。

表 15-1　精制谷物与全谷物膳食纤维成分比较（g）

食物	膳食纤维	食物	膳食纤维
精制大米	0.4	全麦	10.7
精制小麦	0.3	燕麦	10.6
糙米	3.5	荞麦	6.5
小米	1.6	玉米	5.5
青稞麦仁	1.8	高粱	4.3

> **知识拓展**　　　　　　　**膳食纤维在加工过程中的改变**
>
> 　　米、面在精加工过程中，需碾磨除去其外壳，导致总膳食纤维含量下降。全谷粒含丰富纤维素，稻谷、燕麦壳中含大量木聚糖，伴随碾磨、精制处理而大量损失或除去，因而精制谷物相对全谷物其膳食纤维成分也发生了变化。碾磨使某些食物中含有的抗性淀粉减少或丧失。小麦的挤压膨化过程引起不溶性膳食纤维含量降低，并增加膳食纤维的溶解度。膳食纤维经热加工处理能改变其多糖成分间的交联键，从而影响其结构和溶解性，如青香蕉和马铃薯中的抗性淀粉颗粒通过加热糊化后更容易被消化分解。经充分碾磨的膳食纤维因表面积增大，相比未碾磨制品更易发生水合作用。加热煮沸也可改变某些膳食纤维的水合特性。

第七节　膳食纤维与免疫

　　膳食纤维能缓解机体炎症反应，调节宿主免疫应答，从而维持体内免疫平衡，其作用主要体现在两个方面。

　　（1）膳食纤维能保护肠黏膜上皮细胞，改善肠道黏膜屏障功能，减轻因肠黏膜屏障破坏而引起的炎症反应。摄入膳食纤维还有助于维持肠道微生态平衡，促进肠道益生菌生长繁殖。已知肠道菌群紊乱是机体炎症反应的重要启动因素。膳食纤维能预防肠道菌群紊乱，抑制炎症反应的激活，减少炎症分子的释放。

　　（2）膳食纤维在肠道酵解产生短链脂肪酸，这些短链脂肪酸能改变某些免疫细胞的表达、分化、增殖，从而发挥免疫调节作用，在部分炎症性疾病、免疫病及肿瘤切除术后营养治疗中得到证实。研究表明短链脂肪酸通过激活 G 蛋白偶联受体，抑制部分炎症因子的表达，从而调节机体免疫应答。结肠炎小鼠饮水中添加乙酸后炎症反应减轻，丙酸可降低炎性反应物中白细胞介素的水平，且它们的作用均依赖 G 蛋白偶联受体的介导。短链脂肪酸还通过抑制组蛋白去乙酰化酶调控 Treg 的分化与功能，参与免疫耐受调节。有实验发现短链脂肪酸能促进 Treg 分化，增强其抑制功能。研究表明短链脂肪酸还能调节树突状细胞的功能及 T 细胞的分化。例如，哮喘小鼠注射丙酸酯后，生成了更多树突状细胞的前体细胞，且其炎症反应得以缓解。对结直肠癌切除术患者营养治疗前后对照实验发现，短链脂肪酸能改善机体抗肿瘤免疫应答。

本章小结

　　膳食纤维是指不能被人体小肠内的消化酶水解的具有 10 个及以上聚合度的糖类聚合物，包括不溶性膳食纤维和可溶性膳食纤维。我国定义中还囊括了 3～9 个聚合度的低聚糖。膳食纤维主要组成成分有纤维素、半纤维素、果胶、树胶、木质素、抗性淀粉和抗性低聚糖。膳食纤维具有吸水性和黏滞性，能结合有机物，进行离子交换和发酵作用。膳食纤维的生理功能包括改善肠道功能、控制体重、调节血糖水平、降低胆固醇浓度、预防结肠癌及改变肠道菌群等，与消化道疾病、心血管疾病、牙周疾病、糖尿病、肥胖、癌症等疾病有关。膳食纤维摄入不足或过多均不利于人体健康，《中国居民膳食营养素参考摄入量（2013 版）》推荐我国成人膳食纤维每日适宜摄入量为 25～30g。谷薯类、豆类、水果蔬菜及植物的种皮和外表皮中膳食纤维含量较高。研究发现膳食纤维能缓解机体炎症反应，调节宿主免疫应答，维持体内免疫平衡。

思考题

1. 什么是膳食纤维？简述膳食纤维的主要组成成分。
2. 膳食纤维有哪些特性及生理功能？
3. 膳食纤维摄入不足与哪些疾病有关？阐述其可能的机制。
4. 日常生活中，应如何补充膳食纤维？

（邱立新）

第十六章 人体特殊的营养素——运动

知识目标 掌握运动对营养素作用的正确认识；熟悉运动与免疫的关系；了解运动在治疗疾病上的作用。

能力目标 通过介绍运动与免疫力之间的关系，培养学生辩证思维能力；引导学生分析有关运动治疗癌症的相关研究文献，培养学生对科学问题的探究精神和自主学习能力；能初步运用所学知识为自己制订合适的运动营养的方案。

价值目标 将科学运动意识根植于学生心中，以实际行动践行健康中国理念；应用自己所学知识，更好地指导自己和他人进行恰当运动。

第一节 运动的概念

运动指人体进行的特定目标的各种躯体活动，是一种利用身体又去完善身体的活动。有氧运动是主要以有氧代谢提供运动中所需能量的运动方式，运动负荷与耗氧量呈线性关系，具有强度低、持续时间长的特点，它主要依靠三羧酸循环，帮助消耗体内脂肪，利于提高人体心肺功能。无氧运动是主要以无氧代谢提供运动中所需能量的运动方式，随运动负荷的增大耗氧量不增大，当进行速度过快和爆发力过猛的运动时，主要依靠磷酸原系统和糖酵解供能，利于促进肌肉健康，增强免疫力和身体适应力。运动的形式包括我们日常生活进行的职业性、交通性、家务性的日常体力活动，步行、慢跑、爬山、游泳、瑜伽、骑行自行车等有氧运动，以及举重、投掷、跳高、引体向上、短距离赛跑等无氧运动。

人体的运动量是指人体在运动活动中所承受的生理、心理负荷及消耗的能量。它由身体的运动强度（代谢当量）活动持续的时间（小时）和运动频率这些因素来确定的。运动强度是指运动者在单位时间内所做的功，即功率，运动员通常会用运动后最大耗氧量和心率来衡量。在一定运动强度条件下，运动时间越长运动量越大。在运动强度和运动时间不变的情况下，运动频率越大，运动量越大。运动人群可以通过以下方式来确定适合自己的运动量：运动完后，我们可以根据主观感受来判断运动量是否合适，运动时达到一定的疲劳感，运动后疲劳感消失较快，睡眠质量、食欲、精神状态良好，那么这个运动量是合适的；若影响食欲睡眠，甚至有恶心呕吐感，则需要适当减少运动量，疲劳程度过大，也易造成运动损伤。还可以利用客观指标，如监测脉搏和体重来判断运动量合适与否。经过半年左右的系统规律锻炼，脉搏会在原有基础上下降3～4次/分，说明心脏功能增强。运动量合适的情况下，运动后1小时脉搏会恢复到运动前的水平；次日脉搏若恢复到80～90次/分，也属正常生理性疲劳；次日脉搏若在90～100次/分或更高，下次运动要减少运动量。经过系统体育锻炼后，人体脂肪减少、肌肉增加或水分丢失，会导致体重先下降、后稳定，再由于肌肉增长，运动后体重上升并稳定在一定水平的变化过程。若体重持续下降并伴有情绪恶化、睡眠不好，可能为过度训练，也可能是身体疾病引起。

知识拓展 **运动的好处**

人民健康是民族昌盛和国家富强的重要标志。中华人民共和国成立初期，我国人民群众平均寿命只有35岁，旧中国，中国人被污蔑为"东亚病夫"，为此，新中国成立初期就大力发展体育运动。1952年6月10日，毛泽东主席曾题写了"发展体育运动，增强人民体质"。运动带来的好处很多：它可以增进心血管和呼吸系统功能；调节内分泌系统；利于胃肠蠕动，促进消化吸收；增强肌肉关节的活力，预防骨质疏松；促进血液循环，改善大脑的营养状况，减轻压力，改善睡眠；消耗体内多余的能量，改善体形等。国家卫生健康委员会发布《2018年我国卫生健康事业发展统计公报》：截至2018年，我国人民群众平均寿命提高到77岁。

Lancet 杂志2019年6月在线发表的文章"Mortality, Morbidity, and Risk Factors in China and Its Provinces，1990—2017"，分析了中国 34 个省级行政区域的健康模式，揭示 1990～2017 年，中国人主要死因从传染性疾病到慢性病的转变。运动不足和营养过剩是导致肥胖及"三高"人群日趋增多的重要因素。肥胖者容易发生高血压、高血脂，易引发冠心病。有研究表明在各种类型的运动中，能帮助降低心血管疾病死亡风险的运动包括挥网拍运动、游泳等。

体质较弱的人，可以首选太极拳、瑜伽、舞蹈这样的柔韧性运动，以增强体质、强壮身体为主要目的锻炼者，可以选择能长期坚持的健身运动，如有氧体操、球类运动、游泳等。每个人根据年龄和身体素质的不同寻找适合自己的运动，运动达到一定的疲劳感，我们的运动系统才得到了真正的锻炼，然而，疲劳程度过大，会影响后一两天的精力，也易造成运动损伤。生命的体现在于动，但需要在静的情况下积累精力，才能保证生命不息，运动不止。

第二节　运动免疫与营养素

一、运动免疫与糖类

糖类作为人体重要的供能物质，具有容易消化吸收、分解产热快、氧化时耗氧量少的优点。葡萄糖可通过血脑屏障，是大脑的主要供能物质。当进行短时间高强度的运动时，一般由糖类供给能量，当进行长时间小强度运动时，先利用糖类氧化供能，糖类耗竭时，再用脂肪和蛋白质供给能量。糖原储存量与运动能力成正比，氧不足的情况下，糖类的产能效率可成为决定运动员比赛成败的关键。运动中，体内糖类充足时可减少脂肪酸的分解，同时减弱游离脂肪酸与色氨酸竞争结合白蛋白，使血浆中游离色氨酸浓度降低，导致进入脑内色氨酸减少，进而延缓运动性中枢疲劳。

为了避免低血糖的出现，维持血糖水平，运动前、运动中可补充含糖饮料，运动后补糖能促进疲劳的消除。一定强度的运动可增加白细胞数量，有研究表明，在运动前、中、后补充 6% 浓度的糖饮料，人体运动后的白细胞数量是静息状态的 3 倍，若没有补糖，只能增加 2 倍。长时间、高强度的运动可抑制淋巴细胞的增殖，补糖可使该状态在运动后 3 小时内结束，否则该状态可持续到运动后 2～6 小时。运动中若糖类排空，应激激素升高，进而抑制淋巴细胞的功能，补糖可减少应急激素的增加，消除对免疫功能的不良影响。

二、运动免疫与脂肪

脂肪作为三大供能物质之一，其具备体积小、产能多、供能耗氧较多的特点。很多竞技运动如举重、摔跤、柔道、跳水、跳高等项目需要长期控制体重和体脂水平。氧充足的情况下，长时间低强度（摄氧量小于最大摄氧量的 55%）运动的能量主要来源于脂肪，如马拉松、长时间滑雪等运动项目。而氧不足时，脂肪代谢不完全，其代谢的中间产物酮体，会增加体内酸性，对机体和运动产生负面影响，因此运动员膳食中的脂肪不宜过多，通常运动员脂肪供能占总能量的 25%～30% 比较合适。如果运动员长期进行耐力运动训练，其利用脂肪分解供能的能力可以得到增强。充足的脂肪能避免体内蛋白质被消耗，使蛋白质发挥更重要的生理功能，脂肪还可以通过影响激素等的释放来调节免疫功能。

三、运动免疫与蛋白质

当肌糖原储备充足时，蛋白质供能仅占总能量的 5%；而当肌糖原耗竭时，蛋白质供能上升至 15%。蛋白质代谢产物为酸性，过多消耗蛋白质会增加氨、尿素的积累，增加体液的酸度，加重肝、肾负担，引起疲劳等症状。蛋白质与肌肉收缩、氧的运输与储存、物质代谢与生理功能的调节等都密切相关，在运动训练时，摄入充足的蛋白质能促进肌肉蛋白质的生物合成，促进肌肉体积和力量的提高。若蛋白质摄入不足，会促使运动性贫血的发生，影响运动训练效果。若蛋白质摄入过多，会对正常代谢产生不良影响。耐力性运动时，蛋白质分解加强，机体尿氮和汗氮排出量增加，补充适当的支链氨基酸，可为骨骼肌运动提供能源物质，延缓中枢性运动疲劳的发生。力量性运动使蛋白质分解加强的同时，运动肌群蛋白质的合成也增加，并大于分解的速度，从而使肌肉壮大。因此，当进行力量训练时，应适当增加优质蛋白质的摄入量。

膳食中蛋白质含量直接影响运动中机体免疫系统的功能。谷氨酰胺是免疫细胞的能源物质，人体运动中，骨骼肌释放谷氨酰减少，血浆中谷氨酰浓度下降，免疫细胞利用谷氨酰胺的速率受限，导致运动性免疫抑制，进而影响运动员的身体健康，易发生上呼吸道感染和肠胃不适等情况。补充谷氨酰胺能帮助恢复机体的免疫力。

四、运动免疫与维生素

维生素和微量元素是很多代谢酶的辅酶或激活剂，充足的维生素和微量元素可提高代谢酶活性，保障机体新陈代谢速率，是三磷酸腺苷及时转换的必备条件。运动员大量出汗时，易导致维生素 B_1、维生素 B_2 的丢失：若缺乏维生素 B_1，丙酮酸积累生成乳酸，易导致疲劳；若缺乏维生素 B_2，骨骼肌有氧代谢能力受到影响，导致肌收缩无力；若缺乏维生素 B_{12}，可引发恶性贫血，降低运输氧气的能力。因此，补充 B 族维生素，能促进糖的有氧代谢，预防疲劳的发生，提高运动能力。

运动时，机体维生素 C 代谢加强。短时间运动后，血液维生素 C 的含量增高，但长时间运动后下降。不同负荷运动后，不论血液中维生素 C 的含量增高还是下降，组织中的维生素 C 含量均减少。当人体维生素 C 不足时，白细胞的吞噬功能下降；而运动员在过度训练时，血液中维生素 C 的水平和白细胞吞噬功能都下降，导致免疫功能降低。维生素 C 是人体内的强效抗氧化剂，补充适量的维生素 C 可以降低长时间耐力性运动引起的氧自由基的生成，这对于防止肌细胞损伤、缓解肌肉酸痛、促进运动后肌肉疲劳的恢复及维持机体的免疫功能均具有一定的有益作用。维生素 C 还有提高耐力和促进创伤愈合的作用。

维生素 D 通过促进钙离子的吸收参与骨骼生成的过程，能促进骨骼发育和骨骼重建，有益青少年运动员和骨骼损伤后恢复期的运动员。运动锻炼中结合补充维生素 D 与钙离子，可以改善和治疗骨质疏松症。

人在运动中产生的自由基，可致肌肉损伤，补充维生素 E 可有效防止肌肉氧化损伤，还可减轻运动后 24 小时白细胞 DNA 的损伤，从而保障机体大运动量训练后的免疫功能。每日补充定量维生素 E，坚持 48 天后可减轻运动引起的肌细胞膜通透性增加。

五、运动免疫与矿物质

钙在维持神经和肌肉细胞兴奋性、骨骼肌收缩等方面有着重要作用。运动时大量出汗，钙丢失增加，可能会引起肌肉抽搐。不过长期的运动锻炼具有促进钙在骨骼中的沉积、增加骨密度的作用。为保证运动员的身体健康，钙供应要充足。

运动可加快机体铁的代谢。运动员在长期训练中从汗液中丢失铁，会出现组织内铁含量下降，血红蛋白下降的情况。运动使红细胞的周转率加快、肌肉增大，但运动时机体对铁的需要量增加。例如，少年女子运动员和女子长跑运动员易处于缺铁的状态，而在缺铁性贫血条件下运动，会加重红细胞的损伤，缩短其寿命。相对于植物性食物，动物性食物中含铁丰富，易吸收，素食运动员膳食铁含量相对较少，更应注意补铁。高原运动训练为了满足从平原进入高原引起的血红蛋白合成增加的需要，对铁的需求也增加。保证充分的铁供应后，可明显提高缺铁运动员运动能力，但对正常运动员则没有明显提高运动能力的作用。

运动可引起机体锌的重新分布，影响锌的代谢。一般短时间、高强度的无氧或缺氧运动可能引起骨骼肌的损伤，导致锌从肌肉细胞溢出入血，使血清锌的含量升高；长时间有氧疲劳性运动后血清锌含量降低。长期进行大运动量训练时，出汗增多，锌丢失会增多，缺锌不仅可以引起含锌酶活性降低，而且可使骨骼肌中总 RNA 减少，蛋白质合成速率降低，引起肌肉生长发育缓慢和重量减少，骨骼肌力量下降，导致运动能力降低。

磷的供给可以帮助提高运动员的神经系统灵敏性和加速糖的代谢。

连续 10 天的重体力劳动和精神应激，可引起血浆硒浓度明显降低，若长期处于应激状态会使部分运动员存在不同程度的硒缺乏，因此，运动员需要及时补充硒。

六、运动免疫与水

水对运动的影响体现在心血管、代谢和热调节上。运动员进行运动训练时，尤其是在高温高湿环境中进行锻炼时，肌肉收缩产生大量的热，组织细胞代谢增加，体温升高，出汗量加大，排尿量减少。排汗过多未及时补充水分就容易发生脱水，影响身体散热，导致体温升高，还会使心血管系统负担加重。同时，运动引起机体对氧的需求和二氧化碳的排出都增加，呼吸的频率加快和幅度加深，运动员从呼吸道丢失的水分增加。因此，在运动、中、后及时适量地补充体液，确保身体得到足够的水分和能量，防止脱水，利于提高运动成绩，还利于恢复体内血容量和循环体液量。

许多研究证明，在长时间耐力性运动中，为避免运动中出现低血糖现象，在运动前45～60分钟和运动中可让运动员补充糖-电解质饮料，运动能力和成绩也能得到提高。一般情况下，运动中应间隔15～20分钟补液150～300ml，补液量以不大于800ml为宜。补液过程中，机体对糖类、水及钠的需要也须考虑。即使摄入大量液体，如果不能补充丢失的盐分，运动后也不会重新达到液体平衡。相关研究认为，在长时间耐力性运动中补充低聚糖饮料，可维持血糖在较高水平，可稳定血容量、血清胰岛素和血乳酸水平，延长运动时间，能提高冰球、网球、足球等运动的运动能力。运动后补液应少饮多次，这样可帮助运动员及时恢复机体的生理功能和消除疲劳感，其补液量应补回运动中出汗和运动后排尿所造成的体液丢失，保证饮、失水率相平衡。运动后补充糖-电解质饮料，可加速恢复血浆容量，补充丢失的水分和电解质，防止或延迟运动性疲劳的发生。

第三节　运动与免疫系统

人体的免疫功能与运动量、运动强度、持续时间等因素有关，中等强度运动，应激激素升高，免疫细胞快速入血，淋巴细胞数量增加，抗炎因子数量增多，抗炎基因表达增加，从而激活免疫系统并提高免疫功能；高强度长时间的剧烈运动则抑制免疫功能，循环血中淋巴细胞数减少、NK细胞细胞毒性降低、中性粒细胞功能受损、sIgA等免疫球蛋白含量减少等。有研究表明，超过90分钟的高强度运动，人体免疫力会降低15%～79%。

佩德森（Pedersen）把这一免疫功能的抑制期称为"open window"，即"开窗"理论。机体在一次大运动量训练结束后，其免疫功能低下可持续3～72小时，在这一免疫低下期，各种致病因子尤其是细菌、病毒等病原体轻易地进入体内，引起机体感染。因此，在大运动量训练期间或结束后，运动员对感染性疾病尤其是流行性感冒及上呼吸道感染易感率上升。虽然高强度短时间运动会降低我们的免疫力，但如果长期保持有规律的适量运动不仅能提高心肺耐力，还能有效增强人体免疫力。

一、运动与免疫细胞

（一）运动对中性粒细胞的影响

中性粒细胞占白细胞总数的50%～60%，它们是直接参与机体免疫系统的第一道"防线"。短时间运动，或是长时间的马拉松运动，都能引起外周血中性粒细胞数量的急剧升高，并且中性粒细胞的趋化、吞噬和杀菌作用也能增强。短时间运动后中性粒细胞恢复正常需要1小时左右。研究发现，适量运动提高中性粒细胞趋化作用、吞噬作用、杀菌作用；但是高强度运动后中性粒细胞的吞噬作用下降，中性粒细胞氧化活性降低。也有研究者认为，高强度运动后中性粒细胞的趋化作用和脱颗粒功能并未受到抑制。

（二）运动对单核巨噬细胞的影响

受运动引起的交感神经系统和下丘脑-垂体-肾上腺轴作用的影响，急性运动可使外周血单核细胞数目暂时增加50%～100%，而随着运动时间的延长，成熟单核细胞有可能迁移出血管。有研究发现，在炎症期间，力竭性运动能够大量减少因细菌引发的巨噬细胞增加。中等强度和力竭运动都能提高腹膜巨噬细胞的功能，包括趋化性、黏附作用、吞噬作用及抗肿瘤能力等，耐力性运动也可以提高巨噬细胞的增殖能力和吞噬作用。

（三）运动对树突状细胞的影响

运动时血流的重新分配，可以增加树突状细胞与病原体的接触机会，提高树突状细胞捕获抗原的能力，从而启动适应性免疫应答。

（四）运动对自然杀伤细胞的影响

中小强度运动可以引起NK细胞数量的增加，而高强度的运动则会引起NK细胞数量的减少，

NK 细胞的细胞毒性降低。一般认为，短时间高强度的急性运动往往会引起外周血中 NK 细胞的大量募集，相对较低的运动强度，募集的 NK 细胞数量就会减少。但是如果强度较大的运动持续过长时间，外周血中参与再循环的 NK 细胞浓度就会出现下降，伴着 NK 细胞的功能低下。一般运动时间在 1 小时左右是引起外周血中再循环 NK 细胞数量减少和功能下降的临界时间。在同样的运动强度下运动，跑步者外周血淋巴细胞减少出现的时间明显地早于自行车运动者，这主要是由于跑步运动时较自行车运动时有更多的离心收缩出现。运动对其他固有免疫细胞的影响还有待研究。

（五）运动对 T 细胞的影响

有关运动与细胞免疫的报道常结论不一。大部分的研究表明，当运动负荷很大时，运动后 T 细胞的功能受到抑制。T 细胞功能活性的变化与许多因素有关，如运动对巨噬细胞的激活，可通过分泌 IL-1 来促进 Tfh 细胞活化。此外，Tfh 细胞分泌的 IL-2 通过自分泌和旁分泌作用，可加强 T 细胞的转化。除此之外，皮质醇、胰岛素对免疫系统的功能也有影响。研究已证实在淋巴细胞膜上存在许多激素和神经递质的受体，包括皮质醇和胰岛素的受体，并且证明皮质醇在一定程度上对 T 细胞分泌 IL-2 有抑制作用，因此对免疫应答有抑制作用。

当运动后血浆皮质醇水平下降时，这种抑制作用减弱，有可能部分恢复 T 细胞分泌 IL-2，皮质醇是影响 IL-2 活性变化的众多因素之一。丝裂原刺激 T 细胞可使其表达胰岛素受体，胰岛素可通过与 T 细胞膜上受体结合，影响淋巴细胞的转化和分泌 IL-2，胰岛素能促进免疫应答。

已有的人体研究和动物实验研究资料大多认为，急性运动导致淋巴细胞对丝裂原 PHA、ConA 的刺激反应减弱。

二、运动与免疫分子

（一）急性运动与补体的变化

急性运动是否引起补体活化，取决于运动方式。一般向心收缩不会造成补体的活化，但是离心收缩可以活化补体系统。研究发现离心收缩后血浆中 C5a 含量明显增高。

（二）运动与免疫球蛋白的变化

已有的研究表明，由于运动引起的上呼吸道感染在非特异性和特异性免疫成分都有变化，一些优秀运动员，特别在竞赛期唾液免疫球蛋白浓度较低。

研究发现，短期高强度运动对 sIgA 影响不大，然而，超长时间运动、重用力运动后唾液 sIgA 浓度较安静时明显降低。长时间剧烈运动后，运动员的鼻腔黏液清除作用下降，抑制机体黏膜免疫功能，导致运动员的上呼吸道感染的发生率可能会增加。

流行病学的研究认为，运动与上呼吸道的关系可模拟成"J"形曲线的形式，过多的高负荷训练期患上呼吸道感染的危险可能会增加，而适量运动训练会减少这种感染。同时，研究认为，冷空气作用使呼吸道黏膜分泌减少或黏膜细胞分泌障碍，运动训练对安静时唾液 sIgA 水平的影响，可能更多地依赖吸入的气体温度的高低。研究证实，运动员在冬天参加比赛，流行性感冒的发生率较高，感冒病毒可通过靠近患病者呼吸空气或个体接触而扩散，所以运动员应避免在重大比赛前后靠近患病者。

另外，研究表明，在竞赛期，由于心理和生理的联合应激，优秀运动员也极可能会经历免疫球蛋白水平的下降。

（三）运动与细胞因子的变化

IL-6 是运动中产生量最多的一种细胞因子，IL-6 的生成与运动后急性且期反应有关。运动导致肌肉细胞受损，释放炎性细胞因子，如高强度的运动能导致 IFN-γ/IL-4 失衡，引起 Th1 细胞向 Th2 细胞漂移，是导致运动员上呼吸道感染的重要原因。研究表明，长期递增负荷跑运动能增加粒细胞集落刺激因子的分泌，运动性贫血可能与粒细胞集落刺激因子有关。

（四）运动与组织相容性复合物的变化

高强度运动导致 MHC Ⅱ 的表达降低，进而影响细胞免疫和体液免疫。

第四节　运动免疫与疾病治疗

2020 年全球新发癌症病例 1929 万例，其中中国有 457 万例新发癌症病例，高居世界第一，是癌症第一大国。美国癌症学会的研究人员对 2013~2016 年美国因缺乏身体活动而致癌的比例进行了分析研究，30 岁及以上成年癌症患者有 3% 的病例可归因于缺乏运动。若每周成人能有 5 小时以上的中等强度运动，每年仅美国就能预防超过 46 000 例癌症病例。

运动改善了我们的免疫系统功能，研究表明，每天至少进行 30~60 分钟的中等到高等强度体育锻炼的人患癌症的风险会降低，尤其是乳腺癌和结肠癌的风险。此外，其他几种癌症的发病率也有所下降，包括前列腺癌、肺癌和子宫内膜癌。同低水平的运动相比，高水平的运动与 13 种癌症的风险降低相关：食管腺癌、肝癌、肺癌、肾癌、胃贲门癌、子宫内膜癌、骨髓性白血病、骨髓瘤、结肠癌、头颈部癌、直肠癌、膀胱癌和乳腺癌。但是，运动与黑色素瘤和前列腺癌的风险较高有关。吸烟状况改变了肺癌的关联，锻炼能降低 >30% 吸烟者肺癌发病率，但没有改变其他吸烟相关的癌症。总体而言，较高水平的运动与总癌症风险降低 7% 相关。

瑞典卡罗林斯卡学院的研究人员在 *eLife* 上发表的一项研究显示，运动可以提高免疫系统的活性，使抗肿瘤细胞更有效，从而改善癌症治疗效果。2020 年 7 月，*Nature Metabolism* 的一项研究显示，产妇运动后分泌的母乳有益于婴幼儿的代谢健康。2020 年 9 月，*International Journal of Cancer* 的病例对照研究表明，早上 8:00~10:00 运动能降低患前列腺癌和乳腺癌的风险。有研究表明，运动还可在人胰腺癌患者中诱导肿瘤浸润 CD8$^+$ T 细胞增加，增强抗肿瘤作用。2022 年 11 月，*Cancer Research* 综合动物实验和临床观察表明高强度运动能显著降低转移性癌症发生的风险。

运动锻炼还有益于大脑健康和神经健康。部分研究显示，运动可以减少神经炎症，减轻脑损伤患者的症状，且可以改善阿尔茨海默病等神经退行性疾病的学习和记忆能力。2021 年 12 月 8 日，美国斯坦福大学医学院的研究人员在 *Nature* 上发表相关研究，该研究认为运动后血浆通过簇集素蛋白增强记忆力，运动锻炼能提高对大脑具有保护作用的抗炎因子水平，从而抑制大脑炎症。研究团队还发现，运动锻炼同样能够提高轻度认知障碍患者血浆中的簇集素水平，改善其认知能力和记忆力。

为了预防癌症，美国运动指南建议：成年人每周至少应进行 150 分钟中等强度有氧运动（如快走）；或 75 分钟高等强度运动（如慢跑）；或等量的两种运动组合。"健康中国行动"指出每周保证至少 3 次，每次至少半小时或累计 150 分钟中等强度的运动或 75 分钟高等强度的运动具有促进人民身心健康的效果。

本章小结

运动是增强人民体质的重要手段，是健康生活方式的重要内容。运动需要科学，我们需要选择合适的运动方式，并且在运动过程中科学膳食，合理分配营养素的供给。规律科学的运动可以帮助我们提升免疫力，改善免疫系统功能，降低癌症风险。

思　考　题

1. 我们应该如何科学运动？

2. 运动时我们应该怎样正确补充营养素？

3. 运动是如何通过调节免疫力来促进我们身心健康的？

4. 我们可以通过什么类型的运动来增强免疫力？

5. "没有全民健康，就没有全面小康"，发展体育运动为了增强人民体质，请你运用所学的知识为自己和家人制订合理的运动方案。

（冯凌雁）

第三篇　正确饮食平衡免疫力

第十七章　一般人群的营养免疫策略

知识目标　掌握合理膳食、营养素的概念；掌握合理膳食与人体免疫系统的关系；熟悉《中国居民膳食指南（2022）》及平衡膳食宝塔的内容；了解中国居民膳食指南的意义。

能力目标　能够综合运用《中国居民膳食营养素参考摄入量（2023版）》和《中国居民膳食指南（2022）》等理论知识，为自己及他人制订适用于一般人群的健康食谱；能够运用所学专业知识向大众开展健康宣教。

价值目标　通过本章节内容的学习，帮助同学们树立平衡膳食的健康观念，培养正确的生活方式，从健康饮食角度树立正确餐饮价值观；使学生了解到宣传健康因素的社会意义，培养学生社会责任感和使命感。

何谓健康？以前所说的健康，就是指身体没有疾病。现代理论认为，健康不仅仅是身体上没有疾病，而且是生理上和心理上都能够保持良好状态，能够保持充足的睡眠，工作生活中精力充沛，这才是健康的体现。人体每天都需要从饮食中获得所需的各种营养素。因年龄、性别、生理及劳动状况的不同，对各种营养素的需要量也不相同。食物为我们身体提供能量，是维持生命的最基本条件。营养是人们摄取食物以满足生理需要的过程。营养缺乏和营养过剩都能够对人体的健康产生不利影响，甚至会引起疾病。因此，科学安排每日膳食，获得品种齐全、数量适宜的营养素，达到完善且合理的营养，不仅保证人体正常的生理功能，促进生长发育和健康，还可以提高机体的免疫力，有利于某些疾病的预防和治疗。

第一节　合理膳食与人体免疫系统

合理营养是健康的物质基础，而平衡膳食又是合理营养的根本途径。合理营养要求膳食能供给机体所需的全部营养素，不发生缺乏或过量，而平衡膳食则主要从膳食方面保证营养素的需要，以达到合理营养。

一、合理膳食的概念

合理膳食是能保证供给符合机体生理状况、劳动条件及生活环境需要的各种营养素的膳食，应以数量充足、质地良好的不同食品，按照营养学的原则，遵循正确的烹调加工方法和膳食制度调配而成，为机体生长发育、健康及长寿服务。合理膳食既能满足生理上的营养需要，又可避免因膳食构成的比例失调，以及营养素供给过多或不足而引起代谢紊乱的平衡膳食。

二、合理膳食的要求

（一）营养素数量充足、比例适当

1.足够的能量　应根据年龄、性别、劳动强度、不同生理状态等来决定能量的摄入量。

2.适量的蛋白质　蛋白质供能占能量的10%～14%，优质蛋白质应占膳食中总蛋白质的1/3以上。

3.适量的脂类　成年人脂肪供能以占能量的20%～25%为宜，理想的饱和脂肪酸：单不饱和脂肪酸：多不饱和脂肪酸比例为1:1:1。

4.丰富的矿物质和维生素　人体对各种矿物质及维生素的需要量根据不同年龄、性别、生理、

笔记栏

146

劳动状况而有所差异。

5.适量的水分和膳食纤维　充足的水分和膳食纤维有助于肠道蠕动、正常排便，减少有害物质在肠道内滞留，预防某些肠道疾病。水分可以维持体内各种生理活动的正常进行。

（二）科学、合理的食谱

制订科学、合理的食谱，膳食应包括膳食指南中的 5 大类食物，在各类食物中要尽可能多选择几种不同的食物品种，保持我国传统膳食中以植物性食物为主，动物性食物为辅，能量来源以谷类为主的基本特点，注意荤素结合，粗细结合，食品种类多样化，以达到营养供给平衡的目的。

（三）合理的膳食制度

合理的膳食制度即合理地安排一日餐次，两餐之间的间隔和每餐食物数量、质量要与日常的生活制度、生理状况相适应，膳食制度安排合理、科学，有助于提高学习、工作的效率及身心健康，也是实施合理膳食的重要保障。

三、合理膳食与人体免疫系统的关系

影响人体免疫系统功能的因素有很多。研究表明：合理膳食、摄食充足的各类营养素是保证人体免疫系统正常运作、有效发挥其功能的最重要影响因素之一。营养与免疫的关系主要体现在两个方面，一是动物营养状况是机体免疫系统和免疫功能的基础；二是动物的免疫反应和临床疾病可以改变营养代谢及营养需要量。人体免疫系统正常发挥作用需要有足够的物质支持，即人们在日常生活中需要摄入足量且比例恰当的营养素来维持免疫系统的正常运作。

（一）三大供能物质——蛋白质、脂肪、糖类与人体免疫

1.蛋白质　蛋白质是构成动物机体免疫系统正常发育及其功能健全的物质基础，是免疫蛋白的主要成分，各种免疫细胞和抗体的生成都需要蛋白质及氨基酸的参与。

2.脂肪　越来越多的研究证据表明，在膳食中增加多不饱和脂肪酸的摄入量可有效增强人体免疫系统的防御功能，如 EPA 和 DHA。但同样应该注意的是，过量摄入脂肪可能会对人体免疫起到抑制作用。

3.糖类　糖类是广泛存在于生物体内的有机成分，可帮助肝脏解毒，维持神经系统的正常运转。糖类与蛋白结合而成的糖蛋白则是构成人体中一些具有重要生理功能的物质的主要成分，这些物质当中就包括了人体免疫系统中的抗体。

（二）维生素、矿物质与人体免疫

人体对维生素和矿物质的需要量不大，但这两类物质是动物重要的营养成分，对于促进动物的正常生长发育、维持动物的健康、减少疾病发生具有重要作用，是人体各项生理功能得以正常的不可或缺的条件。对于人体的免疫系统而言尤为如此。与动物健康和免疫功能密切相关的维生素主要包括维生素 A、维生素 E、维生素 C 等，微量元素主要包括铜、铁、锌、锰和硒等元素。

（三）合理膳食，提高人体免疫力

各种营养素与人体免疫功能之间存在着密切的联系。在膳食中任何一种营养素摄入不足或过量都会对人体免疫系统造成直接或间接的影响。只有各种营养素搭配合理才能保证人体免疫系统的正常运作。单一依靠某一种营养素，即使该营养素对人体的免疫功能的正常起到不可或缺的作用，也不能保证人体免疫系统在一个最佳的状态下运作。

要通过合理膳食以达到增强免疫力的目的，应注意以下几点。

1.制订合理的膳食制度。做到一日三餐合理搭配，定时定量，食物的能量分配要科学，将这些能量分配到一日三餐中（早餐 25%～30%，午餐 35%～40%，晚餐 30%～35%）。

2.注意各种营养素的搭配对食物进行合理加工，保证各种有益增强机体免疫的营养素的足量、合理供给，一天 12 种、一周 25 种食物，烹调油和调味品不计算在内。早餐摄入 4～5 个品种，午餐摄入 5～6 个品种，晚餐 4～5 个食物品种，加上零食 1～2 个品种。另外，许多不合理的食物加工方法往往造成营养素的大量流失，要采用科学的烹调方法，米宜轻洗、主食焖煮、生菜保鲜，先

洗后切、急火快炒、现炒现吃,少煎炸、多蒸煮。

3. 注意科学的烹调方法。因为合理的烹调,既能引起食欲,又能减少营养素在加工过程中的损失,是保证用膳者获得应有营养素的重要环节。

4. 保持良好的饮食习惯和生活规律。

5. 有严格的食品卫生制度和进食环境。

第二节　中国居民膳食营养素参考摄入量

营养学提倡的平衡膳食,其标准主要通过膳食营养素参考摄入量(dietary reference intake,DRI)来衡量,它既是衡量所摄入营养素是否适宜的尺度,又是帮助个体和群体制订膳食计划的工具。

一、膳食营养素参考摄入量的概念

DRI 是为了保证人体合理摄入营养素而设定的每日平均膳食营养素摄入量的一组参考值,是适用于不同年龄、性别及劳动、生理状态人群膳食营养素的参考摄入量。2000 年我国营养学第一次提出 DRI,2013 年进行了重新修订,2023 年 9 月发布了《中国居民膳食营养素参考摄入量(2023 版)》。

二、膳食营养素参考摄入量的内容

随着营养学研究的发展,DRI 内容逐渐增加。2000 年第一版包括四个参数:平均需要量、推荐摄入量、适宜摄入量、可耐受最高摄入量。《中国居民膳食营养素参考摄入量(2013 版)》增加了与非传染性慢性疾病(NCD)有关的三个参数:宏量营养素可接受范围、预防 NCD 的建议摄入量和某些膳食成分的特定建议值。

《中国居民膳食营养素参考摄入量(2023 版)》对部分营养素的推荐摄入量进行了修订,例如略微下调整体能量推荐量值、提高老年人蛋白质推荐量值、不再增加妊娠期和哺乳期的钙摄入量、该的推荐摄入量考虑到女性更年期经期的影响,以及新增 7 个膳食成分等。

(一)平均需要量

平均需要量(estimated average requirement,EAR)是指某一特定性别、年龄及生理状况群体中的所有个体对某种营养素需要量的平均值。按照 EAR 水平摄入营养素,根据某些指标判断可以满足某一特定性别、年龄及生理状况群体中 50% 个体需要量的水平,但不能满足另外 50% 个体对该营养素的需要。EAR 是制订推荐摄入量的基础,由于某些营养素的研究尚缺乏足够的人体需要量资料,因此并非所有营养素都能制定出其 EAR。推荐摄入量是根据某一特定人群中体重在正常范围内的个体需要量而设定的。对个别身高、体重超过此参考范围较多的个体,可能需要按每公斤体重的需要量调整其推荐摄入量。

(二)推荐摄入量

推荐摄入量(recommended nutrient intake,RNI)是指可以满足某一特定性别、年龄及生理状况群体中绝大多数个体(97%~98%)需要量的某种营养素摄入水平。长期摄入推荐摄入量水平,可以满足机体对该营养素的需要,维持组织中适当的储备以保障机体健康。推荐摄入量相当于传统意义上的推荐每日膳食供给量(recommended daily dietary allowance,RDA),其用途是作为个体每日摄入该营养素的目标值。

(三)适宜摄入量

当某种营养素的个体需要量研究资料不足而不能计算出 EAR,无法推算推荐摄入量时,可通过设定适宜摄入量(adequate intake,AI)来提出这种营养素的摄入量目标。适宜摄入量是通过观察或实验获得的健康群体某种营养素的摄入量。例如,纯母乳喂养的足月产健康婴儿,从出生到 4~6 个月,他们的营养素全部来自母乳,故摄入母乳中的营养素数量就是婴儿所需各种营养素的适宜摄入量。此次提出适宜摄入量的营养素有亚油酸、亚麻酸、EPA+DHA、维生素 E、泛酸、生物素、钾、钠、氯、氟、锰、铬。

（四）可耐受最高摄入量

可耐受最高摄入量（tolerable upper intake level，UL）是营养素或食物成分的每日摄入量的安全上限，是一个健康人群中几乎所有个体都不会产生不良反应的最高摄入水平。对一般群体来说，摄入量达到可耐受最高摄入量水平对几乎所有个体均不致损害健康，但不表示达到此摄入水平对健康是有益的。对大多数营养素而言，健康个体的摄入量超过推荐摄入量或适宜摄入量水平并不会产生益处。因此，可耐受最高摄入量并不是一个建议的摄入水平。目前有些营养素还没有足够的资料来制定可耐受最高摄入量，所以没有提出可耐受最高摄入量的营养素并不意味着过多摄入这些营养素没有潜在的危险。此次提出可耐受最高摄入量的营养素及膳食成分有维生素A、维生素D、维生素E、维生素B_6、维生素C、叶酸、烟酸、胆碱、钙、磷、铁、锌、硒、氟、锰、钼、叶黄素、大豆异黄酮、番茄红素、原花青素、植物甾醇、L-肉碱、姜黄素。

（五）宏量营养素可接受范围

宏量营养素可接受范围（acceptable macronutrient distribution range，AMDR）指脂肪、蛋白质和糖类理想的摄入量范围，该范围可以满足人体对这些必需营养素的需要，并且有利于降低慢性病的发生危险，常用占能量摄入量的百分比表示。蛋白质、脂肪和糖类都属于在体内代谢过程中能够产生能量的营养素，因此，被称为产能营养素（energy-yielding nutrient）。它们属于人体的必需营养素，而且三者的摄入比例还影响微量营养素的摄入状况。另外，当产能营养素摄入过量时又可能导致机体能量储存过多，增加NCD的发生风险。因此有必要提出AMDR，以预防营养素缺乏，同时减少摄入过量而导致NCD的风险。传统上AMDR常以某种营养素摄入量供能占摄入总能量的比例来表示，其显著的特点之一是具有上限和下限。如果个体的摄入量高于或低于推荐范围，可能引起必需营养素缺乏或罹患NCD的风险增加。

（六）预防非传染性慢性疾病的建议摄入量

膳食营养素摄入量过高或过低导致的慢性病一般涉及肥胖、糖尿病、高血压、血脂异常、脑卒中（中风）、心肌梗死及某些癌症。预防非传染性慢性疾病的建议摄入量（proposed intakes for preventing non-communicable chronic diseases，PI-NCD），简称建议摄入量（PI），是以膳食相关非传染性疾病一级预防为目标，提出的必需营养素的每日摄入量（水平）。当NCD易感人群该营养素的摄入量达到PI时，可降低发生NCD的风险。此次提出PI值的有维生素C、钾、钠。

（七）特定建议值

近几十年的研究证明传统营养素以外的某些膳食成分，具有改善人体生理功能、预防NCD的生物学作用，其中多数属于植物化学物。DRI提出的特定建议值（specific proposed levels，SPL），是以降低成年人膳食相关非传染性疾病风险为目标，提出的其他膳食成分的每日摄入量（水平）。当该成分的摄入量达到SPL，可能有利于降低疾病的发生风险或死亡率。此次提出SPL值的有大豆异黄酮、叶黄素、番茄红素、植物甾醇、氨基葡萄糖、花色苷、原花青素。

第三节　中国居民膳食指南及平衡膳食宝塔

《中国居民膳食指南（2022）》是在《中国居民膳食指南（2016）》的基础上，根据营养学原理，紧密结合我国居民膳食消费和营养状况的实际情况制订。由一般人群膳食指南、特定人群膳食指南、平衡膳食模式和膳食指南编写说明三部分组成。一般人群膳食指南适用于2岁以上健康人群，科学依据总结和分析了1997~2014年对同一问题的科学研究的系统综述及荟萃分析，提炼出8条平衡膳食准则，推荐了解决方案和建议，更加有实践指导意义。特定人群膳食指南包括妊娠期妇女、哺乳期妇女膳食指南，婴幼儿喂养指南（0~24月龄），儿童、少年（2~5岁、6~17岁）膳食指南，老年人膳食指南（≥65岁）和素食人群膳食指南。除0~24个月龄婴幼儿喂养指南外，特定人群膳食指南是根据不同年龄阶段人群的生理和行为特点，在一般人群膳食指南基础上进行了补充。为了更好地传播和实践膳食指南的主要内容和思想，修订了2016版的中国居民平衡膳食宝塔、中国居民平衡膳食餐盘和儿童平衡膳食算盘。

一、中国居民膳食指南（2022）

平衡膳食（balanced diet）是实现合理饮食、均衡营养的根本途径。平衡膳食是指膳食中各类食物品种、数量及比例和消费的频率。良好的科学证据和实践已证明，改善膳食模式（结构）、均衡饮食和增加运动量能增进个人健康、增强体质，减少慢性疾病的发生风险。根据营养科学原理和中国居民 DRI、我国食物资源和饮食特点，膳食指南修订专家委员会专门设计了平衡膳食。平衡膳食模式所推荐的食物种类和比例，能最大限度地满足不同年龄阶段、不同能量水平的健康人群的营养与健康需要。膳食指南专家委员会总结了食物与人类健康关系最新的科学证据，并梳理了我国居民主要营养和健康问题，为了改善大众营养、引导食物消费、促进全民健康，膳食指南提出了适用于 2 岁以上健康人群的 8 条平衡膳食准则，文字及主要内容具体如下。

1. 食物多样，合理搭配　平衡膳食是最大程度上保障人体营养需要和健康的基础，食物多样是平衡膳食模式的基本原则。食物可分为五大类，包括谷薯类、蔬菜水果类、畜禽鱼蛋奶类、大豆坚果类和油脂类。不同食物中的营养素及有益膳食成分的种类和含量不同。除供 6 月龄内婴儿的母乳外，没有任何一种食物可以满足人体所需的能量及全部营养素。只有多种食物组成的膳食才能满足人体对能量和各种营养素的需要。每天的膳食应包括谷薯类、蔬菜水果类、畜禽鱼蛋奶类、大豆坚果类等食物。建议平均每天摄入 12 种以上食物，每周 25 种以上。谷类为主是平衡膳食模式的重要特征。谷类食物含有丰富的糖类，它是提供人体所需能量的最经济、最重要的食物来源，也是提供 B 族维生素、矿物质、膳食纤维和蛋白质的重要食物来源，在保障儿童青少年生长发育、维持人体健康方面发挥着重要作用。近 30 年来，我国居民膳食模式正在悄然发生着变化，谷类消费量逐年下降，动物性食物和油脂摄入量逐年增多，导致能量摄入过剩；谷类过度精加工导致 B 族维生素、矿物质和膳食纤维丢失而引起摄入量不足，这些因素都可能增加 NCD 的发生风险。每天摄入谷薯类食物 200～300g，其中全谷物和杂豆类 50～150g，薯类 50～100g；膳食中糖类提供的能量应占总能量的 50% 以上。多样化的同时，我们还要做好合理搭配，我们仍然要坚持谷类为主的平衡膳食模式，但食物的种类和重量要合理化（参见平衡膳食宝塔的推荐），满足我们对能量和各种营养素的需求。

2. 吃动平衡，健康体重　体重是评价人体营养和健康状况的重要指标，吃和动是保持健康体重的关键。食物摄入量和身体活动量是保持能量平衡、维持健康体重的两个主要因素。如果吃得过多或动得不足，多余的能量就会在体内以脂肪的形式积存，体重增加，造成超重或肥胖；相反，若吃得过少或动得过多，可由于能量摄入不足或能量消耗过多引起体重过低或消瘦。体重过高和过低都是不健康的表现，易患多种疾病，缩短寿命。各个年龄段人群都应该坚持天天运动、维持能量平衡、保持健康体重。推荐每周应至少进行 5 天中等强度身体活动，累计 150 分钟以上；坚持日常身体活动，平均每天主动身体活动 6000 步；鼓励适当进行高强度有氧运动，加强抗阻运动，每周 2～3 天；尽量减少久坐时间，每小时起来动一动，动则有益。

3. 多吃蔬菜、奶类、全谷、大豆　新鲜蔬菜水果、全谷物、奶类和大豆及制品是平衡膳食的重要组成部分，坚果是膳食的有益补充。蔬菜水果是维生素、矿物质、膳食纤维和植物化学物的重要来源，对提高膳食微量营养素和植物化学物的摄入量起到重要作用。循证研究发现，提高蔬菜水果摄入量，可维持机体健康，有效降低心血管疾病、肺癌和糖尿病等慢性病的发病风险；增加奶类摄入有利于儿童少年生长发育，促进成人骨健康；全谷类和精制谷类相比，含有谷皮、糊粉层、胚芽和胚乳 4 个部分，精制谷类仅保留胚乳。谷皮、糊粉层及胚芽中富含膳食纤维、蛋白质、维生素 E、B 族维生素、矿物质、抗氧化剂和植物化学物，在精制的过程中被加工掉了，谷类的营养价值降低，研究发现，全谷类和精制谷类比较，有助于预防肥胖、糖尿病、心血管疾病及结直肠癌等疾病；大豆富含优质蛋白质、必需脂肪酸、维生素 E，并含有大豆异黄酮、植物固醇等多种植物化学物。多吃大豆及其制品可以降低乳腺癌和骨质疏松症的发病风险；坚果富含脂类和多不饱和脂肪酸、蛋白质等营养素，适量食用有助于预防心血管疾病。目前，我国居民蔬菜摄入量逐渐下降，水果、全谷物、大豆、奶类摄入量仍处于较低水平。提倡餐餐有蔬菜，推荐每天摄入 300～500g，深色蔬菜应占 1/2；天天吃水果，推荐每天摄入 200～350g 的新鲜水果，果汁不能代替鲜果；吃各种奶制品，摄入量相当于每天 300ml 以上液态奶；经常吃全谷物、大豆制品，适量吃坚果。

4. 适量吃鱼、禽、蛋、瘦肉　鱼、禽、蛋和瘦肉均属于动物性食物，富含优质蛋白质、脂质、

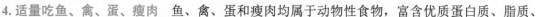

脂溶性维生素、B 族维生素和矿物质等，是平衡膳食的重要组成部分。这类食物蛋白质的含量普遍较高，其氨基酸组成更适合人体需要，利用率高，但脂肪含量较多，能量高；有些含有较多的饱和脂肪酸和胆固醇，摄入过多可增加肥胖和心血管疾病等的发病风险，应当适量摄入。鱼是动物性食品中最有益于健康的品种，建议首选。鱼特别是多脂鱼，如三文鱼、鲱鱼等，富含 EPA 和 DHA 等 ω-3 脂肪酸，可以降低低密度脂蛋白胆固醇（"坏胆固醇"），升高高密度脂蛋白胆固醇（"好胆固醇"），常吃多脂鱼有利于心脏健康；禽类脂肪含量也相对较低，其脂肪酸组成优于畜类脂肪酸；蛋类各种营养成分比较齐全，营养价值高，吃鸡蛋不弃蛋黄；少吃深加工肉制品，限量吃畜肉，畜肉类脂肪含量较多，尤其是饱和脂肪酸含量较高，常吃畜肉会增加心血管疾病和糖尿病的风险，WHO 将加工肉类列为 1 类致癌物，畜肉为 2 类致癌物，研究发现常吃加工肉类或畜肉会增加结直肠癌的风险，吃加工肉类和胃癌存在正相关，吃畜肉和胰腺癌及前列腺癌之间存在正相关关系；烟熏和腌制肉类在加工过程中易遭受一些致癌物污染，过多食用可增加肿瘤发生的风险，应当少吃；推荐每周至少吃水产类 2 次或 300～500g，畜禽肉 300～500g，蛋类 300～350g，平均每天摄入鱼、禽、蛋和瘦肉总量为 120～200g。

5. 少油少盐，控糖限酒 食盐是食物烹饪或加工食品的主要调味品，也是人体所需要的钠和碘的主要来源。我国多数居民的食盐摄入量过高，而过多的盐摄入与高血压、胃癌和脑卒中有关，因此要降低食盐摄入；烹调油包括植物油和动物油，是人体必需脂肪酸和维生素 E 的重要来源，也有助于食物中脂溶性维生素的吸收利用；过量饮酒与多种疾病相关，会增加肝损伤、痛风、心血管疾病和某些癌症发生的风险。WHO 将酒列为 1 类致癌物，与口腔癌、咽癌、喉癌、食管癌、乳腺癌、肝癌、结肠癌和直肠癌有关。因此不推荐饮酒。成人每天食盐不超过 5g，每天烹调油 25～30g；推荐每天摄入糖不超过 50g，最好控制在约 25g 以下；儿童青少年、妊娠期妇女、哺乳期妇女及慢性病患者不应饮酒，成人如饮酒，一天饮用的乙醇量不超过 15g。

6. 规律进餐，足量饮水 合理安排一日三餐，定时定量，不漏餐，每天吃早餐；规律进餐、饮食适度，不暴饮暴食、不偏食挑食、不过度节食。强调一日三餐，不漏餐，有益于规律饮食，防止以不健康零食代替正餐，增加超重肥胖发生的风险，不利于健康。足量饮水，少量多次。在温和气候条件下，低身体活动水平成年男性每天喝水 1700ml，成年女性每天喝水 1500ml。2016 版该指南对于饮水量的推荐并未按性别进行推荐，推荐每天饮水 7～8 杯（1500～1700ml）。推荐饮用白开水或茶水，不喝或少喝含糖饮料，不用饮料替代白水。

7. 会烹会选，会看标签 在生命的各个阶段都应做好健康膳食规划；认识食物，选择新鲜的、营养素密度高的食物；学会阅读食品标签，合理选择预包装食品；学习烹饪、传承传统饮食，享受食物天然美味；在外就餐，不忘适量与平衡。食品标签中，我们购买食物时应该认真阅读的有营养标签、配料表、储存方法、生产日期和保质期，选购新鲜而健康的食品。

8. 公筷分餐，杜绝浪费 选择新鲜卫生的食物，不食用野生动物；食物制备生熟分开，熟食二次加热要热透；讲究卫生，从分餐公筷做起；珍惜食物，按需备餐，提倡分餐不浪费；做可持续食物系统发展的践行者。野生动物身上有大量未知的病毒、细菌和寄生物，食用野生动物会带来巨大的健康风险，所以该指南强调，不食用野生动物。食物资源宝贵、来之不易，应勤俭节约，珍惜食物，杜绝浪费。应按需选购食物，备餐适量，提倡分餐不浪费。在外点餐要根据人数确定多少，集体用餐时采取分餐制和简餐，文明用餐，反对铺张浪费；倡导在家吃饭，与家人一起分享食物和享受亲情。关于可持续食物，联合国粮农组织的定义：可持续饮食是对环境影响较小的饮食，有助于食品和营养安全，以及当代人及我们的后代的健康生活。可持续饮食保护和尊重生物多样性和生态系统。只有保护好环境而获得的食品，才是可持续性的食品，才能保证人类长期的食品供给。具体到一日三餐的选择上，以植物为基础的饮食对健康和环境都是最好的，对地球有益的食品对我们也是有益的。

二、中国居民平衡膳食宝塔

中国居民平衡膳食宝塔由中国营养学会推出，根据中国居民膳食指南，结合中国居民的膳食把平衡膳食的原则转化成各类食物的重量，便于大家在日常生活中实行。中国居民平衡膳食宝塔提出了一个营养上比较理想的膳食模式，同时注意了运动的重要性。

1. 膳食宝塔共分五层，包含我们每天应吃的主要食物种类。宝塔各层面积大小不同，体现了五类食物推荐量的多少；宝塔旁边的文字注释，提示了在能量摄入量为 1600～2400kcal

（1kcal=4.184kJ）时，一段时间内健康成人平均到每天的各类食物摄入量范围。若能量需要量水平增加或减少，食物的摄入量也会有相应变化，以满足身体对能量和营养素的需要。膳食宝塔还包括身体活动、饮水的图示，强调增加身体活动和足量饮水的重要性。

（1）谷类食物位居底层，每人每天应该吃 200～300g，其中全谷物和杂豆为 50～150g/d，新鲜薯类为 50～100g/d，从能量角度，相当于 15～35g 大米。需注意，全谷物、杂豆和新鲜薯类的量是包含在 200～300g 中的，因此在日常饮食中要注意总量不要超标。谷类、薯类和杂豆类是糖类的主要来源。谷类包括小麦、稻米、玉米、高粱等及其制品，如米饭、馒头、烙饼、面包、饼干、麦片等。全谷物保留了天然谷物的全部成分，是理想膳食模式的重要组成，也是膳食纤维和其他营养素的来源。杂豆包括大豆以外的其他干豆类，如红小豆、绿豆、芸豆等。我国传统膳食中整粒的食物常见的有小米、玉米、绿豆、红豆、荞麦等，现代加工产品有燕麦片等，因此把杂豆与全谷物归为一类。2 岁以上人群都应保证全谷物的摄入量，以此获得更多营养素、膳食纤维和健康益处。薯类包括马铃薯、红薯等，可替代部分主食。膳食宝塔提示了每天不能只吃白米饭、面条等精细加工的谷类，因为在精细加工的过程中，一些重要的营养素，如膳食纤维、B 族维生素会被破坏，而且精细加工后的主食还会引起餐后血糖较大幅度的波动。因此在选择主食的时候，还应该考虑加入红小豆、绿豆、小米、玉米、燕麦等全谷物食品，故米饭、豆饭、豆包等是比较好的主食选择。

（2）蔬菜和水果居第二层，是膳食指南中鼓励多摄入的两类食物。在 1600～2400kcal 能量需要量水平下，推荐成人每天蔬菜摄入量至少达到 300g，水果 200～350g。蔬菜水果是膳食纤维、微量营养素和植物化学物的良好来源。蔬菜包括嫩茎、叶、花菜类、根菜类、鲜豆类、茄果瓜菜类、葱蒜类、菌藻类及水生蔬菜类等。深色蔬菜是指深绿色、深黄色、紫色、红色等有颜色的蔬菜，每类蔬菜提供的营养素略有不同，深色蔬菜一般富含维生素、植物化学物和膳食纤维，推荐每天占总体蔬菜摄入量的 1/2 以上。水果多种多样，包括仁果、浆果、核果、柑橘类水果等。推荐吃新鲜水果，在鲜果供应不足时可选择一些含糖量低的干果制品和纯果汁。

（3）鱼、禽、肉、蛋等动物性食物位于第三层，摄入要适量。在 1600～2400kcal 能量需要量水平下，推荐每天鱼、禽、肉、蛋摄入量共计 120～200g，每周吃鱼 300～500g、禽畜肉 300～500g、蛋类 300～350g，平均每天摄入总量 120～200g。鱼、禽、肉、蛋归为一类，可提供人体所需的优质蛋白质、维生素 A、B 族维生素，但它们彼此间也有明显区别。新鲜的动物性食物是优质蛋白质、脂肪和脂溶性维生素的良好来源，建议每天畜禽肉的摄入量为 40～75g，少吃加工类肉制品。目前，我国汉族居民的肉类摄入以猪肉为主，且增长趋势明显。猪肉含脂肪较高，应尽量选择瘦肉或禽肉。常见的水产品包括鱼、虾、蟹和贝类，此类食物富含优质蛋白质、脂类、维生素和矿物质，含脂肪很低，推荐每天摄入量为 40～75g，有条件可以优先选择。蛋类包括鸡蛋、鸭蛋、鹅蛋、鹌鹑蛋、鸽子蛋及其加工制品，蛋类的营养价值较高，推荐每天 1 个鸡蛋（相当于 50g 左右），吃鸡蛋不能丢弃蛋黄，蛋黄含有丰富的营养成分，如胆碱、卵磷脂、胆固醇、维生素 A、叶黄素、锌、B 族维生素等，对各年龄人群都具有健康益处。

（4）奶类、大豆及坚果类食物合居第四层，是鼓励多摄入的食物。奶类、大豆及坚果是平衡膳食的重要组成部分，富含钙、优质蛋白质和 B 族维生素，营养素密度高，对降低疾病的发病风险具有重要作用。在 1600～2400kcal 能量需要量水平下，推荐每天应摄入至少相当于鲜奶 300g 的奶类及奶制品。在全球奶制品消费中，我国居民摄入量一直很低，多吃各种各样的奶制品，有利于提高奶类摄入量。大豆包括黄豆、黑豆、青豆，其常见的制品如豆腐、豆浆、豆腐干及千张等。坚果包括花生、葵花籽、核桃、杏仁、榛子等，部分坚果的营养价值与大豆相似，富含必需脂肪酸和必需氨基酸。推荐大豆和坚果摄入量共为 25～35g，其他豆制品摄入量需按蛋白质含量与大豆进行折算。坚果无论作为菜肴还是零食，都是食物多样化的良好选择，建议每周摄入 70g 左右（相当于每天 10g 左右）。

（5）塔顶是烹调油和食盐，作为烹饪调料必不可少，但建议尽量少用，应培养清淡饮食的习惯，少吃高盐和油炸食品。推荐成人平均每天烹调油不超过 25～30g，食盐摄入量不超过 5g。按照 DRI 的建议，1～3 岁人群膳食脂肪供能应占膳食总能量 35%；4 岁以上人群占 20%～30%。在 1600～2400kcal 能量需要量水平下脂肪的摄入量为 36～80g。其他食物中也含有脂肪，在满足平衡膳食模式中其他食物建议量的前提下，烹调油需要限量。按照 25～30g 计算，烹调油提供 10% 左右的膳食能量。烹调油包括各种动植物油，植物油如花生油、大豆油、菜籽油、葵花籽油等，动油如猪油、牛油、黄油等。烹调油也要多样化，应经常更换种类，以满足人体对各种脂肪酸的需要。我国居民食盐用量普遍较高，盐与高血压关系密切，限制食盐摄入量是我国长期行动目标。除了少用食盐外，也需要控制隐形高盐食品的摄入量。酒和添加糖不是膳食组成的基本食物，烹饪使用和单独食用时也都应尽量避免。

（6）身体活动和饮水。身体活动和水的图示仍包含在可视化图形中，强调增加身体活动和足量饮水的重要性。水是膳食的重要组成部分，是一切生命活动必需的物质，其需要量主要受年龄、身体活动、环境温度等因素的影响。低身体活动水平的成年人每天至少饮水 1500～1700ml（7～8 杯）。在高温或高身体活动水平的条件下，应适当增加饮水量。饮水过少或过多都会对人体健康带来危害。来自食物中水分和膳食汤水大约占 1/2，推荐一天中饮水和整体膳食（包括食物中的水，汤、粥、奶等）水摄入共计 2700～3000ml。饮水应少量多次，要主动，不要感到口渴时再喝水。

身体活动是能量平衡和保持身体健康的重要手段。运动或身体活动能有效地消耗能量，保持精神和机体代谢的活跃性。目前我国大多数成人身体活动不足或缺乏体育锻炼，因此应改变久坐少动的不良生活方式，养成天天运动的习惯，坚持每天多做一些消耗能量的活动。推荐成人每天进行相当于快步走 6000 步以上的身体活动，每周最好进行 150 分钟中等强度的运动，如骑车、跑步、庭院或农田的劳动等。一般而言，低身体活动水平的能量消耗通常占总能量消耗的 1/3 左右，而高身体活动水平者可高达 1/2。加强和保持能量平衡，需要通过不断摸索，关注体重变化，找到食物摄入量和运动消耗量之间的平衡点。

2. 膳食宝塔建议的各类食物摄入量都是指食物可食部分的生重。各类食物的重量，不是指某一种具体食物的重量，而是一类食物的总量。因此在选择具体食物时，实际重量可以在互换表中查询。例如，建议每日 300g 蔬菜，可以选择 100g 油菜、50g 胡萝卜和 150g 圆白菜，也可以选择 150g 韭菜和 150g 黄瓜。膳食宝塔中所标示的各类食物建议量的下限为能量水平 1600kcal 的建议量，上限为能量水平 2400kcal 的建议量。

第四节　食 谱 编 制

食谱编制是实现平衡膳食的具体措施，平衡膳食的原则通过食谱才得以表达出来，充分体现其实际意义。

一、食谱的基本内容和编制目的

（一）基本内容

食谱的基本内容包括用膳者、每日餐次、每顿饭菜的名称、食物的种类、数量等。

（二）编制目的

1. 食谱编制可将各类人群的 DRI 具体落实到用膳者的每日膳食中，使用膳者按需要摄入足够的能量和各种营养素，避免营养素摄入不足或过高。

2. 可根据群体对各种营养素的需要，结合当地食物的品种、生产季节、经济条件和厨房烹调水平，合理选择食物，达到平衡膳食。

3. 通过编制营养食谱，可指导食堂管理人员有计划地管理食堂膳食，也有助于家庭有计划地管理家庭膳食，并且有利于成本核算。

二、食谱编制的步骤

1. 首先根据用膳者集体或个人年龄、性别、劳动强度及生理状况等，对照 DRI 标准，确定其每日的能量和各种营养素的需要量。

2. 按比例计算三大产能营养素全日应提供的能量，并以此计算出三种产能营养素每日需要量。

3. 根据用膳者具体情况确定全日安排餐数和各餐占全体能量百分比，以及三种营养素每餐的需要量。

4. 结合当地食品供应情况和经济条件，选择适当的食物种类进行科学搭配，根据食物成分表，首先确立主食品种和数量，其次考虑蛋白质的食物来源，接下来再考虑其他副食的品种和数量。

安排好初步食谱的所有食物的名称和数量，计算出这个初步食谱所含各种营养素的量，并与标准作比较，若一天食品各项营养素仅相差 10% 之内，优质蛋白质占到蛋白质总数的 1/3 以上，则尚可认为符合。但作为一周或某一段时间的食谱，则应总体达到平衡，否则还需进行调整，直到基本符合为止。也可运用"食物交换份数法"编制食谱，即根据膳食指南中所划分的各类食物的每单位食物交换代量表，按照中国居民平衡膳食宝塔上标出的数量安排每日膳食，根据不同能量的各种食物需要量，参考食物交换代量表，确定不同供给量的食物交换份数。

食物交换份数法是一种比较粗略的方法，在实际应用中，可将计算法与食物交换份数法结合使用，首先用计算法确定食物的需要量，然后用食物交换份数法确定食物种类及数量通过食物的同类互换，可以以一日食谱为模本，设计出一周、一个月食谱。

本章小结

合理营养是健康的物质基础，而平衡膳食又是合理营养的根本途径。合理膳食不仅要考虑食物中所含营养素的种类、数量和比例，还必须考虑食物合理的烹调加工方法，以提高食物消化率、减少营养素的损失。而合理膳食需要食谱的制订得以表达。食谱的制订应以中国 DRI、中国居民膳食指南及平衡膳食宝塔等一系列营养理论为指导。其中，DRI 制定的目的在于更好地指导人们膳食实践；膳食指南本身就是合理膳食的基本规范；平衡膳食宝塔则以简明扼要、通俗易懂的方式提出了每日食物的指导方案。

思 考 题

1. 说出合理膳食的概念和要求。
2. 简述中国居民 DRI 的概念。
3. 简述中国居民膳食指南及平衡膳食宝塔的内容和意义。
4. 试述食谱的基本内容和编制步骤。
5. 请为一位家人编制一份一周食谱。

（黄梦君　李晓雨）

第十八章 儿童营养免疫策略

知识目标 掌握儿童营养补充策略；熟悉儿童对营养支持的需求及其对机体免疫功能的影响；了解儿童免疫功能及营养代谢特点。

能力目标 运用本章所学的知识，为儿童制订营养处方。

价值目标 通过本章内容的学习，使学生认识到营养知识教育和营养对儿童免疫功能完善的重要性。

第一节 儿童分期概述

联合国儿童基金会（UNICEF）2019年版的《儿童权利公约》中，将儿童定义为18岁以下的任何人。我国儿科学、儿童保健学关于儿童的定义也与国际一致。儿童从出生到发育成熟的过程，是一个连续的、渐进的动态过程，但体格生长、营养需求、免疫状态均和年龄密切相关，具有明显的阶段性。因此常将儿童分为不同阶段来进行研究和描述。

从受精卵形成到新生儿出生为止，大约280天，占生命早期1000天中的1/3时长。妊娠期的营养作为最重要的环境因素，对成年后的健康有深远影响。按照胎龄将胎儿分为胚胎期（0～8周），胎儿期（9～40周）。胎儿期又分为早期、中期、后期，胎儿中、后期组织器官迅速生长，功能趋于成熟，体重迅速增长，为出生做好营养储备。

出生至1周岁（12月龄）为婴儿（0岁组），是儿童出生后第一个生长高峰，体格生长迅速，各器官系统功能不成熟，极易发生消化功能紊乱和营养不足。从母体来的抗体水平逐渐下降，而自身免疫功能尚未成熟，易发生感染和传染性疾病。

1～3周岁为幼儿（1～3岁组），体格生长减速，行为发育迅速，独立意识发展。消化系统功能仍不完善，营养需求量仍相对高，由液态食物为主逐步向成人食物转化。由于活动范围增大，接触更多抗原，易发生感染性疾病。

3～5周岁为学龄前儿童（3～5岁组），体格生长发育进入稳步增长状态，心理发育迅速，求知欲强，知识面扩大，生活自理和社交能力得到锻炼。

6～12周岁儿童进入学校学习，为学龄儿童，体格生长速度相对缓慢，智能发育接近成人。学习遵守纪律和规则，可以接受系统的科学文化教育，部分学龄儿童进入青春期。

以性发育为标志进入青春期的儿童称为青少年，进入第二个生长高峰，各系统功能发育渐趋成熟，但个体间发育差异较大，心理情绪波动大，易发生摄食障碍性疾病，而发生营养偏差。

儿童的年龄分期是基于体格发育、心理行为能力发展的一般规律，而从营养需求及获取营养的能力（消化功能、进食技巧等）角度考量，中国营养学会基于以上原则，对18岁以下儿童的喂养指南是按照0～6月龄婴儿，7～24月龄婴幼儿，2～5岁学龄前及6～17岁学龄期儿童（含青春期儿童）分阶段来进行推荐。胎儿的营养来源、免疫保护均来自于母体，妊娠期营养免疫策略在其他章节有详述，不作为本章的重点。青春期儿童生理、心理变化大，易发生饮食行为问题和营养偏差，我们会重点关注。故下面的内容参照中国营养学会对儿童的分期，分阶段来讨论健康儿童（也涉及部分特殊儿童）的发育特点和营养需求。

第二节 不同时期儿童发育特点和营养需求

一、0～6月龄婴儿

（一）发育特点

初生婴儿口腔小、无牙，两颊脂肪垫突出，颊肌与唇肌发育好，利于吸吮；食管相对短宽，胃的位置相对水平，胃容积小，足月健康新生儿第一天约5ml，第二天约10ml，第三天约25ml，第七天约 50ml，因此无须过度喂养，此阶段母亲的初乳、早期乳分泌量小，但已完全能满足初生婴儿的需要量。

肠道吸收面积与身体体表面积比率较成人大，利于营养物质消化吸收，满足快速生长所需；肠黏膜屏障功能不完善，肠道益生菌群尚未建立，容易发生感染与食物过敏；消化酶活性普遍低，对蛋白质和脂质的消化能力高于糖类；胃脂肪酶不依赖胆盐的激活，为小婴儿脂肪的主要消化形式，足月儿脂肪吸收率为 90%，6 月龄达 95% 以上；出生后肠乳糖酶活性逐步增加，1 月龄达高峰，唾液淀粉酶在 3 月龄后渐增，胰淀粉酶 4～6 月龄才开始分泌。

初生婴儿嗅觉中枢与神经末梢已发育成熟，位于鼻前庭的犁鼻器可以准确捕捉到母亲乳晕的味道，而引发自主寻乳行为；觅食、吸吮、挺舌反射等原始反射，保障初生婴儿能获得足够支持生命与生长的食物；3 月龄左右婴儿抬头稳定，5～6 月龄婴儿原始反射基本消失，能拉坐、扶坐，眼手动作逐步协调，6 月龄左右开始学习有节奏的咬、滚动、磨的口腔协调运动，代表婴儿消化功能发育成熟，为添加辅食做好了准备。

早产/低体重/小于胎龄儿觅食反射弱，吸吮吞咽动作不协调，易发生呛咳，自主进食能力差，消化酶活性低，胃肠动力差，吸收能力弱，黏膜屏障功能未成熟，免疫应答不完善，易发生喂养不耐受、小肠结肠炎等问题；大部分营养及免疫活性物质在妊娠晚期从母体向胎儿转运，因此早产儿营养储备不足，尤其是铁、脂溶性维生素、棕色脂肪储备不足，出生后为维持生命及实现追赶生长，能量消耗大，营养需求大，易发生感染，更加大了早产/低体重/小于胎龄儿能量、营养素缺口。

以上 0～6 月龄婴儿的消化系统结构功能、神经心理运动发育特点、营养代谢特点，决定了小婴儿应以乳类食物为主，谷类食物不宜早于 4 个月添加。

（二）营养需求

1. 能量　是维持生长发育和生理功能最重要的因素，小儿总能量消耗包括基础代谢、食物热效应、生长、活动和排泄 5 个方面，其中生长发育所耗能量是小儿独有的。婴儿或小儿生长所需的每日能量消耗取决于生长的速度和新生组织的成分。对于总的生长状况能量消耗有多种不同的评估方法，在正常婴儿，被广泛接受的数据是 21kJ/g（5kcal/g）新生组织。每沉积 1g 蛋白质大约需要 56kJ（13.4kcal）的能量，而积累 1g 脂肪约需 45kJ（10.8kcal）的能量。

如果膳食能量供给不足，其他的营养素也不能在体内很好地利用，同时还会动用机体内的储备来满足生理需要，因而影响生长并导致消瘦，另外，能量供给过多可引起肥胖症，足月儿的能量需要，在个体之间有很大差异，还受多种身体和环境因素影响，故为了使初生婴儿能保持正常健康地生长，需维持适宜的能量供应，可参考表 18-1 及表 18-2。

表 18-1　1 月内婴儿能量需要

日龄	能量摄入 [kcal/(kg·d)]
0～1 天	10～20
2～3 天	20～40
4～7 天	60～80
8～14 天	80～100
15～30 天	100～120

表 18-2　1～6 月婴儿能量需要

月龄	能量摄入 [kcal/(kg·d)]	
	母乳喂养	人工喂养
1～2 月	99	112
2～3 月	90	106
3～4 月	83	100
4～5 月	77	96
5～6 月	73	93

2. 宏量营养素需要量

（1）糖类：为供能的主要来源，供能比应占 40% 以上，亦不能过高。糖类供能高于 80% 会带来恶性蛋白质营养不良的风险，糖类可与脂肪酸或蛋白质结合成糖脂、糖蛋白和蛋白多糖，从而构成细胞和组织，发挥生理功能。0～6 月龄婴儿的糖类天然来源是乳糖。

（2）脂质：是脂肪、胆固醇、磷脂的总称，为机体的第二供能营养素，供能比为 48% 左右，参与人体细胞的脂肪构成，如细胞膜、神经髓鞘膜等，提供必需脂肪酸，是脂溶性维生素的必要载体，合成胆汁酸和类固醇激素的重要物质；长链多不饱和脂肪酸如亚油酸与 β-亚麻酸在人体内不能合成，必须由膳食中供给，故称必需脂肪酸，必需脂肪酸供能应占脂肪供能的 1%～3%，其对脑组织和视网膜的发育等起促进作用。

（3）蛋白质：是维持生命结构和功能必不可少的营养素，0～6 月龄小婴儿生长发育快，蛋白质需要量大，但具体需要量与摄入膳食中的蛋白质生物效价与利用率有关，以母乳为基础的婴儿蛋白质供给估计值平均为 1.44g/(kg·d)。小儿除了需要与成人相同的 9 种必需氨基酸（赖氨酸、苏氨酸、蛋氨酸、缬氨酸、亮氨酸、异亮氨酸、苯丙氨酸、色氨酸、组氨酸）外，还需要半胱氨酸、酪氨酸、牛磺酸、精氨酸作为条件必需氨基酸，这些氨基酸需要在膳食中充分提供。

3. 微量营养素需要量

（1）矿物质：已发现人体有 26～28 种必需的无机元素，钙、钠、钾等常量元素主要构成人体组织成分，维持体液渗透压，调节神经肌肉兴奋性，参与酶的构成等生理作用。必需微量元素 8 种，分别为碘、锌、硒、铜、钼、铬、钴、铁，虽然含量低，但在生命过程中有着重要且复杂的作用，铁、碘、锌是儿童较易缺乏的微量元素，微量元素不足或浓度过高都会给人体造成危害。

（2）维生素：是维持人体正常生理功能所必需的一类有机物质，主要功能是调节机体新陈代谢，不产生能量，体内不能合成，必须由膳食提供；分为脂溶性维生素（维生素 A、维生素 D、维生素 E、维生素 K）和水溶性维生素（B 族维生素、维生素 C 等），脂溶性维生素可在体内储存，排泄较慢，缺乏时症状出现晚，过量容易导致中毒，水溶性维生素多余部分可迅速从尿中排泄，不易储存，需要每日供给，缺乏后迅速出现症状，过量一般不易发生中毒。

4. 其他营养物质需要量

（1）水：机体所有新陈代谢和体温调节活动都必须有水的参与，年龄越小，体液所占比例越高，一般足月新生儿体内水分含量约占体重的 78%。婴儿新陈代谢旺盛、生长发育迅速、体表面积大、肾脏功能不成熟，故每日水的摄入量和排出量都大，约 150ml/(kg·d)。一般通过观察婴儿小便的情况来判断摄水量是否足够，每日 6～7 次清亮小便即提示水的摄入量基本足够。

（2）膳食纤维：对于 0～6 月龄婴儿不作要求，以乳汁为主即可。

二、7～24 月龄婴幼儿

（一）发育特点

婴儿的消化道在 7 月龄（满 180 天）后已发育成熟，不需要限制添加天然食物；4～7 月龄逐步能维持头及躯干部位的稳定；吸吮、握持、挺舌等原始反射在这个时期减弱或消失，6 月龄后手指抓握能力提升，可发现食物并把其送入口中；处理非液体食物的口腔运动技巧逐渐出现，口腔味觉触觉、本体感觉发展，需要嘴对更多更复杂的食物进行处理，故 7～9 月龄（满 6～8 个月）被认为是开始添加辅食的关键时间窗。

杯子技能在 7～8 月龄时逐渐增强，9 月龄之后手指进食技能及欲望变得特别强，更喜欢接受勺子喂食；到 12 月龄大多数婴儿能双手捧住杯子进食流质而不被呛到。15 月龄时，幼儿基本可以自行进食较硬的条状食物，并且可以从吸管杯吸水，应训练逐步脱离奶瓶；1～2 岁幼儿自我进食意识逐步发展，从仅握住勺子的简单运动发育到能够进行舀食、蘸食及把勺子移动到嘴巴，且食物不会溢出的精细动作，逐步参与和家庭成员一起进食，此阶段是培养和形成良好饮食模式、饮食行为习惯的关键时期，由于逐步接受颗粒状、块状食物，应谨防哽噎和窒息。父母和照料者应对此阶段儿童进食全程进行监测。

（二）营养需求

7 月龄后婴儿体重增长速度减缓，运动、语言、智力系统发展快，单一的乳类已不能完全满足

7月龄后婴儿的所有营养需求，自母体带来的铁、锌等储备已消耗殆尽，急需能量密度、营养密度更高的固体食物来补充；7～15月龄婴儿非奶类食物应提供约1/3的能量，一半左右的蛋白质，几乎全部的铁元素和3/4的锌元素，15～24月龄幼儿接近2/3的能量需来自于非奶类食物；婴儿维生素和微量营养素的RDA和DRI是年龄依赖性的，按体重（kg）计算，婴儿的铁、钙、磷和维生素D需求量比成人要高。

监测婴幼儿生长状况是了解营养需求是否得到了充分满足的最佳措施，建议参照WHO的儿童成长标准，或我国九省市儿童生长参数。

三、学龄前及学龄期儿童

（一）发育特点

学龄前儿童精细动作进一步发展，能够有效地使用各种餐具和器皿，并且可以坐在桌边进食。由于生长速度减缓，他们对食物的兴趣和进食量变得不可预测，对进食专注的时间很短，对进食环境的变化、进食的社会交往功能专注得更多，家庭的进食氛围及成人的进食模式对此期的儿童有重要影响。

学龄期儿童记忆和逻辑思维能力明显提高，已开始系统接受科学文化教育，可接受食物营养、烹饪方法、饮食文化等方面的知识灌输，对食物有更多的选择性。8～11岁，儿童开始更多关注自己与同龄人之间的差异，开始出现对自我身体的感知，如体重、外形等，并开始与社会接受的规范形象进行比较评价，更容易受到同龄及家庭外人员的影响而改变对食物的选择和态度。

（二）营养需求

学龄前及学龄儿童体格生长进入稳步递增时期，对营养的需求亦随年龄而递增，个体营养需求的变异仍较大，依赖儿童基础代谢水平、生长速率、体力活动、性别及发育状况等。该期儿童已经表现出具有自我调整食物摄入量的能力，从而保证每天总能量摄入的稳定，但他们没有能力来选择较好的、营养丰富的平衡膳食，需要家长的提供，因此应让科学合理的饮食营养知识广泛普及。

我国居民膳食指南里专列了学龄前儿童膳食宝塔，提倡儿童平衡膳食算盘、平衡餐盘概念，重点在于增加蔬果及全谷物、乳类的摄入，平衡能量及营养密度，培养健康的饮食观念和行为。儿童营养需求及膳食评价建议参考年龄依赖性的维生素与微量营养素的RDA和饮食参考摄入量DRI。

由于精准的膳食调查与膳食评价并不容易做到，每个儿童基础代谢率、活动水平等不一致，因此定期监测儿童生长状况仍然是了解营养需求是否得到了充分满足的最佳手段。建议参照WHO的儿童成长标准，或我国九省市儿童生长参数。

四、青少年儿童

（一）发育特点

我国健康女童9～11岁、男童11～13岁开始启动性发育，进入青春期，持续8～10年。此年龄段儿童除生殖系统外，其他身体各器官系统功能基本成熟接近成人。性发育带来的巨大生理变化，使得心理上的需求急剧增加；面临学业或其他生活压力的渐增，日程忙碌渐顾不上正常饮食和身体活动，尤其容易忽略早餐、午餐；青少年独立性的增长，难以接受现有的价值观，不满身体形象、寻找自我识别、渴望同伴接纳等心理特征，导致青少年容易受到不健康饮食潮流的影响，发生进食行为紊乱。

青春期儿童性别及生理的成熟度更能决定其营养需求，生长速度的增加、身体组成的变化、体力活动及女孩的月经期，都会影响到正常营养的需求。虽然存在较大个体差异，一般而言女童的青春期启动比男童要提前2年，脂肪增长比例更大，男童则为瘦体重及血容量的增长明显。青春期是骨骼健康的重要窗口期，这个时间段里的骨矿物质累积量达到了整个成人的一半，影响青春期骨骼矿物质沉积的因素包括遗传，激素状态，运动，含有充足钙、磷、镁、维生素D的膳食，尽管遗传因素占有一半以上的原因，但其他因素仍是可控的，如饮食和运动。如果各种原因导致青春期儿童奶制品摄入不足时，应有其他强化食品替代方案，钙的其他非奶制品来源包括各类鱼、强化豆制品，非草酸盐高的绿色蔬菜，如西兰花等，磷和镁大量存在于动物及植物细胞里，饮食量充足，荤素均衡的话，不至于缺乏；最后应有一定负重活动来保持骨骼健康。

笔记栏

（二）营养需求

青春期儿童能量的需求会增加，微量营养素如维生素和矿物质的需求往往超过平均人群需求水平；对于发育期且活动较多的青少年限制饮食，可能导致生长的速率减低并降低基础代谢率，一些女孩可表现为闭经。我国适度活动的青少年中，男性每天需要的平均能量为2500kcal，女性为2000kcal，建议青少年儿童食物能量25%～35%来源于脂质，45%～65%来源于糖类，10%～30%来源于蛋白质，以保障快速生长期对增益瘦体重的钙、氮、铁等元素的需要。对于营养需求的了解和膳食质量的评价仍可参照年龄相关的DRI。DRI只是一个基本参考，是对每日最低膳食营养素水平的推荐量，更需结合青少年的生理成熟度、身体活动模式来个体化评估及饮食推荐或制订食谱等。

第三节　儿童免疫系统发育特点

免疫系统包括免疫器官、免疫细胞和免疫分子。免疫系统功能是通过免疫应答来实现的，分为固有免疫和适应性免疫，儿童免疫系统功能发育具有慢—快—慢的过程，胚胎时期的免疫系统发育主要受母体的影响，包括母体感染和营养状况等，至妊娠晚期，免疫细胞和器官发育已基本完成，但因缺乏环境因素，如抗原和营养素的刺激，新生儿的免疫功能极为低下，此时主要依赖母体经胎盘传递的抗体及经母乳喂养获得的被动免疫保护，故自身免疫系统功能发育慢；6～8月龄后，当胎传抗体逐步消失，会有一个感染的高发期，是由于前期保护得太好而未接触抗原，尚未建立免疫记忆，免疫应答过程不熟悉所致。故我们强调的计划免疫过程，就是向新生命提供抗原，刺激机体免疫应答，建立免疫记忆的过程。婴幼儿期和学龄前、学龄期儿童通过主动或被动接触抗原，发生临床或亚临床型感染来建立自身的免疫记忆，此间免疫功能迅速发展，至青春期后逐步减缓，接近成人水平。

1. 免疫器官　小婴儿的骨髓、胸腺是中枢免疫器官，骨髓造血功能旺盛，在严重感染时，造血功能受到抑制；小儿胸腺体积较大，胚胎第6～7周已出现胸腺，并开始生成淋巴细胞，产生胸腺素等诱导淋巴细胞分化成熟，并迁移至周围淋巴组织，在相应的微环境中分化为不同的亚群，这种功能维持终生；外周免疫器官包括淋巴结、脾和黏膜相关淋巴组织，胚胎第11周淋巴结开始生成淋巴细胞，从此淋巴结成为终生造淋巴细胞和浆细胞的器官，并是适应性免疫应答的主要场所；脾在胚胎期是造血器官，在骨髓开始造血后演化成最大的外周免疫器官，在骨髓造血功能受抑制时，能恢复造血功能，称为髓外造血；初生婴儿由于接触抗原少，黏膜相关淋巴组织不发达，容易发生呼吸道、消化道、泌尿生殖系统感染。

2. 免疫细胞　新生儿出生时单核细胞发育已完善，但因缺乏辅助因子，其趋化、黏附、吞噬、氧化杀菌、产生细胞因子和抗原提呈能力均较成人差。新生儿期接触抗原或过敏原的类型和剂量不同，直接影响单核巨噬细胞，特别是树突状细胞的免疫调节功能，将影响新生儿日后的免疫状态；受分娩的刺激，出生后12小时外周血中性粒细胞计数较高，72小时后渐下降，继后逐渐上升，新生儿趋化和黏附分子Mac-1表达不足，中性粒细胞功能暂时性低下是易发生化脓性感染的原因。

新生儿出生时淋巴细胞数目较少，6～7个月时超过中性粒细胞的百分率，此后随年龄增长逐渐下降，6～7岁时渐低于中性粒细胞百分率，出现两个交叉；记忆T细胞极少，辅助B细胞合成和转换免疫球蛋白、促进吞噬细胞及CTL的能力差；为避免胎内排异反应，母体Th2细胞功能较Th1细胞占优势，新生儿短期内受此影响仍维持Th2细胞优势状态；新生儿T细胞产生TNF和GM-CSF的能力仅为成人的50%，TNF-γ、IL-10和IL-4为10%～20%，随抗原反复刺激，各种细胞因子水平逐渐升高，如TNF-γ于生后175天即达成人水平；NK细胞和ADCC效应的NK细胞的表面标记CD56于出生时几乎不表达，整个新生儿期亦很低，NK细胞活性于生后1～5个月时达成人水平，ADCC功能仅为成人的50%。

3. 免疫球蛋白　由于尚未接触抗原刺激，胎儿和新生儿有产生IgM的B细胞，但无产生IgG和IgA的B细胞，胎儿期已能产生IgM，出生后更快，脐血IgM升高，提示宫内感染；IgA发育最迟，sIgA于新生儿期不能测出，2个月时唾液中可测到；由于Th细胞功能不足，B细胞不能产生荚膜多糖细菌抗体，此年龄阶段易患荚膜细菌感染；IgG是唯一能通过胎盘的免疫球蛋白，其转运过程为主动性，足月新生儿血清IgG高于其母体5%～10%，新生儿自身合成的IgG比IgM慢，随着母体IgG消失，生后3～5个月血清IgG降至最低点，婴儿自身的IgG逐渐产生。

笔记栏

4. 补体和其他免疫成分　母体的补体不传输给胎儿，新生儿补体经典途径成分（CH50、C3、C4 和 C5）活性是其母亲的 50%～60%，出生后 3～6 个月达到成人水平，旁路途径的各种成分发育更为落后，B 因子和备解素仅分别为成人的 35%～60% 和 35%～70%，未成熟儿补体经典途径和旁路途径均低于成熟儿；其他免疫分子，新生儿血浆纤连蛋白浓度仅为成人的 1/3～1/2，未成熟儿则更低；未成熟儿 MBL 较成人低，生后 10～20 周达到足月新生儿水平。

5. 免疫应答特点

（1）固有免疫应答：小儿时期固有免疫功能尚未发育完善，随着年龄增长逐渐成熟，新生儿和婴幼儿皮肤角质层薄嫩，易破损，屏障功能差，肠壁通透性高，胃酸较少，杀菌能力弱，婴幼儿期淋巴结功能尚未成熟，屏障作用较差，新生儿期各种吞噬细胞功能可暂时性低下，除了分娩过程缺氧原因外，与新生儿期缺乏血清补体、调理素、趋化因子有关，新生儿各种补体成分均低于成人，其 C1、C2、C3、C4、C7 和备解素的浓度约为成人的 60%，补体旁路途径激活系统的活性低下者更多。

（2）适应性细胞免疫应答：胎儿的细胞免疫功能尚未成熟，婴儿对宫内病毒感染（巨细胞病毒）还不能产生足够的免疫力，故胎儿可长期带病毒，甚至导致胎儿宫内发育畸形，出生时 T 细胞自身发育已完善，故新生儿的皮肤IV型超敏反应在初生后不久即已形成，新生儿接种卡介苗数周后，结核菌素试验即呈阳性反应，但小于胎龄儿和早产儿的 T 细胞数量少，对丝裂原反应较低。早产儿至 1 月龄时 T 细胞数量可赶上足月儿，而小于胎龄儿要在 1 岁以后才能赶上同龄正常儿。值得注意的是，新生儿及婴儿期 CD4$^+$ 标记的 Th 细胞相对较多，且以 Th2 细胞为主，CD8$^+$ 细胞毒性/抑制性 T 细胞较少，CD4$^+$/CD8$^+$ 值高达 3～4，故 Th2 类细胞功能相对亢进，其分泌的细胞因子占有相对优势，减少不必要的过敏反应。

（3）适应性体液免疫应答：B 细胞功能在胚胎早期即已成熟，但因缺乏抗原及 T 细胞多种信号的辅助刺激，新生儿 B 细胞产生抗体的能力低下，出生后随着年龄增长，适应性体液免疫才逐步完善。

第四节　营养免疫相互作用

一、营养与免疫相互作用

营养是一切生命活动的物质基础，有效免疫应答关键在于快速效应细胞的增生及各种免疫效应因子的合成，这些均需要足够的营养支持，包括细胞生长所需的底物、各种辅酶、结构蛋白等，因此，一种或多种必需营养素的缺陷可能是限制免疫功能正常发挥的潜在因素；营养素乱是儿童时期最常见的继发性免疫缺陷病（secondary immunodeficiency disease，SID）的原因，包括蛋白质-能量营养不良（protein-energy malnutrition，PEM），亚临床微量元素锌和铁缺乏，亚临床维生素 A、维生素 B 族和维生素 D 缺乏，脂肪和糖类摄入过多等。

同样的，炎症和其他免疫反应可以通过影响营养吸收、加速营养流失和（或）导致营养素利用异常，来改变个人营养状态，如胃肠道感染，可引起营养吸收障碍而导致或加重营养不良；免疫缺陷的小儿反复感染，以及免疫反应消耗机体过多的能量、蛋白质和各种微量营养素等，导致营养不良，营养状况不佳又增加了疾病易感性，并难以康复；感染本身也可直接引起免疫功能的进一步恶化，如此形成营养不良—免疫功能低下—感染—加重营养不良的恶性循环。

营养状况会在不同层面影响免疫系统。生命早期缺乏某些营养素可能导致免疫发育缺陷、偏差，有些可能是永久性的损害，导致成年后的免疫病高发，包括代谢综合征、糖尿病等均与免疫失稳相关，鉴于早期营养对个体生长发育的重要性，WHO 将 280 天的胎儿期和宝宝出生之后的 720 天（24 月龄），即生命早期 1000 天，定义为一个人生长发育的"机遇窗口期"，2017 年 7 月我国《国民营养计划（2017—2030 年）》中将"生命早期 1000 天营养健康行动"作为六项重大行动之首进行公布。

二、宏量营养素与免疫的相互作用

长期和（或）严重宏量营养素不足会导致蛋白质-能量营养不良，并伴发多种微量营养素缺乏，引起胸腺萎缩，免疫细胞、免疫因子数目和活性下降，是资源有限国家婴幼儿严重感染和致死的重要原因；目前更常见的是宏量营养素摄入过多导致的蛋白质-能量过剩，尤其是单纯能量过剩，脂肪过多引起的肥胖和轻度慢性炎症。脂肪细胞既属于内分泌细胞，也是免疫调节细胞，已知脂肪细胞分泌瘦素、脂联素、内脂素等，还产生多种因子，包括 IL-1、IL-4、IL-6、IL-10、VEGF 等引起轻度慢性炎症。肥胖和代谢综合征患者的脂肪细胞在前炎症因子诱导下，产生 11β-羟巯基固醇脱氢酶Ⅰ型，参与炎症反应，进一步加剧了慢性炎症，并可发生自身免疫病。目前日益增多的食物过敏是免疫功能紊乱在消化系统的表现，常见消化道损伤、蛋白质吸收障碍等，导致儿童营养不良并影响生长发育。

三、微量营养素与免疫的相互作用

微量营养素是指体内含量少但功能重要的一些营养成分，包括矿物质、维生素、多不饱和脂肪酸、核苷酸、益生菌、益生元等。

1. 铁　铁缺乏可改变细胞因子分布，上调 IFN-α，下调 IL-4 等，破坏淋巴细胞增殖和Ⅳ型超敏反应；剥夺需铁微生物病原体的铁，从而影响其生长和毒力是婴儿先天性免疫系统的一个特征，因此，在结核病、疟疾流行地区，补铁可能产生不良后果；对于铁充足儿童进一步补铁可干扰锌的吸收。某些免疫紊乱性疾病，如自身免疫性溶血性贫血，导致红细胞破坏过多，破坏机体铁平衡，引发功能异常。

2. 锌　中、重度缺锌可破坏人体内淋巴细胞和巨噬细胞功能，在资源有限国家，补锌能降低传染性疾病的感染率，减少腹泻持续时间。锌充足的儿童补锌可能无益，每日摄入量超过以下剂量，可能妨碍铜的吸收：①≤3 岁儿童，锌摄入＞7mg；②4～8 岁，锌摄入＞12mg；③9～13 岁，锌摄入＞23mg。

3. 硒　缺硒地区婴幼儿易发生肠道病毒 CB3 感染，导致急性暴发性心肌病，通过膳食补硒治疗能缓解，证实硒具有抗病毒、抗炎作用。随后研究表明，硒元素通过结合蛋白发挥抗氧化、促进 Treg 活性和增强 Th1 细胞功能，及调控环氧合酶（cyclooxygenase，COX）和脂氧合酶（lipoxygenase，LOX）抑制前炎症因子类花生酸合成，下调炎症反应。

4. 维生素 A　维生素 A 缺乏动物模型中可见 T 细胞功能受损，NK 细胞活性降低，IFN 生成减少。在资源有限国家，临床或边缘型缺乏的儿童补充维生素 A 可减少腹泻、麻疹等疾病的整体发病率和病死率。维生素 A 充足的儿童过量补充维生素 A 并无提升免疫功能作用。相反，以下情况应注意避免维生素 A 中毒：①每日视黄醇当量摄入＞600μg，＜3 岁；②每日视黄醇当量摄入＞900μg，4～8 岁；③每日视黄醇当量摄入＞1700μg，9～13 岁。

5. 维生素 D　在骨代谢的完成和免疫调节中很重要，具有免疫双向调节作用。维生素 D 通过激活 APC 的维生素 D 受体，促进 APC 活化、增殖和分化。成熟的 APC 分泌细胞因子，引导 Th 细胞分化为相互平衡的各种亚群，结果是抗原和过敏原被消除，诱导免疫耐受；维生素 D 不足时，APC 成熟障碍，产生大量炎症因子，如 IL-4 和 IL-3，促使初始 Th 细胞向 Th2 细胞极化，引起过敏原特异性 IgE 增高，出现食物过敏症状。

6. 维生素 E　高剂量维生素 E 制剂可以提高健康老年人的机体免疫功能，但对儿童研究的证据不足。小剂量补充维生素 E 可能有助于儿童全面吸收营养。

7. 维生素 C　曾普遍认为大剂量维生素 C 能预防感冒，有利于免疫系统功能，但新近的研究并未得出维生素 C 制剂对儿童免疫系统的益处。

8. B 族维生素　中重度维生素 B_6、维生素 B_{12}、泛酸、叶酸或生物素的缺乏，在成人体内及动物模型中均观察到免疫应答抑制作用，但儿童尚无研究证据。

9. 核苷酸　在人乳中含量较其他动物乳类明显高，推测可能有免疫保护调理作用，研究发现婴儿配方奶中添加核苷酸可增强 NK 细胞活性，提高婴儿对 B 型流感疫苗抗体滴度。

10. 长链多不饱和脂肪酸　人乳脂肪中含有 0.10%～0.35% 的 DHA 及 0.30%～0.65% 的花生四烯酸（arachidonic acid，AA），有利于视觉细胞和认知能力的发育，在成人研究中有抑炎作用，在儿童研究中证据尚不足。

11. 益生菌和益生元　益生菌可通过与定植致病菌群竞争，改变宿主肠道菌群或产生代谢产物增强肠道黏膜免疫，从而保护宿主健康；益生元通过为益生菌提供食物来促进肠道健康。

四、母乳的营养-免疫作用

关于生命早期营养、免疫的研究，很多是基于对母乳的研究引发的命题。母乳中的宏量营养素（糖类、脂质、蛋白质）不仅在机体组织构建中起到营养作用，在婴幼儿免疫功能和个体生长发育中也担当重要角色。这些免疫表达有些是主动的，有些是被动的。母乳中的蛋白质在分解成氨基酸前具有调节免疫的潜能，研究最多的有 sIgA 和乳铁蛋白这两种。

sIgA 是母乳中唯一特殊的保护成分，该蛋白质能中和病原体及其毒素，如霍乱弧菌、弯曲杆菌、大肠埃希菌等，提供被动免疫保护，减少婴幼儿胃肠道及上呼吸道感染；随母乳输出的潜在病原体（如巨细胞病毒）及其相应的分泌型中和抗体，可能也参与婴幼儿早期固有免疫的形成过程，而起到主动免疫保护作用。乳铁蛋白的强铁结合力能有效地与需铁的细菌争夺铁，抑制了需铁病原体在婴幼儿胃肠道的生长，也通过影响巨噬细胞的反应来调节炎症反应，还可通过其分子末端的 C 肽（乳铁蛋白-H）的膜破坏作用杀死某些细菌和真菌病原体。

乳铁蛋白的抗炎能力常常是和母乳中一些抗微生物因子及其他因子共同作用的结果，乳铁蛋白还与 sIgA 相互作用，增强彼此的抗菌效果；母乳中还有大量调节免疫的细胞因子，如 IL-1、IL-6、IL-10 等，在白细胞发育中发挥作用，调控人类组织相容性抗原的表达；母乳中激素和生长因子等，是促使肠道发育的成分，直接或间接参与黏膜免疫。

母乳中的糖类为婴儿依赖的主要能量来源，也担任免疫相关的角色，母乳多聚糖（human milk oligosaccharide，HMO）、糖蛋白、糖脂类可干扰病原体在上皮细胞的附着而预防感染，母乳多聚糖作为益生元可促进肠道微生态的建立，间接参与婴儿黏膜免疫过程；母乳中的脂类作为机体重要能量来源的同时，参与合成细胞膜等功能性成分，脂质水解的部分成分可溶解包膜病毒、结合大肠埃希菌的 *S*-菌毛等，提供潜在免疫保护作用。肌肤相亲的乳房喂养行为，能促进婴儿皮肤、肠道微生态的建立；母乳喂养减少过敏性疾病的发生，减少早产儿坏死性小肠结肠炎的发生；母乳喂养的营养-免疫相互作用的短期优点是显而易见的，其长期优点也越来越多地被报道。

第五节　不同时期儿童营养免疫策略

通过对儿童消化系统、免疫系统发育特点，营养及神经心理发展需求的研究，针对我国儿童的喂养需求和可能出现的问题，基于目前已有的充分证据，同时参考 WHO、UNICEF 和其他国际组织的相关建议，我国最新出版的《中国居民膳食指南（2022）》对不同年龄段的儿童分别制订了膳食指南，不仅推荐了饮食的种类和量，还强调了如何获得的方法，以及良好饮食行为、运动习惯的养成，以期使每个年龄段儿童均能获得最佳营养支持、最优生活模式，免疫系统得以适宜发展，减少成年后各类疾病发生的风险，促进个体及我国群体的健康，这也就是我国不同时期儿童的营养免疫策略。

一、0～6 月龄婴儿

《中国居民膳食指南（2022）》0～6 月龄婴儿母乳喂养指南，适用于出生后 180 天内的婴儿，此阶段处于生命早期 1000 天健康机遇窗口期的第二阶段，包括如下 6 条准则。

（1）母乳是婴儿最理想的食物，坚持 6 月龄内纯母乳喂养。

（2）生后 1 小时内开奶，重视尽早吸吮。

（3）回应式喂养，建立良好的生活规律。

（4）适当补充维生素 D，母乳喂养无须补钙。

（5）一旦有任何动摇母乳喂养的想法和举动，都必须咨询医生或其他专业人员，并由他们帮忙作出决定。

（6）定期监测婴儿体格指标，保持健康生长。

该指南对每一条准则还进行了 3～6 条的核心推荐，罗列了最新的科学依据，对如何实践应用做了详细的讲解。为保证 0～6 个月婴儿纯母乳喂养的实现，对哺乳期妇女膳食也做了如下核心推荐（详细内容可参考《中国居民膳食指南（2022）》）。

（1）产褥期食物多样不过量，坚持整个哺乳期营养均衡。

（2）适量增加富含优质蛋白及维生素 A 的动物性食物和海产品，选用碘盐，合理补充维生素 D。

（3）家庭支持，愉悦心情，充足睡眠，坚持母乳喂养。

（4）增加身体活动，促进产后恢复健康体重。

（5）多喝汤和水，限制浓茶和咖啡，忌烟酒。

需特别指出，对于早产/低出生体重/小于胎龄儿，母乳喂养更是最佳选择。研究数据表明，未经强化的母乳中宏量营养素可能不足以支撑早产儿的追赶生长，但其免疫保护价值更优于早产儿配方奶粉喂养。早产儿亲母乳汁中各种免疫活性物质含量更高，尤其在初乳中。乳汁如同宫内胎盘作用的延续，营养价值和生物学功能更适于早产儿的需求，其保护机制在于母乳中含有各种激素、生长因子、免疫因子、长链多不饱和脂肪酸、多种寡聚糖等，具有促进胃肠功能成熟、调节免疫、抗感染、抗炎、抗氧化的作用。母乳中还含有多种未分化的干细胞，潜在影响早产儿的远期健康，大量的证据显示，早产母乳具有任何配方奶都无法替代的优势，并且其益处呈现出剂量与效应的关系，因此，母乳喂养仍是早产儿首选的喂养方式，若生母乳汁不足，则以捐赠的母乳喂养，以降低早产相关疾病的发生率。

由于早产儿铁储备、脂溶性维生素储备明显不足，充足的营养供应不仅仅关系到早产儿生后的追赶生长，还对免疫发育作用如此重要，故需常规补充铁剂，维生素D、维生素A亦推荐加量补充3个月（多胎妊娠儿亦应注意加量补充），由于早产儿去饱和酶活性不足，不能自身转化机体需要的必需脂肪酸，建议额外补充DHA，为避免重金属污染，建议婴幼儿补充藻油来源DHA。

二、7～12月龄婴幼儿

《中国居民膳食指南（2022）》7～24月龄婴幼儿喂养指南，适用于满180天至不满2周岁（24月龄）内的婴幼儿，包括如下6条准则。

（1）继续母乳喂养，满6月龄起必须添加辅食，从富含铁的泥糊状食物开始。

（2）及时引入多样化食物，重视动物性食物的添加。

（3）尽量少加糖盐，油脂适当，保持食物原味。

（4）提倡回应式喂养，鼓励但不强迫进食。

（5）注重饮食卫生和进食卫生。

（6）定期监测体格指标，追求健康生长。

此阶段处于生命早期1000天健康机遇窗口期的第三阶段，经历从婴儿食物向成人食物转换，形成相对固定饮食模式、饮食习惯的关键时期。若喂养不当，容易发生挑食偏食、营养偏差、缺铁性贫血等问题。由于近几年在辅食添加观念上的意见不一，导致7月龄后婴儿缺铁缺锌、生长不足等营养性问题突出，此次该指南指出"满6月龄起必须添加辅食""重视动物性食物的添加"给出了更明确的指导。动物性食物营养密度更高，铁锌镁等矿物质、B族维生素、优质蛋白等更丰富，在引入多样化食物基础上，重视动物性食物的添加，弥补了7月龄后母体带来的营养储备耗竭的饥荒，为此阶段儿童免疫系统功能快速发展提供了营养保障。

三、学龄前及学龄儿童

《中国居民膳食指南（2022）》儿童膳食指南，适用于满2周岁至不满18周岁的未成年人（亦成为2～17岁儿童），分为2～5岁学龄前和6～17岁学龄儿童两个阶段，是在一般人群指南基础上的补充建议和指导

1.2～5岁学龄前儿童的核心推荐

（1）食物多样，规律就餐，自主进食，培养健康饮食行为。

（2）每天饮奶，足量饮水，合理选择零食。

（3）合理烹调，少调料少油炸。

（4）参与食物选择与制作，增进对食物的认知和喜爱。

（5）经常户外活动，定期体格测量，保证健康成长。

2.6～17岁学龄儿童的核心推荐

（1）主动参与食物选择和制作，提高营养素养。

（2）吃好早餐，合理选择零食，培养健康饮食行为。

（3）天天喝奶，足量饮食，不喝含糖饮料，禁止饮酒。

（4）多户外活动，少看视频，每天 60 分钟以上的中高强度身体活动。

（5）定期监测体格发育，保持体重适宜增长。

两个指南文件里都特别强调了"每天饮奶、合理选择零食、培养健康饮食行为、多户外活动"，保障了此阶段儿童骨骼线性增长对矿物质的大量需求，生理心理变化对培养良好食物关系的需要。

青春期儿童是此阶段儿童中相对更为特殊的一部分，由于性发育的启动，生理心理变化巨大，培养健康饮食行为的意识要更强；由于激素水平变化和生理周期，青春期女性更易发生情绪波动、摄食障碍、贫血、自身免疫病等，因此维持适宜的生理心理状态，需要均衡的饮食和良好的生活习惯做保障。

本章小结

通过对不同时期儿童发育特点、营养需求及免疫系统发育特点的回顾，学习不同营养成分与免疫功能间的交互作用，得出不同时期儿童健康成长所需的营养免疫策略，即科学合理地喂养、培养良好饮食行为，遵照不同年龄段膳食指南来执行。

思 考 题

1. 简述不同时期儿童的营养需求。

2. 婴儿期如何合理添加辅食？

3. 良好的母乳喂养方法如何建立？

4. 为一位小学生制订一周健康食谱。

（周诗琼）

第十九章　妊娠期和哺乳期的营养免疫策略

知识目标　掌握营养补充策略及其对妊娠期和哺乳期妇女免疫功能的影响；妊娠期和哺乳期妇女对营养支持的需求及其对机体免疫功能的影响；了解妊娠期及哺乳期妇女膳食营养状况。

能力目标　运用本章所学的知识，为妊娠期和哺乳期妇女制订不同阶段的营养补充策略；运用本章所学的知识，向妊娠期和哺乳期妇女进行健康饮食及生活习惯的宣教。

价值目标　了解中国妊娠期和哺乳期妇女常见营养缺乏情况，意识到开展妊娠期营养免疫知识教育和正确营养补充的重要性，培养学生社会责任感和使命感。

随着我国全面放开"三孩"，每年约有 1100 万孕龄妇女怀孕。妊娠期妇女和哺乳期妇女的营养与健康状况优劣不仅关系其自身的健康状况，还影响胎儿发育成熟、新生儿健康，甚至子代对成年期疾病的易感性。近十年来，我国社会经济不断发展，居民的营养状况不断改善，但膳食不平衡，多种微量营养素摄入量偏低在妊娠期妇女及哺乳期妇女人群中仍然十分突出，主要表现在以下方面：①铁、钙、锌、维生素 A、维生素 B_2、叶酸等微量元素缺乏较为普遍，许多微量营养素摄入量与推荐水平存在较大差距；②妊娠期妇女和哺乳期妇女能量摄入过多，营养失衡者在农村地区仍较为普遍。因此，开展妊娠期及哺乳期营养免疫知识教育和正确营养补充十分重要。

第一节　妊娠期和哺乳期免疫功能及营养代谢特点

营养是机体免疫功能的重要影响因素，因为免疫系统高度依赖能量输入，机体免疫功能对营养失衡高度敏感。大量流行病学研究表明，营养缺乏会降低机体免疫力，增加感染风险；而且，不同时期营养素、食物、膳食模式及其活性产物与机体免疫关系密切，对营养进行干预能改善机体免疫功能，促进机体健康。妊娠期妇女是一类特殊群体，妊娠期的免疫状态通过不同免疫细胞的功能改变、调节性免疫细胞的产生及和抗胎儿免疫细胞反应的抑制，主动适应胎儿抗原的存在，从而保证妊娠顺利进行。妊娠期妇女免疫状态的改变导致免疫代谢相应变化，其在特定条件下对营养素、食物、膳食模式都相应改变。

一、妊娠期激素分泌特点

在受精卵坐床后，人绒毛膜促性腺激素（human chorionic gonadotropin，HCG）分泌持续增加。随着胎盘的逐渐形成，产生多种激素、酶及细胞因子，如 HCG、雌激素、孕激素、人胎盘生乳素（human placental lactogen，HPL）、EGF、胰岛素样生长因子（insulin-like growth factor，IGF）等，对维持妊娠有重要作用。与此同时，妊娠期妇女的甲状腺功能增强导致甲状腺激素水平上升，胰岛功能亢进所致胰岛素分泌增加等，上述激素水平的改变导致妊娠期妇女体内的合成代谢增高，需要摄入更多的能量和营养素来满足机体需求。

二、妊娠期营养代谢的特点

妊娠期营养代谢发生变化，主要表现为合成代谢增加，基础代谢率增高。对糖类、脂质、蛋白质的利用发生改变。作为胎儿主要能源的葡萄糖可以糖原的形式存储，并经扩散作用自胎盘转运至胎儿，氨基酸可通过胎盘主动转运，而脂肪酸可通过胎盘扩散转运至胎儿。接近妊娠晚期足月时，胎儿每天利用 35g 葡萄糖、7g 氨基酸和 1.7g 脂肪酸以满足能量需要。妊娠晚期蛋白质分解产物排出减少，以利于合成组织所需的氮储存。

1. 妊娠期糖代谢的改变　妊娠期妇女糖代谢有两个特点。一是胎儿只能利用葡萄糖作为能量来源，母体需提供大量葡萄糖以满足胎儿生长发育的需要。妊娠早期胎儿不断从母血中摄取葡萄糖，使妊娠期妇女血糖水平略低于非妊娠时。随着妊娠进展，糖类代谢率不断增高，胰岛素的分泌量代偿性增多，以维持糖代谢平衡。二是妊娠期所特有的几种抗胰岛素因素日益增多，胰岛素分泌量日渐增加，而且胰岛素廓清延缓，血胰岛素值上升，主要因素：①人绒毛膜促性腺激素；②雌激素，主要为雌三醇，妊娠晚期可达非妊娠期的 1000 倍，可使糖耐量降低；③胎盘胰岛素酶，一种蛋白酶，可使胰岛素降解为氨基酸及肽而失活；④孕激素，胰岛素可与孕酮受体相结合；⑤肾上腺皮质激素，具有拮抗胰岛素的作用。

2. 妊娠期脂代谢的改变　妊娠期脂代谢变化主要表现为三酰甘油（triacylglycerol，TAG）、总胆固醇（total cholesterol）和载脂蛋白升高。总胆固醇和极低密度脂蛋白浓度在妊娠 8 周以前表现为降低，之后持续升高至足月；总胆固醇和低密度脂蛋白浓度在妊娠早期表现为降低，妊娠中晚期上升，并于 34～36 周达高峰，足月时轻度下降；高密度脂蛋白浓度在雌激素的作用下从妊娠 12 周开始增加并持续整个妊娠期。

妊娠早期和妊娠中期身体脂肪组织的变化表现为脂肪堆积。妊娠期肠道吸收脂肪能力增强，妊娠早期胰岛素水平升高、胰岛素敏感增强，它通过抑制脂肪酶活性、促进脂肪酸再酯化等途径促进脂肪酸及脂肪合成，并抑制脂肪组织释放游离脂肪酸使脂肪生产增加。妊娠早期和妊娠中期的脂肪存储增多并非病理现象，而是一种生理性适应措施，为胎儿生长发育、妊娠期妇女维持健康状态及产后哺乳提供物质基础，有利于胎儿从母体中吸取更多的游离脂肪酸和其他脂类物质；是作为胎儿发育、脑组织及肺表面脂类活性物质合成的原料；为妊娠晚期脂肪分解增加、胎儿快速的生长做准备。妊娠晚期因脂肪分解增加、脂肪组织脂蛋白脂肪酶（lipoprotein lipase）活性降低，脂肪积累停止甚至脂肪含量减少。胎盘催乳素、儿茶酚胺类增加及持续的胰岛素抵抗，使脂肪分解增加，血浆中游离脂肪酸和三酰甘油酯增加。

3. 妊娠期机体参与免疫过程的代谢途径　妊娠是一种免疫增强状态。但胚胎在母体子宫内存活至分娩是免疫反应的唯一例外。胎儿作为同种移植体不被母体免疫系统排斥是一种精细而复杂的母-胎免疫调节过程。在妊娠开始时，胚胎着床诱导子宫内膜基质细胞转化为增大的、充满糖原的蜕膜细胞，被称为蜕膜化。在复杂的免疫调节网络中，子宫内膜的蜕膜化被认为是成功维持妊娠的关键前提。然而，蜕膜化、滋养层侵袭、胎盘和胎儿生长的分子及细胞机制仍然不十分清楚。但大量研究已表明，免疫与代谢途径在哺乳动物蜕膜化过程起着重要作用。目前已发现 6 种代谢途径可能参与到免疫过程，简述如下。

（1）糖酵解途径：葡萄糖通过糖酵解生成丙酮酸盐，促进三磷酸腺苷及还原型烟酰胺腺嘌呤二核苷酸（reduced nicotinamide adenine dinucleotide，NADH）生成，产生能量。此代谢过程是免疫细胞增殖，细胞活化的主要代谢途径，能够被细胞因子/抗原相关受体激活。能够增强巨噬细胞、树突状细胞，NK 细胞及部分 T 细胞的活性。糖酵解有助于产生免疫细胞中特定效应功能所需的足够能量，如吞噬作用、细胞因子的产生和抗原呈递。

（2）三羧酸循环途径：此途径主要为各组织细胞提供能量及氨基酸前体。目前存在于大多数静止细胞中，但在活化的树突状细胞中却观察到三羧酸循环途径发生改变，在激活的树突状细胞中，三羧酸循环被改变，并允许树突状细胞积累柠檬酸，从而导致脂肪酸的产生，参与细胞膜生成，这是抗原呈递所需要的。此外，过量的柠檬酸可以生成 APC 的关键效应分子——氮氧化物和前列腺素。

（3）磷酸戊糖途径：磷酸戊糖途径（pentose phosphate pathway，PPP）是细胞生长和增殖所必需的，广泛存在于巨噬细胞、中性粒细胞及树突状细胞中。PPP 产生还原型烟酰胺腺嘌呤二核苷酸磷酸（reduced nicotinamide adenine dinucleotide phosphate oxidase，NADPH）。依赖 NADPH，巨噬细胞和中性粒细胞清除感染源及诱导抗氧化剂，以防止过度的组织损伤。

（4）脂肪酸氧化：脂肪酸氧化过程首先在非炎症性和致耐受性免疫细胞中发挥作用。脂肪酸氧化抑制效应 T 细胞的功能；它通过产生 Treg 促进免疫耐受，同时抑制效应 T 细胞极化。

（5）脂肪酸合成：它参与引起炎症的先天和适应性免疫细胞亚群的产生。炎症刺激后，APC 中脂肪酸合成上调。此外，饱和脂肪酸已被证明可以促进促炎细胞因子的合成，所合成的脂肪酸的类型可能控制着 T 细胞的细胞因子的产生。

（6）氨基酸代谢：精氨酸和色氨酸已在相关免疫反应中的作用已被广泛研究。谷氨酰胺代谢可能参与调节 T 细胞和 B 细胞，并对抗原受体刺激作出反应。精氨酸在相关研究中可以促进增殖和相关信号通路的转导，并且参与胶原蛋白的合成和能量的生成。

第二节　中国妊娠期妇女和哺乳期妇女膳食营养状况及相关疾病

一、中国妊娠期妇女和哺乳期膳食结构

近年来我国育龄妇女的膳食结构和营养状况发生了明显变化。根据 2002 年中国居民营养与健康状况调查（CNHS），全国 14～17 岁、18～29 岁、30～44 岁女性谷类摄入量范围为 361.8～401.4g/d，薯类摄入量范围为 49.2～50.3g/d，豆类食物摄入量范围为 13.3～15.7g/d，蔬菜摄入量范围为 237.5～284.1g/d，浅色蔬菜摄入量是深色蔬菜的 2 倍，水果摄入量范围为 45.4～58.1g/d，动物性食品摄入量范围为 112.1～130.4g/d，奶类摄入量范围为 16.7～26.8g/d；城市女性的水果、动物性食品、奶类的消费量均显著高于农村。根据最近发布的 2010～2013 年 CNHS 监测结果，与 2002 年相比，妊娠期妇女粮谷类食物摄入总量略有下降，平均蔬菜摄入量和食用油基本稳定，水果摄入量变化不大，而城乡居民畜禽肉类摄入量增加明显，奶类及其制品摄入量下降明显。视黄醇、维生素 C、钙和维生素 D、维生素 B_1、维生素 B_2、锌等摄入量不足的风险仍较高，以维生素 D 和钙摄入量不足尤为突出。区域性调查结果也显示相似变化趋势，我国城乡妊娠期妇女的能量及营养素的主要来源仍以传统食物为主，部分妊娠期妇女膳食结构不合理，多种微量营养素缺乏很常见，农村地区更为突出。

二、中国妊娠期和哺乳期妇女营养状况

妊娠期妇女中常见的营养缺乏包括贫血、维生素 A 和维生素 D 缺乏、碘营养不足与个别碘过量的风险等。

1. 贫血　贫血，特别是缺铁性贫血是妊娠期妇女常见的营养缺乏病，主要发生在发展中国家和贫困地区，我国妊娠期妇女贫血主要为缺铁性贫血。妊娠期妇女发生缺铁性贫血将导致胎儿体内铁储存减少，增加孕产妇发生围生期死亡的风险，增加流产早产、低体重儿甚至死胎的发生率。根据 2011～2012 年中国居民营养与健康状况监测结果，妊娠期妇女血红蛋白含量第 50 百分位数（P50）为 122.7g/L，近年来，中国居民贫血状况不断改善，有研究（2020 年）表明，中国成年女性血红蛋白 P50 为 137g/L。妊娠期妇女贫血率显著下降，但仍然高达 13.6%，存在明显的地域和时间特点。北方妊娠期妇女患贫血风险高于南方，妊娠中晚期患贫血风险高于妊娠早期。

2. 维生素 A 缺乏　维生素 A 与机体免疫功能密切相关，参与了胚胎发育和生育功能维持，母体维生素 A 营养状况是影响胎儿和新生儿维生素 A 营养状况的主要因素，妊娠期，特别是妊娠早期维生素 A 缺乏或过量可增加胎儿不同器官发生先天畸形风险。2011～2012 年中国居民营养与健康状况监测数据显示，中国农村育龄妇女的维生素 A 缺乏发生率达 12.51%，有研究（2021 年）结果显示，妊娠期母体对维生素 A 的需求明显大于妊娠前，妊娠晚期高于妊娠早期。部分地区妊娠期妇女维生素 A 总缺乏检出率为 44.38%，妊娠早期缺乏率为 37.92%，妊娠中晚期缺乏率为 50.83%。

3. 维生素 D 缺乏　人群维生素 D 缺乏是全球普遍存在的营养缺乏病，尤其是在那些暴露日光很少的人群。妊娠期妇女维生素 D 缺乏增加妊娠合并症发生风险，如妊娠糖尿病（gestational diabetes mellitus，GDM）、先兆子痫等，影响胎儿发育、增加早产和新生儿低出生体重发生风险等。2011～2012 年中国居民营养与健康状况监测数据显示，城市妊娠期妇女血清 25-OH-D_3 含量 P50 为 15.41mg/L，大城市显著低于中小城市；妊娠期妇女维生素 D 缺乏率高达 74.3%；严重缺乏率大城市高于中小城市（30.6% 和 26.0%）。国内多项调查结果显示，妊娠期超过 90% 妇女维生素 D 营养状况较差，仅个别妊娠期妇女血清 25-OH-D_3 含量能达到推荐适宜水平；妊娠期妇女维生素 D 营养状况通常夏秋季略高，冬春季最低。

三、妊娠常见相关疾病

1. 超重肥胖　超重肥胖正在全球范围内流行，在妊娠期妇女中也呈升高趋势。妊娠期妇女超重肥胖（包括妊娠前超重与肥胖和妊娠期增重过多）会直接或间接影响妊娠结局，除了对母体和后代产生近期影响（包括代谢异常，如 GDM、产前子痫等），如死胎、早产、难产与剖宫产、巨大儿、出生缺陷（神经管畸形）、产后出血和感染等，还可能对后代长期健康状况造成一系列不良影响，如发生超重和肥胖及心脑血管疾病等慢性病风险增加。根据 2010～2012 年中国居民营养与

笔记栏

健康状况监测数据，我国妇女妊娠中、晚期增重过多率分别为 53.6% 和 46.5%。妊娠期增重 P50 为 15.0kg，妊娠期增重不足、适宜和过多分别占 27.2%、36.2% 和 36.6%，妊娠期增重过多与居住地区、妊娠前 BMI、文化程度、职业和产次有关，而且妊娠期增重过多者剖宫产、分娩巨大儿、其后代超重和肥胖率及母体产后体重滞留的风险显著高于妊娠期增重正常与增重不足者。

2. 妊娠高血压综合征（pregnancy-induced hypertension syndrome, PIHS） PIHS 是妊娠期间最常见的并发症，包括慢性高血压、子痫前期、子痫、慢性高血压并发子痫前期等一组常见病。PIHS 严重影响母婴健康，是导致孕产妇和围生儿死亡率增加的常见原因之一。近年多项研究结果提示，PIHS、重度 PIHS 的发病率呈明显上升趋势，而且妊娠期妇女发病孕周数明显提前。孕产妇年龄越大，发生率越高，这可能与我国高龄妊娠妇女比例的增加有关。多因素分析数据显示，孕产妇年龄、经产妇、多胎、妊娠前高 BMI、母亲 PIHS 史、性格类型、基础舒张压及某些膳食因素，如低血钙/维生素 D，是 PIHS 的危险因素。

3. GDM GDM 是妊娠期最常见的并发症之一，家族糖尿病史是 GDM 重要危险因素。GDM 除与母婴不良健康结局升高有关，还会对子代健康产生长期不良影响，如增加剖宫产、早产、分娩巨大儿、胎儿窘迫、代谢紊乱、高胆红素血症、生长失衡及其他并发症发生率等。不同地区 GDM 患病率差异很大，多项流行病学调查结果显示，亚洲地区 GDM 患病率处于较高水平。膳食因素、膳食模式、肠道菌群（如益生菌）状况等与 GDM 发生发展密切相关。虽然膳食因素与 GDM 间发生的因果关系仍有争议，但是以植物性食物为主的膳食模式（低能量/低生糖指数膳食）有助于降低患 GDM 风险，而高动物蛋白质、高脂肪和低糖类的膳食模式可能增加发生 GDM 风险。早发现 GDM，及时有效控制血糖水平，对改善 GDM 妊娠期妇女的妊娠结局具有重要意义。

第三节　妊娠期和哺乳期对营养补充的需求及其与机体免疫功能的关系

一、妊娠前体重指数与免疫功能

营养与免疫密切相关，免疫系统高度依赖能量输入，因此对营养失衡高度敏感。脂肪因子可能是介导体重或营养与免疫相互作用的潜在因素。这些信号通路和介导蛋白是由脂肪组织分泌的。通过这些脂肪因子，脂肪组织能够与其他器官进行产生联系，进行重要生理功能的调节，包括免疫系统、葡萄糖和脂质代谢、胰岛素的敏感性及其分泌功能。在脂肪因子中最主要包括瘦素和脂联素，研究表明其能抑制性调节炎性反应，调节全身能量稳态及胰岛素敏感性。各种免疫细胞亚群，包括 NK 细胞、树突状细胞、T 细胞和 B 细胞，都通过瘦素受体与瘦素产生反应。

妊娠开始前的营养状况可能是调节妊娠开始和成功的一个重要因素。较低的妊娠前 BMI（低于 18.5）与低水平的瘦素和高水平的脂联素有关。瘦素不足会抑制生殖功能，如延迟排卵。此外，低水平的瘦素导致 T 细胞中葡萄糖转运蛋白-1（GLUT-1）的表达降低，进而降低葡萄糖代谢，进而促进 Treg 的生成，同时抑制 Th1 细胞和 Th17 细胞反应。宫内炎性环境能够诱导分化和促进滋养细胞侵入蜕膜组织，虽然这低瘦素抑制炎性反应可能对维持妊娠有好处，但却阻止胚胎囊泡植入。因此，低瘦素和高脂联素引起的免疫功能紊乱可能是导致低 BMI 妇女不孕和胎儿丢失率的原因。另外，超重或肥胖的女性可能面临相反的情况。在这些女性中，高水平的瘦素和低水平的脂联素促进了免疫学向促炎及免疫激活的转变，包括促炎巨噬细胞、中性粒细胞和肥大细胞的积聚，以及促炎 T 细胞的激活，同时，Treg 数量减少，IL-10 减少，胰岛素受体产生的 IFN-γ 增加。因此，高水平的瘦素可能会在免疫耐受状态下感染树突状细胞捕获，从而导致 Treg 数量的减少。所以在超重/肥胖妇女中观察到的自然流产和反复流产的风险增加，可能是由于母体对妊娠免疫适应未达到相应状态。

总之，BMI 与免疫功能和妊娠结局明显相关，对于有特发性反复流产和着床失败史的妇女，使用瘦素和脂联素或调整饮食行为可能会提高这些妇女的妊娠成功率。

二、妊娠期适宜体重增长与免疫功能

WHO 及我国相关指南或临床实践强调推荐妊娠期最佳体重增长。这些指南基于妊娠前体重指数，不受年龄、胎次、吸烟和种族的影响。根据我国与国外情况不同，2018 年中国妊娠期保健指南推荐我国妊娠期妇女适宜体重增长：妊娠前 BMI＜18.5 的女性在妊娠期应该增加 12.5～18kg；而妊娠前超重/肥胖女性的体重增加建议要低得多：超重妇女（BMI 为 25～29.9）体重增长为

7～11.5kg，肥胖妇女（BMI≥30）体重增长为 5.0～9.0kg。体重增长与妊娠期妇女营养行为密切相关，对于严格控制体重的肥胖妇女，应避免过度饥饿或能量限制，从而对胎儿的发育产生不良影响。禁食后，瘦素水平下降，使 T 细胞活化、增殖和分化受阻，导致妊娠期更易感染，如流感等。另外，超过推荐能量摄入量的女性可能会增加患 GDM、先兆子痫和早产的风险。胰岛素抵抗是肥胖和营养过剩的主要后果之一，巨噬细胞和 T 细胞在胰岛素抵抗的发病机制中发挥作用。T 细胞，特别是 Th1 细胞和 CD8$^+$ T 细胞，以及 IFN-γ 和 TNF-α 等促炎细胞因子可直接损害胰岛素介导的葡萄糖摄取。此外，肥胖个体中观察到胰岛素抵抗并伴 Treg 数量的减少，一般认为，Treg 会改善糖耐量异常和增加胰岛素敏感性。另外，在脂肪组织中积累的 B 细胞通过激活促炎 T 细胞和巨噬细胞及产生致病性 IgG 自身抗体，进一步导致胰岛素抵抗。

正常妊娠的特征是一种生理上的胰岛素抵抗，它能确保稳定的葡萄糖水平，促进胎儿获得营养。与胰岛素抵抗呈正相关的代谢因子是瘦素和抵抗素。具体来说，抵抗素可以削弱葡萄糖耐量和胰岛素的作用，用抵抗素治疗可改善饮食诱导肥胖小鼠的血糖和胰岛素作用，这是用重组抵抗素治疗正常小鼠得到的结果。相反，使用抗抵抗素抗体能够改善饮食诱导肥胖小鼠的血糖和胰岛素作用。肥胖女性体内抵抗素水平的升高可能与促炎巨噬细胞数量的增加有关，可能通过炎症途径影响胰岛素抵抗，如 IL-6 的产生，最终发展为 GDM。然而，抵抗素水平与 GDM 之间的因果关系仍存在争议。

第四节　营养补充策略和对免疫功能的影响

一、补充微量营养素对免疫功能的影响

1. 叶酸　补充的微量营养素也有可能调节母体的免疫系统。如今，妊娠期妇女面临着大量关于在妊娠期补充微量营养素的建议，以确保未出生的婴儿的发展。推荐的补充剂包括矿物质补充剂和维生素，如叶酸（维生素 B$_9$）和维生素 D。通常建议在妊娠前三个月摄入 400μg 的叶酸，主要是为了防止胎儿严重的发育异常，如神经管缺陷。叶酸主要来源于绿叶蔬菜、谷物面包、糙米和肝脏。然而，仅仅从食物提供叶酸往往不能满足需求，因此，叶酸缺乏仍然是一个重要的问题，膳食补充被认为是满足需求的唯一途径。

叶酸是一种必需的维生素，参与氨基酸代谢所必需的甲基代谢，作为表观遗传机制的甲基供体，对 DNA、RNA 和蛋白质的甲基化至关重要。虽然关于叶酸对免疫细胞的直接影响的证据很少，但众所周知，它有可能改变甲基化，从而影响胎盘或发育中的胎儿中的基因表达。叶酸缺乏被证明可能会导致 T 细胞的增殖减少，特别是 CD8$^+$ T 细胞。有研究者发现，Treg 表达大量的叶酸受体 4（FR4），而后者作为维生素叶酸受体的一种亚型，使得 Treg 与其他幼稚或激活的 T 细胞明显不同。此外，据报道，叶酸是维持 Treg 所必需的，而叶酸的缺乏会导致结肠中 Treg 明显选择性地减少。叶酸缺乏可能通过减少 Treg 而增加妊娠并发症的风险。

2. 维生素 D　WHO 建议妊娠期妇女补充维生素 D，剂量为每天 5μg，特别是在冬季，因为在过去 50 年中维生素 D 缺乏症普遍增加。只有很少的营养来源天然含有维生素 D，如鲑鱼、鲭鱼、鱼肝油和蛋黄。已知维生素 D 参与骨代谢，但它也可以调节免疫反应，甚至是葡萄糖代谢。T 细胞表达维生素 D 受体，说明维生素 D 在 T 细胞免疫代谢中起着重要作用，该受体在 T 细胞增殖过程中表达增加。此外，维生素 D 会影响 T 细胞表型，如诱导 Th2 细胞和 Treg 的发育，从而促进机体耐受和抑制炎症反应。值得注意的是，树突状细胞的分化和成熟也受到维生素 D 的影响。在维生素 D 影响下，其成熟标志物如 MHC II、CD40 和 CD80/86 的表达降低。

因此，妊娠期间缺乏维生素 D 可能会对胎儿的耐受性的维持产生负面影响。然而，在妊娠的情况下维生素 D 如何改变免疫细胞代谢的直接证据仍然很少，可能与维生素 D 影响的树突状细胞发生的代谢重新编程有关。维生素 D 与成功妊娠密切相关，由供应不足导致的维生素 D 缺乏与子痫前期、胰岛素抵抗和妊娠期糖尿病有关。因为脂肪是皮肤中维生素 D 的主要存储场所，肥胖女性由于存储增加而血中维生素 D 缺乏更加严重，考虑到胎儿完全依赖母亲来获得足够的维生素 D，所以，补充维生素 D 被认为越来越重要，特别是对于超重或肥胖的女性。

3. 氨基酸　L-精氨酸在调节免疫系统中的潜在作用仍十分不清楚。在巨噬细胞中，L-精氨酸主要通过两种相互竞争的途径代谢：精氨酸酶将 L-精氨酸水解成尿素和 L-鸟氨酸，一氧化氮合酶（nitric oxide synthase，NOS）产生 L-瓜氨酸和一氧化氮（nitric oxide，NO）。这导致了两种不同的

巨噬细胞群,分别称为 M1 和 M2。妊娠期间的抗炎环境可能会使 *L*-精氨酸从 NOS 转向 M2 巨噬细胞精氨酸酶表达的增加。精氨酸酶诱导的 *L*-精氨酸消耗被认为是免疫系统的一个强大的免疫抑制途径。虽然这可能有助于维持对胎儿的免疫耐受,但一氧化氮对胎盘生长和血管生成至关重要,据报道,抑制一氧化氮合成会导致宫内生长迟缓、子痫前期和早产。而且,补充 *L*-精氨酸被证明能够改善这些病理状况。

二、妊娠前营养补充策略

合理膳食和均衡营养是成功妊娠所必需的物质基础。为降低出生缺陷、提高生育质量、保证妊娠成功,夫妻双方都应做好妊娠前的营养准备。育龄妇女在计划妊娠前 3~6 个月接受特别的膳食和健康生活方式指导,调整自身的营养健康状况和生活习惯,使之尽可能达到最佳状态,以有利于妊娠的成功。

1. 营养补充策略 ①调整妊娠前体重至适宜水平;②常吃含铁丰富的食物,选用碘盐,妊娠前三个月开始补充叶酸;③禁烟酒,保持健康生活方式;④实践应用。

2. 营养补充方法

(1) 调整体重到适宜水平。①肥胖或低体重备孕妇女应调整体重,使BMI达到18.5~23.9kg/m²,并维持适宜体重。低体重(BMI<18.5kg/m²)的备孕妇女,可通过适当增加食物量和规律运动来增加体重,每天可有一两次的加餐,每天增加牛奶 200ml 或粮谷/畜肉类 50g 或蛋类/鱼类 75g。②肥胖(BMI>28kg/m²)的备孕妇女,应改变不良的饮食习惯,减慢进食速度,避免过量进食,减少高能量、高脂肪、高糖类食物的摄入,多选择低血糖生成指数、富含膳食纤维、营养素密度高的食物。同时应增加运动,推荐每天 30~90 分钟中等强度运动。

(2) 多吃含铁、碘丰富的食物。①铁:动物血、肝脏及红肉中铁含量及铁的吸收率均较高,一日三餐中应该有瘦畜肉 50~100g,每周 1 次动物血或畜禽肝脏 25~50g。在摄入富含铁的畜肉或动物血和肝脏时,应同时摄入含维生素较多的蔬菜和水果,以提高膳食铁的吸收和利用。②碘:依据我国现行食盐强化碘量 25mg/kg,碘的烹调损失率为 20%,每日盐摄入量按 6g 计算,摄入碘约 120μg,几乎达到成人推荐量。考虑妊娠期对碘的需要量增加,碘缺乏对胎儿的严重危害、妊娠早期妊娠反应影响碘摄入,以及碘盐在烹调环节可能的碘损失,备孕妇女除规律食用碘盐外,每周再摄入 1 次富含碘的食物,如海带、紫菜等,以增加一定量的碘储备。

三、妊娠期妇女营养补充策略

由于妊娠期母体乳腺和子宫等生殖器官的发育、胎儿的生长发育及为分娩后乳汁分泌进行必要的营养储备都需要额外的营养,同时各妊娠期的营养需求也有所不同。因此,各妊娠期妇女的膳食应在非妊娠期妇女的基础上,根据胎儿生长速率及母体生理和代谢的变化进行适当的调整。

1. 营养补充策略为 ①补充叶酸,常吃含铁丰富的食物,选用碘盐;②孕吐严重者,可少量多餐,保证摄入含必要量糖类的食物;③妊娠中晚期适量增加奶、鱼、禽、蛋、瘦肉的摄入;④适量身体活动,维持妊娠期适宜增重;⑤禁烟酒,愉快孕育新生命,积极准备母乳喂养。

2. 营养补充方法

(1) 补充叶酸,常吃含铁丰富的食物,选用碘盐:①整个妊娠期应口服叶酸补充剂 400μg/d,每日摄入绿叶蔬菜;②妊娠中晚期应每日增加 20~50g 红肉,每周吃 1~2 次动物内脏或动物血;③妊娠期妇女除每日食用碘盐外,还应常吃海产食物,如海带、紫菜等。

(2) 孕吐严重者,可少量多餐,保证摄入含必要量糖类的食物:①妊娠早期无明显早孕反应者应继续保持妊娠前平衡膳食;②孕吐较明显或食欲不佳的妊娠期妇女不必过分强调平衡膳食;③妊娠期每天必须摄取至少 130g 糖类,首选易消化的粮谷类食物;④进食少或孕吐严重者需寻求医师帮助。

(3) 妊娠中晚期适量增加奶、鱼、禽、蛋、瘦肉的摄入:①妊娠中晚期奶类及其制品总摄入量达到 300~500g/d;②妊娠中晚期每天增加鱼、禽、蛋、瘦肉共计 150~250g;③每周最好食用 2~3 次深海鱼类。

(4) 适量身体活动,维持妊娠期适宜增重:①妊娠期适宜增重有助于获得良好妊娠结局,应重视体质量监测和管理;②妊娠早期体质量变化不大,可每月测量 1 次,妊娠中晚期应每周测量 1 次体质量；③健康妊娠期妇女每天应进行不少于 30 分钟的中等强度身体活动。

（5）禁烟酒，愉快孕育新生命，积极准备母乳喂养：烟草、乙醇对胚胎发育各个阶段都有明显的毒性作用，易引起流产、早产和胎儿畸形，有吸烟、饮酒习惯的妇女必须戒烟、禁酒，远离吸烟环境，避免二手烟。妊娠期身体的各种变化都可能影响妊娠期妇女情绪，需要以积极心态去面对和适应，愉快享受这一过程。

四、哺乳妇女营养补充策略

母乳喂养对母子都是最好的选择，成功的母乳喂养不仅需要健康的身体准备，还需积极的心理准备。妊娠期妇女应尽早了解母乳喂养的益处、增强母乳喂养的意愿、学习母乳喂养的方法和技巧，为产后尽早开奶和成功母乳喂做好各项准备。

哺乳期妇女饮食和生活应注意以下几个方面：①妊娠期妇女应禁烟酒，还要避免被动吸烟和不良空气环境；②妊娠期妇女情绪波动时应多与家人和朋友沟通、向专业人员咨询；③适当进行户外活动和运动有助于释放压力，愉悦心情；④妊娠中期以后应积极准备母乳喂养。

本章小结

妊娠期和哺乳期的营养和健康状况优劣不仅关系其自身的健康状况，还影响胎儿发育成熟、新生儿健康，甚至子代成年期疾病的易感性。营养是机体免疫功能的重要影响因素，因为免疫系统高度依赖能量输入，机体免疫功能对营养失衡高度敏感。本章主要介绍了妊娠期及哺乳期妇女的物质代谢及免疫功能特点，以及营养补充策略，希望通过本章内容学习，使学生了解妊娠期营养免疫知识教育和营养支持的重要性，能为妊娠期和哺乳期妇女制订营养处方和进行健康宣教。

思 考 题

1. 简述妊娠期及哺乳期妇女的物质代谢及免疫功能特点。
2. 简述中国妊娠期和哺乳期妇女常见的营养缺乏有哪些。
3. 运用本章所学的知识，为一位哺乳期妇女制订一周健康食谱。

（熊国平 雷 刚）

第二十章 老年人的营养免疫策略

知识目标　掌握老年人的营养免疫策略；熟悉营养、营养素与免疫系统的关联；了解免疫系统的衰老和衰老的生理变化特点。

能力目标　能够综合运用本章所学的知识，为老年人提供日常膳食指导。

价值目标　让同学们理解衰老的生理变化可能对老年人身体健康及营养状况造成的影响，倡导适用于老年人的健康饮食，提升老年人的健康生活品质，形成敬老爱老的社会风气。

第一节　衰老的生理变化特点

人体的衰老又称老化。它是指在人的整个生命周期中，当年龄增长到一定阶段时，人体各细胞、组织、器官的形态和功能进入退化时期，从生理、心理到社会参与方面出现衰退，趋向死亡的一系列综合表现。衰老使得人体维持内环境稳定的能力和面对环境威胁的应激能力下降，导致机体患病概率和死亡可能性增加。自然衰老是自然界的基本规律和必然过程，但是衰老的速度因人而异，除内因遗传因素外，有很多外因可加速衰老进程。这些外因可归结为如下因素。①社会性因素：包括生活环境、社会环境、经济教育水平、家庭支持、医疗资源获得情况等。②生理性因素：包括饮食和营养状况、免疫状态、患病情况、心理状态等。衰老是内因、外因相互作用的结果。尽管衰老受到遗传因素影响，但是合理的膳食、适当的锻炼、良好的情绪和心理状态可以延缓衰老发生发展的进程。我们首先需要了解衰老的生理变化特点，理解这些改变可能对老年人身体健康及营养状况造成的影响。

一、皮肤系统的衰老

随着年龄增长，老年人皮肤弹性减退，胶原、脂肪组织减少，皮脂腺分泌减少，皮肤变得无光泽、易皲裂、易瘙痒，皱纹逐渐增多。汗腺分泌汗液减少，难以适应温度变化。皮肤毛细血管减少，脆性增加易出血。脂褐素沉积，老年斑形成。皮肤机械性保护作用下降，变得脆弱易受损伤，且由于年老免疫功能下降、皮肤损伤后愈合延缓。皮肤神经末梢密度减少，皮肤的感知觉、体温调节功能都降低。

随着年龄增长，由于皮肤黑色素细胞减少及毛发的营养代谢减退，毛发色泽逐渐发生改变，变得灰白，头发生长亦缓慢。毛囊减少易脱发。

指甲生长变慢、逐渐变扁平、出现纵纹，变得干燥、易出现真菌感染。随着增龄，指甲变厚、变硬但脆性增加。

二、感官系统的衰老

老年人晶状体透明度下降、弹性减退，变得浑浊、出现白内障。瞳孔随着增龄而缩小，不能做出及时有效的缩放反应，对暗光、强光的适应性减弱。因此合适的光线对老年人安全非常重要。老年人眼肌调节能力下降，眼底动脉硬化，视网膜变薄，黄斑区域功能减退，视野变狭窄。以上变化将会导致老年人不同程度的视力障碍。

老年人耳部弹性纤维减少，耳廓变长、皱襞变平，耳部凹陷变浅。因脂肪萎缩耳垂变小，耳垂褶皱随着增龄出现。耵聍产生减少，但易在外耳道堆积，引起外耳道炎症及传导性耳聋。耳各结构的老化导致听力减退，如内耳因血液供应不足出现萎缩、对高频率声音接收能力减弱，听骨链活动减少、声波传导效率下降等。

老年人嗅黏膜萎缩、嗅球及嗅神经退变，嗅觉逐渐减退，到80岁时嗅觉受损严重。老年人舌乳头逐渐消失，舌头表面趋于光滑，味蕾数量减少，造成味阈升高、味觉减退，对咸味的敏感性尤为迟钝。老年人对食物嗅觉和味觉的减退将会影响食欲及进食量。

三、呼吸系统的衰老

老年人鼻毛易脱落变得稀少、鼻毛变短，使得鼻生理防御功能下降，容易导致呼吸道感染及感染往下蔓延。鼻黏膜随着增龄逐渐萎缩，容易出现慢性鼻炎、鼻窦炎。咽喉黏膜、淋巴细胞萎缩，免疫防御力下降，易发生上呼吸道感染。

老年人气道黏膜、黏膜下腺体和平滑肌逐渐萎缩，黏膜纤毛运动功能下降，纤维组织增生，保护性咳嗽反射能力下降。支气管软骨钙化变硬，管腔扩张，气道分泌物易潴留。肺组织老化，肺泡壁变薄、弹性下降，肺泡腔增大，肺弹性回缩力及换气功能下降。胸廓内径变大，胸廓和呼吸肌运动减弱，导致肺活量降低、残气量增多。以上变化使得老年人发生呼吸道感染的概率增加，且容易出现缺氧和二氧化碳排出不畅情况。

营养不良的老年人更容易发生支气管炎、肺部感染、吸入性肺炎、肺结核等疾病。

四、循环系统的衰老

随着年龄增长，心脏和血管出现老化。心脏胶原含量增加，心肌发生纤维化、弹性组织减少，使得老年人心脏舒缩功能减弱、心排血量降低。心脏的起搏点和传导系统退变，导致老年人容易出现心律不齐、心率过快或过慢等心律失常。老年人心脏对负荷增加的反应性降低，容易出现心功能不全的表现。

老年人血管老化，出现血管壁增厚、硬化、脆性增加，血管弹性下降，血管舒张力下降，血管外周阻力增加，导致老年人容易出现高血压。并且当老年人体位改变由坐卧位变成立位或进餐后，由于对血压的调节能力下降，容易出现直立性或餐后低血压。老年人毛细血管的代谢亦下降，容易出现机体各部位供血和供氧不足的表现。

五、消化系统的衰老

老年人消化系统的消化和吸收能力随着增龄减退。除之前提到的味觉、嗅觉改变对进食的影响，消化系统还会出现其他变化。

牙周结构出现退行性改变，如牙龈萎缩、齿根外露、齿槽骨被吸收，容易出现牙齿松动和脱落。牙齿缺失需进食软食，加剧了口腔的退变，进一步导致牙周破坏。牙釉质逐渐丢失，牙易磨损，易生龋齿。唾液腺逐渐萎缩、分泌能力减低出现唾液分泌减少，约40%的健康老年人出现口干，加上老年人舌和咀嚼肌功能下降、咀嚼无力，将影响食物的咀嚼和营养吸收。

食管肌肉萎缩、收缩力减弱，食管动力下降，食物通过的时间延长。食管下端括约肌松弛，使胃内容物容易反流入食管，出现反流性食管炎相关症状。

胃黏膜及腺细胞萎缩、功能退化，胃液分泌减低，黏液-碳酸氢盐屏障形成障碍，对胃黏膜的保护作用减弱，易出现胃炎、胃溃疡。胃酸及内因子分泌减少，影响维生素B_{12}、叶酸、蛋白质、钙等营养物质的消化吸收，老年人易发生贫血和骨质疏松。胃动力下降，胃排空减慢，容易出现腹胀、消化不良。

小肠绒毛萎缩，对乳糖吸收速度减慢，使老年人容易出现乳糖不耐受。结肠黏膜萎缩，肌层增厚，肠道血管硬化。胃肠道动力下降、蠕动减慢，排便过程延缓，加上老年人因口腔问题膳食纤维摄入过少及缺乏运动，容易出现便秘。肠道消化吸收、动力、供血量随增龄下降，影响营养物质的吸收，容易发生营养不良。

肝细胞数目减少，肝细胞萎缩，肝脏体积缩小、重量减轻。肝功能减退，蛋白质合成能力下降。肝血流量减少，肝脏代偿能力下降、肝功能易衰退，影响药物的代谢过程及对药物的排泄能力，易引起药物在体内蓄积、出现药物性肝损害。故老年人用药应谨慎，用药后注意监测肝功能。胆囊及胆管变厚、伸缩力降低，易发生胆囊炎、胆石症。

胰腺细胞数目减少，细胞形态及功能退变，胰腺体积缩小。因胰腺内分泌功能异常，老年人容易出现糖耐量异常或发生糖尿病。胰腺外分泌功能亦减弱，消化酶分泌量皆减少，导致对糖、脂肪等营养物质吸收不完全。故老年人需控制高糖、高脂食物的摄入量。

六、神经系统的衰老

人神经系统在 30 岁以后便开始缓慢衰退，进入老年期后，衰退的速度明显加快。随增龄神经元细胞丧失，脑组织萎缩，脑重量下降。大脑皮质变薄，脑回变窄，脑沟加宽加深，以颞叶和额叶最为显著，基底节和丘脑的体积也有所减少。脑血流量及氧代谢率下降，脑动脉硬化、脑血管阻力增大，脑代谢减低。神经生理功能减退，神经递质的生成减少、传导减慢，神经元细胞凋亡增加及功能改变。这些改变导致老年人出现记忆力等认知功能随增龄下降，注意力不集中，思维活动缓慢，精神性格改变，睡眠不佳，行动迟缓，动作协调能力下降，运动震颤等表现。老年人对痛温觉的敏感性下降，导致对冻伤、烫伤等不敏感。老年人本体感觉下降，故需防止日常伤害与跌倒。

自主神经系统随增龄功能减退，容易出现直立性或餐后低血压，对环境温度变化的调节能力下降。故应注意缓慢改变体位，注意营养结构的调整，注意气候等环境改变，防止不良事件发生。

七、泌尿生殖系统的衰老

随增龄肾脏逐渐萎缩、体积缩小、重量减轻，肾血管多有动脉硬化表现、肾血流量减少。90 岁老年人肾脏重量较 30 岁人群减少 25% 左右。肾单位损失，间质纤维化程度增加。肾小球不仅数目减少，且硬化、玻璃样变。肾小管膜增厚，肾小管容积减少。这些改变导致肾脏功能相应减退，肾小球滤过率下降（30 岁之后每 10 年下降约 10%），肾小管分泌及吸收下降，肾排泄、浓缩、稀释功能降低。肾脏调节水、电解质、酸碱平衡和维持内环境稳定的能力下降。肾脏内分泌功能减退。

老年人膀胱肌肉萎缩，纤维组织增生，膀胱容量减少，易形成憩室，膀胱逼尿肌收缩力减弱且容易过度活动。尿道纤维化、弹性减退，尿道括约肌松弛。这些改变容易导致老年人出现排尿无力、尿流缓慢、排尿后残余尿量增多、排尿频繁、夜尿次数增多、尿失禁、泌尿道感染多发等表现。

老年男性前列腺的结缔组织增多，容易出现不同程度的增大、肥厚，当进展到一定程度压迫尿道时，引起排尿不畅症状乃至急性尿潴留。男性睾丸随增龄出现不同程度萎缩、纤维化，睾酮分泌减少，精液生成、精子数量及精子活力减低，出现性功能减退、不育。睾酮另具有维持肌肉强度、维持骨密度、提高体能等作用，故老年男性肌肉强度、体力下降，骨质疏松风险增加。

女性 35 岁之后雌激素水平开始急剧减少。绝经期之后，卵巢、输卵管、子宫、宫颈开始萎缩，其所分泌激素水平在 60 岁降到最低，60 岁以后则稳定于低水平。老年女性出现阴道萎缩、弹性下降、干燥、褶皱减少。因激素分泌改变影响阴道内微生物菌群的构成，导致老年性阴道炎时常发生。老年女性容易出现阴道脱垂、子宫脱垂、膀胱下垂，引起漏尿。

八、内分泌系统的衰老

内分泌系统的基本组成单位是内分泌腺。人体的内分泌腺主要有垂体、甲状腺、肾上腺、胰岛等。它们合成及分泌人体生命活动所需的内分泌激素，对人体的生长发育、新陈代谢、脏器功能起着重要的调控作用。老年人内分泌腺的衰老表现为腺体一定程度的萎缩、腺体细胞数目减少、重量减轻及功能减退。

随增龄垂体重量减轻、纤维结缔组织增多、血供减少。以腺垂体分泌生长激素为例，其分泌生长激素能力下降，引起肌肉萎缩、蛋白质合成减少、脂肪分解受抑、骨质疏松等。神经垂体分泌抗利尿激素能力下降，使得肾小管对水分重吸收减少、尿液浓缩功能下降，引起老年人夜尿增多、多尿症状。

老年人甲状腺萎缩、纤维化、体积缩小、重量减轻。甲状腺分泌甲状腺激素的能力减退，以三碘甲状腺原氨酸水平下降最为显著。因此，老年人出现基础代谢率下降、怕冷、皮肤干燥、便秘、思维迟缓等表现。而四碘甲状腺原氨酸分泌减少，导致血胆固醇水平升高、动脉硬化程度加重。

老年人肾上腺出现不同程度纤维化、萎缩。下丘脑-垂体-肾上腺轴功能减退，肾上腺皮质变薄，糖皮质激素及盐皮质激素分泌水平与储备下降，使得老年人保持内环境稳定的能力、对外界环境的适应能力及对受伤、感染等应激能力皆下降。

随增龄，胰岛细胞萎缩，胰岛分泌功能减退，胰岛素分泌减少且对胰岛素的敏感性降低，血糖升高，致 65 岁以上老年人容易出现糖耐量异常，2 型糖尿病发病率亦升高。

九、骨骼肌肉系统的衰老

30 岁左右骨量到达高峰。随后，人体骨量及骨密度逐渐下降。老年人骨骼退化，骨骼矿物质沉积速度下降，骨密度及强度减低、骨脆性增加，出现骨质疏松，这意味着轻微外伤都可能导致老年人发生骨折。老年人脊柱的椎间盘变薄、变得干燥，脊柱缩短，身高变矮。

随增龄老年人出现关节老化，关节软骨、关节囊、滑膜等出现退行性改变，易发生骨质增生、骨刺形成、滑膜炎、关节痛等关节问题，关节活动度随增龄而缩小。

老年人肌肉逐渐萎缩，肌肉纤维数量及体积减小，肌肉力量减弱、更易疲劳。老年人神经系统功能衰退，加上关节退变和肌肉反应时间延长，导致其活动减少、行走变慢且不稳、动作迟缓笨拙、容易跌倒等表现。为减少、减缓肌肉丢失及肌力下降，老年人需坚持日常锻炼和适当的强度训练。

十、免疫系统的衰老

免疫防御、免疫自稳和免疫监视是免疫系统的三大功能。现在的研究认为，随着人体的衰老，免疫功能逐渐衰退、失调。免疫衰老涉及免疫细胞生成、分化、增殖、迁移和活化的各个阶段，表现为免疫细胞的功能随增龄下降，免疫细胞亚群数目改变，出现细胞吞噬能力和趋化性的降低，特异性抗体生成能力减弱等。免疫衰老会导致机体固有免疫系统和适应性免疫系统的双重损伤，使得机体对外来病原体的抵御和清除作用下降、对基因突变及衰老细胞的识别和清除能力下降、对慢性炎症的反应性增加。免疫衰老会导致许多衰老相关疾病的发病率和病死率增高，如肿瘤、自身免疫病、神经系统退行性疾病、心血管疾病和感染等。目前，免疫衰老已成为国际上新的研究热点。了解增龄过程中免疫系统的变化，为我们多方面去寻找及科学制订延缓免疫衰老的干预策略打下基础，对提升我国当前老年化社会人群的健康水平有重要意义。

（一）衰老对机体固有免疫系统的影响

老年人固有免疫系统功能减退，导致其感染性疾病的发病率上升。作为抵御病原体入侵的第一道防线，老年人皮肤、呼吸道和消化道黏膜上皮的屏障功能减弱，局部免疫球蛋白比值降低，使得细菌、病毒、真菌等病原体容易侵入体内。

固有免疫系统的免疫效应细胞如巨噬细胞、树突状细胞、NK 细胞、中性粒细胞等，在机体遇到外来病原体时，迅速履行防卫功能。随增龄，这些免疫效应细胞的数目及功能下降。以巨噬细胞为例，有研究显示老年人骨髓中巨噬细胞前体和成熟巨噬细胞的数量较年轻人大幅度减少，同时其巨噬细胞 MHC Ⅱ 分子表达减低、抗原呈递功能下降、对 T 细胞的激活能力减低。衰老巨噬细胞分泌趋化因子的能力减低，影响适应性免疫应答的激活。在动物实验中，衰老大鼠巨噬细胞在 IFN-γ 刺激后表达超氧阴离子的量显著下降，导致其氧依赖杀菌系统功能减弱而不能有效清除胞内病原体。增龄过程中，免疫效应细胞的这些改变导致老年人抗感染免疫力下降，是老年人容易发生皮肤软组织、胃肠道和肺部感染的原因之一。

我们知道，固有免疫系统采用模式识别受体来监查病原体，以 TLR 为例，TLR 通过识别病原体表面共有且进化高度保守的特定分子结构，触发细胞内各种信号通路及炎症递质的释放，从而启动宿主免疫反应。固有免疫系统的衰老引起 TLR 表达和功能改变，可能会影响其对适应性免疫系统的指令、导致低应答反应。例如，流感疫苗在健康成人中的接种有效率可达 80% 左右，然而在老年人群中该比例不足 60%。这可能是与树突状细胞的 TLR 功能下降有关，而这种下降决定了其对流感疫苗的应答是否充分。此外，动物实验研究结果也显示老龄鼠巨噬细胞 TLR 的表达及功能较年轻鼠下降，同时促炎性细胞因子的分泌亦减少。因此，免疫衰老时 TLR 表达及功能的改变，既影响固有免疫反应，又影响适应性免疫反应。提示我们，是否可通过 TLR 配体或者 TLR 激活剂来调节固有免疫系统，增强老年人免疫力、提高其免疫应答及疫苗的效力。

（二）衰老对适应性免疫系统的影响

1. 胸腺与衰老　胸腺是 T 细胞分化、成熟的场所，能产生诱导和促进 T 细胞分化成熟的多种胸腺因子，如胸腺素、胸腺体液因子等。胸腺的功能状态直接影响人体细胞免疫功能，同时间接影响体液免疫。因此，胸腺退化是免疫衰老最显著的特征之一。胸腺在生命早期最活跃，1 岁时达到最大体积，随后逐渐缩小。在人性成熟期后，胸腺逐渐纤维化、萎缩并被脂肪组织替代。衰老过程中，人体神经内分泌和胸腺微环境的变化引起胸腺退化加速。

2. 衰老对 T 细胞的影响　衰老导致人体细胞免疫和体液免疫发生改变，老年人免疫反应性的降低主要认为与衰老时 T 细胞的变化相关。随着胸腺退化，T 细胞分化、发育和成熟出现障碍。随增龄，胸腺产生、向外输出的初始 T 细胞数量减少，且 CD8$^+$ T 细胞的数量比 CD4$^+$ T 细胞下降快，记忆 T 细胞数量增加。这些改变导致机体的免疫应答随着衰老向记忆型转变，即对曾遇到过的抗原能产生一定的免疫应答反应。而初始 T 细胞数量的减少意味着老年人群对初次抗原刺激的免疫应答能力下降，机体面对感染的防御能力下降。此外，老年人 T 细胞功能活性和 T 细胞受体多样性亦下降。老年人效应 T 细胞表面共刺激分子表达减少，导致对 B 细胞激活的辅助功能下降，因此老年人细胞免疫和体液免疫功能都减退。

3. 衰老对 B 细胞的影响　B 细胞在骨髓中完成分化、发育过程。作为人体体液免疫的重要组成部分，B 细胞能产生特异性抗体，能辅助其他的免疫细胞发挥免疫功能，也能分泌多种细胞因子来调节免疫应答。骨髓产生 B 细胞亚群的结构随增龄发生变化。衰老时，外周 B 细胞总的数量变化不大，但是初始 B 细胞数量下降、记忆性 B 细胞增多。老年人 B 细胞对新抗原刺激的应答能力减弱、对新抗原产生高亲和力抗体的能力下降，体液免疫功能下降。此外，随增龄机体针对自身抗原产生的抗体增多，B 细胞可能参与老年人慢性炎症环境的产生和维持。

第二节　营养、营养素与免疫系统的关联

对抗免疫衰老、延长寿命而没有感染、肿瘤和自身免疫病是人们的理想目标。目前尚未有说服力的证据显示药物能对抗免疫衰老，但已有充分研究证据表明均衡而充足的营养是维持人体免疫力的物质基础，且其对于优化机体免疫功能和代谢调节至关重要。

营养是指人体不断地从外界摄取、消化、吸收和利用所需营养物质以满足机体生理需要、维持生命活动的过程。这些维持身体正常生长发育、新陈代谢所需的营养物质称为营养素。不同营养素对免疫系统功能有着特定的影响，任何一种营养素的缺乏都会对免疫系统产生不利影响。营养素主要包括蛋白质、脂质、糖类、维生素、无机盐、核苷酸等。它们不仅能提供能量和营养底物以维持组织器官的结构与功能，还在维持免疫细胞的分化发育、增强免疫应答能力方面具有重要作用。如果人体出现营养素缺乏、营养不良可造成继发性免疫功能缺陷，机体的细胞免疫、体液免疫、补体功能等各个方面都会受到影响。而反过来免疫功能受损、免疫系统介质失调同样会对营养物质的代谢产生深远影响。营养素、营养状态与免疫系统功能存在着密切的内在联系。

一、蛋白质、氨基酸与免疫

蛋白质可以说是人体免疫系统的"建筑原材料"。它既是免疫细胞细胞膜的重要组成成分，也是人体体液免疫反应中抗体、补体等重要免疫活性物质的构成。当人体蛋白质缺乏时，可影响免疫器官的结构和功能，使免疫器官萎缩、免疫细胞数量和活力受抑、抗体浓度和补体含量下降、免疫应答减弱。而氨基酸是组成蛋白质的基本单位。机体对蛋白质的需求实质是对氨基酸摄取的需求。氨基酸如苏氨酸、色氨酸、亮氨酸、缬氨酸、异亮氨酸、精氨酸、蛋氨酸、半胱氨酸、胱氨酸、谷氨酰胺和甘氨酸对免疫功能的影响尤为突出。

苏氨酸是免疫球蛋白的主要组成成分，主要影响机体体液免疫反应。苏氨酸缺乏会抑制 T、B 细胞及免疫球蛋白的生成。此外，在肠道中苏氨酸主要用于合成肠道黏蛋白，在肠道固有免疫屏障完整性的维持和肠道免疫应答过程中发挥着重要功能。

色氨酸除参与蛋白质的合成，同时也是人体内生物活性物质如 5-羟色胺、褪黑素的前体。色氨酸及其代谢物参与感染、肿瘤、炎症性肠病、中枢神经系统疾病等多种疾病的病理过程，影响着机体的细胞和体液免疫反应。色氨酸有促进骨髓 T 细胞分化发育的作用，可影响 T 细胞表面受体的表达。此外，肠道微生物群对色氨酸的代谢在调节肠道免疫耐受方面起重要作用。

亮氨酸、缬氨酸和异亮氨酸统称支链氨基酸。支链氨基酸影响三大营养物质的代谢，在蛋白质代谢中起重要作用，可增加蛋白质合成，有助于提高机体免疫力，而其供给不足会导致免疫损伤。

精氨酸对胸腺的发育有重要作用，可提高 T 细胞介导的免疫防御及免疫调节作用，可维持及增强巨噬细胞、NK 细胞、中性粒细胞等免疫细胞的活性。此外，它还是机体合成一氧化氮的底物。

一氧化氮作为一种重要的免疫调节物质,具有调控细胞免疫和体液免疫反应功能。

蛋氨酸、半胱氨酸和胱氨酸属于含硫氨基酸。含硫氨基酸及其代谢衍生物对免疫反应具有调节作用。我们知道,人体内的氧化还原反应存在着动态平衡。含硫氨基酸的免疫调节作用很大一部分原因在于其维持了机体内氧化还原状态的平衡。含硫氨基酸形成的最具代表性的代谢衍生物是谷胱甘肽。谷胱甘肽参与体内氧化还原反应,可加速自由基排泄、减轻自由基损伤。对多种吞噬细胞在发挥效应过程中所产生的过氧化物和活性氧有还原作用,对吞噬细胞发挥保护作用。

谷氨酰胺是淋巴细胞、巨噬细胞等多种免疫细胞的重要能量物质,可促进免疫细胞的分化增殖并维持其功能。谷氨酰胺能调节蛋白质的合成,对 B 细胞的增殖分化、免疫球蛋白的合成等有促进作用。另外,作为肠黏膜的特殊能源物质,它对于维持肠道正常的屏障功能亦具有重要作用。

甘氨酸是我们熟知的一种重要的抑制性神经递质,可影响人的认知、睡眠、情绪、痛觉、食欲等状态。此外,甘氨酸还是一种清除自由基的抗氧化剂,可阻滞活性氧簇的生成,防止免疫细胞的氧化应激损伤、抑制细胞凋亡,对巨噬细胞、中性粒细胞等免疫细胞的增殖和功能具有调节和促进作用。

二、脂质与免疫

脂质是脂肪、类脂及其衍生物的总称。脂质具有储能供能、维持体温、构成人体生物膜、发挥生物活性等重要的生理功能。此外,脂质对免疫功能、各种免疫细胞的分化发育也具有重要的调节作用。当机体受到外界抗原刺激时,淋巴结细胞的增殖需要从邻近的脂肪组织获得营养来源。脂肪细胞可分泌瘦素参与对 T 细胞、单核巨噬细胞、NK 细胞等免疫细胞数量和功能的调节。免疫细胞细胞膜磷脂中脂肪酸组成随饮食中脂肪酸成分变化而发生改变,进一步对免疫功能产生影响。一些多不饱和脂肪酸如亚油酸、α-亚麻酸等具有增强巨噬细胞的吞噬功能、增强淋巴细胞增殖分化、促进抗体和细胞因子产生的免疫增强作用。因此,在老年人膳食中提倡低脂饮食的同时,应注意适当增加不饱和脂肪酸的比例。

三、糖类与免疫

糖类可分为单糖、低聚糖和多糖。单糖是饮食中重要的供能营养素。多糖除是单糖的聚合物和储存形式外,它还具有免疫调节等特殊的生物活性。某些多糖具有促进免疫细胞的活化、活化补体、促进细胞因子生成等功能,发挥免疫调节作用。糖类还能与蛋白质结合形成复杂化合物,以糖蛋白的形式参与细胞识别、细胞间物质转运和免疫功能调节等生命活动。而不能被人体消化吸收的糖类如低聚果糖、低聚异麦芽糖、半纤维素、果胶等,具有维持肠道微生态平衡、促进肠道蠕动和改善机体免疫的作用。

四、维生素与免疫

维生素是人体必需的一类微量有机物质。它们不能由机体合成,必须从膳食中被摄取。维生素对于维持人体正常的生长发育、代谢和免疫等生理功能具有重要作用。维生素缺乏可降低机体的免疫功能,导致机体抗感染的抵抗力下降。其中以维生素 A、B 族维生素、维生素 C、维生素 D 和维生素 E 对人体的影响最为重要。

维生素 A 可促进上皮组织增殖分化、稳定细胞膜、维持黏膜屏障完善性,保护免疫系统第一道防线的正常功能,阻隔大部分病原体的入侵。维生素 A 能促进 T 细胞、巨噬细胞、NK 细胞等免疫细胞的增殖和功能,能增强机体抗感染和抗肿瘤能力。维生素 A 缺乏患者会出现淋巴器官萎缩、免疫细胞活性受损、免疫应答受抑,皮肤黏膜和肠道屏障完整性亦受损,使感染性疾病发病率增加。

B 族维生素是参与三大营养素代谢的重要辅酶,对维持人体正常功能必不可少。它们还参与免疫调节,辅助免疫系统的正常运行。维生素 B_6 在 B 族维生素中与人体免疫功能关系最为密切,它可促进免疫器官和免疫细胞如淋巴细胞的发育。维生素 B_6 参与淋巴细胞的增殖分化激活、调节抗体和细胞因子的产生。

维生素 C 是活性很强的还原性物质,是人体内天然的抗氧化剂,也是人体免疫系统所必需的维生素。它可以提高白细胞的吞噬活性,刺激淋巴细胞的增殖及参与抗体的合成。

维生素 D 除调节钙磷代谢的作用之外,目前也被看作是一种神经内分泌-免疫调节激素,对固有免疫及适应性免疫都有重要的调节作用。它对胸腺细胞、T 细胞、B 细胞、单核巨噬细胞的增殖分化和细胞功能具有免疫调节作用。

维生素 E 是人体内重要的脂溶性抗氧化剂，能保护维生素 A、必需脂肪酸、细胞膜和免疫细胞免受自由基的破坏。它同时也是人体重要的免疫调节剂，可促进免疫器官的发育和免疫细胞的分化，具有提高细胞免疫和体液免疫的功能。维生素 E 有利于 T 细胞的增殖和分化成熟。它可促进 B 细胞的活化，介导抗体水平的增加。

五、无机盐与免疫

铁是人体血红蛋白、肌红蛋白、细胞色素氧化酶、过氧化氢酶等物质的组成成分，参与体内氧的输送和组织呼吸过程，与细胞能量代谢关系密切。铁元素缺乏或过量都会对人的免疫功能带来不利影响。铁缺乏会使免疫器官的核酸、蛋白质合成障碍，影响免疫细胞的功能。体内的糖蛋白（如乳铁蛋白）有直接杀菌作用，缺铁易发生细菌感染。缺铁性贫血患者的细胞免疫功能受损，常常出现胃肠道和呼吸道感染。而当铁补充过量时，过量的铁会对细胞产生毒性作用，损伤免疫细胞的增殖和活性。此外，铁也是细菌生长所需的营养物质。铁过量容易使机体对病原菌的易感性增加和促进病原菌的滋生繁殖。

锌是人体必需微量元素之一，是体内多种酶如胸腺激酶、DNA 聚合酶、碳酸酐酶、碱性磷酸酶等的组成成分或激活因子。它参与核酸、蛋白质的合成和代谢，在氧化还原反应过程中也起重要作用。锌能维持免疫器官、免疫屏障和免疫细胞的结构和功能。锌缺乏造成免疫器官萎缩和皮肤黏膜屏障功能下降。锌缺乏同样可影响细胞免疫和体液免疫反应。

铜在机体内起着重要的催化作用。它参与构成多种酶，是氧化还原体系的有效催化剂，能抑制自由基的生成，保护机体细胞、生物膜免受氧化应激损伤。铜对固有免疫和适应性免疫系统都有重要的影响。它能通过影响 IFN、IL-2 等细胞因子的含量来调节免疫细胞的发育和活性。铜缺乏使 T 细胞功能缺陷、吞噬细胞吞噬活性减弱，导致机体对病原菌的易感性增强。

硒是一种非金属元素，是 GSH-Px 的组成部分能影响其活性，可抗氧化、修复生物膜和防止细胞畸变。硒对 NK 细胞的活性及对抗原活化的 T 细胞、B 细胞的增殖具有促进作用。它可刺激免疫球蛋白和抗体的生成：硒缺乏时抗体滴度低，补充后则可显著刺激抗体的产生。它也能影响补体调理作用和吞噬细胞活性。

六、核苷酸和免疫

核苷酸不仅仅是 RNA 和 DNA 的组成单位，它对维持正常的细胞免疫和体液免疫也有重要作用。外源性核苷酸摄入能刺激淋巴细胞增殖成熟、增加抗体生成，提高机体的抗感染能力。此外，肠上皮细胞缺乏核苷酸合成能力，须从外源性途径摄取。外源性核苷酸补充能够加速肠道细胞的生长分化和修复，在维持肠道屏障功能和肠道微生态平衡方面也起关键作用。

第三节　老年人的营养免疫策略

一、老年人的营养素需求

营养对老年人的重要性不仅仅是用于维持基本生命。营养也是提高老年人生存质量、防治疾病和延缓衰老进程所必需。老年人对营养素的需求同一般人群相比有差异。不同的老年人之间，因生活环境、生活习惯及体重、基础疾病等个体差异对营养素的需求也会有所不同。对老年人营养素摄入的总体原则：讲究科学营养，营养素全面而平衡、充足且合理。通过本节的介绍大家需要掌握老年人主要营养素的推荐摄入量和食物来源。

1. 能量　随着年龄增长，老年人的体力逐渐下降，活动量减少，能量消耗随之减少。65 岁以上老年人一般不会进行重体力活动。老年人的基础代谢率与青壮年时期相比亦下降。因此，老年人能量的供给应适当减少。中国营养学会发布《中国居民膳食营养素参考摄入量（2023 版）》按 50 岁、65 岁及 75 岁三个节点，依据身体活动水平强度的不同，对老年人细分了三种能量推荐量。

需要注意的是，老年人保持良好的情绪和心态，进行适当的体力活动对营养和机体免疫十分有益。不同的老年人由于生活习惯不同，对能量的需要量可能会有较大差异。若老年人日常活动量并

笔记栏

未减少或活动量增加，此时应注意每日能量的补充。老年人膳食能量的摄入以达到并维持理想的体重为衡量目标。

2. 蛋白质　人体衰老过程中蛋白质代谢以分解代谢为主，加上老年人胃肠等器官生理功能下降影响蛋白质的消化吸收和利用，导致老年人容易出现负氮平衡。因此，需要补充丰富、优质的蛋白质来补偿组织蛋白的消耗和维持机体正常代谢。部分老年人由于肝、肾功能减退，若摄入过多蛋白质可能会增加肝脏、肾脏的负担。因此，合理的蛋白质摄入对老年人非常重要。《中国居民膳食营养素参考摄入量（2023 版）》蛋白质推荐摄入量对于 60～64 岁老年男性为 65g/d，对于 60～64 岁老年女性为 55g/d，对于 65 岁以上老年男性为 72g/d，对于 65 岁以上老年女性为 62g/d。

蛋白质在粮谷类食物中的含量并不丰富，每日粮食中摄入蛋白质约 25g。动物性食物包括鱼、肉、蛋、奶类及大豆制品富含优质蛋白。老年人优质蛋白质的摄入量应占总蛋白质摄入量的 50% 以上。因此，所需剩余部分蛋白质可从这两类食物中获取。需注意的是摄入动物性食物及大豆制品的比例亦需搭配。若摄入过多动物性食物则动物脂肪和胆固醇的比例就会偏高。大豆制品是老年人补充优质蛋白最佳选择之一，其品种多、可选择性大且较易消化。大豆中卵磷脂、植物固醇及大豆异黄酮对人体有利。

3. 脂质　脂质是人体不可缺少的营养素。脂质若摄入不足会影响到机体能量代谢、脂溶性维生素吸收等方面，增加老年人营养不良的风险。但由于老年人胆汁分泌减少、消化和代谢脂肪能力下降，血脂常偏高，易引发动脉粥样硬化性疾病及代谢性疾病。因此，脂肪的摄入不宜过多，且需注意控制饱和脂肪酸的摄入量。《中国居民膳食营养素参考摄入量（2023 版）》推荐老年人膳食脂肪提供的能量在全日总能量占比以 20%～30% 为宜（含烹调油），其中饱和脂肪酸可接受范围为 <10%。

脂质含饱和脂肪酸、单不饱和脂肪酸和多不饱和脂肪酸三大类。动物性和植物性油脂中饱和脂肪酸较多，在提供能量的同时也有升高血脂的作用。因此摄入饱和脂肪酸不宜过多。我们日常食用的肥猪肉脂肪含量可达 90% 以上，猪瘦肉脂肪含量约 25%，鸡肉脂肪含量相对较低，牛肉的脂肪含量在 10% 以下。故老年人食用畜肉宜有节制。除控制食物中动物性脂肪的摄入外，老年人食用油的选择也应尽量少用动物油脂而选用植物油。植物油中如人们常用的豆油、葵花籽油、玉米油、花生油都含有多不饱和脂肪酸，多种交替食用比单食用一类更优。鱼类尤其海产鱼类，富含不饱和脂肪酸和优质蛋白，适合老年人食用。

4. 糖类　糖类易于消化吸收，是膳食中能量的主要来源。老年人胰岛功能减弱，胰岛素对血糖的调节作用亦减弱，糖耐量下降，血糖有升高趋势。若摄入过多的糖类可在体内转化为脂肪，引起高脂血症、肥胖症等代谢性疾病。《中国居民膳食营养素参考摄入量（2023 版）》推荐老年人糖类摄入量提供的能量宜占全日膳食总能量的 50%～65%。

应多食用含复合糖类的淀粉类主食，且注意粗粮杂粮搭配。少食用蔗糖、麦芽糖等简单的糖类，控制糖果、精制甜点的摄入量。宜多吃水果、蔬菜等富含膳食纤维的多糖类食物，起到预防老年性便秘的作用。

5. 维生素　老年人对维生素的吸收和利用率下降，故更需注意补充充足的各种维生素以维持机体正常代谢、延缓衰老及增强抗病能力。中国营养学会推荐老年人维生素摄入量与成人基本保持一致。

（1）维生素 A：推荐摄入量根据年龄段和性别进行划分：60～64 岁老年男性为 750μg/d，60～64 岁老年女性为 660μg/d，65～74 岁老年男性为 730μg/d，65～74 岁老年女性为 640μg/d，75 岁以上老年男性为 710μg/d，75 岁以上老年女性为 600μg/d。动物性食物如动物肝脏、蛋黄、牛奶、动物奶油等在富含维生素 A 的同时胆固醇含量亦较高，老年人应注意控制食用。水果蔬菜中含有的胡萝卜素经体内代谢可转化为维生素 A。老年人需多食用黄绿色蔬菜、水果。

（2）维生素 B_1：老年男性和女性推荐摄入量分别为 1.4mg/d 和 1.2mg/d。老年人对维生素 B_1 利用率降低，若长期吃精白米或饮食单调者更容易缺乏。富含维生素 B_1 的食物有谷类食物尤其是粗粮、肉类、蛋类和豆类。

（3）维生素 B_2：推荐摄入量与维生素 B_1 相同。富含维生素 B_2 的食物主要有动物性食物如动物肝脏、奶类、蛋黄、豆类和绿叶蔬菜。谷类食物中其含量较少。

（4）维生素 B_6：推荐摄入量为 1.6mg/d。日常食物如肉类、豆类、蔬菜和水果中其含量都较丰富。

（5）叶酸：即维生素 B_9，其推荐摄入量为 400μg DFE/d。食物来源有动物内脏、蛋类、绿叶蔬菜、

笔记栏

水果和坚果类食物。

（6）维生素 B_{12}：推荐摄入量 2.4μg/d。肉类、奶类和蛋类食物中其含量丰富。

（7）维生素 C：推荐摄入量为 100mg/d。在绿色蔬菜和水果中维生素 C 的含量较高，蔬菜包括芹菜、菠菜、蒜苗、生菜、小白菜、油麦菜等，常见的水果如苹果、橘子、猕猴桃、梨子等中都含有丰富的维生素 C。

（8）维生素 D：50 岁后推荐摄入量为 10μg/d，65 岁后则为 15μg/d。主要来源有深海鱼、动物肝脏、蛋黄、奶油和干酪等。

（9）维生素 E：推荐摄入量为 14mg α-TE/d。食物来源是各种植物油如小麦胚芽油、大豆油、花生油，奶类，蛋类，豆类和坚果类等。

6. 无机盐

（1）钙：是构成人体骨骼和牙齿的重要成分。由于老年人胃肠功能和肝肾功能减退，对钙的吸收利用能力下降，加上户外活动和日照时间减少又增加了骨钙的流失，导致其非常容易发生骨质疏松。老年人需要合理、足量地补钙。我国营养学会推荐钙推荐摄入量为 800mg/d。钙的补充应以食物钙为主，主要来源有牛奶、豆类、深绿色叶菜、海产品、坚果类等。

（2）铁：老年人由于造血功能减退、胃肠道对铁的吸收利用能力下降，易出现缺铁性贫血。老年男性的铁推荐摄入量为 12mg/d，未绝经妇女的铁推荐摄入量为 18mg/d，已绝经妇女的铁推荐摄入量为 10mg/d。动物性食物如动物血、动物肝脏、猪肉、牛肉中含有丰富的铁。植物性食物如黑木耳、黑豆、蘑菇、海带和红枣中含铁量相对较高。还应注意多食用富含维生素 C 的食物以利铁的吸收利用。

（3）锌：老年男性和老年女性推荐摄入量分别为 12mg/d 及 8.5mg/d。补锌的食物有肉类如牛羊肉、猪肉、鸡肉等；水果如苹果、梨子、橘子、橙子等；蛋类如鸡蛋、鸭蛋；多数蔬菜如菠菜、白菜、西红柿、莴笋等中都含锌。

（4）铜：50 岁后推荐摄入量为 0.8mg/d，75 岁后则为 0.7mg/d。含铜的食物包括贝类食物如扇贝、鲍鱼、牡蛎等，动物内脏及坚果类食物。

（5）硒：推荐摄入量为 60μg/d。含硒丰富的食物有蛋类，动物内脏，肉类，坚果类和海产品如牡蛎、墨鱼、海参等，也可以选择富硒商品如富硒大米、富硒蘑菇、富硒鸡蛋等。

（6）钠：每日摄入食盐不超过 5g。

二、老年人的膳食指导

《中国居民膳食指南科学研究报告（2021）》指出：随着经济的发展，中国居民的膳食质量和膳食结构已发生变化。近些年来，老年人的膳食和营养状况已有明显改善，但老年人群仍旧存在一定的营养与健康问题。一方面，部分老年人存在能量和蛋白质摄入不足问题；老年人维生素 B_1、维生素 B_2、叶酸及钙的摄入不足的比例均高于 80%；80 岁以上老年人的低体重率及贫血率皆高；农村老年人营养不足问题更突出。另一方面，由于经济条件好转带来的膳食不平衡，造成老年人血脂血糖血压升高、超重肥胖及心血管代谢相关慢性病问题依旧突出。由于营养不足、营养过度和营养失衡都会造成健康问题，因此需要重视老年人的合理营养。老年人采用合理的膳食结构、膳食模式，才能达到维持机体免疫力、增强抗病能力和促进健康的目的。

（一）中国老年人膳食指南

老年人长期遵循平衡膳食模式是健康长寿和预防营养相关慢性病的重要基石。老年人的平衡膳食模式亦遵循一般人群《中国居民膳食指南（2022）》的八个准则（详见第十七章）。在此基础上，针对前述我国老年人生理特点和营养素需求情况，强调了以下内容，共同组成了中国老年人的膳食指南。

1. 少量多餐细软、预防营养缺乏 在前文衰老的变化特点中讲到老年人消化系统有不同程度的衰退，如食欲下降、牙齿脱落、咀嚼功能和胃肠道蠕动消化功能减弱及体力活动减少等诸多问题使老年人摄食减少、消化吸收不良而导致营养不良。要重视预防老年人营养不良问题。若存在消化系统功能减退注意不能因此减少或拒绝蔬果、肉类等食物的摄入。老年人除了保证三餐正常摄食以外，根据其消化能力降低等特点，采取少量多餐、一天摄食四到六餐的形式，在晨起、餐间或睡前少量进食，增加全套营养素的摄入。可根据老年人咀嚼吞咽能力的不同选择如软食、半流质或糊状等不同质地的食物。老年人的食物烹制宜松软，可以采用将蔬菜切细煮软、水果切细、肉类炖烂等方式。必要时可制成匀浆膳，以使易于咀嚼和消化吸收。老年人膳食更应注意合理设计，精准营养。

2. 主动足量饮水、积极户外活动适当多做户外活动 水是生命之源，有多种重要的生理功能。老年人体内水含量逐渐下降，对缺水的耐受性下降。身体缺水时可出现容量不足、有效循环血量下降，血液黏稠度增加，代谢毒物在体内积聚，增加泌尿系统感染和结石风险等诸多危害。老年人更应注意主动饮水而非感到口渴时才饮水，用白开水、直饮水等饮用水或茶水替代含糖饮料。该指南建议在温和气候条件下，低身体活动水平成年男性每天水的适宜摄入量为1700ml、女性每天水的适宜摄入量为1500ml。老年人同样适用该标准。

适当活动有助于增强老年人心肺功能，改善骨骼关节肌肉的功能，延缓老年人认知功能下降。老年人在适当活动、维持健康体重的同时，注意适当多做户外活动增加紫外线照射的时间以利体内活性维生素D的合成，延缓骨质疏松的发生和发展。可根据老年人的生理特点和自身情况，选择适合的户外活动，如步行、快走、慢跑、跳广场舞、游泳、打太极拳、打门球、打乒乓球等。有氧运动及抗阻力运动结合进行有助于防止肌肉衰减。一般认为老年人活动需量力而行，持续时间勿过长、分次运动，强度勿过大：每天行走达到6000步；每天户外锻炼1~2次，每次1小时左右，以轻微出汗为宜；每周进行3次以上，时间超过20分钟的抗阻运动。

3. 延缓肌肉衰减、维持适宜体重 在前文内容中我们了解到老年人随增龄逐渐出现骨量下降、肌肉衰减、肌力减弱。研究表明，60岁以上者，骨骼肌量可衰减30%；80岁以上的老年人，肌肉衰减可达50%。肌肉减少30%即会影响机体的正常功能，显现出肌肉松弛、体重体力下降、身体虚弱、抵抗力下降等表现。进而老年人的活动能力降低，爬坡、行走、举物等日常动作完成显现困难，并逐步进展到易摔倒、难以站起、平衡障碍、步履不稳等，造成老年人丧失生活自理能力和生活质量。

老年人的肌肉衰减除与自身衰老和运动量相关外，与低体重亦有关。老年人体重过低会出现疲乏、贫血、免疫力低下、骨质疏松、营养不良和肌少症等表现。而体重过高亦不利于健康。超重和肥胖是糖尿病等代谢性疾病、心脑血管疾病的危险因素。维持适宜体重才有益健康。原则上老年人BMI应不低于20.0kg/m^2，也不要超过26.9kg/m^2。

4. 摄入充足食物，鼓励陪伴进餐 合理安排老年人膳食，保证食物摄入量充足的同时要兼顾膳食多样化。创造良好的进餐环境，和家人一起进餐往往比单独进餐更能让老年人保持良好的情绪进餐。此外，和家人一起进餐有助于沟通和情感交流，消除老年人的孤独感，预防老年人心理疾病的出现。

（二）中国老年人平衡膳食宝塔

中国老年人平衡膳食宝塔是把老年人平衡膳食的原则转化成各类食物的重量，并以直观、容易理解的宝塔形式展现出来。它显示的是老年人一种较理想的膳食模式，告诉老年人每天应该摄入的食物种类及其重量，方便老年人在日常生活中施行。受地理位置、经济条件、文化习俗和个人习惯等多方面因素影响，不少老年人当前实际膳食与宝塔推荐的食物种类和量存在差距。但为了改善老年人膳食营养状况，可将它的推荐内容看作是一个要逐步达到的奋斗目标。

该膳食宝塔共分五层，展示了老年人每天应摄入的主要食物种类。以宝塔各层的位置和面积大小区别，来反映各类食物在平衡膳食中的地位、占的比重和合理摄入量。由下至上来看：谷类、薯类及杂豆位居最底层，每天应摄入200~350g；蔬菜类和水果类位居第二层，老年人每天应分别摄入400~500g和200~400g；畜肉类、鱼虾及禽类和蛋类等动物性食物居于第三层，老年人每天应摄畜肉类50g，鱼虾及禽类50~100g，蛋类25~50g；奶类及奶制品、大豆类及坚果居于第四层，老年人每天应吃奶类及奶制品300g，大豆类及坚果30~50g。宝塔顶层是油和盐，老年人每天包括烹调油在内油摄入控制在20~25g，盐不超过5g。宝塔还强调老年人应足量饮水：在温和气候条件下低身体活动水平时每日饮水至少1200ml，建议适宜水摄入量老年男性为1700ml、女性为1500ml。可从多方面补充水分，如摄入牛奶、汤汁、稀饭、多汁的瓜果类等。在高温或重体力活动时饮水量应适当增加。宝塔对于老年人日常活动量的要求是每天应主动进行累计相当于步行6000步以上的活动。

在参照膳食宝塔制作膳食的时候，可根据体重、劳动强度、气温、生活习惯、地域特色等情况进行适当调整。例如，不同地区的老年人可因地制宜，利用当地资源，灵活应用宝塔：畜牧业发达地区可多摄入奶类，捕鱼业发达地区可多吃鱼虾蟹类，其他类动物性食物则相应少吃。重要的是老年人每天要摄入多类食物，做到在一段时间内各类食物摄入量大致符合宝塔建议量。膳食宝塔的应用需要长期坚持，这对预防营养相关疾病的发生有重大意义，并达到改善老年人群营养状况、增强免疫、促进健康和延缓衰老目的。

本 章 小 结

人体的衰老又称老化，随着年龄增长到一定的阶段，皮肤、感官、呼吸、循环、消化、神经、泌尿生殖、内分泌、骨骼肌肉、免疫等系统进入退化时期，出现衰退，导致机体患病概率和死亡可能性增加。自然衰老是自然界的基本规律和必然过程，但是符合老年人生理特点和营养素需求的营养免疫策略及膳食指导对于预防相关疾病、改善老年人营养状况、增强免疫、促进健康和延缓衰老具有重要意义。

思 考 题

1. 老年人的营养需求有什么特点？
2. 随着人体的衰老，免疫系统有哪些变化？
3. 运用本章所学的知识，为一位老年人制订一周健康食谱。

（朱 虹 吴钦钦 袁发浒）

笔记栏

第二十一章 素食者的营养免疫策略

知识目标 掌握素食人群膳食指南中的关键推荐，素食者合理的营养支持策略；熟悉素食饮食与免疫系统的影响；了解食素对于糖尿病、高脂血症等疾病的影响。

能力目标 能够运用本章所学的知识，向素食人群的膳食提供科学指导，合理建议素食者服用膳食补充剂和强化食品来适当补充钙、铁、锌、维生素 B_{12} 等营养素；能够对素食人群的营养摄入是否充足进行个体化判断。

价值目标 通过本章节的学习，使同学们理解长期素食的潜在后果，避免素食引起的营养不良综合征，树立正确的健康观念，培养正确的生活方式。

第一节 素食人群的营养代谢特点

素食人群是指以不食家禽、海鲜等动物性食物为饮食方式的人群。按照所戒食物种类不同，可分为全素、蛋素、奶素、蛋奶素人群等。完全戒食动物性食物及其产品的为全素人群；不戒食蛋奶类及其相关产品的为蛋奶素人群。

素食是一种饮食习惯或饮食文化，实践这种饮食文化的人称为素食主义者。目前我国素食人群的数量约 5000 万人。为了满足营养的需要，素食人群需要合理设计膳食。如果膳食组成不合理，将会增加蛋白质、维生素 B_{12}、ω-3 脂肪酸、铁、锌等营养素缺乏的风险。因此对素食人群的膳食提出科学指导是很有必要的。

一、蛋白质

蛋白质是人体的重要组成成分，是人体免疫系统的活性单元，有些蛋白质在人体物质转运中起着关键作用。一般来说，食物充足且每日能量需求均能得到满足的素食者是不会缺乏蛋白质的。即使是素食群体中较为极端的一类——生素食者，只要在饮食上稍加注意，其每日蛋白质需求也能得到满足。但也有部分素食者存在蛋白质摄入不足的问题：①因为过度严格地执行素食法而罹患饮食失调症的素食者；②对饮食要求极高的素食者，如专业运动员；③没有合理规划日常饮食的素食者。但以上这些情况如果发生在普通群体身上，也会出现蛋白质摄入不足的问题。

二、钙

欧洲癌症与营养前瞻性调查机构牛津分部于 2007 年公布的数据显示，蛋奶素者骨折的风险与非素食者相同，而纯素食者由于钙摄入量较小，骨折风险略有提高。然而，一篇发表于 2009 年的综述性论文表示，遵循不同饮食法的人的身体状况在临床上不具有显著差别，也就是说纯素食者骨折的风险不会比其他人高。另一项来自相同团队的研究成果表明，尽管与非素食者相比，素食者摄入的钙和蛋白质更少，但其骨密度并不会减小。该团队于 2012 年开展的一项新的研究再次证明了这个结论：执行素食法并不会导致人的骨量减少，也不会增加骨折风险。但是，研究表明相较于非素食者，素食者具有更高的骨折风险，特别是髋关节骨折。一般来说，素食者特别是全素食者骨骼矿物质密度会降低，其骨折发生率较非素食者不一定有明显差异，但发生骨折的风险是增加的。

对素食者来说，除了食物中的含钙量，还需要考虑钙的生物利用度问题。事实上，钙的生物利用度很难计算。因为不同食物中钙的吸收率差异极大，而且每个个体的饮食习惯和所处的环境都不尽相同，而他们对钙的吸收率的影响也较大。此外，下面一些因素也会影响人体对钙的吸收（表 21-1）。

从表 21-1 中可以看出，尽管牛奶含钙更多，但人食用其他食物也能够得到充足的钙，所以素食者能够获取的钙并不少。

表 21-1　常见食物中的钙含量、钙吸收率及人体吸收的钙量

食物	钙含量（mg/100g）	钙吸收率（%）	人体吸收的钙量（mg/100g）
牛奶	125	32.1	40.1
强化大豆类饮品	125	32.1	40.1
白芸豆	102.7	17.0	17.4
西兰花	49.2	52.6	25.8
甘蓝	49.2	52.6	25.8
豆腐（用钙盐做凝固剂）	204.7	31.0	63.4
小白菜	92.9	53.8	49.9
杏仁	285.7	21.2	60.5
芝麻	132.1	20.8	27.4
花椰菜	27.4	68.6	18.7
卷心菜	33.3	64.9	21.6

三、维 生 素

1. 维生素 K　不仅有促进凝血的作用，还能调控骨代谢，促进骨质蛋白的合成。

2. 维生素 D　保持维生素 D 水平在正常范围内对人体骨骼健康至关重要，因为维生素 D 可促进人体对钙的吸收。维生素 D 家族中有两名重要成员——维生素 D_2 和维生素 D_3。前者又名麦角钙化醇，主要存在于植物性食物中；后者又名胆钙化醇，主要来自动物性食物。虽然已有多项研究证明，维生素 D_2 和维生素 D_3 在作为补充剂摄入时效果是相同的，但大家普遍认为维生素 D_3 的吸收效果更好。若维生素水平偏低，可以考虑服用维生素 D 补充剂。由于在紫外线的照射下，皮肤自身能够合成部分维生素 D，因此，与通过饮食或者补充剂摄入维生素 D 相比，晒太阳是维持人体维生素 D 水平正常的最重要手段。

3. 维生素 B_{12}　又称钴胺素，是一种源自细菌的水溶性维生素，它是维持神经系统功能正常的必不可少的维生素。同时，它还能促进红细胞生成，参与 DNA 的合成与蛋白质的代谢。维生素 B_{12} 参与的酶促反应主要有两种：一种是甲基丙二酰辅酶 A 转化为琥珀酰辅酶 A，进入三羧酸循环；另一种是同型半胱氨酸转化为蛋氨酸。人体缺乏维生素 B_{12} 时，体内的甲基丙二酰辅酶 A 无法顺利转生成琥珀酰辅酶 A，因此，前者含量会超过正常值；同型半胱氨酸也一样，由于没有被顺利转化，其会在体内累积，进而含量升高。这样看来，只要对体内以上两种物质的含量进行检测，同时检测血清维生素 B_{12} 水平，再结合患者的饮食习惯，就能对患者的维生素 B_{12} 水平做出更为准确的判断。

维生素 B_{12} 储存在肝脏中，此外，肠道内的部分维生素 B_{12} 会通过肝门静脉回到肝脏被再次利用，而不是随粪便一起排出体外。肝门静脉是连接肝脏与肠道的一条静脉，负责将养分送到肝脏内部进行代谢。在肝内储存和肝肠循环的共同作用下，维生素 B_{12} 缺乏所导致的症状可能要过好几年才会表现出来。大多数相关研究指出，这个时间约为 4 年。但这并不意味着任何人体内储存的维生素 B_{12} 都够用 4 年。由于每个人体内的维生素 B_{12} 储存量不等，肝肠循环的利用率也不同，所以时间长短无法确定。此外，还有许多别的因素在起作用。例如，高膳食纤维的饮食会导致维生素 B_{12} 在肝肠循环中的利用率降低，因为膳食纤维能黏附肠道中的物质，这些物质会随膳食纤维一起排出体外，这会降低维生素 B_{12} 的储存量。所以，一旦开始执行素食法，就要同时补充维生素 B_{12}，这样才能保证体内维生素 B_{12} 的储存量足够，避免维生素 B_{12} 缺乏。一旦储存耗尽，体内的维生素 B_{12} 水平就会直线下降，并会直接诱发严重的神经性疾病。

能被人体充分利用的维生素 B_{12} 主要来源于动物性食物，包括肉类和肉制品、淡水鱼类和海鲜、蛋类和乳制品等。部分植物性食物也含有维生素 B_{12}，如藻类（特别是螺旋藻）、啤酒酵母、发酵食物等。但这些食物中含有的并不是可以直接作用于人体的活性维生素 B_{12}，而是类咕啉化合物和维生素 B_{12} 类似物，它们有益于微生物滋生，却对机体代谢没有任何作用。

如果患者体内血清维生素 B_{12} 水平偏低，医生有理由认为这名患者可能患维生素 B_{12} 缺乏症，从而对其采取相应措施。但即使患者的血清维生素 B_{12} 水平正常，也并不意味着其身体是健康的，

笔记栏

原因有两个。①血清维生素 B_{12} 测定无法判定患者体内是活性维生素 B_{12} 还是维生素 B_{12} 类似物。维生素 B_{12} 类似物与维生素 B_{12} 的化学结构类似，也能够促进微生物的繁殖，但对人体代谢无作用。②血清维生素 B_{12} 测定无法检测钴胺传递蛋白Ⅱ的运载情况。钴胺传递蛋白Ⅱ是运送维生素 B_{12} 并将其运送至细胞内的蛋白质，若体内缺乏钴胺传递蛋白Ⅱ会患巨幼细胞贫血。

以前人们普遍认为蛋奶素者不需要额外服用维生素 B_{12} 补充剂，但现在这个观点已经被推翻，维生素 B_{12} 缺乏现象在蛋奶素食者中也很普遍。可能是因为蛋奶素食者每日食用的奶制品和蛋类中所含的维生素 B_{12} 总量并不能满足人体需求，也可能是因为维生素 B_{12} 没有被人体充分吸收，又或者是二者兼而有之。所以，所有素食者都需要服用维生素 B_{12} 补充剂。

食物中的维生素 B_{12} 往往与蛋白质结合在一起，进入人体消化系统后，首先在胃酸和胃蛋白酶的作用下，与蛋白质分离，并与钴胺传递蛋白相结合。进入肠道后，在胰蛋白酶的作用下，维生素 B_{12} 又被释放出来。如果此时肠道的 pH 合适，那些被释放出来的维生素 B_{12} 就会与由胃黏膜细胞分泌的内因子结合，形成复合物，然后与末端回肠的特定受体结合，进入肠道细胞，与钴胺传递蛋白结合并被运送到身体需要的部位。只有自然剂量的维生素 B_{12} 才会在人体内经历上述过程，自然剂量即从食物或补充剂中获得的维生素 B_{12} 的量。但当维生素 B_{12} 以药物剂量（1 次 1000μg 及以上）进入人体后，就会直接穿过肠黏膜，以更快的速度进入血液循环。为了确保维生素 B_{12} 的有效吸收，口服维生素 B_{12} 是最高效可靠的方式。

四、微量元素

1. 铁　血红素铁主要来自动物性食物，是与人体内血红蛋白和肌红蛋白中的卟啉结合的铁，吸收率为 15%～35%。非血红素铁主要来自植物性食物，占人体通过饮食摄入铁总量的 90%，但其吸收率较低，仅为 1%～20%，并且会受同时摄入的其他食物和个体差异的影响。非血红素铁的吸收和排出量主要取决于人体当时的铁离子水平，铁离子水平较低时，人体会多吸收，少排出。这会帮助人类适应身体多变的铁需求，使人不会因缺铁而生病。这种适应能力在妊娠期妇女身上可以得到充分体现。与非妊娠期相比，女性在妊娠期对铁的吸收率提升了 60%。素食者也一样，尽管他们的铁摄入量不高，但他们通过粪便排出的铁蛋白也很少。因此，素食者体内的铁储存量只会比非素食者略低而已。素食者体内铁含量与非素食者体内的铁含量接近，但一般来说，前者体内的铁蛋白含量相对偏低，这可能会使素食者在体内储存的铁耗尽时更脆弱。血红素铁和非血红素铁都能被小肠吸收，不过血红素铁能完全被肠黏膜上皮细胞吸收，而非血红素铁的吸收则受更多因素限制，人体会根据需求进行调节，这是一种预防人体内铁过量的有效手段。因为人体排出多余铁的能力有限，而体内铁过量会导致严重的后果。

目前已经知道，素食者患缺铁性贫血的概率与非素食者大体相当。并且，素食者会逐渐适应铁摄入量较少的状况，使人体对铁的吸收率提高，排泄率降低。尽管与非素食者相比，素食者体内的铁储存量会少一些，但其体内的铁蛋白量仍处于正常范围内。此外，还有一些影响铁吸收的因素。植酸会使人体对铁的吸收率降低 10%～50%，不过只要多摄入 50mg 维生素 C，就能抵消一盘蔬菜中所含植酸的副作用；多摄入 150mg 维生素 C，则可以使人体对铁的吸收率提高 30%；而在一顿饭中摄入 25～75mg 的维生素 C 可以使这顿饭中所含的非血红素铁的吸收率提高一到两倍。

2. 镁　镁的一大作用是通过调节成骨细胞来促进新的骨骼形成，同时它还会对角蛋白起到一定的抑制作用。

第二节　素食与疾病

一、素食与糖尿病

与糖尿病相关的饮食因素较多，常见如下。

1. 食含防腐剂肉类　某些肉食中的防腐剂有可能直接破坏胰腺细胞，加速糖尿病的形成。硝酸盐和亚硝酸盐是经常使用的两种肉类防腐剂，用以抗氧化，增加肉类的鲜艳度，同时防止细菌在肉类中生长。此外，含有以上两种防腐剂的肉类，经高温烹调或煎炸，再经过胃酸的消化，会产生亚硝酸铵。亚硝酸胺会直接破坏分泌胰岛素的 B 细胞，引起或加重糖尿病的病情。

2. 食较多动物脂肪　食用较多的动物脂肪会引起肥胖，而肥胖又与胰岛素抵抗相关，继而加速糖尿病的形成。

3. 精制食物引起糖尿病 除了白糖、汽水、甜品、各种即食包装食品等含高精制糖的食品外，精制食物还包括白米饭、面包、面条、意粉、饼干等由精白米面组成的主食。这些食物只有淀粉而缺乏膳食纤维，会在消化初期就释放出大量糖分，是高血糖指数的食物。长期大量摄入高血糖指数的食物会过度刺激胰岛素的分泌，且血糖水平会大起大落，增加胰腺的负担，会导致糖尿病风险增加或糖尿病病情加重。

有研究指出通过结合吃全素食及吃生素食的饮食方式，能有效改善糖尿病病情，同时帮助减轻体重，亦能降低血压和血胆固醇水平，因此素食对改善糖尿病病情有帮助。

二、素食与高脂血症

高脂血症的饮食因素常见反式脂肪。喜食肉类和精制加工食品的人群会不可避免地摄入一定量的反式脂肪。反式脂肪有以下两大来源：①天然的反式脂肪，主要来自肉类，包括牛肉、羊肉及肉类产品，甚至牛奶和奶制品也含有少量的反式脂肪；②人工反式脂肪，主要来自工业化生产的氢化植物脂肪。

进食反式脂肪会促进全身性炎症、提高血液中低密度脂蛋白胆固醇、三酰甘油水平，降低高密度脂蛋白胆固醇水平，大大提高冠状动脉粥样硬化心脏病和脑卒中的发病率。再加上通常含反式脂肪的食物，都是人工精制食物，是高血糖指数的食物，也同时增加了 2 型糖尿病的患者风险。

大部分素食的脂肪含量都大大低于肉类食物，同时食用含有丰富的膳食纤维和植物化学物，可降低患高脂血症的风险。

三、素食与功能性胃胀气

有些人群经常性胃痛、胃胀气，但做胃镜检查，没有明显病变，可称为功能性胃痛或胃胀气。主要原因是累积进食难以消化的食物，当食物不能被完全消化时，便会在肠道里发酵，导致肠道内细菌数量增加，释放大量气体，刺激胃肠黏膜，影响胃肠蠕动，引起胃胀痛、肠道排气量增加等。这些乳糖便成了肠道细菌的食物，在肠道里形成了发酵的效果，引起各种胀痛不适。日常生活中，胃肠胀气相关的食品：①难以消化及分解的食物，包括肉类脂肪、肉类蛋白质、煎炸多油的食物；②去了壳的谷物，如精制主食，缺乏膳食纤维，会减慢肠道的蠕动，助长胃肠胀气的形成；③长期食用含有咖啡因的食物，除了可能会令胃肠黏膜绒毛萎缩、减弱消化能力，还可引起幽门松弛，继而引发食管反流；④牛奶及奶制品，由于东方人体内普遍缺乏乳糖酵素，当人食用牛奶或奶制品时，胃肠道无法完全消化和分解其中所含的乳糖成分。

因此，全素食、吃整全食物配合尽量生食，不吃油炸物，避免茶、咖啡、乙醇等，可避免引起胃肠胀气。

四、素食与慢性肝病

1. 肝脏的工作

（1）肝脏的分解代谢功能：①分解从食物中而来的有毒物质，如乙醇、各种化学剂、防腐剂、色素等；②分解代谢人吃下的药物，代谢物会从胆汁或尿液排出；③分解氨，将其转化成尿素，再由尿液排出。

（2）肝脏的储存及生产功能：①生产及储存氨基酸、蛋白质、糖类和脂肪；②储存维生素、铁；③生产胆汁，消化食物时用来乳化食物中的油脂成分；④生产各种激素和酶。

2. 全素食对减轻肝脏负荷的贡献

（1）人体能更有效地运用由植物蛋白所提供的氨，消化植物蛋白而产生的氨的水平要低于消化肉类蛋白所产生的。

（2）降低肾脏排泄的负担，减轻因为肾脏功能受损而增加的肝脏分解代谢的负担。

（3）增加维生素 C 摄入，强化免疫系统，减少患病概率，因而减少服用药物，降低肝脏代谢负担。

五、素食与便秘

肠道蠕动的速度依靠纤维推进，同时也取决于消化速度。以动物为主的饮食纤维含量低，消化难度大，消化速度慢，减慢肠蠕动，因而便秘风险高。而以植物为主的饮食纤维含量高，消化难度低，消化速度快，提高肠蠕动，所以便秘风险低。

各种加工食物和精制米面也容易引起便秘。因为它们都是由去了壳的谷物制成，缺乏膳食纤维，所以易引起便秘。

蔬果完全熟食也会助长便秘。因为完全煮熟来吃的蔬菜纤维，比新鲜生吃的要难消化。植物食物生食，其所含的天然酵素得以保全，令食物更易于消化，可更有效地促进肠蠕动而达到防治便秘的效果。

六、素食与痛风

痛风是一种涉及全身多个组织或器官的代谢性疾病，是由血液中尿酸含量增高引起的。尿酸是人体正常代谢所产生的一种物质，主要通过肾脏排泄。在正常情况下，尿酸的生成和排泄处于一种动态平衡状态。由于各种原因使人体内产生的尿酸增多或排泄减少时，血液中的尿酸水平就会增高，引起高尿酸血症。当尿酸继续增高，引起尿酸盐结晶在关节和其他组织中沉积并诱发局部炎症及组织破坏时，就可引发痛风。从食物摄入过多嘌呤是引发痛风的重要原因之一。嘌呤含量高的食物主要包括肉类、动物内脏、海鲜等。动物性嘌呤加上消化肉类饱和脂肪所生成的酸性物质，会大大降低肾脏排泄尿酸的能力。此外，饮酒、摄入过多的精加工食品和高糖饮料亦是引发痛风的高危因素。

因此，调整饮食，以摄取植物蛋白质代替动物蛋白有益于痛风患者康复。

七、素食与自身免疫病

人体的细胞是由水分、蛋白质、脂肪等成分构成的。此外还需要一个微碱的血液环境让细胞正常运作。如果个体摄取的饮食中含过多不利于健康的成分可诱发免疫系统功能紊乱，如缺乏维生素、缺乏微量元素、缺乏水分，或食用过量的肉食和精加工食物使血液环境呈酸性等。当免疫系统在遗传缺陷和诱发因素的共同作用下发生紊乱，就有可能错误攻击自身正常的组织和细胞，导致全身或部分器官、组织损伤，形成自身免疫病。常见的自身免疫病包括系统性红斑狼疮、类风湿性关节炎、强直性脊柱炎、干燥综合征、炎症性肠病、重症肌无力等。

因此，实行健康合理的全素食，选择整全食物和多吃新鲜的蔬菜水果，有助于预防和缓解自身免疫系统疾病。

八、素食与巨幼细胞贫血

素食者由于维生素 B_{12} 缺乏所导致的典型病症是巨幼细胞贫血。与缺铁性贫血不同，这是一种大细胞性贫血，巨幼细胞贫血主要源于 DNA 合成障碍，细胞没有正常分裂，反而异常增加。不过，巨幼细胞贫血不仅源于维生素 B_{12} 缺乏，也会由叶酸（维生素 B_9）缺乏引起。所以，有些患者仅服用叶酸就能缓解病症。一般来说，叶酸在素食食物中极为丰富，很少会有素食者出现叶酸缺乏。巨幼细胞贫血很容易被检测出来，而且病因仅仅是缺乏营养素，所以治疗方法也很简单。但是，在身体出现巨幼细胞贫血之前，维生素 B_{12} 缺乏很难被发现。

第三节　素食人群营养免疫策略

为了满足营养的需要，素食人群需要合理设计膳食。

基于信仰而采用素食我们应给予尊重；对自由选择者，不主张婴幼儿、儿童、妊娠期妇女选择全素膳食。对于基于信仰已选择了全素膳食的儿童、妊娠期妇女需要定期进行营养状况监测，以尽早发现潜在的营养问题从而及时调整饮食结构。

素食人群膳食除动物性食物外，其他食物的种类与一般人群膳食类似，因此，除了动物性食物，一般人群膳食指南的建议均适用于素食人群。

一、素食人群营养素及其主要来源

1.蛋白质　完全蛋白质是指所含必需氨基酸种类齐全、数量充足的蛋白质。氨基酸是蛋白质的基本单位，每一种蛋白质均由不同含量的氨基酸组成。必需氨基酸是指人体无法合成的氨基酸，因此要从食物中获取。必需氨基酸有以下9种：组氨酸、苯丙氨酸、异亮氨酸、亮氨酸、赖氨酸、蛋氨酸、苏氨酸、色氨酸和缬氨酸。在很多人的意识里，只有肉类才含有必需氨基酸。但这种认识是错误的，大豆、鹰嘴豆、蚕豆、开心果、藜麦、苋菜籽，甚至是菠菜都含有必需氨基酸。不过，这些食物中的蛋白质尽管质量很高，但含量较低，每100g食物中仅含有3g左右，因此必须大量食用才能保证蛋白质摄入充足，这显然不太实际。例如，小扁豆中蛋氨酸的含量就比其他必需氨基酸的含量要低，这类含量较低的氨基酸称为限制氨基酸。蔬菜中的限制氨基酸为蛋氨酸，谷物中的限制氨基酸为赖氨酸和苏氨酸。当这些食物搭配在一起食用时，它们就能相互补足，让人摄入足量的必需氨基酸。

此外，蛋白质的价值不仅仅取决于是否含有必需氨基酸，还有一个重要的考量因素就是消化率，这决定了蛋白质的生物利用度。蛋白质消化率是反映食物中蛋白质在消化道内被分解和吸收程度的指标。总体而言，植物蛋白的消化率较低，因为必须破坏植物细胞的细胞壁才能获取其中的蛋白质。此外，有些植物性食物中还含有抗营养素，如植酸、单宁等，会干扰人体对营养素的吸收。植物性食品中蛋白质的消化率还取决于食物种类和处理方式。大豆蛋白的消化率与动物性食品中蛋白质的消化率差不多，浸泡、催芽和烹煮能够有效抑制食物中抗营养素的负面作用。一种蛋白质的质量和消化率可以用蛋白质消化率校正的氨基酸评分（protein digestibility-corrected amino acid score，PDCAAS）来评价。牛奶、鸡蛋的氨基酸评分为1分，大豆分离蛋白的氨基酸评分为1分，牛肉中的氨基酸评分为0.92分，大豆中的氨基酸评分为0.91分。总体来说，植物蛋白比动物蛋白的评分要低，但也能满足人体的日常所需。

目前，尚没有针对纯素食者的氮平衡状况的详尽研究，纯素食者的蛋白质推荐摄入标准只能基于少量数据来制订，制订时还要把部分植物蛋白质消化率较低的问题考虑在内。美国学者杰克·诺里斯指出，纯素食者的蛋白质摄入量（g）与体重（kg）的比例应为1.1∶1。一份合理规划的每日素食菜单，应该包括豆类和豆制品、坚果、种子和全麦谷物，蛋奶素食者还可摄入蛋类和乳制品。这样就能轻松满足身体的每日营养所需。

2. 脂质 ω-3脂肪酸可由亚麻籽油、紫苏油、部分海藻获得。

3. 钙 主要来源为绿色蔬菜如西兰花等、杏仁、用石膏做凝固剂的豆腐，对于奶素和蛋奶素人群，奶制品是膳食钙的重要来源。

4. 铁 主要来源为菠菜、蚕豆、扁豆、黑木耳；摄入富含维生素C的蔬菜水果，以利于植物性铁的吸收；利用铁制炊具烹饪。

5. 锌 主要来源为豆类、全谷物类、坚果、菌菇类。

6. 维生素

（1）维生素D：强化谷物、每天适量光照。

（2）维生素B_{12}、发酵豆制品、菌菇类：必要时服用维生素B_{12}补充剂。常见的维生素B_{12}补充剂有以下几种。

1）甲钴胺：血液和部分食物中的维生素B_{12}以甲钴胺的形式存在。

2）腺苷钴胺：是维生素B_{12}在肝脏中的储存形式。

3）氰钴胺：大部分补充剂和食物中额外添加的维生素B_{12}以氰钴胺的形式存在。

4）羟钴胺：大部分食物中的维生素B_{12}以羟钴胺的形式存在。

二、素食人群营养策略

1. 谷类为主，食物多样 适量增加全谷物。谷类食物含有丰富的糖类等多种微量元素，是提供人体能量、B族维生素和矿物质、膳食纤维等的重要来源。为了弥补因动物性食物带来的某些营养素不足，素食人群应食物多样化，适量增加谷类食物摄入量。全谷物保留了天然谷类的全部成分，提倡多吃全谷物食物。建议全素人群（成人）每天摄入谷类250～400g，其中全谷类为120～200g，蛋奶素人群（成人）为225～350g，全谷类为100～150g（蛋素/奶素人群也可参考此值）。

2. 增加大豆及其制品的摄入 每天50～80g，选用发酵豆制品。大豆含有丰富的蛋白质、不饱和脂肪酸和B族维生素及其他多种有益健康的物质，如大豆异黄酮、大豆甾醇及大豆卵磷脂；发酵豆制品中含有维生素B_{12}。因此，素食人群应增加大豆及其制品的摄入，选用发酵豆制品。建议全素人群（成人）每天摄入大豆50～80g，或等量的豆制品，其中包括5～10g发酵豆制品；蛋奶素人群（成人）每天摄入大豆25～60g或等量的豆制品（蛋素/奶素人群也可参考此值）。

大豆加工加热可提高利用率。不同的加工和烹饪方法，对大豆蛋白质有明显的影响。整粒熟大豆的蛋白质消化率仅为 65% 左右，但加工成豆浆或豆腐脑后，消化率可提高到 80% 以上，因此吃豆制品要比吃整粒熟大豆的营养价值高。大豆中含有抗胰蛋白酶的因子，能抑制胰蛋白酶的消化作用，使大豆难以分解为人体可吸收利用的各种氨基酸，经过加热煮熟后，这种因子即被破坏，消化率随之提高，所以大豆及其制品须经充分加热煮熟后再食用。

3. 常吃坚果、海藻和菌菇　坚果类富含蛋白质、不饱和脂肪酸、维生素和矿物质等，常吃坚果有助于心脏的健康；海藻含有 EPA、DHA 等 ω-3 脂肪酸及多种矿物质；菌菇富含矿物质和真菌多糖；因此素食人群应常吃坚果、海藻和菌菇。建议全素人群（成人）每天摄入坚果 20～30g，藻类或菇类 5～10g，蛋奶素人群（成人）每天摄入坚果 15～25g（蛋素/奶素人群也可参考此值）。

4. 蔬菜、水果应充足　蔬菜、水果摄入应充足，食用量同一般人群一致。

5. 合理选择烹调油　应食用各种植物油，满足必需脂肪酸的需要；α-亚麻酸在亚麻籽油和紫苏油含量最为丰富，是素食人群膳食 ω-3 脂肪酸的主要来源。因此，应多选择亚麻籽油和紫苏油。

本 章 小 结

素食是一种饮食习惯或饮食文化，实践这种饮食文化的人称为素食主义者。目前我国素食人群约 5000 万人。为了满足营养的需要，素食人群需要合理设计膳食。如果膳食组成不合理，将会增加蛋白质、维生素 B_{12}、ω-3 脂肪酸、铁、锌等营养素缺乏的风险。因此对素食人群的膳食提出科学指导是很有必要的。

素食人群膳食除动物性食物外，其他食物的种类与一般人群膳食类似。因此，除了动物性食物，一般人群膳食指南的建议均适用于素食人群。

思 考 题

1. 简述素食人群的营养代谢特点。
2. 举例说明素食与疾病的关系。
3. 请运用本章所学的知识，帮助素食者设计一周健康食谱。

（程梦婕）

第四篇 促进疾病康复的营养免疫策略

第二十二章 常见代谢性疾病的营养免疫策略

知识目标 掌握糖尿病、骨质疏松症、甲状腺疾病及高尿酸血症的营养支持策略；熟悉常见内分泌代谢性疾病的营养代谢特点和营养支持对免疫功能的帮助；了解常见内分泌代谢性疾病发生的免疫因素和营养支持方法。

能力目标 运用本章所学的内分泌代谢性疾病营养代谢特点及营养支持方法，为患者制订营养膳食处方；运用本章所学的知识，对常见内分泌代谢性疾病高危人群和患者进行健康教育。

价值目标 通过本章节的学习，使同学们懂得糖尿病及高尿酸血症等代谢性疾病与饮食习惯的关系和它对健康的危害，养成良好的饮食习惯，倡导健康生活方式；通过本章节的学习，使同学们懂得宣传卫生保健知识的重要意义。

第一节 糖 尿 病

糖尿病是一组由遗传和环境因素共同作用，以糖代谢紊乱为主要表现的临床综合征。糖代谢状态分类标准和糖尿病诊断标准依然采纳 WHO1999 年标准，见表 22-1 和表 22-2。根据糖尿病病因、发病机制及临床特点，将糖尿病分为 1 型糖尿病（type 1 diabetes）、2 型糖尿病（type 2 diabetes）、特殊类型糖尿病和妊娠糖尿病（GDM）4 种类型。其中，2 型糖尿病约占 90%，1 型糖尿病约占 5%。医学营养支持是各类糖尿病治疗的基础，本章节主要围绕 1 型糖尿病和 2 型糖尿病，介绍糖尿病的病理生理学和免疫学发病机制、临床表现、营养代谢特点及营养免疫支持策略。

表 22-1 糖代谢状态分类（WHO 1999 年标准）

糖代谢状态	静脉血浆葡萄糖（mmol/L）	
	空腹血糖	糖负荷后 2 小时血糖
正常血糖	<6.1	<7.8
空腹血糖受损	≥6.1，<7.0	<7.8
糖耐量减低	<7.0	≥7.8，<11.1
糖尿病	≥7.0	≥11.1

表 22-2 糖尿病的诊断标准

	诊断标准	静脉血浆葡萄糖或糖化血红蛋白水平
典型的糖尿病症状	加上随机血糖	≥11.1mmol/L
	或加上空腹血糖	≥7.0mmol/L
	或加上 OGTT 2 小时血糖	≥11.1mmol/L
	或加上糖化血红蛋白	≥6.5%

一、病因及免疫相关因素

1. 1 型糖尿病 1 型糖尿病是遗传、环境（病毒感染、早期牛乳喂养、化学物质使用等）、免疫因素共同作用，诱发胰岛 B 细胞发生的自身免疫反应。患者需要外源性胰岛素终身治疗。大多在 25 岁前发病，常以糖尿病酮症酸中毒为首发表现，多尿、多饮、多食和消瘦症状明显。

2. 2型糖尿病 2型糖尿病以胰岛素抵抗（insulin resistance，IR）和胰岛B细胞功能缺陷为特征。免疫稳态失衡在2型糖尿病的发病机制中也起到一定作用。长期营养过剩可持续激活免疫应答，引起脂肪组织、肝脏、骨骼肌内免疫细胞募集、活化及功能紊乱，致炎症因子和抗炎症因子失衡，产生慢性低度炎症，影响胰岛素信号转导，产生IR。2型糖尿病多发生于40岁以上人群，近年发病逐渐年轻化，临床除表现为多尿、多饮、多食和消瘦外，也可因视力减退、皮肤瘙痒、女性外阴瘙痒等就诊。有些患者无明显临床症状，在体检或出现并发症时才被确诊。

二、营养代谢特点

1. 糖代谢紊乱 糖尿病个体葡萄糖磷酸化减少，导致糖酵解、磷酸戊糖旁路代谢及三羧酸循环减弱，糖原合成减少，分解增多。肝脏中糖原分解增加，合成减少，糖异生增加。脂肪组织和肌肉组织糖利用减少，肌糖原合成减少，分解加速。

2. 脂代谢紊乱 糖尿病个体脂肪组织摄取葡萄糖及清除三酰甘油的能力下降，脂肪合成代谢减弱，脂蛋白脂酶活性低下，血浆游离脂肪酸和三酰甘油浓度增高。胰岛素极度缺乏时，脂肪的动员和分解加速，血浆游离脂肪酸浓度进一步升高，肝细胞摄取脂肪酸再酯化通路受抑制，最终生成酮体，进一步导致酮症酸中毒。2型糖尿病患者易合并混合型血脂紊乱，表现为三酰甘油水平升高；高密度脂蛋白胆固醇水平降低；血清总胆固醇（total cholesterol，TC）水平和低密度脂蛋白胆固醇（LDL-C）正常或轻度升高。

3. 蛋白质代谢紊乱 糖尿病个体肝脏、肌肉等组织摄取氨基酸减少，蛋白质合成减弱、分解加速，呈负氮平衡。血浆成糖氨基酸降低，糖异生旺盛，肝糖输出增加；血浆生酮氨基酸增高，肌肉组织摄取这些氨基酸合成蛋白质的能力降低，容易出现低白蛋白血症，乏力、消瘦、瘦体组织减少，组织修复和抵抗力降低，儿童生长发育迟缓。有研究报道，支链氨基酸、芳香族氨基酸水平较高的个体5年新发糖尿病的风险明显升高，而甘氨酸水平较高的个体5年新发糖尿病的风险明显较低。

4. 维生素及微量元素 维生素是机体物质代谢重要的辅酶和（或）抗氧化剂。糖尿病患者与正常人相比，维生素A、维生素B、维生素C和维生素E的含量有所减低。糖尿病患者由于严格控制饮食、胃肠功能紊乱、高血糖的渗透性利尿作用等原因，体内多种微量元素含量均可发生显著变化，影响血糖。有研究显示老年糖尿病患者血清锌和镁含量显著降低。

三、营养支持策略和对机体免疫功能的影响

（一）营养支持原则

在保证患者正常生活的前提下，纠正已发生的代谢紊乱，对于儿童、青少年、妊娠期或哺乳期妇女及老年糖尿病患者，满足其在特定时期的营养需求。对于无法经口进食或进食不足超过7天的高血糖患者，需通过合理的肠外营养或肠内营养支持，满足机体代谢需要。

（二）营养支持方法

1. 合理控制总能量 总能量确定以维持理想体重为宜。理想体重（kg）＝身高（cm）－105。按照每人25～30kcal/(kg·d)计算总能量，需根据患者劳动强度计算个体化能量。超重或肥胖个体，适当减轻体重可改善IR。就减重效果而言，限制能量摄入较单纯调节营养素比例更关键。妊娠期妇女在妊娠中期和晚期时，一般在平时能量需求量的基础上分别增加300kcal/d和450kcal/d。营养不良及消瘦者能量酌情增加。

2. 糖类 糖类是人体获取能量的主要来源，推荐每日糖类供能占总能量的45%～60%，尤其推荐低血糖指数（glycemic index，GI）饮食。食物的GI会随着加工方式、生熟程度、进食方式而变化。精白米面在生产加工的过程中损失了膳食纤维、维生素、矿物质等营养物质，GI高达75～80。杂粮的膳食纤维含量高，GI低，此外，杂粮如糙米，保持完整的米糠和胚芽，含有微量营养素、植物化学物，对控制血糖、预防糖尿病和心血管疾病有益。有研究显示，全谷类摄入量与全因死亡、冠心病、2型糖尿病及结直肠癌风险呈负相关，建议增加全谷类食物摄入。不建议长期采用极低糖类饮食，每天糖类摄入不能小于130g，否则容易生成酮体。

3. 脂肪 膳食总脂肪的摄入以供能占每天总能量的20%～30%为宜。对超重或肥胖患者，脂肪供能比应更低。应以单不饱和脂肪酸和多不饱和脂肪酸为主，多不饱和脂肪酸可显著降低血糖和空

腹血浆胰岛素水平，增加富含 ω-3 脂肪酸的食物，如亚麻籽仁、油菜籽、核桃、三文鱼、鲑鱼等。ω-3 脂肪酸可以降低血脂，推荐每周 2 份鱼，限制饱和脂肪酸与反式脂肪酸的摄入量。

4. 蛋白质　对于肾功能正常的患者，推荐蛋白质供能占总能量的 15%～20% 为宜。植物来源的蛋白质较动物蛋白更有助于降低血脂水平。有显性蛋白尿或肾功能下降的患者蛋白质摄入应控制在每日 0.8g/(kg·d)，且以优质蛋白为主，如鱼、禽、鸡蛋、牛奶、奶酪。乳清蛋白有助促进胰岛素分泌，改善糖代谢，并在短期内减轻体重。短期高蛋白饮食有助于减轻体重，但不建议超重或肥胖人群长期使用。

5. 膳食纤维　膳食纤维可延长患者胃排空时间，延缓葡萄糖的消化与吸收，改善血糖和血脂。推荐糖尿病患者的膳食纤维摄入量应达到并超过健康人群的推荐摄入量，25～30g/d。

6. 维生素与微量元素　不推荐糖尿病患者常规大剂量额外补充维生素，但是老年人、妊娠期妇女、哺乳期妇女、严格素食者和严格限能量饮食者有必要补充微量营养素。适量补充微量元素可提高患者免疫功能，减少感染的发生。补充维生素 B_1 和维生素 B_{12}，可改善糖尿病神经病变；联合补充维生素 C 和维生素 E 及镁、锌可能助于糖尿病患者的血糖控制，并改善肾小球功能，降低血压。维生素 D 可以增强固有免疫系统，调节适应性免疫系统，减少发生自身免疫病的可能，对 1 型糖尿病免疫系统来说是一个强有力的免疫调节剂。同时，还通过影响 IR、胰腺 B 细胞功能和炎症等机制来改善及预防 2 型糖尿病，但尚无足够证据提示糖尿病或糖耐量异常患者应补充维生素 D。

7. 益生菌　2 型糖尿病患者存在中度肠道菌群失调，补充益生菌在纠正肠道菌群失调的同时增加短链脂肪酸合成，可降低肠道通透性，减少循环内毒素，降低炎症和氧化应激。大分子糖淀粉存在于各种谷类、根茎类和豆类中，淀粉中的抗性淀粉不能被小肠消化，GI 低，产生短链脂肪酸，可以作为肠道的益生元。

（三）不同膳食模式对糖尿病患者免疫功能的影响

不同膳食模式可以影响多种炎症标志物的水平，从而影响免疫系统功能。西方饮食等属于促炎饮食，地中海饮食、低糖类饮食、低脂饮食、美国预防和控制高血压的饮食方案和素食属抗炎饮食。以地中海饮食为例，该膳食模式富含植物性食物，红肉类食物摄入较少，不饱和脂肪酸摄入量高，可通过表观遗传修饰改变免疫相关基因的表达，在人体免疫中发挥作用。不同的膳食干预模式要求在专业人员的指导下，结合患者的代谢目标和个人喜好（如风俗、文化、宗教、健康理念、经济状况等），设计个体化的饮食治疗方案。

> **知识拓展**　　　　　　　　　　　**地中海饮食**
>
> 地中海饮食是由安杰尔·基斯（Angel Keys）于 19 世纪 60 年代在对地中海人群饮食习惯观察的基础上首先提出的，是一种美味而健康的饮食方式。该膳食模式富含植物性食物，如水果、蔬菜、豆类、坚果等，红肉类食物摄入较少，特点是不饱和脂肪酸摄入量高，使用橄榄油作为主要的脂肪来源。地中海饮食通过其饮食成分的协同作用起到降血压、降血脂、减轻体重、减少 IR、预防代谢综合征和 2 型糖尿病的作用；还可通过抗炎症氧化、抑制血栓形成、保护血管内皮等功能来预防及降低冠心病的发生。

第二节　骨质疏松症

骨质疏松症是一类以骨量减少、骨组织微结构破坏为特征，骨骼脆性增加和易于骨折的代谢性骨病，60 岁以上人群患病率高达 50%。骨质疏松症按病因可分为原发性和继发性两类，原发性骨质疏松症包括绝经后骨质疏松症、老年性骨质疏松症和特发性骨质疏松症。继发性骨质疏松症是由任何影响骨代谢的疾病和（或）药物导致的骨质疏松症，本节主要介绍原发性骨质疏松症的病因、营养代谢特点和营养支持的策略及对免疫功能的帮助。

一、病因及免疫相关因素

1. 峰值骨量（peak bone mass，PBM）下降　青春期 PBM 降低，成年后发生骨质疏松症的危险性增加，发病年龄提前。

2. 骨吸收与骨形成失衡　体内成骨细胞和破骨细胞通过持续的骨重建更新成熟骨，如果骨吸收大于骨形成，骨转换加速，导致骨量减少。

3. 免疫学病因　骨形成和骨吸收的各个阶段都受到免疫系统的严格控制。目前认为，一系列免疫因子和免疫细胞通过 NF-κB 受体激活蛋白配体/NF-κB 受体激活蛋白/护骨因子（receptor activator of NF-κB ligand/receptor activator of NF-κB/osteoprotegerin，RANKL/RANK/OPG）途径调节骨细胞发育和骨转换，骨细胞也可影响免疫系统。

4. 其他因素　① 雌激素缺乏为绝经后妇女骨质疏松的主要原因，也可能是男性骨质疏松致病因素之一。②甲状旁腺激素（PTH）相对增多：随着年龄增加，肠钙吸收减少，$1,25-(OH)_2-D_3$ 生成下降，甲状旁腺激素相对增多，促进骨溶解。③营养因素：钙是骨矿物质中最主要的矿物质，钙的摄入不足，必然影响骨矿化。其他营养因素的影响，将在营养支持部分讨论。④缺乏体力活动，骨骼细胞缺乏刺激，导致青春期 PBM 下降，成年期骨吸收增多。

骨质疏松症典型的临床表现是疼痛、脊柱变形和发生脆性骨折。但骨质疏松症常常"无声无息"，患者早期常无症状，骨折后经 X 射线或骨密度检查时才发现自己患有骨质疏松症。

二、营养代谢特点

参与骨骼代谢的营养物质主要从食物中摄取，因此，骨质疏松与消化道吸收功能密切相关。除了钙、磷、镁等人体骨组织矿化的主要元素外，蛋白质在骨有机物质如胶原蛋白、糖蛋白、骨基质的形成中起着重要作用，当能量、蛋白摄入不足时，会影响骨有机物质的形成，从而引起骨营养不良。食物中的维生素 D、维生素 A 等物质在骨骼生成和代谢过程中起"催化剂"的作用，如果这些"催化剂"不足，即使"原料"齐备，也不能产生正常的骨骼。因此，慢性消化道疾病及脂肪吸收不良均可导致包括维生素 D 在内的脂溶性维生素缺乏，导致钙磷吸收不良，从而导致骨质疏松的发生。

三、营养支持策略和对机体免疫功能的影响

（一）维持适宜的能量摄入

低体重导致骨的低刺激，引起低骨量。而肥胖导致的体内慢性低度炎症，会引起骨溶解的增高，也不利于骨骼健康。建议每天能量供给平均为 25～30kcal/(kg·d)。

（二）保证膳食中钙的充分摄入

终身足够的钙摄入量对于人体获得理想的峰值骨量和维持骨骼健康是必要的。钙为骨生成必需材料，且钙离子在免疫因子和免疫细胞通过参与 RANKL/RANK/OPG 途径在调节骨细胞发育和骨转换中起着重要作用。中国居民膳食指南对钙的推荐适宜摄入量 18～50 岁为 800mg/d，50 岁以上为 1000mg/d。而膳食中钙的含量为 400mg，仅仅达到需要量的一半，牛奶是膳食钙的良好来源，每 100ml 含钙 120mg，所以，每天额外增加约 300ml 牛奶就可达到每日钙的需要量。其他含钙丰富的食品可简单总结为芝麻大豆绿蔬菜，小鱼小虾和海带。

（三）保持适宜的蛋白质摄入

充足的蛋白质摄入，可以提高机体胰岛素样生长因子 1（insulin-like growth factor 1，IGF-1）的水平，降低炎症因子 IFN-γ、TNF-α、TGF-β 水平，从而减少骨吸收、促进骨生成。但大量蛋白质有可能会进一步加重体液酸化，促进骨溶解，造成骨骼中钙的丢失。因此，过量的蛋白质也不利于骨骼健康。

（四）足量的维生素和微量元素

维生素 D 及其代谢物的主要生理作用是促进钙和磷在肠道中吸收并抑制甲状旁腺激素释放，维持血钙和磷水平正常，保证骨骼健康和神经肌肉功能正常。此外，维生素 D 通过结合于成骨细胞和骨细胞核的维生素 D 受体，作用于维生素 D 反应元件，调节骨钙素、骨形态发生蛋白等多种基因的表达。研究证实，维生素 D 与固有免疫和适应性免疫系统细胞之间相互作用，包括免疫细胞在内的广谱组织细胞表达维生素 D 代谢酶，为天然循环形式的局部自分泌和旁分泌转化为活性形式的骨

化三醇提供了生物学上合理的机制。足够的活性骨化三醇可抑制记忆细胞和浆细胞的生成，以及促进产生免疫球蛋白的 B 细胞的凋亡，可能在自身免疫疾病中具有重要意义。维生素 D 推荐摄入量为 20～25μg/d（800～1000IU/d）。每日晒太阳 15～30 分钟即可获得足够的维生素 D。海水鱼（如沙丁鱼）、肝、蛋黄等动物性食品及鱼肝油制剂是维生素 D 的良好来源。

维生素 C 是骨基质羟脯氨酸合成中必不可缺少的，能保持骨基质的正常生长和维持骨细胞产生足量的碱性磷酸酶，促进骨骼中胶原蛋白和胶原纤维的形成。维生素 C 来源于新鲜蔬菜和水果，一般叶菜类＞根茎类，酸味水果＞无酸味水果。

维生素 B_6、维生素 B_{12} 和叶酸浓度的不足会增加高半胱氨酸发生率，抑制胶原铰连的赖氨酸氧化酶的活性，诱发骨质疏松。维生素 K 参与骨钙素羧化，羧化的骨钙素可与骨的无机成分羟基磷灰石中的钙离子结合。维生素 B_6 和叶酸广泛存在于各类食物中；维生素 B_{12} 主要存在于动物性食物中；维生素 K 在绿叶蔬菜中含量丰富。

微量元素锌、铜、氟、镁与骨代谢关系密切。锌可通过生长激素及 IGF-1 调节骨的代谢，铜缺乏会引起弹性蛋白及胶原纤维的交联障碍，影响骨胶原的合成与稳定性，骨骼矿化不良。氟是维持骨生长和代谢的必需微量元素。适量的氟具有抗骨吸收作用，对防止骨质疏松有益。镁与钙、磷等形成骨盐，促进骨生长、维护骨细胞结构与功能。

蔬菜和水果是获取维生素和矿物质的重要来源，此外，蔬菜和水果富含柠檬酸钾，代谢产生的碱基可以缓冲蛋白质产生的酸，从而保护骨骼。蔬菜、水果还具有抑制骨吸收的作用。建议每天摄入种类多样的蔬菜 300～500g 和水果 200～350g。

（五）限制食盐摄入量避免摄入过量的磷

高钠饮食增加尿钙和尿钠排出量，故应当限制钠的摄入量。每日食盐摄入量＜6g。磷广泛存在于各类食物中，食物中的磷增加量一般较少，主要来源于食品添加剂及饮料，应当注意限制。膳食中摄入钙磷比值以（1～1.5）∶1 为宜。

（六）养成健康的生活习惯

戒烟，限酒，避免饮用过多（＞4 杯/天，250ml/杯）的浓茶、浓咖啡、含糖饮料，多运动，对于维护骨骼的健康也至关重要。

知识拓展 "阳光维生素"

晒太阳是指将皮肤置于太阳下的行为，可以预防骨质疏松，其中起作用的是维生素 D。人体所需的维生素 D，其中有 90% 都需要依靠晒太阳而获得。肌肤通过获取阳光中的紫外线来制造维生素 D_3，身体再把维生素 D_3 转化为活性维生素 D，这种类型的维生素有助于肠道对钙、磷的吸收，促进骨骼的形成，维生素 D 也因此被称为"阳光维生素"。

第三节 甲状腺疾病

甲状腺疾病从功能上包括甲状腺功能亢进症和甲状腺功能减退症，从形态上主要包括甲状腺肿大、甲状腺结节、甲状腺肿瘤等疾病，本节主要讨论原发性甲状腺功能亢进症和原发性甲状腺功能减退症。

一、原发性甲状腺功能亢进症

原发性甲状腺功能亢进症，简称甲亢，是指甲状腺腺体不适当地持续合成和分泌过多甲状腺激素而引起的代谢性疾病。我国目前甲亢的患病率约为 1.5%。

（一）病因及免疫相关因素

原发性甲亢包括毒性弥漫性甲状腺肿（格雷夫斯病，Graves 病）、多结节性毒性甲状腺肿、甲状腺自主高功能腺瘤、碘甲亢。Graves 病是器官特异性自身免疫病之一，环境因素（如吸烟、高碘饮食、应激、感染、妊娠等）可促进发病。T 细胞功能缺陷导致辅助 T 细胞不适当致敏，并在 IL-1 和 IL-2 的参与下使 B 细胞产生促甲状腺激素受体刺激性抗体（thyroid stimulating hormone receptorstimulating antibody，TSAb），TSAb 与促甲状腺素（thyroid stimulating hormone，TSH）竞争性的结合于 TSH 受体 α 亚单位，激活腺苷酸环化酶信号系统，导致甲状腺滤泡上皮细胞增生，产生过量的甲状腺激素，且不受下丘脑-垂体-甲状腺轴的负反馈调节，促发甲亢。多结节性毒性甲状腺肿和甲状腺自主高功能腺瘤使甲状腺结节或腺瘤自主分泌甲状腺激素增多，导致甲亢。长期、大量摄碘或使用含碘药物可使具有潜在性甲亢高危患者发生碘甲亢。

甲亢患者主要以代谢亢进和神经、循环、消化等各个系统兴奋性增高为主要临床表现：怕热、多汗、消瘦、乏力、易激惹、烦躁失眠、心悸、食欲亢进、大便次数增多或腹泻、女性月经稀少、突眼、甲状腺肿、皮肤温暖潮湿、手部震颤等。

（二）营养代谢特点

因甲状腺激素分泌过多，三大营养物质代谢加快，氧化加速，产热与散热明显增多，基础代谢率异常增高。

1. 碘　碘是参与甲状腺激素合成的重要元素，碘经肠道吸收后储存在甲状腺。人体中的碘 70%～80% 储存在甲状腺。甲亢时患者对碘的吸收利用增加。

2. 糖类　甲状腺激素促进组织对糖类的利用，也促进糖类的吸收，增加糖原分解和糖异生作用，故甲亢者可能出现血糖升高。

3. 蛋白质　生理剂量的甲状腺激素刺激蛋白质合成，过多的甲状腺激素能使蛋白质合成受抑制，并加速蛋白质分解，易引起负氧平衡，患者会出现体重减轻或消瘦。

4. 脂肪　甲状腺激素既能促进脂肪合成，又加速脂肪分解，总体效果是分解大于合成，表现为血浆胆固醇水平降低。

5. 维生素　甲亢因高代谢而消耗了大量的酶，会导致 B 族维生素及维生素 C 缺乏。还有研究发现甲亢患者体内维生素 D 缺乏发生率较高，可能与甲亢代谢快、甲亢容易合并肝损伤影响维生素 D 的代谢及维生素 D 的免疫调节作用有关。

6. 矿物质　①甲亢因糖的氧化、分解和利用加速，细胞外的钾离子迅速向细胞内移，过多的甲状腺激素增强了 Na^+、K^+-ATP 酶的活动，细胞内钾进一步增加，此外甲状腺激素还有利尿作用及可促进电解质排泄，导致转移性低钾血症，表现为甲亢性低钾性周期性瘫痪，尤其是在饱餐、疲劳、精神紧张、寒冷、饮酒、运动后诱发。②硒是人体所必需的微量元素，在甲状腺组织中含量最高，在体内以硒蛋白的形式发挥作用，在甲状腺的抗氧化系统、免疫系统，以及甲状腺激素的合成过程中发挥重要作用，能有效提高机体的细胞和体液免疫，增强 T 细胞介导的免疫反应。③甲亢时，人体内血钡、镁、锰、锌等微量元素明显降低。低锌与脱发有一定的关系，并可引起月经周期延长甚至闭经。部分女性患者低锰，可致卵巢功能紊乱，性欲减退及糖耐量异常。

（三）营养支持策略和对机体免疫功能的影响

1. 低碘饮食　甲亢患者需忌用含碘盐和富含碘的食物及药物，如海带、紫菜、海鱼、虾、牡蛎、海藻、昆布、丹参等，避免合成过多甲状腺激素。

2. 高能量饮食　甲亢患者在正常基础上能量需求可增加 50%～70%，可选择高糖类食物（如谷类、薯类、点心、水果等）及高蛋白质食物（如各种肉类、大豆制品、蛋类、奶类等）。

3. 合理维生素　建议补充 B 族维生素、维生素 C 及维生素 D 丰富的食物。维生素 B_1 丰富的食物有谷类、瘦肉、奶类、大豆制品等。新鲜的水果和蔬菜是维生素 C 的主要来源，补充活性维生素 D 有助于降低患者抗体水平，提高甲亢患者的缓解率，维生素 D 通过抑制 Th1 细胞增殖、分化和分泌细胞因子，抑制活性 B 细胞的增殖，抑制免疫球蛋白分泌，诱导 B 细胞凋亡等多种途径调节免疫系统，抑制适应性免疫、促进免疫耐受，对包括 Graves 病在内的多种自身免疫病均有益。

4. 补充矿物质　甲亢患者需选用富含钾的食物，如扁豆、蚕豆、黄豆、竹笋、口蘑等。选用富含钙、磷的食物，如牛奶、果仁、大豆制品等。选用富含锌和锰的食物，如瘦牛肉、牛奶、瘦猪肉、菠菜、绿豆、大豆制品等。甲亢患者补硒有助于加快疾病缓解，降低抗体水平，改善突眼等症状，膳食硒主要来源于坚果、谷物和蘑菇，硒补充剂中基于酵母的硒代蛋氨酸最为有效。

二、原发性甲状腺功能减退症

原发性甲状腺功能减退症，简称甲减，是由于甲状腺激素合成和分泌减少或组织作用减弱导致的全身低代谢综合征。我国甲减的患病率为17.8%，女性患病率高于男性。

（一）病因及免疫相关因素

成人甲减的主要病因如下。①自身免疫损伤：最常见的原因是自身免疫性甲状腺炎，包括桥本甲状腺炎、萎缩性甲状腺炎、产后甲状腺炎等；桥本甲状腺炎（Hashimoto thyroiditis，HT）是甲减最常见的病因，典型患者体内的甲状腺过氧化物酶（thyroid peroxidase thyroperoxidase，TPO）和甲状腺球蛋白（thyroglobulin，Tg）具有免疫原性，可诱导T细胞介导细胞免疫，产生高滴度的甲状腺过氧化物酶抗体（thyroid peroxidase antibody，TPO-Ab）和甲状腺球蛋白抗体（thyroglobulin antibody，Tg-Ab），造成甲状腺滤泡上皮细胞不断被破坏，甲状腺组织逐渐被损伤，进而出现甲状腺功能减退。②甲状腺破坏：包括甲状腺手术、甲亢 ^{131}I 治疗。③碘过量：碘过量可引起具有潜在性甲状腺疾病者发生甲减，也可诱发加重自身免疫性甲状腺炎。④抗甲状腺药物：如咪唑类、硫脲类、锂盐等。

甲减发病隐匿，病程较长，主要表现为代谢率减低和交感神经兴奋性下降，典型表现为畏寒、水肿、嗜睡、记忆力减退、体重增加、少汗、便秘、女性月经紊乱或月经过多、不孕。病情轻的早期患者可没有特异症状。

（二）营养代谢特点

1. 碘　当人体缺碘时，甲状腺激素合成不足，反馈兴奋 TSH，使甲状腺增生肥大，缺碘还可直接影响大脑发育。然而，碘过量也可能诱发桥本甲状腺炎从而导致甲减。

2. 蛋白质　蛋白质营养不良，甲状腺功能有低下的趋势。甲减时小肠黏膜更新速度减慢，消化液分泌下降，酶的活力下降，白蛋白也会随之下降。

3. 脂肪　甲减时血胆固醇排泄减慢，致使血胆固醇增高，三酰甘油和 β-脂蛋白也增高。血脂浓度与血 TSH 水平呈正相关。

4. 铁　甲减是因甲状腺激素不足，影响促红细胞生成素的合成而导致骨髓造血功能低下，铁吸收障碍，可引起小细胞低色素性贫血，约 25% 的甲减患者贫血。

5. 肠道菌群　研究发现甲减患者小肠细菌过度生长、微生物群组组成发生变化。有研究报道，微生物群组组成数据变化可用于桥本甲状腺炎诊断标准之一。

（三）营养支持策略和对机体免疫功能的影响

1. 补充碘　保证适当充足的碘摄入，使用碘盐，如每日食用碘盐 6g，可摄取 120μg 的碘。选择含碘丰富的食物，如海带、紫菜、海鱼、海虾、贝类等。

2. 补充蛋白质，限制脂肪　甲减者应选用蛋白质含量高的食物，如鱼、蛋、奶、大豆制品等。限制富含脂肪和胆固醇的食物，如动物脂肪及内脏等。

3. 补充铁、叶酸　选择富含铁的食物，如动物肝脏、红色肉、黑木耳、黑芝麻、蘑菇等。选择富含叶酸的食物，如动物肝脏、绿色蔬菜等，同时保证足够的含维生素 C 丰富的蔬菜和水果的摄入，促进铁的吸收。

4. 适当补硒　多项研究表明补硒可降低桥本甲状腺炎患者血清中甲状腺过氧化物酶水平，并能降低甲减患者炎性细胞因子和 CRP 水平，但对于甲状腺功能的影响结论不一。

5. 适当补充维生素 D　桥本甲状腺炎患者补充维生素 D 后，血清 Tg-Ab 和 TPO-Ab 水平明显下降，降低了甲减发生的概率。

6. 调节肠道菌群　可以通过服用益生菌和发酵食品及一些益生元食物来调节肠道菌群，另外还要注意少吃糖和甜味剂，避免滥用抗生素，避免吸烟、充足睡眠、适当运动、减轻压力对于肠道健康也很重要。

7. 重视营养咨询　积极向患者宣传碘盐知识，对患者做营养评估，了解其碘、蛋白质、脂肪和铁等的摄入情况，及时纠正错误的饮食行为和烹调方法，合理膳食并落实到一日三餐及食物种类的选择上。

> **知识拓展**　　　　　　　　　　　**碘与甲状腺疾病**
>
> 甲状腺是体内摄碘能力最强的器官，其碘浓度比血浆高25倍。碘摄入不足或过多都可以导致甲状腺疾病的发生。当人体缺碘时，甲状腺激素合成不足，反馈兴奋促甲状腺激素，使甲状腺增生肥大，导致甲状腺肿大及结节形成。碘摄入过多会增加细胞间黏附分子-1在甲状腺细胞的表达，导致单核细胞浸润和炎症，还可能通过增加甲状腺浸润性辅助T细胞的产生、抑制调节细胞发育和导致甲状腺细胞中TNF相关凋亡诱导配体的异常表达，导致细胞凋亡和组织破坏等多种免疫调节途径导致Graves病患者自身免疫抗体增加，从而诱发或加重病情。因此应尽可能保证碘摄入在推荐水平以内。

第四节　高尿酸血症与痛风

高尿酸血症（hyperuricemia，HUA）是指成人（无论男女性），在正常嘌呤饮食状态下，非同日2次血尿酸水平超过420μmol/L（7mg/dl）。痛风是一种由于各种因素致血中尿酸升高，尿酸盐结晶沉积在关节滑膜、滑囊、软骨及其他组织中引起的反复发作性炎性疾病。

近年来，我国高尿酸血症的患病率已达13.3%，痛风为1.1%，且发病呈年轻化趋势，高尿酸血症和痛风是慢性肾脏病（chronic kidney disease，CKD）、高血压、糖尿病、心脑血管疾病的独立危险因素，也是过早死亡的独立预测因子。

一、病因及免疫相关因素

高尿酸血症和痛风是一个连续慢性的病理生理过程。高尿酸血症是嘌呤代谢紊乱引起的代谢异常综合征。当血尿酸超过其在血液或组织液中的饱和度，可在关节局部形成尿酸钠晶体并沉积。尿酸钠是一种内源性免疫佐剂，与固有免疫密切相关。当尿酸钠结晶形成后，单核细胞和其他免疫细胞摄取尿酸钠晶体，生成自由基，钾离子外流，释放组织蛋白酶 B_{85}，启动免疫炎症反应。

高尿酸血症是嘌呤代谢障碍所致，嘌呤是核酸的主要组成成分，主要为内源性核酸分解代谢而产生，小部分由外源性富有核酸的食物分解而来。因为人类缺乏尿酸氧化酶，所以尿酸是人类嘌呤代谢的最终产物。正常情况下，人体每天尿酸的产生和排泄基本上保持动态平衡，凡影响血尿酸生成和（或）排泄的因素均可以导致血尿酸水平增加。

1. 尿酸排泄减少　①药物或其他因素引起肾小球滤过率下降、近端肾小管分泌减少和重吸收增加的情况下，均可发生高尿酸血症；②过量饮酒可以通过增加肝脏三磷酸腺苷（ATP）分解，促进尿酸形成，并阻断尿酸从肾小管的分泌从而引起高尿酸血症。

2. 尿酸生成过多　①尿酸生成过多是由先天性嘌呤代谢障碍引起的；②摄入过多高嘌呤食物。

绝大多数的高尿酸血症患者可终身不出现关节炎等明显临床症状，称为无症状高尿酸血症。约1/3的高尿酸血症患者可发展为痛风。无症状的高尿酸血症表现为血尿酸水平升高，而临床尚未出现急性痛风性关节炎或尿酸性肾结石。急性痛风性关节炎好发于下肢单关节，起病急骤，数小时内症状发展至高峰，关节及周围软组织出现明显的红、肿、热、痛，疼痛剧烈。关节局部损伤（如外伤）、穿鞋过紧、走路过多、外科手术、饱餐、饮酒、脱水、过度疲劳、受冷、受潮和感染等都可能是诱发因素。

> **知识拓展**　　　　　　　　　**无症状高尿酸血症要不要治疗？**
>
> 血尿酸水平超过正常值范围上限，没有晶体沉积的症状或体征，称为无症状高尿酸血症。无症状高尿酸血症患者均应进行非药物治疗，如调整饮食、控制体重等。临床研究显示，即使无症状高尿酸血症不发作痛风，亦会合并糖尿病、高血压、肾损伤和心血管疾病等，尤其当血尿酸≥540μmol/L时，为预防出现上述合并症，建议血尿酸≥540μmol/L或≥480μmol/L伴有1种合并症时，建议降尿酸药物治疗。目前研究提示：无症状高尿酸血症患者进行非布司他干预能显著降低心脑血管等不良事件的发生率，并延缓肾功能不全的进展。无合并症者，建议血尿酸控制在<420μmol/L，伴合并症时，建议控制在<360μmol/L。

二、营养代谢特点

尿酸是人体细胞代谢及饮食中嘌呤核苷酸的最终代谢产物，为弱有机酸，微溶于水。体内血尿酸的平衡取决于嘌呤的吸收、生成、分解和排泄的动态平衡。正常人体内尿酸平均为 1200mg，每天产生 750mg，排出 500～1000mg。70% 的尿酸经肾脏排泄，30% 经胆管和肠道排泄。体内合成（内源性）尿酸约占 80%；食物中分解而来约占 20%。

三、营养支持策略和对机体免疫功能的影响

高尿酸血症和痛风是与生活方式相关的疾病，与长期高能量饮食和大量乙醇摄入密切相关。因此，建议患者保持健康的生活方式，包括控制体重、规律运动、限制乙醇摄入。

1. 控制饮食总能量 有研究表明，肥胖是患痛风的危险因素之一，体重指数与痛风的发病率呈正相关，腹型肥胖亦可增加痛风发病风险。能量摄入超标会导致嘌呤代谢加速，促进尿酸生成。应控制能量摄入达到或略低于理想体重。建议每天能量供给平均为 25～30kcal/(kg·d)。减轻体重可降低血尿酸水平，并对减少痛风发作有益处。

2. 低嘌呤饮食 富含嘌呤的食物主要为动物性食品，包括动物内脏、肉类、海鲜，尤其是红肉。烹饪前颜色较深的肉类又称红肉，如哺乳动物，包括牛、羊、猪等的肉，其嘌呤含量高于白肉（如非哺乳动物，包括鸡、鸭、鹅和淡水鱼等的肉）。建议痛风急性期患者选择低嘌呤食物，慢性缓解期选择低中嘌呤食物，禁食高嘌呤食物，常见食物嘌呤含量见表 22-3。

表 22-3 常见食物嘌呤含量

类别	食物
低嘌呤	精细米面及制品、粗粮、奶类及其制品、各种蛋类、蔬菜（叶菜类、茄果瓜菜）、薯类、水果类
中嘌呤	菌菇类、鲜豆类、禽畜肉类、鱼类、干豆类、坚果类
高嘌呤	动物内脏、海鱼及其制品、各种浓荤汤汁、贝壳类

3. 低脂饮食 脂肪可减少尿酸排泄，应适当限制。烹饪时，使用蒸、煮、炖、煲等用油少的烹调方法。

4. 低盐饮食 高尿酸血症患者常伴有高血压、心血管疾病和肾病，应限制钠盐摄入，通常用量为 2～5g/d。经腊制、腌制或熏制的肉类，其嘌呤、盐分含量高，不宜食用，应尽量进食新鲜肉类。使用佐料时，避免使用过多盐、糖和香辛料等。

5. 充足维生素和矿物质 蔬菜和水果富含矿物质，在体内代谢后呈碱性，可以提高尿酸盐的溶解度，促进尿酸的排泄。

6. 多饮水 增加饮水量可减少痛风发作次数，降低血尿酸水平，增加排尿量从而促进肾脏排泄尿酸，减少尿酸盐结晶沉积。无肾脏病和心力衰竭等禁忌的情况下，建议痛风患者每天饮水总量为 2～3L，尽量保证每日尿量约 2L。饮用水尽量选择弱碱性、小分子水，尿酸碱度（pH）在 6.3～6.8，有利于尿酸排泄，减少尿酸盐结晶形成。

7. 禁止饮酒 乙醇刺激嘌呤合成，增加尿酸生成。啤酒和白酒增加痛风发作的风险，红酒增加痛风发作的风险证据尚少。

8. 规律运动 低等强度的有氧运动可降低痛风发病率，而中等至高等强度运动可能使尿酸排泄减少，血尿酸水平上升，反而增加痛风的发病率。痛风急性期应以休息为主，暂停锻炼，有利于炎症消退。低温容易诱发痛风急性发作，运动后应避免冷水浴；对有心肺基础疾病者，应适度降低运动强度和缩短运动时间。

本章小结

本章阐述了常见内分泌代谢性疾病：糖尿病、骨质疏松症、甲状腺功能异常及高尿酸血症的病因、发病机制及营养代谢特点，简述了免疫反应对这些内分泌代谢性疾病的影响。针对不同内分泌代谢性疾病，应在评估患者营养状况及个人饮食喜好的基础上，设定合理的医学营养支持目标和计划，控制总能量的摄入，合理、均衡分配各种营养素，控制体重，可以预防糖尿病及高尿酸血症的发生，最终达到防治并发症，提高生活质量的目的。

笔记栏

思　考　题

1. 简述甲亢患者糖代谢、蛋白质代谢、脂代谢特点。

2. 案例分析题：患者，男性，40岁，职员，临床诊断为2型糖尿病，无其他疾病病史，烟酒史10年。身高175cm，体重86kg，腰围92cm。请为该患者提出一个营养支持方案，包括体重控制目标、每日摄入总能量、推荐的食物种类、注意事项等。

（张红梅　孙敏娴　郑莎莎　汪　佩　王娟娟）

第二十三章 消化系统疾病的营养免疫策略

知识目标 掌握消化系统常见疾病的营养免疫支持策略；熟悉消化系统常见疾病的营养代谢特点和营养支持对免疫功能的帮助；了解消化系统常见疾病的病因和营养支持方法。

能力目标 运用本章所学的消化系统常见疾病营养代谢特点及营养支持方法，为患者制订营养膳食处方；运用本章所学的知识，对患者和高危人群进行健康教育。

价值目标 通过本章节内容的学习，使同学们懂得提倡合理膳食，保护良好肠道微生态，维持身体健康状态的社会意义。

第一节 胃 炎

胃炎是各种病因导致的胃黏膜炎症，是胃黏膜对各种炎症的反应过程，包括上皮损伤，黏膜炎症反应和上皮再生。按临床发病的缓急和病程的长短，一般分为急性胃炎和慢性胃炎，是常见的消化系统疾病之一。

一、急性胃炎

急性胃炎是由多种不同病因引起的急性胃黏膜炎症，包括急性单纯性胃炎、急性糜烂出血性胃炎、吞咽腐蚀物引起的急性腐蚀性胃炎和胃壁细菌感染所致的急性化脓性胃炎。急性胃炎常见病因为化学性刺激，多由大量饮酒和过量服用非甾体抗炎药所致。

（一）病因及免疫相关因素

1. 理化因素 过冷、过热或过于粗糙的食物、饮料（如浓茶、浓咖啡、烈酒）、刺激性调味品、特殊类型药物（如非甾体抗炎药、肾上腺皮质激素、抗生素、抗肿瘤药物等），均可破坏黏膜屏障造成胃黏膜损伤和炎症。非甾体抗炎药还能干扰胃黏膜上皮细胞合成硫糖蛋白，使胃内黏液减少，脂蛋白膜的保护作用削弱，引起胃内氢离子逆扩散，导致黏膜固有层肥大细胞释放组胺、血管通透性增加，引起胃黏膜充血、水肿、糜烂和出血等病理过程，同时药物还抑制前列腺素合成，使胃黏膜的修复受到影响而加重炎症。

2. 生物因素 包括细菌及其毒素。常见致病菌为沙门菌属、嗜盐菌、致病性大肠埃希菌等，常见毒素为金黄色葡萄球菌及肉毒杆菌毒素，尤其以前者较为常见。

3. 机体因素 包括全身感染、严重创伤颅内高压、大手术、休克等。应急状态下，交感神经及迷走神经兴奋，前者使胃黏膜血管痉挛收缩，血流量减少，后者使黏膜下动静脉短路开放，黏膜缺血缺氧加重，导致胃黏膜上皮损害，发生糜烂和出血。

急性单纯性胃炎多数急性起病，症状轻重不一，主要表现为上腹饱胀、隐痛、食欲减退、嗳气、恶心、呕吐等。由沙门菌或金黄色葡萄球菌及其毒素致病者，常于进不洁饮食数小时或24小时内发病，多伴有腹泻、发热，严重者有脱水酸中毒或休克等。外周血白细胞总数增加，中性粒细胞比例增多。糜烂出血性胃炎可无症状或为原发病症状掩盖，也可表现为腹痛、腹胀、恶心等非特异性消化不良症状；严重者起病急骤，在原发病的病程中突发上消化道出血，表现为呕血及解黑便。内镜检查可见胃黏膜充血、水肿、渗出，严重者表现黏膜糜烂、出血或浅表溃疡，可弥漫性，也可局限性。

（二）营养代谢特点

胃是人体重要的消化器官之一，其主要功能是容纳、消化食物和分泌胃酸。食物在胃内经过机械性和化学性消化，与胃液混合搅拌，达到初步消化的作用，形成食糜，并逐步分次地自幽门排至十二指肠。胃液的主要成分有盐酸、胃蛋白酶原、内因子、黏液、碳酸氢离子。黏液与胃黏膜分泌的碳酸氢离子组成"黏液-碳酸氢盐屏障"保护胃黏膜，使胃黏膜免受氢离子的侵蚀。内因子作为壁

笔记栏

细胞分泌的一种糖蛋白，与维生素 B_{12} 相结合，在回肠远端黏膜吸收，保护维生素 B_{12} 不被小肠水解酶破坏。急性胃炎时，胃黏膜受损，胃液分泌不足，胃黏膜的屏障作用和食物的消化作用均减弱。通常病因祛除后，急性胃炎多在短期内恢复正常，一般不会引起营养不良。

（三）营养支持策略和对机体免疫功能的影响

1. 去除致病因素，对症治疗，卧床休息。

2. 急性发作期宜选用清流质饮食，如米汤、藕粉、果汁等；症状缓解后，给予易消化的少渣、清淡半流质饮食，如牛奶、蒸鸡蛋；继之过渡到少渣软饭。每日 5～7 餐，每餐宜少于 300ml 流质。伴有大量呕吐及腹痛剧烈者应暂禁食。

3. 因呕吐、腹泻，失水量较多，宜饮糖盐水，补充水和钠，有利于体内毒素排泄；若有脱水、酸中毒，应以静脉输注葡萄糖盐水及碳酸氢钠溶液。

4. 必要时配合肠内营养制剂或肠外营养支持以调节营养代谢。

5. 恢复期可进食烩鱼丸、烩鱼片、肉丸，以补充蛋白质，增强抵抗能力。

6. 禁用富含粗纤维的食物：芹菜、韭菜、生萝卜、竹笋、洋葱等。

7. 禁用各种产气产酸饮料和各种酒类。

8. 禁用辛辣刺激性调味品：辣椒、咖喱、芥末、大蒜、咖喱粉等。

9. 禁用各类油炸食品。

二、慢性胃炎

慢性胃炎是由各种病因引起的胃黏膜慢性炎症。根据内镜及病理组织学变化，结合我国的实际情况，将慢性胃炎分为非萎缩性胃炎及萎缩性胃炎两大基本类型和一些特殊类型胃炎。幽门螺杆菌感染为慢性非萎缩性胃炎的主要病因，胆汁及其他碱性肠液反流、酗酒、药物、某些刺激性食物等外源因素也是慢性非萎缩性胃炎的常见病因。慢性萎缩性胃炎的发生是感染、环境因素和遗传因素共同作用的结果。

（一）病因及免疫相关因素

1. 生物因素　幽门螺杆菌感染是慢性胃炎的主要病因，90% 以上的慢性胃炎有幽门螺杆菌感染。幽门螺杆菌为革兰氏阴性微需氧菌，仅寄居于胃上皮细胞表面，在胃小凹上部胃上皮表面和黏液层中最易找到，亦可侵入细胞间隙中。

2. 免疫因素　胃体萎缩为主的慢性胃炎发生在自身免疫基础上，又称为自身免疫性胃炎或 A 型萎缩性胃炎。患者血清中能检测到壁细胞抗体，伴有恶性贫血者还能检出内因子抗体。壁细胞抗原和壁细胞抗体形成的免疫复合物在补体参与下，破坏壁细胞。内因子抗体与内因子结合后阻断维生素 B_{12} 与内因子结合，导致恶性贫血。

3. 物理因素　长期饮浓茶，烈酒，咖啡，过热、过冷或过于粗糙的食物，可导致胃黏膜的反复损伤。

4. 化学因素　长期大量服用非甾体抗炎药如阿司匹林、吲哚美辛等可抑制胃黏膜前列腺素的合成，破坏黏膜屏障；烟草中的尼古丁不仅可影响胃黏膜的血液循环，还可导致幽门括约肌功能紊乱，造成胆汁反流；各种原因的胆汁、胰液和肠液反流均可破坏黏膜屏障造成胃黏膜慢性炎症改变。

慢性胃炎病程长、病情反复发作。症状的轻重与胃黏膜的病变程度并非一致。多数慢性胃炎患者无明显的临床症状，少数可有上腹部饱胀不适或隐痛、食欲减退、反酸、恶心等非特异性消化系统症状。

（二）营养代谢特点

慢性胃炎患者病程迁延，往往对患者的营养状况存在着不同程度的影响。胃黏膜内分泌细胞能够分泌内因子和胃肠多肽激素，其中内因子为维生素 B_{12} 吸收所必需，慢性胃炎患者一方面受上腹部症状影响，导致进食量减少；另一方面，胃黏膜腺体破坏，胃壁蠕动功能及分泌功能障碍，从而影响蛋白质的消化及维生素 B_{12} 的吸收。另外，由于胃酸分泌减少，进入十二指肠及空肠上端的盐酸减少，可能继发性引起胆汁酸盐和胰液的分泌减少，从而导致糖类、脂肪、脂溶性维生素的消化吸收障碍。但是，内因子介导维生素 B_{12} 吸收为胃所特有的功能，而人体对糖类、脂肪、蛋白质和其他维生素的消化吸收受多种因素调控。因此，除维生素 B_{12} 外，慢性胃炎所致的机体营养素消化吸收障碍可以通过其他神经体液调节进行代偿。

（三）营养支持策略和对机体免疫功能的影响

慢性胃炎营养支持目的是通过减少对胃黏膜的局部刺激、促进胃黏膜修复、改善临床症状、纠正因慢性胃炎导致的营养素缺乏。

1. 祛除病因　彻底治疗急性胃炎，治疗和预防幽门螺杆菌感染，注意口腔和饮食卫生。

2. 建立良好的饮食习惯　首先应当引导患者建立良好的饮食和生活习惯，饮食宜清淡，食物应做得细、碎、软、烂；少量多餐，每餐勿进食过饱，进食时细嚼慢咽。

3. 慢性胃炎发作期的膳食可参考急性胃炎的营养支持　以少渣流质饮食和半流质饮食为主。少渣流食可选用米汤、藕粉、新鲜果汁，半流食可选用小米粥、瘦肉粥、蒸蛋、馄饨、细面条。

4. 缓解期饮食原则　可进食低脂、低盐、低纤维半流质食物。至恢复期时，如消化道反应消失、食欲较好，可采用软食，如软米饭、肉末菜粥、馒头、包子、馄饨、清蒸鱼肉。可适当食用纤维细软的蔬菜，如黄瓜、冬瓜、茄子、番茄、西葫芦、白菜、菠菜叶、土豆等。

5. 对于胃酸分泌过多者　应禁食浓肉汤、酸性食物及大量蛋白质，避免胃酸分泌过多；胃酸分泌较少时，则可予浓肉汤、带酸性的食物，以刺激胃酸分泌，促进消化。

6. 对出现贫血者　可在饮食中增加富含铁的食物，如动物血、肝脏、蛋黄、瘦肉等。慢性萎缩性胃炎如伴随恶性贫血，注意维生素 B_{12} 的补充，维生素 B_{12} 的食物来源是肉类、贝类、鱼类、禽蛋类，肝脏含量丰富。

7. 避免食用生冷及刺激性调味品　如辣椒、胡椒、咖喱、葱、蒜、芥末等。

8. 避免食用粗糙的食物　粗粮、杂豆等粗纤维食物，油炸食物、糯米饭、年糕等食物。

9. 避免食用酒类

第二节　消化性溃疡

消化性溃疡指胃肠道黏膜被胃酸和胃蛋白酶消化而发生的溃疡，始发于胃和十二指肠，也可发生在食管下段、小肠、胃肠吻合术后吻合口，以及异位的胃黏膜，如位于肠道的梅克尔（Meckel）憩室。胃溃疡和十二指肠溃疡是最常见的消化性溃疡。

消化性溃疡不同国家、不同地区，发病率相差悬殊。国内资料显示男性发病率高于女性，十二指肠溃疡比胃溃疡多见。我国南方患病率高于北方，城市高于农村。秋冬和冬春之交是高发季节。

一、病因及免疫相关因素

消化性溃疡的发生是一种或多种侵袭损害因素对黏膜破坏超过黏膜抵御损伤和自身修复能力所引起的综合结果。1910 年施瓦特（Schwartz）首先提出"无酸，无溃疡"的概念，这是消化性溃疡病因认识的起点，也是治疗消化性溃疡理论基础之一。1983 年马歇尔（Marshal）和沃伦（Warren）从人体胃黏膜活检标本中找到幽门螺杆菌，目前已证明幽门螺杆菌是消化性溃疡的重要致病因素。

（一）胃酸和胃蛋白酶

胃酸与胃蛋白酶的自身消化是形成消化性溃疡的主要原因。盐酸是胃液主要成分，由壁细胞分泌。胃蛋白酶原由胃体和胃底部的主细胞分泌，胃蛋白酶原经盐酸激活转化成胃蛋白酶，pH 为 1～3 时胃蛋白酶最活跃，能水解食物蛋白、胃黏液中糖蛋白甚至自身组织蛋白，pH＞4 时活性迅速下降。胃酸和胃蛋白酶增高均可引起消化性溃疡，但胃蛋白酶原激活依赖胃酸的存在，因此胃酸的存在是溃疡发生的决定性因素。

（二）幽门螺杆菌

消化性溃疡者的幽门螺杆菌感染率高，约 70% 胃溃疡及 95%～100% 十二指肠溃疡均感染幽门螺杆菌。幽门螺杆菌感染者溃疡发生率为 13%～23%，显著高于不伴幽门螺杆菌感染者。用抑酸治疗愈合的溃疡，停药后 1 年复发率为 50%～70%，根除幽门螺杆菌后溃疡复发率降低达 1%～8%，减少溃疡的并发症。根除幽门螺杆菌后，不再抑酸治疗，4 周时溃疡愈合率高于常规抑酸治疗。说

笔记栏

明根除幽门螺杆菌可有效促进溃疡愈合和缩短溃疡愈合时间。幽门螺杆菌感染者中仅 15% 发生消化性溃疡病，说明除了细菌毒力，遗传易感性也发挥一定的作用。

（三）非甾体抗炎药

非甾体抗炎药近年来临床应用越来越广泛，常见的药物有阿司匹林、吲哚美辛、舒林酸、吡罗昔康、乙酰氨基酚和保泰松等。

非甾体抗炎药通过局部作用和系统反应两方面导致黏膜损伤。其是弱酸脂溶性药物，易通过黏膜细胞膜进入细胞内，使细胞酸化，增加上皮黏膜细胞的通透性，增加氢离子的反弥散，破坏黏液-碳酸氢盐屏障稳定性。此外，非甾体抗炎药进入血液循环后，抑制环氧合酶-1 活性，减少对胃黏膜具有保护作用的前列腺素合成，引起胃黏膜血供减少，影响胃黏膜的修复和重建，导致黏膜糜烂、溃疡形成。非甾体抗炎药剂型的改变并不能降低溃疡和并发症的发生率，其药物的系统反应仍具有损伤作用。

长期使用非甾体抗炎药者约半数以上可出现胃十二指肠黏膜病变，表现为浅表性损伤，如糜烂，出血等，或诱发消化性溃疡。非甾体抗炎药妨碍溃疡的愈合，使溃疡者出现严重并发症的危险性增加 4～6 倍，老年人中消化性溃疡病及并发症发生率和病死率高达 25% 左右。

（四）其他危险因素

1. 药物　氯化钾、磷酸盐、糖皮质激素、吗替麦考酚酯、抗肿瘤药物等能诱发消化性溃疡，也是上消化道出血不可忽视的原因之一。特别是广泛使用的抗血小板药物能增加消化道出血的风险，如噻吩吡啶类药物氯吡格雷等。

2. 遗传因素　消化性溃疡患者一级亲属中发病率明显高于对照人群，单卵双生儿患溃疡病者高于双卵双生儿。

3. 饮食和生活习惯　高盐损伤胃黏膜，增加胃溃疡发生的危险性。咖啡、浓茶、烈酒、辛辣食品等，均易引起消化不良症状。

4. 胃十二指肠运动异常　胃排空加快，使十二指肠中酸负荷量增加，诱发十二指肠溃疡；胃排空延迟和十二指肠-胃反流刺激胃窦部 G 细胞分泌促胃液素。胃窦收缩功能异常致十二指肠-胃反流，反流液中有胆汁、胰液、溶血卵磷脂等直接损伤胃黏膜屏障。

5. 心理因素　长期精神紧张、焦虑或情绪波动者通过迷走神经兴奋影响胃十二指肠分泌、运动及黏膜血流的调节，易罹患消化性溃疡。

本病患者临床表现不一，多数表现为中上腹反复发作性节律性疼痛，少数患者无症状，或以出血、穿孔等并发症发生作为首次症状。少部分患者无疼痛表现，特别是老年人溃疡、维持治疗中复发性溃疡和非甾体抗炎药相关性溃疡。部分患者还可有唾液分泌增多、胃灼热、反胃、嗳酸、嗳气、恶心、呕吐等其他胃肠道症状。但这些症状均缺乏特异性。

二、营养代谢特点

正常情况下，消化性溃疡患者的代谢并无改变。但暴饮暴食或不规律的饮食，都可影响胃消化功能，造成消化不良和营养不良，而营养不良可削弱胃黏膜的屏障作用，导致溃疡病的发生，并可影响黏膜的修复。饮食中过多脂肪的摄入会促进胆囊收缩而抑制胃肠蠕动，延缓胃的排空，食物在胃内潴留时间延长，导致胃酸分泌增加并且加剧胆汁反流，引起胃胀痛。辣椒、辣椒油、胡椒、咖喱、芥末、浓茶、咖啡等辛辣刺激食物可增加胃酸分泌而引起溃疡。而烈性酒可通过破坏胃黏膜上皮细胞脂蛋白层，损害胃黏膜屏障，进一步刺激肥大细胞释放组胺，引起黏膜下血管扩张、充血，从而加重胃黏膜糜烂及溃疡形成。

三、营养支持策略和对机体免疫功能的影响

消化性溃疡的营养支持目的是减少胃酸的分泌，减轻食物对胃黏膜的刺激，保护胃黏膜屏障，以减轻临床症状，促进溃疡的愈合，防止和减少并发症。另外，消化性溃疡发作期的突出表现之一就是饮食障碍，而饮食障碍又可以加重营养不良，因此保证机体摄入充足的营养物质是消化性溃疡营养支持的重要方面。

胃或十二指肠溃疡虽然部位不同，但是营养支持的原则相同。营养支持的目的是减少和缓冲胃

酸分泌，维持胃肠道黏膜自身的防卫，减轻症状，并保证营养，促进溃疡愈合。

1. 保证充足的营养物质 能量摄入可按 25～30kcal/(kg·d) 供给。蛋白质可以促进溃疡愈合，应供给足够蛋白质以维持机体的需要，但其消化产物可刺激胃酸的分泌，可按 1g/(kg·d) 供给；如有合并贫血，应按 1.5g/(kg·d) 供给。脂肪可抑制胃酸分泌，但过多脂肪可刺激胆囊收缩分泌增多，抑制胃肠蠕动，因此脂肪提供的能量一般占总能量的 25%～30%。糖类无刺激、抑制胃酸分泌的作用，是消化性溃疡患者能量的主要来源。

2. 矿物质与维生素 矿物质的供给与健康人一致，患者应摄入充足的来源于天然食物的矿物质。富含维生素 A、维生素 B、维生素 C 的食物有助于修复受损的胃黏膜和促进溃疡面愈合。

3. 规律饮食 发作期少量多餐，缓解期应定时定量。

4. 食物选择 避免化学性和物理性刺激的食物，如咖啡、浓茶、巧克力、可乐饮料、汽水、酒，强烈调味品如辣椒、芥末、咖喱、黑胡椒等。选择细软、易消化食物。

5. 其他 禁用浓肉汤，鸡汤、鸭汤、鱼汤等。消化性溃疡合并穿孔、出血时应禁食，待病情控制后进冷流食、米汤、豆浆、蛋羹、婴儿米粉，以后逐渐过渡至半流食、软食。适当选择特殊医用食品如低脂或预消化型肠内营养制剂，同时补充谷氨酰胺制剂以保护胃黏膜。

第三节　炎症性肠病

炎症性肠病（inflammatory bowel disease，IBD）是一种病因尚不明确的慢性非特异性肠道炎症性疾病，包括溃疡性结肠炎（ulcerative colitis，UC）和克罗恩病（Crohn's disease，CD）。

一、病因及免疫相关因素

IBD 的病因迄今未完全明确，认为是多因素相互作用所致，属肠道免疫炎症性疾病。多因素包括微生物因素、环境和遗传因素、免疫因素、饮食、精神心理因素、过量吸烟、口服避孕药、菌群失调、长期服用非类固醇性抗炎药等。发病机制假设：环境因素和宿主肠道微生物群作用于遗传易感人群，激活异常免疫反应，使肠道免疫反应过度导致肠黏膜损伤，持续激活的异常免疫反应导致该病的慢性复发性。肠黏膜损伤后，肠黏膜上皮功能受损，其通透性增加，吸收功能受损，分泌增加，导致大量水、电解质丧失，临床表现为吸收不良和腹泻。在肠道急性炎症区，可发现肠黏膜上皮凋亡增加。肠黏膜上皮也可产生多种细胞因子、化学因子和膜分子，这些均可作为炎症细胞的趋化因子，因此，肠黏膜上皮细胞并不是旁观者，也不是被动地被炎症细胞所损伤，而是主动参与炎症反应。肠黏膜上皮细胞与许多免疫细胞之间复杂的相互作用促成了炎症反应的持续，从而造成了 IBD 的慢性和复发性。

UC 临床表现为腹泻、腹痛和黏液脓血便，同时有肠道肽类及免疫蛋白的变化。其他临床表现有发热、左下腹痛，肠外表现有关节炎、虹膜炎、坏疽性脓皮病和结节性红斑、胆管炎等。CD 为一种慢性肉芽肿性炎症，病变可累及胃肠道各部位，以末段回肠及其邻近结肠为主，多呈节段性、非对称分布，临床主要表现为腹痛、腹泻、瘘管、肛门病变等。两者均可合并不同程度的全身症状。活动期治疗目标是尽快控制炎症，缓解症状；缓解期应继续维持治疗，预防复发。

二、营养代谢特点

UC 和 CD 营养缺乏的发生及发展是有差别的。CD 患者营养不良的发生和发展是长期而缓慢的，而 UC 患者营养不良的发生往往是一个急剧过程，容易因腹泻、便血发生急性营养缺乏。IBD 患者营养不良发生原因如下。

1. 营养摄入减少 促使 IBD 患者摄食减少的因素很多。急剧食欲减退可能由于炎性细胞因子如 IL-1 和 TNF 水平的增加造成；使用甲硝唑治疗 CD 患者，会使口腔内出现金属味而抑制食欲；锌、铜、镍等微量元素缺乏也会引起味觉变化使食欲减退；此外，患者因腹泻、腹痛、口腔溃疡等导致摄食障碍。

2. 吸收不良 IBD 患者营养摄入不足同时合并有小肠营养吸收不良。约 1/3 的 CD 患者炎症波及小肠，致使绒毛变短、隐窝结构改变，广泛小肠炎症和肠切除都会减少小肠吸收面积，回肠切除可引起胆盐和维生素 B_{12} 吸收不良，导致胆盐缺乏进而影响脂肪和脂溶性维生素的吸收；患者因回盲瓣切除引起小肠细菌过度生长或盲袢综合征，从而引起吸收不良。

3. 营养丢失增加　在炎症和溃疡的黏膜面发生蛋白质渗出性丢失。在这些区域内存在上皮间紧密连接的缺乏和淋巴引流的改变。蛋白质丢失的程度与疾病严重度有关。

4. 药物的影响　用于 IBD 的药物会引起营养缺乏的发生。例如，皮质激素能抑制小肠钙的吸收和增加尿钙的排泄，柳氮磺胺吡啶竞争性抑制空肠叶酸结合酶而使叶酸吸收不良，柳氮磺胺吡啶及甲硝唑能引起恶心、呕吐和消化不良而使营养素吸收减少，考来烯胺能引起钙、脂肪和脂溶性维生素的缺乏。

5. 能量和蛋白质需求增加　活动性 IBD 患者能量消耗增加。IBD 患者往往处于分解代谢状态，出现负氮平衡。

营养素缺乏会影响 IBD 的临床结局，蛋白质-能量营养不良会导致细胞和免疫功能缺陷，儿童生长发育延缓。维生素 A、维生素 C 和维生素 E 是重要的抗氧化营养素，维生素 D 缺乏的 CD 患者可能会产生代谢性骨病。叶酸对 UC 患者黏膜不典型增生和结肠癌的发生有防护作用，硒充当GSH-Px 的辅因子以防止细胞免受自由基的损伤，严重硒缺乏和 IBD 患者潜在性死亡有相关性。锌缺乏能抑制伤口愈合，可能为 CD 瘘管经久不闭合的原因。锌和铜还是超氧化物歧化酶的辅因子，能保护细胞免受自由基损害。这些营养素缺乏会增加疾病活动期及致癌作用增强。

三、营养支持策略和对机体免疫功能的影响

营养支持的主要目的是供给患者充足的营养，纠正营养不良，同时将炎症造成的肠刺激降低到最低。

（一）肠外营养

IBD 患者营养支持的最佳途径是肠内营养（EN），但使用肠内营养有禁忌证时，包括胃肠道大出血、肠穿孔、短肠综合征、肠梗阻、中毒性巨结肠及急性发作期必须给予肠外营养（PN）。全肠外营养（TPN）避免经口摄食可使腹泻与腹痛减轻，能使胃肠分泌减少 50%～70%，使呕吐、腹痛、腹泻等症状迅速好转，瘘管流出物及肠道细菌数明显减少，同时减轻食物对肠道炎性黏膜的损伤及激惹作用，有利于损伤黏膜的愈合与再生。关于 TPN 对免疫系统的影响尚不明确，有人认为它与下列因素有关：①T 细胞数增加，细胞免疫增强；②肠腔内 IgA 分泌增加；③局部炎性介质合成减少和小分子抗原物质摄入减少。重症 UC 患者血清胃动素（MTL）；酪酪肽（PYY）、IgG 和 α_1 球蛋白明显升高，而 α_2 球蛋白则降低，但经过 PN 治疗后可恢复，且血清白蛋白明显好转，组织学也明显改善。

（二）肠内营养

EN 疗法的最大特点是能保持胃肠道功能的正常延续性，可防止 PN 疗法时可能发生的肠道黏膜萎缩，而有利于保持与改善肠黏膜的屏障与免疫功能，保持肠道菌群的正常分布与平衡，维持各种肠道与体内重要激素的平衡，从而促进肠道病变与功能及全身营养状态的恢复。

营养支持能补充抗氧化物，EN 能改善局部和全身的炎症反应，细胞因子在肠道免疫系统及IBD 的炎性反应中起重要作用。许多促炎因子如 IL-1β、TNF-α、IL-6、IL-8，抗炎介质如 IL-1 受体拮抗剂（IL-1 receptor antagonist，IL-1RA），在 IBD 患者均升高，EN 治疗后却有所下降。

1. 能量　活动性 IBD 患者能量消耗增加，而在缓解期患者能量和正常人相比能量需求并不增加。能量摄入［25～35kcal/(kg·d)］以维持适宜体重为目标，三大产能营养素配比合理。

2. 蛋白质　IBD 患者的蛋白质需求是增加的。炎症可引起内源性蛋白酶的分解代谢反应，从而导致负氮平衡。要使 IBD 达到正氮平衡，每天必须供给 1.0～1.5g/kg 蛋白质才能维持。合并重症感染的营养不良患者蛋白质需求量为每天 2g/kg。可选择易消化的富含蛋白质食品，如豆腐、瘦肉、鸡肉、鱼肉、鸡蛋等。

3. 脂肪　活动性 IBD 患者要控制脂肪的量，采用低脂或无脂饮食。缓解期患者脂肪产能占每日的摄入总能量的 20%～30%。膳食脂肪可采用中链脂肪。

4. 糖类　糖类是 IBD 患者能量的主要来源。糖类产能占总能量的 55%～65%。适量选用复杂糖类而少选用含单、双糖的食物。

5. 维生素　富含维生素 A、维生素 B、维生素 C 的食物有助于修复受损的肠黏膜和促进溃疡的

愈合。患者维生素的需要量可高于我国居民营养素参考摄入量中的推荐摄入量或适宜摄入量。患者宜摄入足量的来源于天然食物的维生素，如来源于谷物、新鲜的蔬菜和水果的维生素。

6. 矿物质　矿物质的供应与健康人基本一致，需要量可高于我国居民营养素参考摄入量中的推荐摄入量或适宜摄入量。患者宜摄入足量的来源于天然食物的矿物质。

7. 水　活动性 IBD 患者水的需要量要考虑腹泻中排出粪便液体增加量，以维持水和电解质平衡。缓解期患者水的需要量与健康人基本一致，应保证每日饮水约 1200ml。患者不宜摄入含咖啡因的食物（如浓茶、咖啡、可乐等），应禁酒。

8. 膳食纤维　活动性 IBD 患者要控制膳食纤维摄入。缓解期患者可适当摄入膳食纤维。

9. 特殊营养素　短链脂肪酸、EGF、核苷酸，以及有免疫调节作用的 ω-3 脂肪酸均被用来治疗 IBD 患者，但是治疗效果还有待于进一步研究。

（三）膳食调配

急性发病期采取 TPN，病情稳定后逐步到 PN 与 EN 合用，再给予 EN 及膳食调配。随病情缓解，膳食调配方法是从清流食—流食—厚流食—无渣半流食—软食—普食。食物选择方案如下。

1. 可选食物　宜用精米、精面粉、鸡蛋、瘦猪肉、牛肉、猪肚、鱼虾等。维生素和矿物质的补充可用菜汤、果汁等，必要时可直接补充相应制剂。

2. 禁慎食物　禁烈性酒等刺激性食品。硬果类、种子类、豆类及高纤维的蔬菜、水果、奶类及其制品，根据患者喜好和耐受程度适量食用。

3. 烹调方法　以煮、烩、蒸、汆为主，禁油炸或浓调味品。

四、健康指导

1. 患者应养成进食平衡膳食习惯，饮食要有规律，进食细嚼慢咽。
2. 食物宜用精米、精面粉、鸡蛋、瘦猪肉、牛肉、猪肚、鱼虾等。
3. 禁食刺激性食品，慎食硬果类及高纤维的蔬菜、水果。
4. 烹调以煮、烩、蒸、汆为主，不用油炸或浓调味品。
5. 有经济条件患者可在营养医师指导下常年实施家庭 EN 支持。

> **知识拓展**　　　　　　　**益 生 菌**
>
> 　　肠道微生物在维持肠道健康、IBD 病理过程中的重要作用日益引起关注。益生菌（probiotics）是存在于消化道的非致病性菌，如乳酸杆菌、双歧杆菌、链球菌等，他们在人体中有酸对抗性，能降低结肠 pH，延长代谢活性，同时产生某些抗菌物质。研究发现益生菌不仅可以抑制炎症，同时可抑制过强的免疫反应，其对 IBD 的作用已逐渐受到重视。
>
> 　　宿主肠道细菌环境和局部免疫、肠屏障与 UC 非常相关。最近的研究显示乳酸菌及从中提取的免疫活性 DNA 片段有重要抗炎作用。目前，多数研究表明补充益生菌既有一定的营养价值，又可以抑制病变，很可能成为传统治疗外的一种新的治疗方法。但同时也有相反结论的报道，而且存在益生菌的活力、生存时间不能确定及治疗中何种细菌好、多长疗程合适等问题，故仍需进行设计严密、科学性强的临床试验以进行正确评估。

第四节　便秘与腹泻

一、便　　秘

便秘（constipation）是指排便次数减少、粪便量减少、粪便干结、排便费力。慢性便秘（chronic constipation）病程至少 6 个月。随着饮食结构的改变和精神心理、社会因素的影响，我国慢性便秘患病率逐渐上升，严重影响人民的生活质量。随着年龄的增长患病率明显增加。女性患病率明显高于男性，男女患病率之比为 1:（1.77～4.59）。

（一）病因及免疫相关因素

慢性便秘可由多种疾病引起，其中功能性疾病占 57.1%。

1. 饮食中膳食纤维不足　大肠的主要功能是吸收水分和储存食物残渣，形成粪便排出体外。食物残渣主要是未消化的植物性食物如蔬菜水果和谷类。残渣中膳食纤维通过结肠时，像海绵样吸收水分，增加粪便容量再经结肠排出体外。因此，饮食中膳食纤维不足会导致便秘。

2. 无张力便秘　对于老年体弱、多次妊娠、营养不良、肥胖及运动过少导致大肠肌肉失去原有敏感性或紧张力，致使推动粪便的蠕动缓慢，使粪便蓄积。

3. 痉挛性便秘　对于胃肠道疾病或某种神经失调、使用泻药过久导致肠道神经末梢刺激过度，使肠壁肌肉过度紧张或痉挛收缩。

4. 阻塞性便秘　因机械性或麻痹性肠梗阻或因肿瘤压迫肠道而引起肠道不全或完全梗阻导致阻塞性便秘。

（二）营养代谢特点

1. 能量　患者能量供应与健康人基本一致，为 25～35kcal/(kg·d)，以维持适宜体重为目标，三大产能营养素配比合理。

2. 蛋白质　患者蛋白质的供应与健康人基本一致，需求是增加的，每日的摄入量供能占总能量的 10%～15%。

3. 脂肪　患者脂肪的供应与健康人基本一致，每日的摄入量供能占总能量的 20%～25%。可适当增加含脂多的食物，如花生、芝麻、核桃、花生油、芝麻油、豆油等，可起到润肠作用。

4. 糖类　患者糖类的供应与健康人基本一致，每日的摄入量供能占总能量的 55%～60%。多选用复杂糖类而少选用含单、双糖的食物。

5. 维生素　富含维生素 A、维生素 B、维生素 C 的食物有助于修复受损的肠黏膜和促进溃疡的愈合。患者维生素的需要量可高于我国居民营养素参考摄入量中的推荐摄入量或适宜摄入量。患者宜摄入足量的来源于天然食物的维生素，如谷物、新鲜的蔬菜和水果。

6. 矿物质　矿物质的供应与健康人基本一致，需要量可高于我国居民营养素参考摄入量中的推荐摄入量或适宜摄入量。患者宜摄入足量的来源于天然食物的矿物质。

7. 水　患者应增加水的摄入量，应保证每日饮水在 1500ml 以上。患者要减少摄入含咖啡因的食物（如浓茶、咖啡等），患者应禁酒。

8. 膳食纤维　便秘者需要足量的膳食纤维维持大便的体积和肠道传输功能。增加膳食纤维，可提高粪便的含水量、促进肠内有益细菌的增殖，增加粪便的体积，加快肠道的传输，使排便次数增加。

（三）营养支持策略和对机体免疫功能的影响

便秘营养支持的主要目的是减轻患者的症状，供给患者充足的营养，纠正营养不良。临床上针对不同发病原因制订如下营养支持方法。

1. 饮食中膳食纤维不足　增加膳食纤维，加快肠道的传输，使排便次数增加。必要时可通过膳食纤维制剂补充，膳食纤维制剂包括麦麸、甲基纤维素等。但应注意大剂量膳食纤维制剂可导致腹胀，可疑肠梗阻者禁用。患者膳食纤维要保证在每日 25～35g 以上。

2. 无张力便秘　此类患者应增加饮食中膳食纤维的量，可以粗糙食物代替精细食物，多吃蔬菜及带皮水果。饮食中可加些琼脂，利用其吸水性，使肠内容物膨胀而增量，促进肠蠕动。

3. 痉挛性便秘　此类患者饮食应采用少渣饮食，给以质软、光滑、低纤维饮食，可减轻肠道刺激。可选食蛋类、米粥、蒸蛋、嫩肉、鱼、牛奶等。适量选用膳食纤维多的水果及蔬菜。患者可加用益生菌制剂。

4. 阻塞性便秘　关键在于去除病因，不全性梗阻者可给予清淡流质。

二、腹　泻

腹泻（diarrhea）是一种常见症状，是指排便次数明显超过平日习惯的频率，粪质稀薄，水分增加，常伴有排便急迫感及腹部不适或失禁等症状。

（一）病因及免疫相关因素

腹泻可分为四类：①高渗性腹泻的特点是禁食或停药后腹泻停止，粪中可含有未经消化或吸收的食物或药物；②吸收障碍性腹泻的特点是禁食可减轻腹泻，粪的渗透压由未吸收的电解质或其他物质组成；③分泌性腹泻的特点是肠黏膜组织基本正常，肠液与血浆渗透压相同，粪呈水样，无脓血或脂肪，禁食不减轻腹泻，也不加重腹泻；④运动性腹泻的特点是粪便呈水样，无渗出物，腹泻伴肠鸣音亢进和腹痛。

急性腹泻病因多为细菌或病毒感染、饮食不当、食物中毒、食物过敏等。慢性腹泻病因复杂，如慢性炎症性肠病、肠结核、乳糖酶缺乏及慢性胰腺炎等。

（二）营养代谢特点

食物中的营养物质、水分和矿物质均需经肠道吸收，以维持机体的新陈代谢和生命活动。腹泻可影响上述物质的吸收，急、慢性腹泻可并发脱水、酸中毒、严重营养缺乏、水与电解质失衡等。

1. 能量　和正常人相比，患者能量需求有所增加。能量摄入在 $30 \sim 40 kcal/(kg \cdot d)$，三大产能营养素配比合理。

2. 蛋白质　慢性腹泻患者的蛋白质需求是增加的，可参考 IBD 建议量。急性腹泻患者的蛋白质与健康人基本一致，蛋白质每日的摄入量产能占总能量的 10%～15%。

3. 脂肪　慢性腹泻患者的脂肪需求可参考 IBD 建议量。急性腹泻患者要控制脂肪的量，采用低脂或无脂饮食。膳食脂肪可采用中链脂肪。

4. 糖类　糖类是腹泻患者能量的主要来源。糖类产能占总能量的 55%～65%。

5. 维生素　富含维生素 A、维生素 B、维生素 C 的食物有助于修复受损的肠黏膜和促进溃疡的愈合。患者维生素的需要量可高于我国居民营养素参考摄入量中的推荐摄入量或适宜摄入量。患者宜摄入足量的来源于天然食物的维生素，如来源于谷物、新鲜的蔬菜和水果的维生素。

6. 矿物质　矿物质的供应与健康人基本一致，需要量可高于我国居民营养素参考摄入量中的推荐摄入量或适宜摄入量。患者宜摄入足量的来源于天然食物的矿物质。

7. 水　患者水的需要量要考虑腹泻中排出粪便液体增加量，以维持水和电解质平衡。

8. 膳食纤维　急性期患者要控制膳食纤维摄入。恢复期患者应逐步增加摄入膳食纤维。

（三）营养支持策略和对机体免疫功能的影响

营养支持的目的是及时纠正水和电解质失衡，减少肠道刺激，缓解症状促进康复；供给充足的营养，防止营养不良发生。腹泻的患者饮食原则：①宜用精米、精面粉、鸡蛋、瘦猪肉、牛肉、猪肚、鱼虾等，禁食刺激性食品，忌食硬果类及高纤维的蔬菜、水果；②以煮、烩、蒸、氽为主，不用油炸或浓调味品。

1. 急性腹泻患者　为了使肠道休息，腹泻期间应禁食，通过输液及时纠正水、电解质失衡。病情缓解后，逐步给予清流质如米汤、藕粉等，之后逐步予半流食、软食、普食。

2. 慢性腹泻患者　有营养支持适应证应及时应用肠内、肠外营养支持，方法可参考 IBD。饮食应逐步采用清流食—流食—厚流食—无渣半流食—软食—普食。患者可加用益生菌制剂。

3. 禁食　患者不应吃坚硬食物（如大腿、香肠、腌肉）和刺激性食物（如辣椒、芥末、咖啡等）。患者应禁酒。

> **知识拓展　　　　　　　正常肠道微生态及其作用**
>
> 　　正常人体肠道中有大量的微生物存在，尤其是结肠。据报道，肠道栖息着 $1 \times 10^{13} \sim 1 \times 10^{14}$ 个细菌，估计有 400～1500 个菌种，10 倍于人体细胞数，主要包括双歧杆菌、类杆菌、乳酸杆菌在内的厌氧菌，而肠杆菌、肠球菌等需氧菌和（或）兼性厌氧菌仅占 1/1000，而且还有一些还没有培养出代表的菌种。健康情况下，肠道菌群与宿主之间处于生理的、和谐的、相互依赖又相互制约的状态，维持肠道内的微生态平衡，这是人类健康的保障。随着分子生物学技术的发展及其在肠道菌群检测方面的应用，人们越来越认识到肠道微生态与人体健康及疾病密切相关。肠道菌群在维持自身生存和繁衍的同时，还对维护宿主的生理健康具有重要作用，它不仅参与了氨基酸、糖类、脂肪等的分解、消化与吸收，为宿主提供所需要的各种营养物质，促进肠上皮生长发育，还可调控宿主免疫平衡；其中包括分解膳食纤维产生 SCFA，而 SCFA 可以为肠道上皮黏膜细胞代谢和修复提供能量，并调节基因表达。肠道菌群还有其他一些功能，包括维生素生产、降低毒素的毒性、胆固醇代谢、胆盐代谢。

正常情况下，肠道菌群与宿主、外界环境间处于相对平衡状态，此时肠道菌群结构、种类、数量保持相对稳定。但这种状态容易受到饮食、年龄、抗菌药物及心理压力、应激等的影响，出现肠道菌群失调，此时潜在的有害物种大量繁殖，产生硫化氢、乙醛、酚类等有毒的代谢产物，诱导肠黏膜炎症或直接导致DNA损伤，从而促进一系列疾病的发生。肠道菌群的活动被认为是一把双刃剑，根据其组成和代谢产物的不同，它可以抑制或促进疾病的发生。一方面，肠道微生物引起的固有免疫和适应性免疫协同作用保护宿主和维护肠道稳态。另一方面，肠道菌群失调可引起肠易激综合征、炎症性肠病、肝病、糖尿病及肿瘤等肠内外的多种疾病。

第五节 肝胆疾病

一、胆囊炎与胆石症

（一）病因及免疫相关因素

胆囊内结石突然梗阻或嵌顿胆囊管是导致急性胆囊炎的常见原因，胆囊管扭转、狭窄和胆管蛔虫或胆管肿瘤阻塞亦可引起急性胆囊炎。胆囊炎是较常见的疾病，发病率较高。根据其临床表现和临床经过，又可分为急性的和慢性的两种类型，常与胆石症合并存在。胆囊疾病最常见的是胆囊炎和胆石症，两者常同时存在，互为因果。

急性胆囊炎主要表现为右上腹持续性疼痛、阵发性加剧，可向右肩背放射，最常见的放射部位是右肩部和右肩胛骨下角等处。常伴发热、恶心呕吐，但寒战少见，黄疸轻。腹部检查发现右上腹饱满，胆囊区腹肌紧张、明显压痛、反跳痛。

慢性胆囊炎症状不典型，右上腹疼痛一般不剧烈，多为持续性胀痛，多数表现为胆源性消化不良，厌油腻食物、上腹部闷胀、嗳气、胃部灼热等；有时因结石梗阻胆囊管，可呈急性发作，但当结石移动、梗阻解除，即迅速好转。

（二）营养代谢特点

1. 蛋白质 适宜的蛋白质摄入对于维持氮平衡、修复胆管受损组织、恢复其正常生理功能具有重要作用。有研究表明，低蛋白饮食易形成胆红素结石；而高蛋白饮食易发生胆固醇结石。因此，应摄取适量的蛋白质。

2. 脂肪 高脂饮食刺激胆囊收缩素的分泌，使胆囊收缩，加剧腹痛。高脂肪高胆固醇饮食可引起胆汁中胆固醇浓度增加，易形成胆固醇结石，而低脂饮食与胆色素结石的形成密切相关。

3. 糖类 糖类对胆囊的刺激作用较脂肪和蛋白质弱，适量摄取能增加糖原储备，具有节约蛋白质和保护肝脏功能的作用。但高糖类，尤其是简单糖类摄取过多将引起超重或肥胖，致葡萄糖转化为脂肪的过程增强，易形成胆红素结石。

4. 其他 近年来，人类流行病学调查和临床观察资料表明，绝大多数胆囊炎和胆石症患者存在肉类蛋白质和草酸摄取过量，而膳食纤维和水分摄取量明显不足的情况。由此可见，草酸和肉类蛋白是导致胆结石的重要潜伏因子，而膳食纤维可与胆汁酸结合，使胆汁中胆固醇溶解度增加，减少胆石形成。

（三）营养支持策略和对机体免疫功能的影响

营养支持目的：供给足够营养，维持机体能量需要，通过控制膳食脂肪和胆固醇，达到降低体内脂肪和胆固醇代谢，消除促进胆石形成和致疼痛的因素，改善临床症状，增加机体抵抗力的目的。

营养支持原则：急性发作期应禁食或严格限制脂肪摄入，通过静脉补给全部或部分营养。在缓解期或无症状时，采用低脂饮食。

1. 急性期 急性发作期应禁食，使胆囊得到充分休息，以缓解疼痛。由静脉补充营养。但可多饮水，在饮料中注意补充钠和钾盐，有利于治疗疾病。疼痛缓解后，根据病情循序渐进地调配饮食，可给予清淡流质饮食或低脂肪低胆固醇高糖类流质饮食，如米汤、藕粉、豆浆等食物。病情好转后可给予低脂半流质饮食或低脂少渣软食。

2. 慢性期

（1）能量：适量能量摄入，以维持正常体重为宜，可根据患者具体情况而定，一般为25kcal/(kg·d)。能量摄入过多会导致肥胖，不利于疾病的控制。对于消瘦者则应适量增加能量供应，以利于康复。

（2）低脂肪：脂肪能刺激缩胆囊素的分泌而刺激胆囊收缩，导致疼痛。胆囊炎时胆汁分泌障碍，脂肪消化吸收也受到影响。因此要限制脂肪的摄入。在急性发作期，给予禁食或完全不含脂肪的纯糖类饮食，等症状缓解后，可从严格限制脂肪饮食（20g/d）过渡到中度限制脂肪饮食（40g/d）；在缓解期，患者可用轻度限制脂肪饮食（50g/d），在脂肪限量范围内，应尽量采用植物油，而且应均匀分布于三餐膳食中，避免在一餐中食用过多的脂肪。

（3）适量蛋白质：蛋白质过少不利于胆管受损组织的修复，过高会增加肝脏代谢负担。可按每日1g/kg供给并适量给予优质蛋白质。

（4）糖类：适量糖类对胆囊的刺激小于脂肪和蛋白质。胆囊疾病时糖类是能量的主要来源，供给应充足，每日为300～350g。尽量以复合糖类为主，适当限制单糖，如砂糖、葡萄糖的摄入。对合并高脂血症、冠心病、肥胖者更应予以限制。

（5）增加膳食纤维：膳食纤维能吸收肠道中的胆汁酸，抑制肠内胆固醇的吸收，促进肠道蠕动，增加胆固醇和胆汁酸的排泄，减少胆石的发生。但过多过硬的膳食纤维可导致消化不良，可多选用质地较软的含可溶性膳食纤维多的食物。

（6）丰富的维生素：维生素C对胆固醇的生成有一定抑制作用，维生素A能够保持上皮细胞的完整性，防止胆囊上皮细胞脱落，减少胆汁中胆固醇结晶发生的机会，维生素K有解痉作用，可缓解胆管痉挛。另外，限制脂肪会影响脂溶性维生素的吸收，应注意补充。

（7）充足的矿物质：充足的矿物质对维持患者正常营养状态和保证营养素正常代谢非常重要，应保证供给。

（8）大量饮水：多喝水和饮料，可以稀释胆汁，促使胆汁排出，预防胆汁淤积，有利于胆管疾病恢复。每天不少于1500ml。

（9）食物选择：宜选低脂肪食物，遵循平衡膳食原则，食物力求平衡、多样化。①宜用食物：米、面、粗粮及薯类如土豆、红薯等，豆类及其制品如豆腐、豆腐干等，新鲜的蔬菜及水果，如菜心、西兰花、西芹、胡萝卜、番茄、青椒、茄子、香蕉、苹果等；菌菇类如香菇、鸡腿菇、黑木耳等；鱼虾类、瘦肉类可酌情适量选用。②慎用食物：高脂肪食物如肥肉、动物油和油煎、油炸食品；高胆固醇食物如动物脑、肝、肾等内脏和蛋黄、鱼子、蟹黄等；辛辣和刺激性强的食物如辣椒、胡椒、咖喱、芥末、浓茶和咖啡等；少进食过酸食物，如山楂、杨梅、醋等，以免诱发胆绞痛。戒酒，限制烹调油用量，选用植物油，烹调时以蒸、煮、氽、烩、炖、焖等方式为宜，禁用油煎、油炸、爆炒、滑熘等烹调方式。

（四）健康宣传

1. 少量多餐 节制膳食、少量多餐、定时定量。少量进食可减少消化系统负担，多餐能刺激胆管分泌胆汁，保持胆管畅通，有利于胆管内炎性物质引流，促使疾病减缓和好转。

2. 切忌暴饮暴食 适当节制脂肪食物。因为进食带脂肪的食物以后，会反射性地使胆囊收缩，一旦收缩过于强烈便导致胆绞痛的急性发作。

二、脂 肪 肝

当肝内脂质过多堆积，超过肝脏湿重的5%时，即称为脂肪肝。

（一）病因及免疫相关因素

基本原因是长期过量的饮酒及蛋白质缺乏，或食物中缺乏维生素B$_{12}$、泛酸、烟酸，使肝功能损害，受损的肝脏对脂肪酸的代谢发生障碍，导致脂肪在肝内堆积过多。亦可因摄入脂肪过多，超过了肝脏所能代谢的负担，阻碍脂肪酸的氧化亦可导致脂肪肝。

临床表现主要有食欲缺乏、恶心、呕吐、腹胀、肝大、体重减轻或增加，部分患者有右上腹或剑突下疼痛或不适感，少数伴有黄疸、下肢水肿。重症脂肪肝患者可演变成肝硬化，伴有蜘蛛痣、门静脉高压症、食管静脉曲张等。

（二）营养代谢特点

当机体每日摄入的营养物质或能量过高，同时机体能量消耗较少时，过剩的营养素特别是糖类来不及氧化、利用，可转化为中性脂肪在肝脏内沉积，造成肝脏脂肪浸润。肥胖患者机体对葡萄糖的氧化、利用下降，引起血糖增高，从而刺激胰岛素释放，胰岛素又抑制脂肪酸的释放。

蛋白质摄入不足时，肝内运送脂肪的载脂蛋白缺乏，结果导致脂肪在肝内堆积，出现脂肪肝等。此外，许多疾病可不同程度造成脂肪代谢紊乱，从而导致脂肪肝的发生。

（三）营养支持策略和对机体免疫功能的影响

1.控制能量摄入 对正常体重者、从事轻度活动者或肝炎恢复期患者，按照 30kcal/(kg·d) 供能。对于肥胖或超重者，供给 20～25kcal/(kg·d) 能量，以控制或减轻体重，有利于肝功能的恢复。控制糖类的摄入，更有利于减轻体重和治疗脂肪肝，特别要禁食蔗糖、果糖、葡萄糖和含糖多的糕点等食物。糖类主要由谷粮供应，适当补充蔬菜、水果等食品。

2.适当提高蛋白质的质量 高蛋白饮食可以避免体内蛋白质损耗，有利于肝细胞的修复与再生，并可纠正低蛋白血症和防止肝细胞进一步受损害。同时，蛋白质有较高的食物特殊动力作用，可刺激新陈代谢，适当提高蛋白质的质量，有利于减轻体重。一般推荐蛋白质每天供给量为 1.5～1.8g/kg。蛋白质中许多氨基酸如蛋氨酸、胱氨酸、色氨酸、苏氨酸和赖氨酸等都有抗脂肪肝作用，可提供胆碱、蛋氨酸等抗脂肪肝因子，使脂肪变为脂蛋白，有利于将其顺利运出肝脏，防止脂肪浸润。膳食中蛋、奶、肉类、豆类及其制品皆可。如果肝功能异常，应以豆类及豆制品为主，而要限制在肠内产氨较多的肉类食品。

3.适量控制脂肪和胆固醇的摄入 脂肪摄入过量，能量难以控制，对减轻体重不利。但脂肪中的必需脂肪酸参与磷脂的合成，能使脂肪从肝内运出，对预防脂肪肝有利。脂肪还有抑制肝内合成脂肪酸的作用。因此给予适量脂肪，一般推荐每天40～50g。植物油不含胆固醇，对治疗脂肪肝有益。烹调应选用植物油，也可以选用鱼油。应限制高胆固醇食物，如动物的内脏、油脂和皮，以及鱼子、蛋黄等。

4.补充维生素、矿物质和膳食纤维 肝内储存多种维生素，在肝病时储存能力降低，如不及时注意补充，就会引起体内维生素缺乏。为了保护肝细胞和防止毒素对肝细胞的损害，宜供给多种维生素，如B族维生素、维生素C、叶酸、胆碱、肌醇、维生素PP、维生素E、维生素A、维生素D、维生素K等，以促进和维持正常代谢，纠正或防止营养缺乏。特别是其中的维生素B_1，是一种能促进脂肪燃烧和分解的营养物质，对脂肪肝患者来说，补充维生素B_1有助于脂肪肝的治愈。饮食不宜过分精细，主食应粗细杂粮搭配，多选用蔬菜、水果和菌藻类，以保证足够数量的膳食纤维摄入。这样既可增加维生素、矿物质供给，又有利于代谢废物的排出，对调节血脂、血糖水平有良好作用。

三、肝硬化

肝硬化（liver cirrhosis）是由一种或多种原因引起的、以肝组织弥漫性纤维化、假小叶和再生结节为组织学特征的慢性进行性肝病。

（一）病因及免疫相关因素

病因包括病毒性肝炎、长期大量饮酒、胆汁淤积、循环障碍、药物或化学毒物、免疫疾病、寄生虫感染、遗传和代谢性疾病、营养障碍等。在我国，以病毒性肝炎导致的肝硬化为主，在欧美国家，以酒精性肝硬化为主。

肝硬化起病隐匿，病程发展缓慢，肝功能代偿期可无明显症状或症状较轻，表现为腹部不适、乏力、食欲减退、消化不良、腹泻等，常见于劳累后、精神紧张或免疫力低下时。失代偿期以门静脉高压和肝功能减退为特征，表现为食欲减退、恶心、厌食、消瘦、乏力、黄疸、出血、贫血、水肿、腹水、脾功能亢进等，其中腹水是最突出的临床表现。后期常可因并发上消化道出血、肝性脑病、继发感染等导致患者死亡。

（二）营养代谢特点

肝脏具有参与机体物质代谢、生成胆汁、合成凝血因子、免疫调节、激素代谢等多方面的生理功能。肝硬化时，肝脏功能受损，机体可出现代谢紊乱、免疫功能下降等，严重者可累及其他脏器功能甚至危及生命。

肝脏细胞通过糖原的合成与分解及糖异生等作用调节血糖，合成机体需要的多种蛋白质，如白蛋白、纤维蛋白、脂蛋白、补体蛋白等，合成胆汁及胆红素。另外肝脏还参与脂类和激素的代谢及生物转化，而且它是人体的主要解毒器官，可降解机体代谢过程中生成的有毒产物、肠道吸收的有害物质及药物。如果肝细胞损伤，上述功能均会出现障碍，主要表现如下。

1. 糖代谢障碍　糖代谢障碍主要表现为血糖的降低或升高。肝糖原对调节血糖浓度、维持血糖稳定具有重要的作用。糖的合成和分解受胰高血糖素和胰岛素的调节，正常肝细胞对胰岛素极为敏感。血糖降低机制可能与以下因素有关：①肝细胞大量死亡，肝糖原储备减少；②肝糖原转化成葡萄糖的过程发生障碍；③肝细胞灭活胰岛素能力下降，血中胰岛素水平升高，致使血糖降低。引起血糖升高原因：①肝细胞对胰岛素敏感性下降，使其对葡萄糖的摄取减少，同时糖原合成减少；②高胰高血糖素血症；③周围胰岛素抵抗现象的发生；④肝细胞总数减少，肝脏对葡萄糖代谢能力下降也是原因之一。

此外，肝硬化患者的血清乳酸水平可能升高。肝硬化时肝脏糖异生作用减弱，可能会使相应的底物（如乳酸、丙氨酸等）的利用率下降，致使其在血中堆积、浓度升高。

2. 蛋白质代谢障碍　肝脏合成和分解蛋白质的水平下降。白蛋白合成减少，出现低白蛋白血症，血浆胶体渗透压下降，是导致水肿和腹水的原因之一。白蛋白减少还影响了其运输物质（包括脂肪酸、某些激素、微量元素等）的代谢。运载蛋白合成减少，相应物质的运输和代谢也受到影响，如铁、铜等。肝脏自身所需的蛋白质合成减少，使肝细胞数目进一步减少而出现肝功能异常。肝功能异常的患者食欲欠佳，食量减少，外源性蛋白质摄入减少，也会影响肝细胞的修复和再生，又可使已经减少的肝细胞数目继续减少，由此形成营养不良和疾病加重的恶性循环。与凝血有关的蛋白质合成障碍可导致凝血异常。

3. 脂肪的代谢障碍　脂蛋白的合成与分解代谢出现障碍，可使肝内脂肪蓄积形成脂肪肝。胆固醇在肝内的合成出现障碍，可使血清胆固醇降低。但是如果胆汁酸分泌和排泄障碍，可导致高脂血症和高胆红素血症。

4. 生物转化功能障碍　肝脏对药物及来自肠道有毒物质的代谢能力下降，使它们在血中的浓度增高，增强了它们的不良反应。激素灭活减弱，出现相应的临床表现。胰岛素灭活减少，可使血糖下降；醛固酮、抗利尿激素灭活减少是水肿发生的重要原因等。

5. 电解质紊乱　大量腹水时，有效循环血量减少，激活肾素-血管紧张素-醛固酮系统，使钾的排出增多，出现低钾血症。肾小管对水的重吸收增多，可造成稀释性低钠血症。

（三）营养支持策略和对机体免疫功能的影响

营养支持的目的：通过膳食治疗增进食欲，改善消化功能；纠正病因，控制病情发展；供给丰富的营养素，增强机体抵抗能力，促进肝细胞修复再生及肝功能恢复。必要时配合肠内营养制剂。

1. 能量和营养素选择

（1）能量：肝硬化代偿期能量供给一般推荐 30～35kcal/(kg·d)，失代偿期推荐 25～30kcal/(kg·d)，能量供给以能够维持正常体重为宜。

（2）蛋白质：蛋白质是目前在肝衰竭中最受争议的营养素，其处理也最为复杂。肝硬化长期以来被认为是一种分解代谢疾病，表现为蛋白质分解增加、再合成不足、衰竭状态及肌肉消耗。然而蛋白质代谢动力研究证实，仅暴发性肝衰竭或失代偿疾病时，氮丢失才增加，稳定期肝硬化患者中，蛋白质的需要量在 0.8～1.0g/(kg·d)。

肝硬化患者蛋白质利用也增加，研究表明 0.8g/(kg·d) 蛋白质是稳定期肝硬化患者维持氮平衡的平均需要量。因此，在无并发症的肝炎或无肝性脑病的肝硬化患者中，蛋白质的需要量在 0.8～1.0g/(kg·d)，为促进氮的积累或正氮平衡，蛋白质的摄入量至少为 1.2～1.3g/(kg·d)。在应激状态下，如酒精性肝炎或失代偿性疾病（脓毒症、感染、消化道出血或严重腹水），每天至少应提供蛋白质1.5g/kg。

（3）脂肪：脂肪供能应占总能量的 25%。肝硬化患者肝功能减退，胆汁合成和分泌减少，对脂肪的消化和吸收功能减退，如果脂肪摄入过多，超过肝代谢能力，则沉积于肝内，影响肝糖原合成，使肝功能进一步受损，因此脂肪不宜过多；但脂肪过少又会影响食品烹调口味，使患者食欲下降，因此脂肪也不宜过少。可采用中链三酰甘油（medium-chain triglyceride，MCT）作为烹调油，替代一部分长链三酰甘油（long-chain triglyceride，LCT），对改善肝功能也有益。胆汁淤积的肝硬化患者应给予低脂肪、低胆固醇膳食。

（4）糖类：肝糖原储备充分时，可以防止毒素对肝细胞的损害。由于肝脏在糖类代谢中起着重要作用，所以为肝衰竭患者确定糖类的需要量很困难。糖类以复合糖类（主食）为主。如主食摄入过少，可适当补充一些甜食，或给予经口及静脉补充葡萄糖。同时注意供给足量的膳食纤维。

（5）维生素：由于患者可能有脂肪吸收障碍及凝血时间延长，应注意脂溶性维生素（维生素 A、维生素 D、维生素 E、维生素 K）从膳食中的补充。在乙醇引起的进展性肝病中，很可能出现水溶性维生素缺乏，注意从膳食中补充 B 族维生素、维生素 C。

（6）矿物质：肝硬化患者血清锌水平减低，尿锌排出增加，肝内含锌降低，需注意补充锌。肝硬化患者也常有镁离子缺乏，应补充含镁多的食品。硒充当 GSH-Px 的辅因子，还应补充含硒多的食品。

（7）钠与水：肝硬化由于血白蛋白减少、门静脉高压、钠潴留等原因，常伴有腹水。这时要根据病情限制水和钠的摄入量。每日水摄入量限制在 1000ml 左右，同时使用低盐饮食，每日食盐摄入量不超过 2g。如有严重水肿发生稀释性低钠血症时，水应限制在不超过 500ml/d。钠量限制在每日不超过 500mg。服用排钾利尿剂时，应及时补充钾盐。

2. 宜用食物　富含糖类的食物宜选用米饭、粥、花卷、馒头、面条、包子、馄饨、饺子、藕粉、南瓜、土豆、芋头、山药等；新鲜的蔬菜和水果均宜选用，如番茄、青菜、黄瓜、萝卜、豌豆、葫芦、苹果、香蕉等。蛋白质应选用鸡蛋、牛奶、鱼、虾、瘦猪肉、牛肉、鸡肉、鸭肉、豆腐等优质蛋白质。补充锌，宜选用猪瘦肉、牛肉、羊肉、蛋类、鱼类等含锌量较高食品。镁离子缺乏时，应补充含镁多的食品，如绿叶蔬菜、豌豆、奶制品和谷类等食品；含硒多的如海产品、动物肝肾、蛋、坚果类等食物。

3. 慎用食物　忌饮各种酒及含乙醇的饮料，忌油腻食物和胡椒粉、辣椒、芥末等辛辣刺激性调味品。食管静脉曲张者避免进食坚硬、油炸、粗糙的食物，包括韭菜、竹笋、芹菜、豆芽等含膳食纤维多的食物，以免机械性损伤引起静脉破裂大出血。腹水患者限制水和钠的摄入。

每周对患者进行营养评估，评价营养支持效果。监测血氨及肝功能，若血氨不升高、肝功能未恶化，继续原营养支持方案；若血氨升高、肝功能进一步恶化，调整为肝性脑病营养支持方案。

（四）健康宣传

1. 科学烹调　应以细软易消化、少纤维、少刺激性、少产气的软食或半流质膳食为主。烹调方法多样化，注意食品的色、香、味、形，以刺激患者食欲。辛辣刺激食品或调味品尽量少用或不用；避免一切生、硬、脆和粗糙的食品，如带刺的鱼块，带碎骨的肉或鸡，以及含粗纤维多且未经切碎、剁细、煮软的蔬菜如芹菜、韭菜、黄豆芽等。对有食管静脉曲张者应供应流食、半流食或软食。上消化道出血时应禁食。

2. 少量多餐　除每天 3 餐外，可增加 2 次加餐。

四、肝性脑病

肝性脑病（hepatic encephalopathy，HE）是由严重肝病引起的，以代谢紊乱为基础的、中枢神经系统功能失调的综合征。

（一）病因及免疫相关因素

肝性脑病的发病机制现在仍未完全清楚，一般认为是来自肠道的有害物质未被肝脏解毒和清除，经侧支进入体循环，继而透过血脑屏障进入脑部，引起大脑功能紊乱。

肝性脑病的临床表现多种多样，与原发肝病有关，主要表现为意识障碍、行为异常和昏迷。

（二）营养代谢特点

肝衰竭时常伴有营养不良，患者血浆支链氨基酸明显下降，而芳香族氨基酸显著升高，支链氨基酸/芳香族氨基酸值降低，正常值为 3.0～3.5，而严重持续性肝性脑病时可降至 0.6。

肝衰竭时胰岛素和胰高血糖素在肝脏内灭活过程降低，这两种激素血浓度升高。因胰高血糖素升高血糖水平明显，而组织对胰岛素敏感性下降，导致胰岛素和胰高血糖素的比例降低，此变化在肝衰竭时体内分解代谢占主要作用。因肝细胞糖原异生能力明显减弱，患者有低血糖存在。通常禁食期间，脂肪成为主要供能物质，提供能量占总量的75%～80%，分解代谢会产生酮体。肝衰竭时，阻碍脂肪代谢过程，机体主要能量来源由糖原异生供给。肝衰竭时糖原异生作用增强，尿素的生成也加速，此时肝维持糖原异生的能力超过尿素生成的能力，结果血组胺升高。

氮代谢的调节在肝性脑病治疗中至关重要，营养选择有很重要的意义。营养不良常被漏诊，约75%的肝性脑病患者患有中度到重度的蛋白质-能量营养不良，并伴有肌肉和能量丢失。慢性蛋白质的限制是不利的，因为肝性脑病患者的蛋白质需求量更高，而且有加速由进食不足引起的代谢变化的危险。营养不良和肌肉的减少是肝性脑病和其他肝硬化并发症发展的危险因素。在肝硬化患者中，肌肉减少症已被证明是一种重要的负性预后指标。

肝性脑病患者应通过详细的膳食调查、人体测量和肌力测量进行营养评估。最好由营养师或其他受过专门训练的人员为患者做饮食结构评价。BMI是很少有帮助的，但身高肌酐指数和生物电阻抗技术可能是有用的。更先进的技术，如双能X线骨密度仪/CT/MR，很少用于临床。肌力测量应特别注意肩膀和臀部周围的肌肉结构。

（三）营养支持策略和对机体免疫功能的影响

过去人们认为，即使在正常水平蛋白质的摄入也会增加肝性脑病的风险。现已被证明这是不正确的，许多肝性脑病患者存在营养不良，足够的蛋白质才能维持机体需要。因此建议饮食中提供充足的能量和蛋白质。

1. 能量　供给应充足，以保证基本需要及减少组织蛋白分解，每天能量供给达到35～40kcal/kg，应尽量少食多餐，若予营养液补充，尽量均匀分配于全天中，避免禁食。不能口服或管饲的患者，如果能量不能达到供给量，均应及时给予静脉营养补充，并进行营养监测。

2. 糖类　患者能量主要由糖类来提供，足够糖类可减少蛋白质分解供能，并有抑制糖原异生作用。糖类供能应占总能量的55%～65%。葡萄糖是最容易获得的能量来源，但不应作为唯一的营养来源。

3. 蛋白质　肝性脑病患者应避免低蛋白营养。一定程度的蛋白质限制可能在治疗的最初几天是必然的，但不应延长。每天提供1.2～1.5g/kg蛋白质。

肝性脑病患者血中支链氨基酸水平下降，可使支链氨基酸/芳香族氨基酸值由正常人的3.0～3.5下降到1.0以下。应选用富含支链氨基酸的蛋白质，芳香族氨基酸含量少的乳蛋白或植物蛋白。

补充支链氨基酸（branched chain amino acid，BCAA）可用于治疗肝性脑病，一般能够改善肝硬化患者的营养状况，它可能对促进维持瘦体组织质量的作用比直接影响肝性脑病的作用更重要。口服补充BCAA摄入量推荐达到和维持患者允许的氮摄入量。

4. 脂肪　每日每千克理想体重约1g，以供能不超过总能量的25%为宜。可使用中链脂肪。

5. 微量营养素　一般建议使用多种维生素，虽然还没有关于维生素和矿物质补充剂益处的确切数据，如果检测出有特定的微量营养素缺乏，应给予相应的补充。在肝性脑病的治疗中考虑补锌。如果怀疑是韦尼克（Wernicke）脑病，应在肠外营养中给予大剂量的维生素B_1，而且在给予葡萄糖之前输注。应用大量无盐液体，需及时检测和调整用量，以免诱导的低钠血症，特别是晚期肝硬化患者。如果发生严重的低钠血症，应缓慢纠正。

6. 其他　越来越多的观点认为益生菌或共生菌（肠道益生菌和可发酵纤维的来源）可用于治疗肝性脑病。益生菌可能通过减少门静脉血中的氨或防止肠道产生或摄取脂多糖以改善肝性脑病。它们能减少肝细胞内的炎症和氧化应激（因此增加肝脏清除毒素包括氨的能力），减少其他毒素的摄取。

应密切观察患者精神症状或昏迷情况是否好转，监测肌酐身高指数、肌肉力量、肝生化、血氨、氮平衡、电解质等。每周对患者进行营养评估，根据评估结果及时调整营养支持方案。

第六节　胰　腺　炎

急性胰腺炎是胰腺的急性炎症和细胞损害过程，在不同程度上波及邻近组织和其他脏器系统。

其临床表现为腹痛、恶心及呕吐，伴有血淀粉酶、脂肪酶升高，或伴有胰腺炎症、水肿或坏死的影像学表现。急性胰腺炎可分为轻症急性胰腺炎、中重症急性胰腺炎和重症急性胰腺炎三型。

急性胰腺炎的年发生率为（13～45）/10万不等。近年来急性胰腺炎发病呈逐年增加趋势，与胆石症、饮酒、高脂饮食增加有关。CT超声内镜和经内镜逆行胆胰管成像（ERCP）等检查手段的广泛使用也使急性胰腺炎的诊断率更高。

一、病因及免疫相关因素

1. 常见病因 胆石症、乙醇和高脂血症，约占70%以上。

2. 其他病因 约占10%，包括自身免疫性、先天性、医源性、感染性、代谢性、中毒性等。

二、营养代谢特点

急性胰腺炎患者往往产生一系列的异常代谢，包括高代谢、高分解、高血糖、高血脂、低蛋白血症、低钙和低镁等。严重病例还会出现心排血量增加、外周血管阻力降低、耗氧量增加、脂质过氧化增加、抗氧化剂含量降低、谷胱甘肽及巯基化合物被消耗。代谢紊乱的程度往往与病情严重程度密切相关，代谢紊乱进一步扰乱内环境，影响器官的能量代谢和功能成为导致脏器功能损害的重要原因。

急性重症胰腺炎患者在代谢上是高动力学改变，如能量代谢和分解代谢均亢进，代谢率显著增加，糖的利用障碍，糖异生增加，出现葡萄糖不耐受或胰岛素抵抗，血糖明显增高，出现糖尿。脂肪动员加速，部分患者出现脂肪分解或氧化障碍，因而出现高脂血症。蛋白分解增加，特别是骨骼肌等肌肉组织出现明显的消耗现象。

分解代谢是急性胰腺炎的另一个重要改变。负氮平衡是这些改变的最终表现。分解代谢和肌肉蛋白的水解，提高了芳香族氨基酸浓度，降低了支链氨基酸水平，加速了尿素合成。当尿素氮水平增至20～40g/d时，机体呈负氮平衡。氨基酸循环池降至正常水平的40%。血清循环谷氨酰胺的水平降至正常的55%，而骨骼肌中的谷氨酰胺降至正常的15%。腹腔内炎性渗出导致丢失大量蛋白，出现严重低蛋白血症。肝脏白蛋白的合成受抑，急性相蛋白合成增加，因肝脏合成减少、体内分布异常、丢失增加营养底物补充不足等使血中白蛋白浓度迅速下降，CRP等浓度显著增加。

40%～60%的急性胰腺炎患者会出现低钙血症，在疾病发生的3天内，血清钙水平会大幅度下降。

急性胰腺炎患者如果没有合理的营养支持，可迅速发生营养不良，免疫功能损害严重，感染等并发症增加，器官系统功能发生障碍或衰竭，病死率增加。

三、营养支持策略和对机体免疫功能的影响

及时、合理的营养支持是重症急性胰腺炎患者治疗中的一个重要环节。营养支持方式包括EN与PN，在实施营养支持时，必须针对EN与PN的利弊来选择营养支持的方式。原则应是既不刺激胰腺的外分泌，还可达到营养支持的目的，甚至达到营养药理学的作用。

尽管营养支持治疗不能改变急性胰腺炎的病程，但可以减少并发症，支持患者度过危重期。临床上约80%急性胰腺炎患者症状较轻微，住院时间较短，通过静脉输注液体和药物加以控制，多在7天内恢复经口饮食，无须特殊营养支持。但约20%急性胰腺炎患者病情复杂、病程长，有较长时间的胃肠道废用，并发症的发生率较高，有些甚至需要手术干预。对于这些患者，预防营养不良的发生及适当营养支持在治疗过程中起着十分重要的作用。

1. PN 急性胰腺炎早期，患者需要禁食、胃肠减压、应用抑制胰腺分泌药物，PN支持较少刺激胰腺的外分泌或在一定程度上可抑制胰腺分泌，因此是重症胰腺炎早期较为理想的营养支持方式。但是PN在急性期可以引起高血糖、细胞外液潴留等代谢不良反应。长期PN会导致胆道系统胆汁淤积与肝脏损害，常常使PN被迫中断。

此外，长期静脉置管增加导管相关性感染的机会。长期PN及禁食状态会引起肠道细菌和内毒素易位，最终导致胰腺二次感染，甚至胰腺坏死。因此，目前认为应尽量缩短PN的时间。

当然，营养支持方式还是应该根据临床上具体患者的实际情况综合考虑。

2. EN EN符合正常生理，营养底物从门静脉系统吸收，能满足肠道黏膜的营养需要，并可维持肠道机械、生物及免疫屏障功能防止细菌及内毒素易位，因此是解决PN合并感染与肝脏功能损

害的有效手段。成功实施 EN 有两个先决条件，即患者的肠道功能必须完全或部分恢复，同时应有适量的消化液以完成消化功能。在急性胰腺炎患者，早期均存在着不同程度的肠道运动功能障碍，强行实施 EN，随之而来就是营养液的潴留与反流。由此导致胰腺受到反复的刺激，胰腺炎症迁延不愈。由于胰腺的外分泌功能因胰腺炎症而受损，或因手术引流胰液、胆汁，或因胰瘘和肠瘘导致肠液丢失，这些均可导致消化功能不全。

在肠道功能部分恢复时，仅部分使用 EN 通过肠道提供总能量的 20% 即可，能量与蛋白质供给不足部分可由 PN 补充，以达 EN 与黏膜营养的目的。由于经肠外供给的糖类、脂肪乳剂和氨基酸的总量减少，PN 液的渗透压也相应降低，再通过全合一的营养配制技术，营养液的渗透压几乎接近普通液体，因此也不需经静脉输注，这就从根本上解决了导管败血症的难题。而适量的 EN 又可促进肠道运动、消化与吸收功能的改善，从而有利于最终完全恢复 EN。因此，对无过多并发症的急性胰腺炎患者，其营养支持的一般模式应是 TPN，EN+PN 和 TEN，直至完全恢复经口饮食，即阶段性营养支持。

3. 恢复口服饮食 应注意避免高脂肪、高动物蛋白及辛辣刺激性食物。

（1）充足的能量：为了有利于疾病的治疗和恢复，应注意提供足够的能量。急性胰腺炎主要能量来源应为糖类，应给予高糖类饮食。

（2）优质蛋白质急性期应加以限制：以免加重胰腺负担，为了修复受损的胰腺和供给机体必需的营养物质，应供给适量蛋白质，病情好转后，每天可摄入 40～50g。

（3）低脂饮食：严格限制脂肪，急性胰腺炎急性期应停用一切含脂肪的食物。症状缓解后也应对脂肪加以限制，每日脂肪供给量约 30g。

（4）少食多餐：每日进餐 5～6 次，每餐选 1～2 种食物，从软而易消化的流质过渡到半流质，再过渡到软食。

（5）绝对禁饮酒及刺激性食物。

知识拓展   **EN 实施的开始时间、输注部位和制剂选择**

急性胰腺炎患者 EN 实施的重点是开始的时间、输注的部位和制剂的选择。一般说来，经过动态 CT 扫描等检查明确胰腺坏死灶局限、炎症减轻、渗出消退、无继发感染、胃肠功能恢复、全身状况稳定时可以开始 EN。

为避免高渗肠内营养液所致的容量和渗透作用引起的急性肠扩张、倾倒综合征和腹泻，最好应用输液泵控制连续滴注，初速 30～40m/h，适应后逐渐增加滴注速度，直至 100～120ml/h。对急性胰腺炎患者来说，经空肠连续滴注能增加患者的耐受性，减少对胰腺的刺激，避免出现腹胀、腹泻、呕吐和促进肠蠕动等。调配好的标准肠内营养液的能量密度一般为 1kcal/ml，应用时宜从低浓度向高浓度过渡，在增加浓度时，不宜同时增加容量，两者的增加应交错进行。同时应注意 EN 液的温度，过冷可刺激肠道，引起肠痉挛或腹泻。

急性胰腺炎患者肠内营养时应在不同阶段选用不同营养组分的肠内营养制剂。EN 初期应该选用以结晶氨基酸或短肽链作为氮源、脂肪比例较低的要素饮食，以后随着时间的推移逐渐过渡到以整蛋白作为氮源的 EN 制剂，并慢慢过渡为经口饮食。

本章小结

消化系统的基本生理功能是摄取、转运、消化食物和吸收营养、排泄废物，这些生理的完成有利于整个胃肠道协调的生理活动。食物在消化道内被分解成结构简单、可被吸收的小分子物质的过程就称为消化。被消化的小分子物质透过消化道黏膜上皮细胞进入血液和淋巴液的过程就是吸收。对于未被吸收的残渣部分，消化道则通过大肠以粪便形式排出体外。消化系统除具有消化和吸收功能外，还有内分泌功能和免疫功能。

消化系统疾病状态下会引起营养物质消化吸收障碍，产生营养不良、机体功能紊乱、免疫功能低下。本章内容阐述了消化系统常见疾病如胃炎、消化性溃疡、胰腺炎、炎症性肠病、便秘与腹泻、肝硬化与肝性脑病、胆囊炎与胆石症的营养代谢特点，营养支持原则及方法及对免疫功能改善的作用。

思 考 题

1. 简述急性胃炎的营养支持原则。

2. 简述消化性溃疡的营养代谢特点。

3. 简述急性腹泻的营养支持原则。

4. 简述胆囊炎和胆石症的低脂饮食和慎用食物。

5. 如何通过合理饮食保持良好的消化功能及乐观开朗的情绪？

（许淑芳 蔡 威 邹 辉）

第二十四章　呼吸系统疾病的营养免疫策略

知识目标　掌握呼吸系统常见疾病（慢性阻塞性肺疾病、肺部感染性疾病和肺结核）营养免疫特点和营养免疫支持策略；熟悉急性呼吸窘迫综合征和脓毒血症发病免疫学相关机制和免疫营养策略的实施；了解呼吸系统疾病病理生理改变下营养免疫策略实施的依据。

能力目标　运用所学知识识别呼吸系统常见疾病特点并制订营养免疫支持方案的能力；运用所学解释和分析呼吸系统常见疾病营养支持机制的能力；运用所学知识分析和解决实际临床呼吸系统营养免疫相关问题的能力。

价值目标　通过本章节内容的学习，让大家认识到呼吸系统疾病营养免疫特点，从而加强自身锻炼和防护并宣传给周围的人，从自己做起强健体魄，为新冠疫情防控做贡献。

第一节　慢性阻塞性肺疾病

慢性阻塞性肺疾病（chronic obstructive pulmonary disease，COPD），简称慢阻肺，是指一组以肺实质与小气道受到病理损害后，导致慢性不可逆性气道阻塞、呼气阻力增加、肺功能不全为共同特征的肺疾病的统称，主要病因包括慢性支气管炎、肺气肿、支气管哮喘、支气管扩张。

一、病因及免疫相关因素

通常由大量暴露于有毒颗粒或气体并受到宿主因素的影响（包括肺部发育异常）引起气道和（或）肺泡异常。其特征在于持续的呼吸道症状和气流受限。

早期有慢性咳嗽咳痰，随着病情进展出现气短和呼吸困难。COPD患者合并营养不良的发生率很高。研究显示，COPD患者门诊就诊人群中营养不良发生率为10%～46%，住院患者为30%～60%，而合并呼吸衰竭的患者中48%～83%的患者存在营养风险。而同时，低体重（BMI＜18.5kg/m²）又是增加COPD患病风险的独立危险因素，且与疾病的严重程度呈正相关关系。

二、营养代谢特点

COPD患者的营养代谢可分为几种亚型：病态肥胖、肥胖、少肌症肥胖、少肌症、恶病质、恶病质前期。COPD患者随着疾病的进展，出现活动后呼吸困难时，患者容易因老龄、咀嚼功能变差、缺氧和二氧化碳潴留导致食欲缺乏，进食减少，右心功能失调影响消化吸收功能，导致患者存在营养摄入不足。同时，由于呼吸肌肉做功增加，患者静息能量消耗增加，而急慢性炎症反应的存在导致机体儿茶酚胺水平增高，能量和蛋白质分解代谢增加。营养物质的摄入不足及能量代谢消耗增加共同导致COPD患者的能量失衡。COPD患者后期因运动耐力下降，运动减少，蛋白质合成减少而分解增加，导致去脂体重降低，产生废用性肌萎缩。由于系统性炎症和氧化应激水平增高，存在高代谢，蛋白质和能量供应不足，胰岛素抵抗，糖和脂肪代谢异常，能量利用率降低。而膈肌和肋间肌肉质量减少，影响呼吸力量。肺表面活性物质合成减少，导致肺泡萎缩。肺实质弹性纤维减少。骨骼肌质量减少，影响活动能力。合并肥胖的COPD患者的心血管事件发生率也增高，增加患者的病死率。研究显示，COPD患者体内维生素C含量降低，且COPD急性加重期更明显。COPD患者肺组织中的维生素E含量与疾病严重程度相关，病情越重，含量越低。COPD患者普遍存在维生素D缺乏，因此COPD患者具有较高骨量减少和骨质疏松的风险，骨质疏松症及其相关骨折对COPD患者生活质量及肺功能产生重要影响。维生素D的缺乏也和病情严重程度相关。

三、营养支持策略和对机体免疫功能的影响

对于肥胖患者，应适当减重，营养支持原则为低能量、高蛋白、低脂肪；对于恶病质或少肌症患者，营养支持原则为高热量（但总热量应避免超过静息能力消耗2倍）、高蛋白、高脂肪。

有研究认为营养支持治疗可以改善稳定期COPD患者的体重及肌肉力量。国内的部分研究发现，

笔记栏

对于 COPD 急性加重期的患者，早期肠内营养支持治疗可以起到改善营养状况、提高心肺功能甚至上调免疫功能的作用。COPD 患者由于肺部及全身氧化应激增强，增加膳食维生素 C 和维生素 E 的摄入可以使 COPD 患者病情加重的风险降低，并与肺功能的改善存在相关性，可以改善全血白细胞中 DNA 的抗氧化能力。补充维生素 D 可以增加肌肉力量和平衡能力，减少跌倒风险，可以降低中至重度 COPD 患者的急性加重频率。

1. **能量供给的分配比例**　肥胖患者：按肥胖患者营养支持原则给予总能量，其中糖类供能占 50%～60%，脂质供能占 20%～30%，蛋白质供能占 15%～20%。恶病质或少肌症患者：适当增加能量摄入，达静息能量消耗 10% 以上。糖类供能占 30%～40%，脂质供能占 30%～40%，蛋白质供能为 20%～30%。

2. **蛋白质**　1.2～2.0g/(kg·d)。优选优质蛋白质的食物，如牛奶、鸡蛋和瘦肉，尽量不食用海鲜。

3. **脂质**　由于脂质的比例很高，所以在烹调时，要考虑到脂质的质量，尽量减少饱和脂肪酸的比例，适当增加多不饱和脂肪酸的比例。

4. **维生素**　在营养支持时，应注意各种微量元素及维生素的补充，尤其是维生素 C、维生素 D、维生素 E、磷、钙、钾的补充要达到膳食营养素推荐供给量（RDA）的标准。

5. **营养途径**　在饮食给予的能量和营养物质不足时，可以考虑给予口服营养补充途径。

6. **进餐方式**　采用少量多餐的进餐方式。

7. **其他**　既往认为高脂低糖类饮食可降低 COPD 患者二型呼吸衰竭患者呼吸商（respiratory quotient，RQ），但目前文献认为二氧化碳的产生增加仅在过度喂养，即提供能量超过 2 倍静息能量消耗时，而脂肪/糖类比例过大并未明显增加二氧化碳的产生。因此，COPD 患者为避免减少营养相关高碳酸血症的发生，应避免过度喂养。高脂低糖类的营养配方不特别推荐用于伴有高碳酸血症的 COPD 急性加重期患者。此外，对于乳清蛋白、肉碱、肌酸等特异性的营养成分的补充必要性，目前尚无定论。

知识拓展　　　　　　　　　　　**RQ**

呼吸商被定义为同一时间内二氧化碳产生量和氧气消耗量的比值，可以直接用产生的二氧化碳的体积除以消耗的氧气的体积来进行计算，常用间接测热法（indirect calorimetry，IC）来测量 RQ。RQ 大致区分细胞在不同状态下的能量代谢，通常用于评定产生能量所消耗的底物的种类。生理学研究表明，RQ 的波动范围在 0.67～1.3。RQ 为 0.70 时所使用的底物为脂肪，这是脂肪中碳、氢高而氧相对少的缘故。蛋白质的 RQ 值较难测算，因为蛋白质在体内不能完全氧化，所以只能通过蛋白质分子中的碳、氢被氧化时所消耗的氧气量和二氧化碳的产生量间接算出蛋白质的 RQ 为 0.8。消耗糖类时 RQ 为 1。RQ 的测量值理论上反映了在细胞水平上每种底物使用的百分比。

第二节　肺部感染性疾病

肺部感染性疾病是指由各类病原微生物（包括细菌、病毒、真菌、非典型病原体及其他病原体）侵犯导致的终末气道、肺泡和肺间质的炎症，简称肺炎。细菌性肺炎是最常见的肺炎，也是最常见的感染性疾病之一。

根据感染场所不同，肺炎主要分为社区获得性肺炎（community-acquired pneumonia，CAP）和医院获得性肺炎（hospital-acquired pneumonia，HAP）。CAP 是指在医院外罹患的感染性肺实质（含肺泡壁，即广义上的肺间质）炎症，包括具有明确潜伏期的病原体感染在入院后于潜伏期内发病的肺炎。

一、病因及免疫相关因素

正常的呼吸道免疫防御机制（支气管内黏液-纤毛运载系统、肺泡巨噬细胞等细胞防御等）使气道隆突以下的呼吸道保持无菌。是否发生肺炎取决于病原体和宿主两个因素。如果病原体数量多、毒力强和（或）宿主呼吸道局部及全身免疫防御系统受损，即可发生肺炎。病原体抵达下呼吸道后，滋生繁殖，引起肺泡毛细血管充血、水肿，肺泡内纤维蛋白渗出及炎症细胞浸润。除了金黄色葡萄球菌、铜绿假单胞菌和肺炎克雷伯菌等可引起肺组织的坏死性病变易形成空洞外，肺炎治愈后多不遗留瘢痕，肺的结构和功能可以恢复。

肺炎患者机体处于应激状态，重症肺炎患者的应激水平更高，因此对蛋白质和能量的代谢需求明显增加。患者常存在纳差，或由于呼吸机等设备的使用不能进食，容易营养不良，直接影响患者预后。重症肺炎患者营养不良是增加并发症和病死率的独立预测因素。给予静脉和全肠外营养的肺炎患者，肠道相关淋巴组织（gut-associated lymphoid tissue，GALT）萎缩，影响 GALT 维持黏膜免疫的能力，因此可给予适当补充免疫调节剂维持 GALT 的免疫功能。来自美国国家的健康调查发现，血清 25-OH-D 水平与 CAP 病史呈负相关。另一项关于 CAP 的前瞻性队列研究显示，低 $1,25\text{-}(OH)_2\text{-}D$ 与疾病严重程度评分之间存在显著相关性，也与住院时间的延长相关。各种病原体如细菌、病毒、真菌等均可导致宿主免疫功能的失衡及破坏性炎症反应，导致细胞因子风暴，部分免疫调节剂，如 ω-3 脂肪酸、EPA、DHA 等可能存在一定的免疫调节作用。

肺炎的症状可重可轻，取决于病原体的种类、毒力和宿主的状态。常见症状为咳嗽、咳痰，或原有呼吸道症状加重，部分伴有脓性痰和血痰，伴或不伴胸痛。病变范围大者可有呼吸困难、呼吸窘迫。大多数患者有发热表现。重症患者可有呼吸频率增快、发绀等呼吸衰竭表现。肺实变时有典型的体征，如叩诊浊音、语颤增强和支气管呼吸音、湿啰音等。并发肺炎旁胸腔积液者，患侧胸部叩诊浊音，语颤减弱，呼吸音减弱。

二、营养代谢特点

富含多种蛋白质的 EN 可降低重症肺炎患者血二胺氧化酶（DAO）、D-乳酸（D-LC）和细菌内毒素（BT）水平，保护肠道黏膜屏障功能，改善重症肺炎患者胃肠道功能，降低胃肠动力障碍的发生率。

早在 20 世纪 90 年代有学者就建议应尽量对细菌性肺炎患者进行口服营养或 EN 治疗以避免 TPN 导致的 GALT 萎缩，影响其黏膜免疫的能力。一项回顾性队列研究结论认为 65 岁以上老年肺炎患者接受 EN 治疗的生存率明显高于接受 TPN 治疗组。

鼠模型研究结果显示经铃蟾素治疗后，给予 TPN 的铜绿假单胞菌肺炎小鼠肠系膜和胃肠道及呼吸道 IgA 水平均有改善，并降低了病死率。作者认为这个结果支持了肠道神经系统和免疫系统的共同免疫假说，GALT 免疫状态的改善可以提高机体对病毒和细菌感染的呼吸道防御功能。谷氨酰胺（glutamine，Gln），一种特殊的淋巴细胞"燃料"，可防止 TPN 对肠道相关淋巴组织和 IgA 的有害影响，同时保留 IgA 介导的呼吸道免疫。鼠模型显示，对于铜绿假单胞菌肺炎小鼠，给予谷氨酰胺可以改善 TPN 导致的免疫功能减弱，降低病死率。

韩国一项研究发现添加益生菌使无并发症的 CAP 患者临床症状及炎症标志物水平正常化。早期感染和炎症恢复可能与益生菌通过促进 Treg 亚群和抑制 Th17 细胞/Treg 值的免疫调节作用有关。多项荟萃（Meta）分析认为益生菌可降低呼吸机相关性肺炎（VAP）的发生率，减少口咽和胃细菌定植，且不会引起不良反应。但也有研究持反对意见，目前尚需大规模研究明确益生菌在 VAP 预防中的作用。

一项研究发现对重症脑卒中合并肺部感染患者给予肠道生态免疫营养，包括益生菌、谷氨酰胺、鱼油和肠内营养混悬液，改善了肠内营养耐受性，降低了肠道通透性。但 ω-3 脂肪酸、EPA、DHA 等免疫调节剂在肺部感染导致的免疫风暴中的免疫调节作用仍存在争论，目前主要的研究证据并未做出特别推荐。

多种维生素（维生素 A、维生素 B_6、维生素 B_{12}、叶酸、维生素 C、维生素 D 和维生素 E）和微量元素（锌、铜、硒、铁）已被证明在支持人类免疫系统及降低感染风险方面具有关键作用。对于病毒性肺炎，维生素 D 可能通过调节抗菌肽和人 β 防御素 2，以及活性氧的释放而产生抗病毒活性。但迄今为止，在流感感染期补充维生素 D 并没有显示出很大的益处。

三、营养支持策略和对机体免疫功能的影响

肺炎患者饮食总原则：对于营养不良低风险患者，早期给予适当能量、高蛋白饮食；对于营养不良高风险患者，或者重症肺炎患者，应给予相对高能量、高蛋白饮食，并加强对维生素、微量元素的补充；对于存在发热患者应适当补充电解质及水分。

1.营养物质的选择　应选择易消化吸收的糖类、蛋白质及脂质，避免油腻或不易消化吸收的营养成分。

2.能量供给的分配比例　糖类供能占总能量的30%～40%，脂质供能占总能量的30%～40%，蛋白质供能占总能量的20%～30%。

3.营养喂养途径　优先选择经口进食，口服营养补充或EN，若需使用静脉营养，应尽量给予TPN并补充谷氨酰胺。

4.糖类　急性期建议选择易消化吸收的精制糖类，如精米、精面，减轻胃肠道负担。

5.蛋白质　1.2～2.0g/(kg·d)。优选优质且易消化吸收的蛋白质食物，如牛奶、鸡蛋、鱼肉及瘦肉等。若患者进食差，可适当补充蛋白质粉，若消化吸收功能差，必要时可给予水解蛋白质或部分水解蛋白质增加肠道对蛋白质的吸收并减轻胃肠负担。

6.脂质　建议尽量减少饱和脂肪酸的比例，适当增加多不饱和脂肪酸的比例。避免或减少动物类油脂摄入。

7.维生素　应注意各种微量元素及维生素的补充，可给予常用维生素及微量元素复合制剂进行常规补充。

8.益生菌　对于CAP和有创呼吸机辅助通气的重症肺炎患者，可考虑适当添加益生菌。

知识拓展　　　　　　　　　　　　GALT

GALT被定义为和肠组织相关联的淋巴组织，通常位于腹腔和腹股沟区域。GALT可大致分为组织性淋巴样组织及散在于整个肠壁中的淋巴细胞，前者包括PP、孤立淋巴滤泡和肠系膜淋巴结，后者主要是指散在于黏膜固有层及上皮细胞层内的淋巴细胞，另外，腔内淋巴细胞可能形成另一类功能性免疫细胞种群。GALT具有紧邻各种抗原的特点，肠上皮内淋巴组织是机体中最接近抗原的淋巴细胞，PP是T细胞和B细胞发生初始免疫应答的主要场所之一，淋巴结上由一层各种上皮细胞组成的上皮层与肠腔相隔。在上皮细胞中，有微皱襞细胞（M细胞），其功能是摄取抗原并将抗原转移给PP中APC。GALT组织解剖学上的特点，使之既能抵御病原体的侵袭，又能避免对食物抗原和共生微生物发生免疫应答，同时也为诱导口服耐受，具备了条件。

第三节　急性呼吸窘迫综合征

急性呼吸窘迫综合征（acute respiratory distress syndrome，ARDS），是指各种原因所致的肺血管通透性增加，肺重量增加，以及肺充气组织减少的急性、弥漫性和炎症性肺损伤。依据氧合指数和呼气末正压支持水平，其可被分类为轻、中和重度。据一项2016年的统计，10%的ICU患者和23%的机械通气患者符合ARDS标准，35%～45%的医院死亡率与柏林新定义的ARDS相关，即使是ARDS迅速改善的患者，其死亡率也有31%。

一、病因及免疫相关因素

非心源性肺水肿在ARDS的发病中占据重要地位，肺水肿主要由肺泡毛细血管非心源性通透性增加所致。在临床中，各种因素，如缺氧、感染、损伤所产生的各种细胞因子、趋化因子、凝血酶、引发的白细胞、脂多糖和损伤相关分子模式（damage associated molecular pattern，DAMP）可以改变内皮细胞使其趋向于失调、损伤、通透性增加状态，并且持续级联吸引炎性细胞聚集。引发相邻内皮细胞之间的连接断裂和细胞骨架塌陷，导致细胞间距增加，内皮间隙增宽，同时上述刺激也加速细胞凋亡，从而导致血管屏障功能障碍。激活的内皮细胞募集活化的中性粒细胞，释放其核内容物，与活化的血小板一起形成中性粒细胞胞外聚集。由于肺内皮被破坏，通常被血管内膜阻隔的凝血因子与肺泡上皮细胞和肺泡巨噬细胞表达的组织因子相互作用，触发外源性凝血级联反应的激活。在ARDS中，上皮屏障功能和液体清除都减弱或活性减低，上皮损伤可直接由微生物病原体、酸性物质损伤（如吸入胃内容物）、高氧或机械拉伸（如通过呼吸机高潮气量）引起，其中一些损伤会导致上皮细胞凋亡或坏死，而另一些会破坏细胞间连接，从而增加上皮通透性，循环因子［如损伤相关分子模式（DAMP）或无细胞血红蛋白］和微生物产物、毒素和循环免疫细胞及炎性介质也会损伤上皮，加速上述细胞层微环境恶化。ARDS 大多数于原发病起病后 72 小时内发生，一般不超过 7 天。

除原发病的相应症状和体征外，最早出现的症状是呼吸增快，呼吸频率通常大于 28 次/分，并呈进行性加重的呼吸困难和发绀，常伴有烦躁焦虑、出汗、心率增快等。其呼吸困难的特点是呼吸深快、费力，患者常感到胸廓紧束、严重憋气，即呼吸窘迫，不能用通常的吸氧疗法改善，亦不能用其他原发心肺疾病（如气胸、肺气肿、肺不张肺炎、心脏衰竭）解释。早期体征可无异常，或仅在双肺闻及少量细湿啰音；后期多可闻及水泡音，可有管状呼吸音。

二、营养代谢特点

ARDS 是重度分解代谢状态，患者表现出全身炎症反应、多器官功能障碍、代谢亢进、感染并发症和营养不良，营养不良伴随着免疫功能受损和相应的死亡率增加。此外，EN 的早期输送与应激和全身系统的调节有关，当患者休克、缺氧等得到改善之后，应该早期过渡到 EN。

三、营养支持策略和对机体免疫功能的影响

对于 ARDS 患者，治疗的总原则是在休克、缺氧、酸中毒血症危重情况下根据急性胃肠损伤评分分级早期给予 EN。若患者血流动力学稳定，则早期给予 EN，推荐一周内给予滋养型喂养，一周后再逐渐过渡到足量喂养。若患者血流动力学不稳定，则一周后逐步加用 TPN。在 ICU 期间，可依据患者个体状态（如有无血糖异常、肝肾功能异常）给予适当的 EN 配方。

1. 能量摄入 ARDS 状态下能量消耗是可变的，取决于年龄、性别、体重及疾病的类型和严重程度，在危重患者中，总能量消耗可以用间接测热法（indirect calorimetry，IC）。然而，在临床实践中若操作有困难，可使用简单共识公式 20～25kcal/(kg·d) 制订喂养目标。现有的证据推荐第一周内给予滋养型喂养（10～20kcal/h 或不超过 500kcal/d），后逐步过渡至足量喂养。

2. 蛋白质和脂类 ARDS 患者每天应摄入 1.2～2.0g/(kg·d) 的蛋白质，推荐使用整蛋白配方，暂时没有足够的数据支持大多数患者常规使用基于肽的配方，在大多数肠内配方中，25%～30% 的能量来自脂质营养成分。与蛋白质类似，暂时没有足够的证据支持常规使用高脂或低脂肠内配方。

3. 免疫调节佐剂 对于 ARDS 患者，现有荟萃分析暂不推荐常规使用包含 ω-3 脂肪酸、γ- 亚麻酸（GLA）、琉璃苣油及其他抗氧化剂的免疫调节配方，以上免疫佐剂的认可尚需要更大样本量的随机对照研究来证实，目前的荟萃分析尚不能显示出明显改善预后的作用。

> **知识拓展　　　　　　　间接测热法**
>
> 　　间接测热法是指通过测定人体消耗掉的氧气量和生成的二氧化碳量及排出的尿氮量计算人体所生成的能量的方法。由于食物在人体内氧化时，需消耗吸入空气中的氧，生成二氧化碳，释放出能量。因此，测定时用气袋收集一定时间内受试者的全部呼出气，分析呼出气中的含氧量和二氧化碳量，将呼出气与吸入的空气对比，即可算出此段时间内机体所消耗的氧气量和二氧化碳生成量。

第四节　肺　结　核

结核病是由结核分枝杆菌引起的慢性传染病，可侵及许多脏器，以肺部结核感染最为常见。排菌者为其重要的传染源。人体感染结核菌后不一定发病，当抵抗力降低或细胞介导的变态反应增高时，才可能引起临床发病。若能及时诊断，并予合理治疗，大多可获临床痊愈。

肺结核目前仍是严重危害人类的重要传染性疾病，是全球关注的公共卫生和社会问题，也是我国重点控制的疾病之一。自 20 世纪 80 年代以来，结核病的发病率出现明显回升并呈全球化恶化的趋势。WHO 因此于 1993 年宣布结核病处于"全球紧急状态"，要求各国加强结核病的防治工作以遏制其发展趋势。近些年，结核病疫情虽有下降趋势，但由于多重耐药结核病的增多，以及流动人口中结核病难以控制等因素，结核病仍是危害人类健康的公共卫生问题。全球人类有 1/3（约 20 亿）曾受到结核分枝杆菌的感染。2015 年，WHO 估计全球新发结核病数量约为 1040 万例，其中 120 万新发结核病例为人类免疫缺陷病毒（HIV）感染者（占 11%），约 140 万人死于结核病，其中新发 48 万耐多药结核。在 2015 年结核病仍然是全世界十大死因之一。据 2010 年我国第五次结核

病流行病学抽样调查估计，结核病年发病例 100 万，发病率为 78/100 万。近 10 年来我国疫情有下降趋势，但我国总体结核病疫情仍比较严重，各地区差异大，西部地区肺结核患病率明显高于全国平均水平。

　　结核病的流行状况与经济水平大致相关，其高流行与国内生产总值（GDP）的低水平相对应。肺结核的发病与患者的营养和免疫状态密切相关。营养不良可导致继发性免疫缺陷，增加宿主对感染的易感性。对于肺结核患者，它会导致食欲下降、营养吸收不良、微量营养素吸收不良、代谢改变进而消瘦。蛋白质-能量营养不良和微量营养素缺乏都增加了患结核病的风险。人们发现，营养不良可能是食物短缺人群中结核病高死亡率和发病率的一个重要因素，而且营养不良的肺结核患者比营养良好的患者恢复得晚，死亡率也高。营养不良是肺结核患者死亡的独立危险因素。在整个历史上，"消耗"一词实际上就是结核病的同义词，结核病和营养不良之间的联系早已得到承认：营养不良可使人易患肺结核，而肺结核可导致营养不良。不发达国家人体免疫功能丧失，HIV 感染的高流行率进一步加剧了营养不良和结核病的问题。在抗结核化疗出现之前，富含能量、蛋白质、脂肪、矿物质和维生素的饮食通常被认为是治疗结核病的重要因素。营养补充可能是一种快速恢复结核病患者健康的新方法。此外，提高人口的营养状况可能被证明是控制世界不发达地区结核病发病的有效措施。

一、病因及免疫相关因素

　　结核病的基本病理变化是炎性渗出、增生和干酪样坏死。结核病的病理过程中破坏与修复常同时进行，故上述病理变化可能同时存在。以渗出为主的病变主要出现在结核性炎症初期阶段或病变恶化复发时，可表现为局部中性粒细胞浸润，继之由巨噬细胞及淋巴细胞取代。以增生为主的病变表现为典型的结核结节，由淋巴细胞、上皮样细胞、朗汉斯细胞及成纤维细胞组成。结核结节的中间可出现干酪样坏死。

　　结核分枝杆菌感染的宿主保护性免疫机制主要依赖单核巨噬细胞和 T 细胞及其细胞因子之间的相互作用与合作。大量实验证据表明，营养不良可导致继发性免疫缺陷，增加宿主对感染的易感性。由于营养损伤，T 细胞和巨噬细胞的个体保护功能或相互作用发生改变，可能导致患结核病风险的增加。动物实验表明蛋白质营养不良损害巨噬细胞及 T 细胞之间的保护性相互作用和（或）巨噬细胞在有足够激活信号存在的情况下获得杀分枝杆菌和抑制分枝杆菌的活性。蛋白质营养不良可增强结核分枝杆菌 H37Rv 感染的单核巨噬细胞产生更高水平的 TGF-β，TGF-β 可能是结核免疫抑制和免疫发病机制的媒介。

　　营养不良对宿主对抗分枝杆菌感染的免疫反应有多方面的不利影响。首先，在动物肺结核模型中，饮食缺乏会导致胸腺萎缩，阻碍 T 细胞的生成和成熟，导致包括血液在内的淋巴区免疫活性 T 细胞数量减少。其次，蛋白质和其他营养物质的缺乏损害了 T 细胞的功能，包括 Th1CK IL-2 和 IFN-γ 的产生减少，抑制结核菌素反应和结核菌素纯蛋白衍生物（PPD）诱导的淋巴细胞增殖。再次，蛋白质营养不良损害了卡介苗接种后反应性 T 细胞的隔离或捕获和结核病抗性的丧失。最后，蛋白质营养不良增强了结核分枝杆菌 H37Rv 感染单核巨噬细胞产生更高水平的 TGF-β 细胞因子，该细胞因子可能是结核免疫抑制和免疫发病机制的中介因子。

　　肺结核的临床症状主要分为呼吸系统症状和全身症状。呼吸系统症状主要表现为咳嗽、痰中带血。初期咳嗽较轻，干咳或咳少量黏液痰。有空洞形成或合并其他细菌感染时，痰可呈脓性。约1/3 的患者有咯血，少数为大咯血。病灶累及胸膜时可表现为胸痛。呼吸困难多见于干酪样肺炎和大量胸腔积液患者。全身症状中，发热为最常见症状，多为午后低热，部分患者有乏力、盗汗、食欲减退和体重减轻等。

二、营养代谢特点

　　活动性肺结核患者的营养状况明显低于健康对照组。在肺结核患者中，食欲下降、营养吸收不良、微量营养素吸收不良和代谢改变导致消瘦。在一项研究中，将印度肺结核患者与营养不良和正常营养的健康受试者进行了比较。虽然两组之间在禁食状态下的蛋白质合成和分解没有显著差异，但与对照组相比，肺结核患者使用更多的来自口服食物的蛋白质用于氧化和能量生产。这种不能引导食物蛋白质进入内源性蛋白质合成的现象被称为"合成代谢阻滞"。这种合成代谢阻滞是肺结核和其他炎症状态中消耗的机制之一。厌食症也是导致肺结核消瘦的一个因素。具有脂质和蛋白质水解活性的细胞因子的产生增加了肺结核患者的能量消耗。

瘦素也可能在消耗中起重要作用。加速瘦组织恢复可能有助于更快地恢复身体功能。恢复身体功能可能有助于缩短疗养期，并促进患者早日恢复生产性工作。营养的早期恢复还可能导致免疫学的变化，从而增强分枝杆菌的清除，降低患者的感染力。

微量营养素缺乏被认为是继发性免疫缺陷和感染相关发病率（包括结核病）的最常见原因。结核病患者普遍存在各种微量元素的缺乏，如锌、硒、铁、铜，以及维生素 A、维生素 D、维生素 E、维生素 C、多不饱和脂肪酸、胆固醇等的缺乏，这些均在肺结核的营养免疫调节中发挥重要影响。维生素和矿物质在结核病的治疗中可以发挥重要作用。在 110 例活性结核病新病例的试验中，受试者仅接受结核病化疗，或注射硫胺素、维生素 B$_6$、维生素 C，或口服多种维生素补充剂。与不接受补充组相比，接受维生素补充的组有明显更好的淋巴细胞增殖反应。另一项试验表明，维生素 C 和维生素 E 作为多药结核病治疗的辅助剂，能有效改善对结核病的免疫反应。补充维生素 A 和锌在头两个月提高了抗结核药物的有效性，改善的结果表明，结核杆菌呈阴性的患者数量增加，肺部平均病变面积显著降低。

三、营养支持策略和对机体免疫功能的影响

在抗结核病程中，营养支持可能有助于改善痰涂片或培养阳性转阴率和增加 BMI，缩短痰菌转阴时间。那些营养较好的人除了体重增加外，往往能更快地清除细菌和胸部影像学变化。

对于结核病患者其营养支持治疗基本原则：高能量、高蛋白质，加强对维生素、微量元素的补充。

1. 营养物质的选择　由于结核病患者往往存在食欲低下、厌食、厌油等症状，且抗结核药物带来的胃肠道刺激及不良反应可能导致各类营养物质消化及吸收欠佳，临床选择食物及营养支持成分时应选择易消化吸收的糖类、蛋白质及脂质，避免油腻或不易消化吸收的营养成分。

2. 能量供给的分配比例　糖类供能占 30%～40%，脂肪供能占 30%～40%，蛋白质供能占 20%～30%。可适当增加能量摄入，达静息能量消耗 10% 及以上。

3. 糖类　急性期建议选择易消化吸收的精制糖类，如精米、精面，减轻胃肠道负担。

4. 蛋白质　1.2～2.0g/(kg·d)。优选优质且易消化吸收的蛋白质食物，如牛奶、鸡蛋、鱼肉及瘦肉等。若患者进食差，可适当补充蛋白质粉，若消化吸收功能差，必要时可给予水解蛋白质或部分水解蛋白质以增加肠道对蛋白质的吸收并减轻胃肠道功能负担。

5. 脂肪　建议尽量减少饱和脂肪酸的比例，适当增加多不饱和脂肪酸的比例。避免或减少动物类油脂摄入，换用植物类油脂。

6. 营养支持　应注意各种微量元素及维生素的补充，尤其是维生素 C、维生素 D、维生素 E、磷、钙、钾的补充要达到 RDA 的标准。可给予常用维生素及微量元素复合制剂进行常规补充。

7. 营养途径　在饮食给予的能量和营养物质不足时，可以考虑给予口服营养补充（ONS）补充营养支持。急性期患者食欲不佳时，可以考虑静脉营养补充途径。

8. 进餐方式　对食欲不佳者可采用少量多餐的进餐方式。

第五节　脓毒血症

脓毒血症（pyemia）也称作败血症，为机体对感染的反应失调从而导致危及生命的器官功能障碍，其中潜在的循环、细胞和代谢异常严重，足以显著增加患者死亡风险。通常我们采用序贯器官衰竭评估（SOFA）评分用于评估器官功能障碍的程度。脓毒血症可能由多种不同的感染性因素引起，几乎可源自任何感染性微生物，可能起源于社区，也可能源于医院或其他保健机构，其中大约 80% 病例发生在社区。导致脓毒血症的最常见感染部位是肺（占病例的 64%），其次是腹部（20%）、血流（15%）、肾和泌尿生殖道（14%）。脓毒血症患者中革兰氏阳性菌和革兰氏阴性菌感染的患病率几乎相等，社区获得性革兰氏阳性菌感染可能比革兰氏阴性菌更常见，金黄色葡萄球菌（革兰氏阳性菌）和假单胞菌属及大肠埃希菌（革兰氏阴性菌）是最常见的致病微生物。2012 年的 ICU 病区调查表明，革兰氏阴性菌是主要病原。

一、病因及免疫相关因素

脓毒血症的特征是机体对感染的全身性失调反应。当先天免疫系统细胞上的模式识别受体（包括 TLR）识别高度保守的微生物病原体相关分子机制时，会立即响应感染的免疫激活途径。这种相互作用触发通过激活 NF-κB 和中性粒细胞，释放促炎和抗炎介质。细胞因子，如 TNF-α、IL-1、IL-2、IL-6、IL-8 等，导致中性粒细胞-内皮细胞黏附，激活补体和凝血级联反应，并可能导致微血栓的产生。程序性死亡-1（programmed death-1，PD-1）蛋白和 IL-7 通路也已成为抑制 T 细胞功能的重要机制，因此患者死亡原因往往与免疫抑制有关；这些观察结果显示早期的炎症风暴状态会逐渐演变为随后具有大量免疫抑制的炎症抑制状态。所以促炎和免疫抑制阶段可能同时发生，两种反应的强度取决于机体（如遗传学和合并症）和病原体（如类型、毒力和负担）的多种因素。细胞损伤和脓毒血症引起的器官功能障碍的确切机制尚未完全了解，并且仍然是科学研究的一个热门领域。脓毒血症通常通过血管舒张和微循环障碍干扰全身血液流向重要的器官。

在脓毒血症中，机体对感染的反应表现为感染反应综合征和急性器官功能障碍。这种功能障碍可级联引发后续多器官功能衰竭、酸中毒和死亡。脓毒血症的临床表现取决于感染部位（即胸部病灶与尿路病灶）及作为机体反应一部分的体征和症状，急诊科的患者经常出现全身不适和非特异性体征，如发热（或体温过低）、心动过速、呼吸急促或精神状态改变，典型表现可能包括低血压（即使在血压正常的情况下器官灌注也可能已经受损）；即使感染病灶不在肺部，患者也可能出现气体交换受损；低血压休克引导的循环衰竭，可能出现少尿，皮肤会出现花斑样改变，毛细血管充盈恢复时间会增加。临床医生也可以通过生化检查异常，包括乳酸水平升高、白细胞计数异常（白细胞大于或小于正常值）、血浆 CRP 或降钙素原浓度的增加，以及尿量减少、肝酶升高和凝血功能恶化来协助评估。

二、营养代谢特点

脓毒血症是严重危及生命的综合征，其代谢反应严重影响患者的营养状态，此时机体消耗大量的能量及蛋白质，并产生较多的代谢产物；需要足够的营养摄入，使机体维持基础代谢并保证机体对抗致病因素（感染）。在急性期补充营养通常必须让位于挽救生命的内在性复苏程序。这时有利于早期肠内营养的方法可能会使休克患者出现胃肠不适（呕吐）或伤害（误吸、肠道缺血）。脓毒血症会导致正常的肠道微生态受损造成肠道菌群失衡，而益生菌可能通过竞争性抑制致病菌的生长、阻止致病菌对肠上皮的黏附和侵入、增加肠屏障功能、调节宿主免疫反应等作用调节肠道微生态环境。

三、营养支持策略和对机体免疫功能的影响

当机体处于脓毒血症状态时，持续炎症和免疫抑制阶段在接受最佳能量及蛋白质治疗时可能会更好地恢复，并可适当补充足够剂量的维生素和矿物质，在具体情况下适当补充营养补充剂。当有条件时，营养摄入量应为患者量身定制，并基于对能量和蛋白质需求的仔细评估。

1. EN 与 PN　脓毒血症患者因为休克、酸中毒状态，肠道消化系统可能出现缺血导致消化不耐受；因此初期由低能量或滋养型喂养起始，可给予 TPN 或滋养型 EN+补充型 PN，待不受控制的休克、低氧血症和酸中毒改善（即肠道功能恢复），建议恢复至 EN 支持。

2. 能量摄入　能量目标应该个体化，并需要对静息能量消耗（resting energy expenditure，REE）进行准确估计，以间接测热法作为金标准；如间接测热法不可行，则建议应用基于体重的计算公式；该类患者建议密切监测血糖，因为高血糖或者低血糖都与死亡率相关；当休克得到解决时，能量负荷缓慢但稳定地增加以达到目标值。对于脓毒症患者，无 EN 禁忌的患者应早期启动 EN（48 小时内）。脓毒性休克患者，血流动力学稳定后尽早启动 EN，由低能量或滋养型喂养起始，一周达目标能量 60%～70%，一周达到目标喂养量的 60%～70%。

3. 蛋白质　既往研究显示，低蛋白质摄入会增加的 ICU、住院和 6 个月死亡率；而在脓毒血症最初的 3～5 天内摄入高蛋白质也会增加长期死亡率；因此推荐脓毒血症期间蛋白质摄入量为 0.8g/(kg·d) 并逐渐增加，至休克改善后的蛋白质摄入量为 1.2～2.0g/(kg·d)，监测每日血尿素氮及 24 小时尿排氮量以调整蛋白质供给量。

4. 免疫调节配方　服用谷氨酰胺对脓毒血症患者后续没有明显的获益，甚至在过量情况下可能有害；目前暂时缺乏证据证明在该类患者中补充精氨酸使患者受益；同样的，该类患者中补充鱼油、单独或与其他抗氧化剂结合使用硒和服用维生素 C 改善预后的依据不足，可能的获益只是停留在理论水平，尚需较大规模的随机对照临床试验来验证。

5. 益生菌　部分危重症患者应用益生菌可调节免疫功能、降低感染并发症和 VAP 的发生、缩短 ICU 住院时间，但 ICU 病死率无明显获益，因此目前证据尚不能对脓毒血症患者常规使用益生菌做出推荐。

本 章 小 结

呼吸系统疾病在我们日常生活中非常多见，其中常见疾病包含 COPD、肺部感染性疾病和肺结核，其实肺结核也为肺部特殊感染性疾病，COPD 为肺部突出表现的全身性系统性炎症疾病，也往往合并肺部慢性带菌感染的伴随状态。危重症疾病包含 ARDS 和脓毒血症，疾病特点均为营养高分解高代谢的应激状态，瀑布式炎症反应，其发病诱因也多为重症感染，所以呼吸系统疾病的总体特点是感染伴随炎症加剧，机体大多是消耗状态，伴随循环中较多炎症介质释放，体内能量消耗大、蛋白质消耗快，往往出现负氮平衡，需要足够的能量和蛋白质补充，同时需要给予合适配比的脂质和糖类。但对于特殊的重症患者（ARDS 和脓毒血症），因炎症反应及应激反应加剧，早期足量喂养可能增加胃肠道不良反应，且证据提示早期滋养型喂养并未显著影响患者预后，因此足量喂养可稍作延迟，待生命体征稳定之后在 1 周左右由滋养型喂养过渡至足量喂养。其他相关研究的维生素 C、维生素 D、免疫佐剂、抗氧化剂、精氨酸、谷氨酰胺和不饱和脂肪酸等对于重症患者的效果目前只是停留在小样本研究，荟萃分析暂时未显示出有意义的临床获益，需要大型研究进一步探讨其临床获益情况。

思 考 题

1. 简述肺部感染性疾病的营养代谢特点。
2. 简述肺结核患者机体免疫的特点。
3. 简述 ARDS 中营养支持的原则和方法。

（耿　爽　周长治）

第二十五章 心血管疾病的营养免疫策略

知识目标 掌握心血管疾病的营养代谢特点和营养支持原则；熟悉引起心血管疾病的病因及免疫相关因素。

能力目标 运用本章所学的心血管疾病营养代谢特点及营养支持策略，为患者制订营养膳食处方，规避不健康的膳食及生活习惯带来的风险，指导患者增强健康保健知识。

价值目标 通过本章节内容的学习，让同学们了解心血管疾病的营养相关危险因素，通过改变膳食模式及生活方式预防心血管疾病的发生。

第一节 高 血 压

高血压是一种以体循环动脉血压持续增高为特征的临床综合征，分为原发性高血压和继发性高血压。大多数患者发病原因不明，均属于原发性高血压。继发于肾、内分泌等疾病的高血压称为继发性高血压，多为暂时性升高，原发疾病治愈后血压会随之下降。高血压的定义为在未使用降压药物的情况下，非同日 3 次测量诊室血压，收缩压（systolic blood pressure，SBP）≥140mmHg 和（或）舒张压（diastolic blood pressure，DBP）≥90mmHg。

《中国居民营养与慢性病状况报告（2020 年）》显示，全国 18 岁及以上成年人高血压患病率为27.5%，与 2015 年发布的结果（25.2%）相比有所上升。我国高血压患病率仍然存在男性高于女性，北方高南方低的现象，但目前差异正在转变，呈现出大中型城市高血压患病率较高的特点。本章节主要围绕原发性高血压，从其病因及发病机制、营养代谢特点及营养支持原则等方面介绍。

一、病因及免疫相关因素

高血压是一种多基因遗传病，是遗传因素和环境因素共同作用的结果，其发病机制至今尚未完全明确。目前发现的与人群高血压发病相关的重要危险因素包括如下。

1. 高钠、低钾膳食 高钠、低钾膳食会增加高血压的发病风险。《中国居民营养与慢性病状况报告（2020 年）》显示，家庭人均每日烹调用盐 9.3g，与 2015 年相比下降了 1.2g，虽然家庭减盐取得成效，但相较推荐的每日盐摄入量 5g 依旧高了 86.0%。

2. 超重和肥胖 超重和肥胖显著增加全球人群全因死亡的风险，同时也是高血压患病的重要危险因素。近年来，我国人群中超重和肥胖的比例明显增加，18 岁以上居民男性和女性的平均体重分别为 69.6kg、59kg，与 2015 年相比分别增加 3.4kg、1.7kg。中国居民超重肥胖问题凸显，城乡各年龄组居民的肥胖超重率继续上升，成年居民超重肥胖率达 50%，6~17 岁及 6 岁以下的儿童青少年超重肥胖率分别达到 19%、10.4%。内脏型肥胖与高血压的关系较为密切，随着内脏脂肪指数的增加，高血压患病风险增加。

3. 过量饮酒 过量饮酒包括危险饮酒（男性 41～60g，女性 21～40g）和有害饮酒（男性 60g以上，女性 40g 以上）。我国饮酒人数众多，18 岁以上居民饮酒者中有害饮酒率为 9.3%。限制饮酒与血压下降显著相关，乙醇摄入量平均减少 67%，SBP 下降 3.31mmHg，DBP 下降 2.04mmHg。目前有关少量饮酒有利于心血管健康的证据尚不足。

4. 长期精神紧张 长期精神紧张是高血压患病的危险因素，精神紧张可激活交感神经从而使血压升高。

5. 其他危险因素 除了以上高血压发病危险因素外，包括年龄、高血压家族史、缺乏体力活动，以及糖尿病、血脂异常、大气污染等均导致高血压的发生风险和心血管疾病的死亡率增加。

高血压的发病机制仍未完全阐明，研究发现体内许多因素与血压调节有关，涉及交感神经系统功能亢进、肾素-血管紧张素-醛固酮系统激活、血管内皮和平滑肌细胞功能紊乱等。现在有明确的证据表明，免疫在原发性高血压的发病机制中发挥作用。免疫调节功能异常会引起全身血管系统和靶器官的持续性炎症反应，从而引起血管重构、血管硬化、血管内皮损伤、血管舒缩功能异常等加剧高血压的发展。高血压的免疫机制涉及巨噬细胞对组织的浸润、树突状细胞的抗原提呈、NK 细胞的活化、T 细胞的活化及 TLR 对抗原的识别，其中 TLR 识别抗原激活免疫是高血压免疫机制关键。而自主神经系统也可通过调节免疫系统，在高血压发病过程中起着重要作用。因此对免疫和神经免疫调节的深入探究可望为临床治疗高血压提供新的策略。

> **知识拓展**　　　　　　　　**为什么睡眠不足易诱发高血压呢?**
>
> 　医学专家表示，长期睡眠不足是罹患高血压的一个重要致病因素。在压力最大的中青年人群中，平均每晚睡眠不足 6 小时的人罹患高血压的概率比睡眠充足的人高一倍多，即便将肥胖与糖尿病等因素考虑在内，睡眠不足与高血压之间仍有着重要联系。
>
> 　睡眠不足易诱发高血压大致有以下原因：一是当我们睡不着时，人体的交感神经兴奋性就会升高，这就会导致人体心搏加快，血压升高。久而久之，就会导致患上高血压。二是人睡不好时，就会情绪紧张、易发怒，这些不良情绪会导致大脑皮质和丘脑下部兴奋性增高，易在人体内产生一些肾上腺素、儿茶酚胺，以及血管紧张素等，这些物质都会使血管痉挛，血压增高，从而形成高血压。

二、营养代谢特点

许多营养因素代谢与高血压的病理生理学有关，其中包括钠、钾、钙和镁等矿物质，以及脂肪酸、维生素和抗氧化剂等其他因素。

1. 膳食中的钠和钾　研究表明钠盐摄入与血压升高呈正相关，钾盐摄入与血压呈负相关，膳食中钠/钾值与高血压的相关性更强。我国南方人群食盐摄入量平均为 8~10g/d，北方人群为 12~15g/d，远超于《中国居民膳食指南（2022 版）》中推荐的 18 岁及以上成年居民 5g/d 的标准。我国人群钾的摄入量只有 1.89g，低于《中国居民膳食营养素参考摄入量（2023 版）》中推荐的 18 岁及以上成年居民摄入量 2.0g/d 标准。高钠、低钾膳食是导致我国高血压发病的主要危险因素。钾元素有直接扩张血管的作用，能够增加尿钠的排出。近期有研究表明中国居民使用低钠高钾盐代替普通食盐，每年可以防止 46 万多人死于心血管疾病，其中包括 20.8 万名脑卒中患者和 17.5 万名心脏病患者；还可以预防约 74.3 万例非致命性心血管疾病，其中包括 36.5 万例脑卒中和 14.7 万例心脏病发作，并使 CKD 的发病率每年减少约 12 万例。

2. 膳食中的钙和镁　膳食钙摄入量与血压呈负相关。美国健康与膳食调查结果显示，每日钙摄入量低于 300mg 者与摄入量为 1200mg 者相比，高血压风险升高 2~3 倍。一般认为膳食中每天钙的摄入量少于 600mg，就可能导致血压升高。钙能够促进体内钠的排泄可能是其降低血压的机制之一。高血压患者红细胞内镁降低，与血压呈负相关。镁可降低血管的紧张性和收缩性（降低外周血管阻力），减少细胞钙的摄取而引起细胞质的钙降低，促进产生具有舒血管作用的物质等，除了参与血管组织的生理过程外，在血管外通过对神经体液、肾及肾上腺机制与钙共同调节血压，但尚无直接证据表明膳食中补充镁有降压作用。

3. 膳食总能量　能量摄入过多会引起超重和肥胖，国内外研究均已证明体重超重和肥胖是高血压发病的独立危险因素。1990 年以来我国 13 项大规模流行病学调查数据得出：BMI≥24 者患高血压的风险是正常者（BMI 18.5~23.9）的 3~4 倍。男性腰围≥85cm，女性腰围≥80cm，罹患高血压的风险是腰围正常者的 3.5 倍以上。限制总能量摄入，适当地降低体重，血压也会有一定降低。

4. 膳食中的脂肪和胆固醇　ω-3 和 ω-6 脂肪酸有调节血压的作用，且呈现剂量-效应关系。但是基于对鱼油反应的不确定性和需要大剂量才能引起血压的微小变化，权威的结论指出鱼油对健康人防治高血压无影响。脂肪总量、饱和脂肪酸和胆固醇摄入过多，可引起肥胖症和高血压。高脂饮食、高胆固醇膳食容易导致动脉粥样硬化，影响高血压的防治。

5. 膳食蛋白质　近年研究发现不同来源的蛋白质对血压的影响不同。富含精氨酸、酪氨酸、色氨酸、蛋氨酸和谷氨酸的蛋白质可降低血压。例如，大豆蛋白富含精氨酸，给绝经妇女补充大豆蛋白 6 周，可使 DBP 降低。蛋白质对血压的影响机制：①控制血管壁的蛋白质合成，保护血管壁防止破裂；②氨基酸及其代谢物有利尿排钠作用；③通过中枢神经系统直接作用于交感神经，使血压下降。

6. 维生素 血管中氧化剂和自由基的产生在高血压中增加并且损害内皮依赖性血管舒张。许多抗氧化剂，包括维生素 C 和维生素 E，已被证明可以降低高血压患者的血压。

三、营养支持策略和对机体免疫功能的影响

1. 严格限制钠盐摄入，适当增加钾摄入 钠盐可显著升高血压及增加高血压发病风险，适当减少钠盐摄入可有效降低血压。高钠、低钾饮食是我国高血压发病的重要危险因素。中国居民膳食指南推荐健康成人每日食盐摄入量不超过 5g。

（1）对于轻度高血压患者或者有高血压家族史者建议每日 3～5g 食盐（≈酱油 15～25ml）。

（2）对于中度高血压患者建议每日 1～2g 食盐（≈酱油 5～10ml）。

（3）对于重度高血压患者建议无盐饮食。建议所有高血压患者采取各种措施，限制钠盐摄入，并增加食物中钾的摄入量。

主要措施：①烹饪时使用限盐勺，以起到定量作用；②避免高盐食物和调味品（如酱油、咸菜、腌菜、榨菜、黄豆酱、腌肉等），可利用佐料及食物本身的风味来调味，如葱、姜、蒜、醋等；③增加富含钾的食物（新鲜蔬菜、水果及豆类）的摄入；④肾功能良好者可选择低钠高钾盐替代。

2. 合理补充钙和镁 钙可以缓解血管平滑肌收缩，增加尿钠的排泄，有利于降低血压，但目前尚无对于高血压患者的推荐量，建议与健康成人一致，钙的摄入量达到每日 800～1000mg。通过食用新鲜蔬菜增加镁的摄入，特别是使用利尿剂的患者。

3. 限制总能量摄入，维持健康体重 糖类、脂质、蛋白质是三大产能营养素，过多的摄入会导致超重和肥胖，这又是导致血压升高的重要原因之一。对于体重超重或肥胖的高血压患者，总能量在标准体重的基础上，按照 20～25kcal/(kg·d) 摄入，或在正常能量需求［25～30kcal/(kg·d)］的基础上每天减去 300～1000kcal。适当地降低能量摄入有利于 SBP 和 DBP 及低密度脂蛋白、胆固醇的降低。

（1）减少脂肪和胆固醇的摄入：高血压患者应限制脂肪供能与总能量比在 30% 以内，限制摄入饱和脂肪酸，充足摄入多不饱和脂肪酸，适量摄入单不饱和脂肪酸。胆固醇每日摄入量＜300mg。

（2）适量补充蛋白质：蛋白质摄入不足，影响血管细胞的代谢，血管老化加剧，加速高血压和动脉粥样硬化的发生发展。优质蛋白的食物来源：牛奶、鱼类、鸡蛋、瘦肉、豆制品等。推荐成人蛋白质摄入量为 1g/(kg·d)。

（3）足量的膳食纤维：膳食纤维可以调节糖脂代谢，降低胆固醇的吸收，膳食纤维丰富的食物饱腹感强，有助于控制体重。有助于防治高血压及其并发症。研究发现膳食纤维摄入＜12g/d 的成年人高血压的发病率显著高于膳食纤维摄入＞24g/d 的成年人，建议每日膳食纤维的摄入量为 25～30g。富含膳食纤维的食物有燕麦、薯类、粗杂粮、杂豆等。

4. 戒烟限酒、适量运动及平衡心理 均有助于防治高血压。

知识拓展　　　　　　　　**什么是粪便菌群移植？**

肠道菌群所致的免疫反应与高血压的发生、发展具有相关性，基于目前的研究，益生菌、益生元、SCFA 及口服抗生素被认为是治疗高血压的新方案。但这些疗法还需要在临床进一步验证。

粪便菌群移植（fecal microbiota transplantation，FMT）是指将经过处理的健康者的粪便溶液直接植入受者的肠道以改变其肠道微生物构成的方法，目前已成为一种高效的改善肠道菌群的治疗方法。

第二节　动脉粥样硬化和冠心病

冠状动脉粥样硬化性心脏病（coronary atherosclerotic heart disease，CHD），简称冠心病，是指冠状动脉血管发生动脉粥样硬化病变而引起血管腔狭窄或者阻塞和（或）冠状动脉功能性改变，造成心肌缺血、缺氧或坏死而导致的心脏病。冠心病多发于中老年人群，男性多于女性，以脑力劳动者居多。根据全球疾病负担国际合作研究 2017 年发布的数据，冠心病是全球第一位死亡原因，近十几年来，冠心病的死亡率在发达国家呈现持续下降趋势，而在低中收入国家呈显著上升趋势。随

着人口老龄化进程的加剧，我国冠心病的发病和死亡人数持续增加。近期中国疾病预防控制中心的研究报告数据显示，中国人群冠心病死亡占总死亡比例由 1990 年的 8.6% 上升至 2013 年的 15.2%，同期，冠心病死亡在所有心血管疾病死亡中的比例由 29% 增加至 37%。

一、病因及免疫相关因素

影响冠心病发病的危险因素自幼年开始，在不同的年龄组，各种危险因素对机体发挥的作用可能不同。主要危险因素包括如下。

1. 高血压 无论 SBP 还是 DBP 的升高均会增加冠心病的发生风险。大量研究表明，高血压是冠心病的主要危险因素，随着血压升高，冠心病的发病率和死亡率均呈上升趋势。即使血压处于正常高值（120～139mmHg/80～89mmHg），其危险性也高于普通人群。

2. 血脂异常 高胆固醇血症、高三酰甘油血症与冠心病的发病均存在关联。三酰甘油（triglyceride，TC）是动脉粥样硬化的重要组成物质。研究证实，血三酰甘油水平为 200～220mg/dl 时，冠心病发生风险相对稳定；超过此限度，冠心病发生风险将随三酰甘油水平升高而增加。血三酰甘油分为不同组分，其中低密度脂蛋白胆固醇（low density lipoprotein cholesterol，LDL-C）与心血管疾病发生呈正相关，而高密度脂蛋白胆固醇（high density lipoprotein cholesterol，HDL-C）则与心血管疾病发生呈负相关。高三酰甘油血症是冠心病的独立危险因素，但当将血胆固醇、高密度脂蛋白胆固醇两种因素纳入综合分析时，高三酰甘油血症并不能增加冠心病的发生风险。

3. 糖尿病 糖尿病是冠心病发病的高危因素。弗雷明汉（Framingham）研究显示，男性糖尿病患者冠心病发病率较非糖尿病患者高 2 倍，女性糖尿病患者冠心病发生风险则增加 4 倍。在糖尿病患者中，血糖水平的高低也与冠心病发生风险密切相关。1997 年芝加哥开展的大规模临床调查显示，糖负荷 1 小时后的血糖水平和冠心病、脑卒中及全因死亡均呈显著正相关。

4. 肥胖和超重 肥胖在冠心病危险因素中的作用是被逐步发现的。心血管疾病发生风险的增加不仅限于与重度肥胖有关，在"正常体重"范围上限时，心血管病的发生风险就开始增加，随着体重的增加，危险性逐步增大。

除以上危险因素外，吸烟、性别、不良饮食习惯、心理社会因素、遗传因素等均可能影响冠心病的发病及治疗过程。

冠心病的发病机制与动脉粥样硬化（atherosclerosis，AS）相关。动脉粥样硬化的发病机制虽然复杂，但动脉粥样硬化的炎症机制已经得到了共识。免疫机制参与了动脉粥样硬化，炎症反应可能是抗原介导的免疫反应的一部分，炎症成分的本质可能是抗原。抗原成分刺激触发了炎症及免疫系统的激活，从而影响动脉粥样硬化的严重程度，免疫和炎症反应还与动脉粥样硬化的斑块不稳定有关。更有学者提出动脉粥样硬化也是一种自身免疫性疾病这一新观点。

二、营养代谢特点

1. 能量 过多的能量在体内转化为脂肪，储存于皮下或者身体各组织中，形成肥胖。超重或肥胖是冠心病的独立危险因素。BMI 每增加 1，冠心病发病的相对危险增高 12%，有因伴有血清胰岛素升高、糖耐量异常、三酰甘油升高、高密度脂蛋白胆固醇降低等一系列代谢异常。近年来的研究表明，以腹型肥胖为特征的向心性肥胖对冠心病具有更大危险性。向心性肥胖程度可以腰围/臀围值来衡量。

2. 糖类 膳食中糖类的种类和数量对血脂水平有较大影响。蔗糖、果糖摄入过多容易引起血清三酰甘油含量升高，而膳食纤维能够降低胆固醇和胆酸的吸收，并增加其从粪便的排出，具有降低血脂的作用。

3. 脂质 不同种类的脂肪对冠心病的影响差别加大，危害最大的是饱和脂肪酸和反式脂肪酸，主要来源于动物性食物和人造黄油，单不饱和脂肪酸和多不饱和脂肪酸则有一定的保护效应，主要来源于植物性食物和鱼类。研究表明，用单不饱和脂肪酸和 ω-3 脂肪酸替代饱和脂肪酸，可以降低血三酰甘油和低密度脂蛋白胆固醇水平，其中后者的降脂效果更强。

4. 蛋白质 在动物实验中发现，高动物性蛋白膳食可促进动脉粥样硬化；用大豆蛋白和其他植物蛋白代替高脂血症患者膳食中的动物蛋白能够降低血清胆固醇。从食物来源上分析，动物蛋白高的食物往往含有丰富的胆固醇和饱和脂肪酸，而大豆蛋白富含植物固醇、磷脂和不饱和脂肪酸。研究还发现一些氨基酸可影响心血管功能，如牛磺酸能够减少氧自由基的产生，使还原性谷胱甘肽增加，保护细胞膜的稳定性，同时还具有降低血和肝脏胆固醇的作用。目前高血浆同型半胱氨酸被认为是血管损伤或者动脉粥样硬化的独立危险因子，同型半胱氨酸在体内由必需氨基酸蛋氨酸转化而来。蛋氨酸的摄入增加引起同型半胱氨酸升高，而且也能引起动脉内膜的损伤。

5. 维生素

（1）维生素 E：维生素 E 有预防动脉粥样硬化和冠心病的作用。维生素 E 预防动脉粥样硬化的机制可能与其抗氧化作用有关，即减少脂质过氧化物质的形成。除氧化-还原特性外，维生素 E 还可能通过抑制炎症因子的形成和分泌，以及抑制血小板凝集而发挥抗动脉粥样硬化的作用。

（2）维生素 C：维生素 C 在体内参与多种生物活性物质的羟化反应，包括参与肝脏胆固醇代谢成胆酸的羟化反应，促进胆固醇转变为胆汁酸而降低血中胆固醇含量。维生素 C 参与体内胶原蛋白的合成，降低血管的脆性和血管通透性；维生素 C 也是体内重要的水溶性抗氧化物质，可降低血管内皮的氧化损伤。

（3）其他：血浆高同型半胱氨酸是动脉粥样硬化的独立危险因素，同型半胱氨酸是蛋氨酸的中间产物，同型半胱氨酸在转变为蛋氨酸和胱氨酸过程中需要叶酸、维生素 B_{12} 和维生素 B_6 作为辅酶。当叶酸、维生素 B_{12} 和维生素 B_6 缺乏时，血浆同型半胱氨酸浓度增加。烟酸在药用剂量下也有降低血清胆固醇和三酰甘油、升高高密度脂蛋白胆固醇、促进末梢血管扩张等作用。维生素 B_6 与构成动脉管壁的基质成分酸性黏多糖的合成及脂蛋白脂酶的活性相关，缺乏时可引起脂质代谢紊乱及动脉粥样硬化

6. 矿物质　动物实验证实高钙饲料可以降低动物血胆固醇。铬是葡萄糖耐量因子的组成成分，缺铬可引起糖脂代谢紊乱，增加动脉粥样硬化的危险性。铜缺乏也可以使血胆固醇含量升高，并影响弹性蛋白和胶原蛋白的交联而引起心血管损伤。过多的锌则降低血中高密度脂蛋白胆固醇含量，膳食中锌/铜值较高的地区冠心病发病率也较高。镁对心肌的结构、功能和代谢有重要的作用，还能改善脂质代谢并有抗凝血功能。缺镁易发生血管硬化和心肌损害，软水地区居民心血管疾病发病率高于硬水地区，可能与软水中含镁离子较少有关。硒是 GSH-Px 的重要组成成分，也是一种重要的抗氧化物质。GSH-Px 能使细胞膜中的脂类免受过氧化氢和其他过氧化物的作用，从而保护了细胞膜和细胞。硒对降低心血管疾病发病率、保护心血管和心肌健康的作用是肯定的。硒含量最丰富的食品是海产品、动物内脏，其次为肉类、乳类、谷物及蔬菜。此外，碘可以减少胆固醇在动脉壁的沉着。

7. 其他膳食成分

（1）酒：少量饮酒可引起血浆高密度脂蛋白胆固醇升高，大量饮酒可引起肝损伤和脂代谢紊乱，使血浆三酰甘油和低密度脂蛋白胆固醇水平升高。因为乙醇除提供能量外，还可刺激脂肪细胞释放脂肪酸，使肝脏合成三酰甘油的前体极低密度脂蛋白胆固醇增加，并使极低密度脂蛋白胆固醇与乳糜微粒的清除速度减慢，导致血清三酰甘油水平升高。如果饮酒的同时摄入较多脂肪，这种现象会更明显。

（2）茶：茶叶中含有茶多酚等化学物质，茶多酚具有抗氧化作用和降低胆固醇在动脉壁的聚集作用。

（3）富含植物化学物质的食物：植物性食物中含有大量的植物化学物质如黄酮、异黄酮、花青素类化合物和皂苷类化合物，这些化合物具有降低血浆胆固醇、抗氧化和抑制动脉粥样硬化性的血管炎性反应，以及抗动脉粥样硬化形成的作用。

三、营养支持策略和对机体免疫功能的影响

1. 限制总能量，维持适宜体重　总能量的摄入要考虑年龄、性别、生理代谢特点和身体活动强度等因素，一般建议每日摄入量以 25～30kcal/kg 为宜。对膳食总能量合理摄入，与身体活动相结合，保持适宜体重，而适宜体重也应考虑年龄和体成分，包括瘦体重及体脂率，建议 BMI 为 18.5～23.9kg/m²，腰围小于 85cm（男）/80cm（女）。

2. 限制脂肪摄入　主要限制饱和脂肪酸和反式脂肪酸，反式脂肪酸危害更大。建议摄入的脂肪供能不超过总能量的 25%，其中饱和脂肪酸供能不超过总能量的 7%，单不饱和脂肪酸供能占总能量的 10%，充足的多不饱和脂肪酸，供能可占总能量的 6%～10%。

3. 限制胆固醇 胆固醇的建议目前争议较多，大量研究证实较高剂量的胆固醇（约 768mg/d）饮食并没有导致更加严重的心血管疾病的发病风险，但胆固醇摄入过量与高胆固醇血症有关，但摄入阈值不明确。过多的胆固醇摄入没有任何益处，仍建议膳食胆固醇应该低于 200mg/d。

4. 适量的糖类及蛋白质 膳食中糖类的种类和数量对血脂水平有较大的影响。单糖、双糖等精制糖的危害越来越受重视，限制糖类摄入对冠心病的防治意义重大；建议每日糖类供能占总能量的 50%～60%，以多糖类为主。粗粮、水果和蔬菜中富含膳食纤维及维生素，膳食纤维其能够降低胆固醇和胆酸的吸收，增加其在粪便的排出，具有降低血脂的作用，维生素摄入对冠心病有防治作用。蛋白质供能应占总能量的 15%，植物蛋白中的大豆蛋白具有降低血脂的作用，所以应该提高大豆及大豆制品的摄入。

5. 充足的维生素和矿物质 维生素 E 和很多水溶性维生素及微量元素具有改善心血管功能的作用，特别是维生素 E 和维生素 C 的抗氧化功能。因此，应多食用新鲜蔬菜和水果。

6. 限制饮酒，饮食清淡 高血压是冠心病的重要危险因素，为预防高血压，每日盐的摄入应限制在 5g 以内。严禁酗酒，尽量少饮酒或不饮酒。

7. 适当多吃保护性食品 植物化学物质具有促进心血管健康的作用，摄入富含这类物质的食物将有助于心血管的健康和抑制动脉粥样硬化的形成。这类食物主要包括大豆、黑色或绿色食品、洋葱、香菇和草莓等。

第三节 心肌梗死

心肌梗死（myocardial infarction，MI）的临床定义为急性心肌损伤、伴急性心肌缺血的临床证据，即由心肌缺血引起的心肌损伤。常见的是在冠状动脉粥样硬化病变的基础上，发生冠状动脉血供应急剧减少或中断，使相应的心肌严重而持久的急性缺血，可发生心律失常、休克或心力衰竭。

一、病因及免疫相关因素

心肌梗死是在冠状动脉粥样硬化的基础上，冠状动脉血流突然急剧减少或中断，使相应部位心肌发生严重持久的急性缺血性损伤和坏死。冠状动脉粥样硬化是其基本病因，当病变造成冠状动脉严重狭窄或者闭塞而其侧支循环又未及时充分建立时，心肌的血液供给明显不足，在此基础上，一旦冠状动脉因某些因素导致血流进一步急剧减少甚至中断时，心肌将出现严重而持久的急性缺血，如持续时间达 1 小时以上而无缓解，则该部分心肌即发生梗死。心肌梗死最常发生在清晨，患者通常会出现胸痛，典型的胸痛剧烈且持续 30～60 分钟，并可能在心梗发生前几天出现疲劳、胸部不适或不适的前驱症状。

二、营养代谢特点

心肌梗死的营养代谢特点与冠心病基本一致，与总能量摄入、三大产能营养物质占比及种类、抗氧化维生素和矿物质等在体内的代谢相关。

三、营养支持策略和对机体免疫功能的影响

膳食治疗原则：限制总能量、低盐、低脂、低胆固醇，少量多餐。

1. 限制总能量 急性心肌梗死发病后的 2～3 天，能量摄入不宜过高，以减轻心脏负担为主。应选择流质饮食为主，每日总能量给予 500～800kcal，蛋白质 25～30g，食物总容量为 1000～1500ml。推荐食物包括藕粉、米汤、菜汁、去油肉汤、淡茶水、蜂蜜水等。少量多餐，分 5～6 次进食，以避免膈肌抬高加重心脏负担。应尽量避免胀气或刺激性食物，如豆浆、牛奶、浓茶、咖啡等。饥饿和饱食、食物过冷和过热均可加重心脏负担诱发心力衰竭。此阶段应完全卧床休息，进食由他人协助。

2. 水和电解质平衡 食物中的水量及输液总量应一并考虑，结合血电解质的变化及病情进展，调整膳食，以适应心脏负荷能力。根据血电解质及病情变化，调整钙、钾、镁的摄入，限制钠的供给量。建议经口液体量应控制在 1000ml/d，可进食浓米汤、藕粉、枣泥、薄面糊等。

3. 饮食清淡、易消化且营养平衡 病情好转后，可选用低脂半流质，能量供给增加至 1000～1500kcal/d，蛋白质逐渐增加至 40～50g/d。全天脂肪供能占总能量的 25% 以下，胆固醇＜300mg/d，

单不饱和脂肪酸/多不饱和脂肪酸值＞1。可选择清淡易消化的食物，如鱼类、鸡蛋清、瘦肉末、蔬菜泥，主食选择面条、面片、馄饨、面包、米粉、稀粥等。仍要注意少量多餐，食物不宜过冷过热。适量增加膳食纤维，每天不少于30g，保证大便通畅，以防大便时过分用力，加重病情。

病情稳定后（一般3～4周），随着患者逐步恢复活力，饮食的限制也可逐渐放松，但脂肪和胆固醇的摄入仍然应当限制。另外仍应少食多餐，避免过饱，以防心肌梗死复发。

第四节 心力衰竭

心力衰竭（heart failure，简称心衰）发病率高、病死率高，已成为21世纪最重要的心血管疾病之一。长期以来，我国心血管疾病诊治"重治疗、轻预防"，这些都使我国心衰防治面临愈加严峻的形势。

心衰是多种原因导致心脏结构和（或）功能的异常改变，使心室收缩和（或）舒张功能发生障碍，从而引起的一组复杂的临床综合征，主要表现为呼吸困难、疲乏及液体潴留（肺淤血、体循环淤血及外周水肿）等。

一、病因及免疫相关因素

心衰是一种进展性病变，神经体液因子的持续激活和心肌重构贯穿于心衰发生的全过程。心衰发生后的数个心脏周期内即可启动神经体液调节机制，交感神经兴奋性增强，肾素-血管紧张素-醛固酮系统激活，使心功能维持相对正常的水平。但是持续激活的神经体液因子（如去甲肾上腺素）可以直接对心脏产生毒性作用，加重心衰。心肌重构是心衰发生最关键的病理生理机制。心肌重构是心脏在遭受应激的情况下，心肌细胞的生物学特性异常及其与非心肌细胞相互作用失衡的动态病理过程。其在器官水平表现为心脏的增大或缩小，在组织水平表现为心肌胶原沉积和纤维化加剧及新生血管的增加或减少，在细胞水平表现为心肌细胞排列紊乱、单个心肌细胞肥大和凋亡、成纤维细胞增殖转变及胶原分泌增多，在亚细胞水平表现为心肌重构相关信号通路的激活或抑制。心肌重构最初可以对心功能产生部分代偿，但是随着重构的加剧，心肌细胞的大量减少使心肌整体收缩力下降，纤维化的增加又使心室壁顺应性下降，使心功能逐渐由代偿向失代偿转变。

原发性心肌损害和异常是引起心衰最主要的病因，包括缺血性心脏病（最常见原因，约占46.8%）、各种类型的心肌病和心肌炎（扩张型心肌病占比高达26.6%）、心肌毒性损害、代谢障碍和免疫损害（包括最常见的糖尿病心肌病，其他如甲状腺功能亢进症、甲状腺功能减退症、妊娠及系统性红斑狼疮）、肿瘤浸润、心脏淀粉样变性、结节病等。另外异常的心脏负荷也可引起心衰。除心血管疾病外，非心血管疾病也可导致心衰。识别这些病因是心衰诊断的重要部分，从而能尽早采取某些特异性或有针对性的治疗。

二、营养代谢特点

1. 能量 对于超重或肥胖患者，在无营养不良的情况下，低能量饮食可以减轻心脏负荷、降低患者体重。但对于心脏病恶病质的患者，一般需要提供静息能量消耗的1.6～1.8倍的能量。

2. 矿物质

（1）钙：心衰患者由于活动水平较低、肾功能受损及用药会导致钙流失增加，增加骨质疏松的风险。使用钙补充剂时必须注意有可能会加重心律失常。

（2）钠：失代偿期心衰患者由于肾素-血管紧张素-醛固酮系统被激活，抗利尿激素分泌增加，肾小管对水和钠的重吸收增加，组织间隙过多的液体会增加营养物质在细胞间弥散的距离。另外水肿时水肿液压迫微血管使血流减少，可使细胞发生严重的营养障碍。需要严格限制钠的摄入。

（3）镁：因利尿剂的使用及摄入量的减少，心衰患者的镁缺乏较为常见，镁缺乏可导致低钾高钠。需要注意肾衰竭患者，可能会出现高镁血症。

（4）铁：适当的铁补充可能对心衰患者预后具有改善作用。

（5）硒：适当补充硒元素（12.5～200μg/d）可能会降低心血管疾病死亡风险。

（6）磷：磷缺乏可造成心肌缺乏ATP，甚至诱发心衰。

3. 维生素

（1）维生素D：可改善心衰患者的炎症反应，也可减少肾素的分泌。

（2）叶酸、维生素 B_6 和维生素 B_{12}：与心衰及卒中死亡风险降低相关，同时有可能降低同型半胱氨酸血症。

4. 其他营养素

（1）ω-3 脂肪酸：可降低三酰甘油水平，主要来自鱼类和鱼油。

（2）辅酶 Q_{10}：作用于血管内皮细胞和平滑肌，可降低收缩压和舒张压，研究还显示辅酶 Q_{10} 可防止氧化应激，减轻心肌损害。

（3）咖啡因：咖啡因会促进心律不齐，咖啡雌醇可升高血总胆固醇和低密度脂蛋白胆固醇。

（4）乙醇：过量饮酒会引起体液量增加和血压升高，长期饮酒会导致心力衰竭。

三、营养支持策略和对机体免疫功能的影响

1. 适当限制能量和蛋白质摄入　心衰患者的能量摄入既要减轻心脏负担、维持其合适体重，也要防止营养不良的发生。心衰患者的能量摄入量取决于心衰程度、活动能力及干体重。心衰明显时，能量的摄入限制在 600～1000kcal/d，蛋白质为 25～30g/d，糖类供给 300～350g/d，脂质供能控制在总能量的 25% 以内，增加 ω-3 脂肪酸的摄入。随着病情的好转，能量逐渐增加至 1000～1500kcal/d，蛋白质增加为 40～50g/d。病情稳定后，使用限制能量膳食，以维持体重或稍低于理想体重为宜，蛋白质按 0.8g/(kg·d) 给予。

2. 限制钠盐　根据心衰程度，选用低盐、无盐或者低钠膳食。

（1）轻度限钠：选用低盐膳食，每克盐中含钠 393mg，或相当于酱油 5ml。每天主、副食含钠量＜2000mg。禁用腌制品、酱菜类、苏打饼干、碱馒头、含钠饮料、糖果、调味品、挂面、猪肾、海产品、乳酪、奶油等。

（2）中度限钠：无盐饮食，全天主、副食中含钠量＜1000mg；禁用食物同低盐膳食。

（3）严格限钠：采用低钠膳食，烹调时不加食盐及酱油，还应选含钠量 100mg 以下的食物，全天主、副食中含钠量＜500mg。禁用食物同低盐膳食。

3. 限制水分　心衰伴有水肿时，限制液体 1000ml/d。如果钠摄入量已减少，排出量增加，则不必严格限制液体摄入量，可供给 1500～2000ml/d，以解除口渴感并使患者舒适为宜。

4. 电解质平衡　心力衰竭最常见的电解质紊乱之一为钾失衡。由于摄入不足，丢失增加或者利尿剂的使用可出现低钾血症，可补充含钾高的食物；对于合并肾功能减退，出现高钾血症的患者，则应选择低钾食物。使用利尿剂的患者易出现镁缺乏的问题，应定期监测治疗。

5. 维生素和矿物质　补充富含维生素的食物，尤其是 B 族维生素和维生素 C。宜选择的食物有鲜嫩蔬菜及新鲜水果（如草莓、梨、橘子等）；含钾较多的食物包括干蘑菇、紫菜、红枣、荸荠、香菜、香椿、菠菜、苋菜等绿叶蔬菜和谷类食物。另外，钙与心肌收缩密切相关，给予适量的钙或摄入含钙丰富的食物在心衰的治疗中有积极作用。

6. 少量多餐　减少胃胀感，食物应细软、易消化。

本 章 小 结

心血管疾病，又称为循环系统疾病，是一组心脏和血管病变的总称，包括高血压、动脉粥样硬化、冠状动脉粥样硬化性心脏病、心肌梗死、心衰等。营养相关的代谢及免疫反应与心血管疾病的发病机制密切相关，并影响着疾病的远期预后。营养支持是心血管疾病防治的重要措施之一。营养支持的目的是控制血压、血脂、血糖和体重，降低心血管疾病的危险因素，增加保护因素。通过学习常见心血管疾病的定义、发病机制及诊断标准，熟悉心血管疾病的营养代谢特点，掌握心血管疾病的营养支持原则及方法，并能够将所学知识运用于实践。

思 考 题

1. 简述冠心病的营养支持原则。

2. 简述高血压营养代谢特点。

3. 简述何为低盐、无盐及低钠膳食。

4. 案例分析

患者，女性，55 岁，因"间断性头晕 5 年余，加重 3 天"入院。临床诊断为高血压 3 级（极高危）、

笔记栏

高脂血症。患者身高 160cm，体重 75kg，近 5 年体重稳定，腰围 98cm，臀围 108cm。患者日常饮食规律，每日主食摄入量为 7～8 两（1 两=50g），喜食肉类、油炸类食物、腌制食物，蔬菜摄入少。有饮酒习惯，包括白酒及红酒，每次 4～5 两，2～3 次/周。患者自诉口味较重，喜食零食。患者日常作息较为规律，但活动量较少，除每日上班走路 1 小时外，基本无其他身体活动。

（1）患者的哪些营养因素可能与高血压发生相关？

（2）评估该患者的营养状况及饮食行为。

（3）为该患者制订营养膳食处方。

（王萧怡）

第二十六章 神经系统、精神疾病的营养免疫策略

知识目标 掌握脑卒中、阿尔茨海默病的营养免疫策略；熟悉癫痫、抑郁症的营养免疫策略；了解脑卒中、抑郁症的营养代谢特点；了解常见神经系统、精神疾病致病的免疫相关因素。

能力目标 运用本章所学的神经系统、精神疾病营养代谢特点及营养支持策略等理论知识为患者制订营养膳食处方；运用本章所学的知识对患者进行健康教育。

价值目标 通过本章节的学习，让同学们认识脑卒中、阿尔茨海默病、癫痫、抑郁症等神经精神疾病营养支持方法，让同学们认识到良好的饮食习惯对预防和治疗疾病有重要作用。

第一节 脑 卒 中

脑卒中（stroke）又称"中风""脑血管意外"（cerebrovascular accident），是由于脑部血管突然破裂或堵塞导致脑组织损伤的一组急性脑血管疾病，包括缺血性和出血性卒中。其中，缺血性卒中的发病率占脑卒中总数的60%～80%，而出血性卒中的死亡率较高。调查显示，脑卒中已成为我国第一位死亡原因，也是中国成年人残疾的首要原因，脑卒中具有发病率高、死亡率高和致残率高的特点。

一、病因及免疫相关因素

1. 血管性危险因素 缺血性卒中最常见原因是脑部供血血管内壁上有小栓子，脱落后导致动脉-动脉栓塞。出血性卒中可由于脑血管或血栓出血造成。冠心病伴有心房颤动患者的心脏瓣膜容易发生附壁血栓，栓子脱落后可以堵塞脑血管，也可导致缺血性卒中。其他因素有高血压、糖尿病、高脂血症等。其中，高血压是中国人群卒中发病最重要的危险因素。研究发现清晨高血压是卒中事件最强的独立预测因子，缺血性卒中在清晨时段发生的风险是其他时段的4倍，清晨血压每升高10mmHg，卒中风险增加44%。

颈内动脉或椎动脉狭窄和闭塞的主要原因是动脉粥样硬化。另外，高血压病动脉改变、风心病或动脉炎、血液病、代谢病、药物反应、肿瘤、结缔组织病等引起的动脉内膜增生和肥厚、颈动脉外伤、肿瘤压迫颈动脉等，均可引起颈内动脉狭窄和闭塞，或因血管破裂出血引发脑卒中。颈椎病骨质增生或颅底陷入压迫椎动脉，也可造成椎动脉缺血。

2. 性别、年龄、种族等因素 与欧美人群相反，我国人群脑卒中发病率高于心脏病。

3. 不良生活方式 通常同时存在多个危险因素，如吸烟、不健康的饮食、肥胖、缺乏适量运动、过量饮酒和高同型半胱氨酸，以及患者自身存在一些基础疾病如高血压、糖尿病和高脂血症等都会增加脑卒中的发病风险。

4. 免疫因素 近年来，研究者们发现自身免疫性抗体与脑血管疾病之间存在密切的关系。研究发现非神经系统自身抗体（抗磷脂抗体、幽门螺杆菌-细胞毒素相关蛋白A-IgG抗体、甲状腺自身抗体、HSP70抗体）及神经系统自身抗体等在缺血性脑卒中的发病机制中有重要作用。例如，甲状腺自身抗体与颅内血管疾病的发生及发展密切相关，有研究表明TPO-Ab升高与成人甲亢并发卒中患者颅内血管狭窄的发生有关，所以在临床上遇到颅内血管狭窄的脑梗死患者，应该进一步行甲状腺功能的全面筛查。甲亢已被调查为缺血性卒中患者功能预后不良的危险因素，尽管造成这种关系的实际机制目前尚未完全阐明，但其可能与凝血因子的变化、交感神经活性的增加，以及与由甲亢而导致的缺血耐受性下降有关。研究表明甲状腺自身抗体升高与急性缺血性卒中患者的不良预后独立相关。因此，在临床中发现甲状腺自身抗体阳性的患者，临床医师要注意筛查脑血管病变，从而发现一些早期的血管狭窄，进而早期启动脑血管的二级预防，降低缺血性脑卒中的发生率。

> **知识拓展** **脑卒中与幽门螺杆菌感染**
>
> 幽门螺杆菌（*Helicobacter pylori*，Hp）是一种微嗜氧性螺旋状革兰氏阴性菌，主要定居于胃腔内。有研究显示，幽门螺杆菌的慢性感染通过内皮功能障碍参与了动脉粥样硬化的发展。当幽门螺杆菌持续感染时会导致促炎细胞因子、细胞黏附分子和生长因子的产生增加，炎性反应遍及全身，使某些血液成分发生改变，同时其也会在斑块覆盖区域出现炎性反应，从而直接导致血栓形成，引起脑梗死。研究结果显示，脑梗死患者颈动脉病变程度与血清幽门螺杆菌-细胞毒素相关蛋白 A-IgG 抗体（CagA-Hp-IgG）水平密切相关，随着脑梗死病程的延长，血清 CagA-Hp-IgG 抗体水平增加。因此在临床上遇到血清 CagA-Hp-IgG 抗体阳性的缺血性脑卒中患者应尽早予以相应干预，降低缺血性脑卒中的发生风险。

脑卒中的最常见临床表现为一侧脸部、手臂或腿部突然感到无力，猝然昏扑、不省人事，其他症状包括突然出现一侧脸部、手臂或腿麻木或突然发生口眼歪斜、半身不遂；神志迷茫、说话或理解困难；单眼或双眼视物困难；行路困难、眩晕、失去平衡或协调能力；无原因的严重头痛；晕厥等。

脑卒中常见预兆依次：①头晕，特别是突然感到眩晕；②肢体麻木，突然感到一侧面部或手脚麻木，有的为舌麻、唇麻；③暂时性吐字不清或讲话不灵；④肢体无力或活动不灵；⑤与平时不同的头痛；⑥不明原因突然跌倒或晕倒；⑦短暂意识丧失或个性和智力的突然变化；⑧全身明显乏力，肢体软弱无力；⑨恶心呕吐或血压波动；⑩整天昏昏欲睡；⑪一侧肢体不自主地抽动；⑫双眼突感视物模糊。

二、营养代谢特点

不健康的饮食、肥胖、缺乏适量运动、高血压、糖尿病和高脂血症等都是脑卒中的危险因素，因此，脑卒中患者往往存在营养过剩和营养失调等问题，如食物中蔬菜水果摄入不足，盐、饱和脂肪酸、胆固醇等摄入过多等。

急性卒中后吞咽障碍的发生率达 37%～78%。尽管部分患者吞咽困难可在卒中后 1 个月内恢复，但是卒中早期的吞咽障碍将明显增加患者误吸及肺炎的风险，减少经口进食的量，导致脱水、电解质紊乱及营养不良，增加卒中患者的死亡率和不良预后。卒中后吞咽障碍是营养不良的独立危险因素，因此，卒中患者应常规进行吞咽障碍筛查及吞咽能力评估。

卒中患者同时是营养不良的高危群体，卒中患者入院时约 5% 患者存在营养不良，14% 的患者存在营养不良风险。卒中后营养不良的原因有多种，包括高龄，机体高分解状态，脑干、下丘脑功能紊乱所致神经内分泌和胃肠动力学异常等均是卒中患者发生营养不良的风险的重要原因。营养不良者的并发症发生率（肺炎及肺部感染、褥疮、胃肠道出血、深静脉血栓及其他并发症）显著高于营养正常者。卒中后伴发的营养不良可以增加患者各种感染的发生率、卒中复发率和病死率，是导致卒中后不良结局的重要原因。研究表明，营养状态与卒中患者的长期临床结局相关。

三、营养支持策略和对机体免疫功能的影响

脑卒中患者营养支持的目的：通过全身营养支持，保护脑功能，促进神经细胞的修复和功能的恢复。

1.重症患者的营养支持 重症或昏迷患者在发病的 2～3 天如有严重呕吐、消化道出血者应暂禁食，予以 PN。对昏迷、吞咽障碍患者，应及早留置鼻胃管。鼻饲可予以整蛋白型肠内营养剂（能全素）、米汤、蔗糖等流质饮食为主，每次 200～250ml，每日 4 次。当逐渐适应后可增加能量、蛋白质和脂肪摄入，供给高能量肠内营养剂或匀浆，保证每天供给蛋白质 90～110g，脂质 100g，糖类 300g，总能量 2200～2500kcal，总液体量 2500ml。应注意加强 EN 护理，预防相关并发症的发生。

2.普通患者营养支持 能量按 25～30kcal/(kg·d) 供给，超重者适当减少。蛋白质按 1.5～2.0kcal/(kg·d) 供给，其中优质蛋白质不低于 50%，以鱼类、家禽、瘦肉等为宜；脂肪供能不超过总能量的 30%，胆固醇应低于 300mg/d；超重者脂肪供能应占总能量的 20% 以下，胆固醇在 200mg 以内。尽量少吃含饱和脂肪酸高的肥肉、动物油及动物内脏等；糖类以谷类为主，供能不低于总能量的 55%，粗细搭配，多样化。限制食盐摄入在 6g 以下，为保证足够的维生素，每天保证供给新鲜蔬菜 500g。

3. 脑卒中的预防　近年来，脑卒中的生活方式干预研究正在受到 WHO 和临床研究者的普遍重视。脑卒中的多数危险因素与生活方式有关，如高血压的发生与食盐摄入直接相关；高血压作为脑卒中一个肯定的危险因素已得到世界的公认，控制高血压是预防脑卒中的关键措施。超重或肥胖与能量摄入过多及缺乏运动有关；血脂过高与高脂饮食摄入过多有关；改变不健康行为与不良生活方式，提高自我保健意识和能力，降低脑卒中的发生。

4. 营养支持方法

（1）食物多样、谷类为主。

（2）多吃蔬菜、水果和薯类：多吃蔬菜水果或应用低钠的盐可提高钾的摄入量，增加钾摄入量有利于钠的排出，有利于高血压的防治。膳食钾有降低血压防心律失常、脑卒中的作用。膳食中钾的摄入量应与钠相等，即使钠钾比例保持在 1∶1。含钾高的食物有龙须菜、豌豆苗、莴笋、芹菜、丝瓜、茄子、大豆、马铃薯、蜂蜜、核桃、香蕉等。

（3）常吃奶类、豆类或其制品：奶类除含丰富的优质蛋白质和维生素外，含钙量较高，且利用率也很高，是天然钙质的极好来源。豆类是我国的传统食品，含丰富的蛋白质、不饱和脂肪酸、钙及维生素 B_1、维生素 B_2、烟酸等，而且大豆蛋白能降低血压和减少脑卒中的发生，所以在膳食中应提倡奶类和豆类及其制品的消费。

（4）蛋白质：经常吃适量鱼、禽、蛋、瘦肉，保证蛋白质摄入，少吃肥肉和荤油。研究表明，人群动物蛋白的平均摄入量与高血压和脑卒中的发病率呈显著负相关。此外不同来源的蛋白质对血压的影响也不同，如鱼蛋白有降低血压和减少脑卒中发生的作用。因此膳食中蛋白质摄入量要充足，应增加水产品摄入量。蛋白质供能占总能量 15% 左右。

（5）食量与体力活动平衡，保持适宜体重膳食：能量摄入过多、体力活动不足是导致超重和肥胖的主要原因。肥胖是导致高血压的原因之一。当体重超出标准体重的 10%，血压将上升 0.88kPa（6.6mmHg）。肥胖者高血压发病率比正常体重者显著增高，限制膳食总能量的摄入，体重减轻后，血压会有所降低。平衡膳食，养成良好饮食习惯，适宜锻炼是长期保持理想体重的有效方法。限制膳食总能量的摄入，体重减轻后，血压会有所降低，有利脑卒中预防。

（6）吃清淡少盐的膳食：膳食中高钠低钾是高血压的危险因素已得到较为一致的公认。食盐摄入量高的地区，高血压的发病率高，人体摄入含钠量较高的食物会增加钠吸收和钠在体内积蓄，导致血容量增加和心脏工作加强，血管平滑肌细胞反应增强。钠还会增加血管对升压物质的敏感性引起小动脉痉挛、外周血管阻力增高，而导致高血压乃至并发症的发生和发展。因此改变我国人群高钠低钾的膳食结构是预防高血压和脑卒中的主要措施之一。目前的研究表明，钠的摄入量控制在 70mmol/d 或 1.7g/d（相当于摄入氯化钠 4g/d）有助于降低血压但又不会产生副作用。应减少食盐、盐腌制品、食品添加剂和味精的摄入。

（7）如饮酒应限量：饮酒与健康的关系十分复杂。少量饮酒有预防冠心病和脑卒中的作用。但是长期过量饮酒不仅引起高血压，还可增加心律不齐、心肌病和脑出血的危险。应提倡限制饮酒，降低饮酒量尤其是烈性酒。

（8）戒烟：吸烟可使男性卒中的危险度增加 40%，女性增加 60%，吸烟与冠心病、脑卒中的发病率和死亡率呈剂量反应关系，戒烟可减少卒中的危险度，停止吸烟后卒中的危险度在 10 年内逐步下降，因此戒烟是预防脑卒中的重要方式。

脑卒中的预防应该是综合性的，除了控制高血压、调整膳食、改变不健康的生活行为方式之外，还要重视社会心理环境的改善，培养健康乐观稳定的心态。此外对已有动脉粥样硬化迹象的患者，在无特殊禁忌的情况下，终生使用阿司匹林，可作为缺血性脑卒中预防的常规药物治疗，脑卒中的早期诊断和正确治疗，可降低脑卒中的致残率和死亡率。

第二节　阿尔茨海默病

阿尔茨海默病（Alzheimer's disease，AD）俗称"老年痴呆"，是一种起病隐匿的进行性发展的神经系统退行性疾病，多见于老年人，主要临床表现为认知功能下降、精神症状和行为障碍、日常生活能力的逐渐下降。

一、病因及免疫相关因素

该病可能是一组异质性疾病，在多种因素（包括生物和社会心理因素）的作用下才发病，病因迄今尚未完全明确。该病的可能因素有家族史、女性、头部外伤、低教育水平、甲状腺病、母育龄过高或过低、病毒感染等。临床上以记忆障碍、失语、失用、失认、视空间功能损害、执行功能障碍及人格和行为改变等表现为特征。

1. 家族史　研究表明，该病有一定的家族遗传性。某些患者的家属成员中患同样疾病者高于一般人群。进一步的遗传学研究证实，该病可能是常染色体显性基因所致。最近通过基因定位研究，发现脑内 β-淀粉样蛋白的病理基因位于第 21 对染色体。可见痴呆与遗传有关是比较肯定的。目前已知的至少有以下 4 个：早发型 *AD* 基因座分别位于 21、14、1 号染色体，相应的可能致病基因为 *app*、*s182* 和 *stm-2* 基因；迟发型 *AD* 基因座位于 19 号染色体，可能致病基因为载脂蛋白 E（apolipoprotein E，ApoE）基因。

2. 一些躯体疾病　如甲状腺疾病、免疫系统疾病、癫痫等，曾被作为该病的危险因素研究。有甲状腺功能减退史者，患该病的相对危险度高。不少研究发现抑郁症史，特别是老年期抑郁症史是该病的危险因素。最近的一项病例对照研究认为，除抑郁症外，其他功能性精神障碍如精神分裂症和偏执性精神病也有关。曾经作为该病危险因素研究的化学物质有重金属盐、有机溶剂、杀虫剂、药品等。铝的作用一直令人关注，因为动物实验显示铝盐对学习和记忆有影响；流行病学研究提示痴呆的患病率与饮水中铝的含量有关。可能由于铝或硅等神经毒素在体内的蓄积，加速了衰老过程。

3. 头部外伤　头部外伤指伴有意识障碍的头部外伤，脑外伤作为该病危险因素已有较多报道。临床和流行病学研究提示严重脑外伤可能是某些该病的病因之一。

4. 免疫因素　血脑屏障与肠道屏障等不仅能够选择性地让营养物质通过，还能够阻挡毒素、细菌和病毒。屏障一旦遭到破坏，机体内部失衡，激活免疫系统，诱导炎症的发生。

5. 其他　机体解毒功能削弱及慢病毒感染等，以及丧偶、独居、经济困难、生活颠簸等社会心理因素可成为发病诱因。

二、营养代谢特点

（一）营养素对阿尔茨海默病的影响

1. 维生素

（1）B 族维生素：B 族维生素是水溶性维生素，参与蛋白质代谢，是改善大脑功能的重要物质。近年来，B 族维生素缺乏，尤其是叶酸和维生素 B_{12} 缺乏与认知功能衰退的关系日益受到重视。叶酸和维生素 B_{12} 缺乏可使血浆同型半胱氨酸（homocysteine，Hcy）水平升高。而高同型半胱氨酸与 AD 发病关系密切，其可能机制：①同型半胱氨酸具有神经血管毒性作用，对线粒体有兴奋毒性作用，可导致细胞凋亡；②同型半胱氨酸具有增强 β-淀粉样蛋白和谷胱甘肽对 AD 的影响的作用。因此，在临床上使用维生素 B_{12}、叶酸来降低血同型半胱氨酸的水平，对防治 AD 可能有重要意义。

（2）维生素 D：维生素 D 为固醇类的衍生物，通过与维生素 D 受体（VDR）结合共发挥作用，而维生素 D 受体为亲核蛋白，广泛存在于中枢神经系统中。近年来美国两项大型前瞻性和回顾性研究揭示了维生素 D 在预防认知功能衰退及痴呆方面的潜在作用。丹麦一项对 10 186 例研究对象的 30 年随访队列研究发现，血浆中低水平的维生素 D 将会增加患 AD 及血管性痴呆的风险。这些都说明维生素 D 对 AD 的治疗有一定的应用价值。

（3）维生素 E：维生素 E 是体内最有效的抗氧化剂，维生素 E 缺乏时机体抗氧化功能发生障碍，细胞膜结构和功能受损，导致细胞功能紊乱。有循证医学表明抗氧化剂能降低 AD 风险，其中维生素 E 作用最显著。AD 患者血浆中的维生素 E 水平低于对照组，提示低水平的维生素 E 可能是 AD 的危险因素。

2. 矿物质　研究表明大脑中金属元素的累积（如铁、铝、锌）与 AD 病程发展相关，原理可能是这些金属元素使得大脑神经元微管系统功能失调，干扰大脑神经元微管介导的细胞内过程，从而导致 AD 病程的发展。有研究报道，痴呆患者大脑内的硒水平与认知功能呈负相关，低水平的硒可以增加 AD 患病风险。

3. 脂肪 有研究提示，高脂饮食是 AD 的危险因素。动物实验提示高脂饮食会影响语言理解及空间记忆等方面。原理可能是高脂饮食会导致包括海马在内的多个脑区的氧化应激，激活星形胶质细胞，产生脑促炎性细胞因子，从而影响认知功能。也有研究实验发现，通过限制能量或胃旁路术减轻体重后能改善海马相关的记忆学习能力和海马炎症。进一步研究发现，富含不饱和脂肪酸饮食可能防止神经退行性疾病。

4. 糖类 糖类与 AD 的关联性与胰岛素抵抗密切相关。最近有研究结果表明高糖饮食会导致认知障碍，诱发神经退行性疾病如 AD，其原因可能高糖饮食促进体质量增加和胰岛素抵抗加重诱发糖尿病。而胰岛素不仅调节血糖，它还参与细胞存活和学习记忆形成，并且抑制细胞凋亡，出现胰岛素信号转导障碍进而导致认知功能障碍。

5. 植物化学物 大量动物研究表明植物化学物如茶多酚、大豆异黄酮、姜黄素等可能在防止神经退行性疾病方面具有一定作用，但其机制及对于 AD 患者的作用还有待进一步明确。

（二）认知、进食对阿尔茨海默病的影响

有研究发现，AD 等精神问题与 BMI 负相关。AD 患者一般存在持续性认知障碍状态，营养水平较同年龄正常者更低。分析认为，营养水平较差的原因与其无法独立饮食并有一定吞咽困难有关，与宏量营养素及部分微量营养素与能量摄入相关。疾病症状出现前的神经退化进程在临床 AD 发生前，可能与无意识的体重减低有关。而 AD 引起的结构性改变可能导致控制食欲与能量代谢的下丘脑功能发生障碍。体重减低与营养不良为该病最为常见问题，也是发生死亡的预测因子。中度患者仅有 3% 存在营养不良状况，而重度患者中，50% 存在蛋白质-能量摄入不足问题。晚期 AD 患者营养水平受损更重，说明患者需要一定的营养补充。

三、营养支持策略和对机体免疫功能的影响

1. 能量 已出现认知障碍的老年患者，首先应保证患者的进食，能量按 15～30kcal/(kg·d) 供给，超重者适当减少。

2. 蛋白质 按 1.0～1.5g/(kg·d) 供给，其中优质蛋白质不低于 50%，以豆制品、鱼类、家禽、瘦肉等为宜。

3. 脂质 脂质供能不超过总能量的 30%。

4. 维生素 摄入富含各种维生素、植物化学物的全谷物及新鲜蔬菜水果

5. 其他 减少加工肉类及精制糖的摄入，避免进食重金属含量过多的食物。对于无法正常进食或是出现吞咽障碍，无法满足日常营养需求的患者，应考虑口服营养补充剂，必要时行 EN［管饲或经皮内镜下胃/空肠造口（PEG-J）］。

营养因素在 AD 的发病及疾病进展中占有一定地位，与 AD 患者的认知功能减退、日常生活能者关系密切，相互影响。虽然目前在药物领域中尚没有安全、有效的抗 AD 药物来预防、阻止或逆转 AD 的发生、发展，但是在日常生活辅助中也许可以通过营养素的干预（补充有益的营养成分，避免进食可能加重 AD 的食物），降低 AD 患病风险，延缓 AD 发展。

第三节 癫 痫

癫痫以脑神经元异常放电引起反复痫性发作为特征的脑功能失调综合征。作为神经系统常见疾病之一，其患病率仅次于脑卒中。一般认为 1 岁以内患病率最高，其次为 1～10 岁以后逐渐降低。我国男女之比为（1.15～1.7）：1，种族患病率无明显差异。

一、病因及免疫相关因素

1. 遗传因素 当导致癫痫的基因或基因拷贝数中存在特定致病变异时，癫痫被归类为具有遗传病因学。值得注意的是，如果患者的家族史、脑电图和癫痫症状学与遗传性癫痫的诊断一致，则无须进行基因检测。例如，如果患者有局灶性意识症状、听觉症状、双侧强直阵挛发作，脑电图显示右侧颞叶癫痫发作，以及多个家庭成员具有相同特征，可以根据这种表现诊断为家族性常染色体显性外侧颞叶癫痫（具有听觉特征的常染色体显性遗传性局灶性癫痫）。已知其外显率约为 80%，这是由于染色体 10q 上富亮氨酸胶质瘤失活 1 蛋白（LGI-1）突变所致。

2. 脑结构改变 将癫痫描述为具有结构性病因学需要确定可能导致癫痫的结构性发现。左额叶有胶质母细胞瘤且左额叶癫痫发作的患者将被归类为癫痫，原因是结构性病因。相比之下，右颞叶癫痫发作且枕叶有小钙化脑膜瘤的患者则不会，因为脑膜瘤可能与癫痫无关。然而，如果后来发现该患者的癫痫发作起源于脑膜瘤区域，并传播到海马，则该癫痫将是结构性的。

3. 感染因素 患有脑部感染的患者出现癫痫时可诊断癫痫的病因为感染（值得注意的是，当患者因急性感染而癫痫发作时，不进行此诊断）。癫痫的感染源包括脑囊虫病、HIV、巨细胞病毒和脑弓形虫病，这些感染大部分会导致大脑结构异常。因为最初的原因是感染，癫痫的病因最好定义为感染。感染性癫痫也被诊断为感染性脑膜炎或脑炎患者在感染急性期后继续癫痫发作。在许多情况下，大脑结构影像学正常，只是有脑膜炎病史，在成像上没有任何残留的结构变化。

4. 代谢紊乱 当代谢紊乱是癫痫发作的核心来源时，癫痫可归因于代谢。短暂的代谢异常，即使是严重的，如低血糖多不认为是代谢导致癫痫的病因。癫痫的代谢病因包括吡哆醇依赖性癫痫发作和脑叶酸缺乏。在吡哆醇依赖性癫痫发作的情况下，了解病因至关重要，因为它决定了适当的治疗。

5. 免疫学因素 免疫的一个重要功能是自我识别和自我与外来物质的区分。适应性免疫依赖通过定向细胞攻击（T细胞）或产生特异性抗体（B细胞）对外源蛋白的特异性反应。该系统中维持自我识别的保护措施可能会失效，导致自身免疫。癫痫发作长期以来被认为与某些自身免疫病有关，如系统性红斑狼疮、结节病、白塞综合征和桥本脑病。其中许多关联的机制尚不清楚。越来越多的自身抗体与癫痫发作有关。自身抗体可根据分布范围分成两类。第一类是细胞内抗体，包括抗谷氨酸脱羧酶抗体、人抗神经元核抗体1型抗体、CRMP-5抗体及Ma1和Ma2抗体等，其与恶性肿瘤相关且提示预后不良，对自身免疫性癫痫具有较高的诊断价值，但至今仍未完全阐明抗体的产生机制及其致癫痫性。抗谷氨酸脱羧酶65抗体是一种较为特殊的细胞内抗体，免疫治疗有一定的效果。另一类是细胞膜抗体，包括抗电压门控钾离子通道抗体、抗 N-甲基-M-天冬氨酸受体抗体、α-氨基-3-羟基-5-甲基-4-异唑受体（α-amino-3-hydroxy-5-methyl-4-isox-azolepropionic acid receptor, AMPAR）、γ-氨基丁酸 B 型受体抗体等。此类自身抗体影响兴奋性或抑制性神经递质合成及其作用，具有相对明确的致癫痫性，与恶性肿瘤的相关性较小，免疫治疗的疗效较好。

免疫系统分为固有免疫和适应性免疫（病原体特异性免疫反应）。越来越多的证据表明，通过释放某些细胞因子（如 IL-1β、TNF-α 和 TGF-β）而产生的固有免疫在包括海马硬化和局灶性脑皮质发育不良在内的多种病理所致癫痫的发生及维持中发挥重要作用。因此，靶向这些细胞因子可能具有抗癫痫作用。

6. 其他 无法确定原因的癫痫。

癫痫的病因无法确定是很常见的。最近的一些研究试图对儿童和成人癫痫的病因进行分类，发现大约 50% 的情况下，病因仍然未知。这并不奇怪，因为许多癫痫患者没有已知的癫痫家族史、正常的 MRI/CT 扫描、正常的完全代谢组、与任何已知的遗传综合征无关的临床病史，以及无关的感染性或自身免疫病。

知识拓展　　　　　免疫性癫痫与拉斯马森综合征

拉斯马森综合征是一种单侧大脑皮质损伤，导致难治性癫痫和进行性神经功能恶化，通常表现为进行性偏瘫和认知能力下降。该病的组织病理学显示离散的 T 细胞结节伴小胶质细胞和血管周围袖套，以及神经元死亡。这些 T 细胞是释放了颗粒酶 B 的 CD8$^+$ 的 CTL，表明是一种适应性免疫。这表明，CTL 介导的病理反应要么是神经元病原体，要么是自身免疫反应。

二、营养代谢特点

1. 维生素 D_3（胆钙化醇） 维生素 D 是一种脂溶性维生素，有多种形式，包括维生素 D_2（麦角钙化醇）和维生素 D_3（胆钙化醇）。其中，维生素 D_3 天然存在于动物体内，可以通过暴露在阳光下合成。在大脑中，维生素 D 是一种神经活性类固醇，通过核或膜维生素 D 受体发挥作用。维生素 D 在中枢神经系统中的功能包括调节神经递质、神经元分化、轴突生长、电压敏感钙通道、神经营养因子和活性氧。它们可以影响神经元的正常功能。几项研究报告称，年轻和成年癫痫患者的血液中都存在维生素 D_3 缺乏。癫痫动物模型也表明维生素 D_3 治疗具有抗惊厥作用。当维生素 D_3 受体被基因删除时，癫痫患者的癫痫易感性显著增加。维生素 D_3 介导的抗惊厥药物的可能机制包括通过减少癫痫活动后神经元钙超载而降低电压敏感性钙通道表达。维生素 D_3 还可以抑制诱导型一氧化氮合酶的生成，诱导型一氧化氮合酶通过阻断一氧化氮的生成来减轻氧化性细胞损伤。此外，维生素 D_3 具有免疫调节作用，因为维生素 D_3 可以抑制各种细胞因子，包括 IFN。

2. 维生素 E 维生素 E 是一组脂溶性抗氧化剂，众所周知，维生素 E 具有抗氧化作用，在许多疾病的治疗中，包括心血管疾病、肝脏疾病和 AD，维生素 E 与多种健康促进和添加剂有关。近年来也有许多研究发现，维生素 E 治疗可产生抗惊厥作用。癫痫持续状态后服用维生素 E，可以使癫痫发作诱导的谷氨酰胺合成酶（GS）抑制正常化，促进谷氨酸代谢的恢复。GS 是一种可降低突触谷氨酸水平的酶。维生素 E 还可以抑制蛋白激酶 C 的激活，蛋白激酶 C 可以阻断 GS 的表达，从而解除 GS 的抑制，最终降低兴奋性毒性。

3. 维生素 B_6 维生素 B_6 是一种水溶性维生素，在中枢神经系统的发育和维持中起着至关重要的作用。它有六种维生素化学物质：吡哆醇、吡哆胺、吡哆醛、5-磷酸吡哆醇（PNP）、5-磷酸吡哆胺（PMP）和 5-磷酸吡哆醛（PLP）。PLP 在多种神经递质的合成中起着关键作用，包括 γ-氨基丁酸、甘氨酸、多巴胺、血清素和组胺。例如，PLP 可以通过促进谷氨酸脱羧酶的激活将谷氨酸转化为 γ-氨基丁酸，这表明维生素 B_6 缺乏可能会增强大脑中的网络兴奋性。而吡哆醇缺乏可导致无缘无故的癫痫发作。与维生素 B_6 缺乏相关的遗传性癫痫有磷酸吡哆醇氧化酶（PNPO）缺乏症、婴儿低磷酸酶症、吡哆醇依赖性癫痫和 Ⅱ 型高脯氨酸血症。但是补充维生素 B_6 在癫痫患者中是否有益还存在争议。

4. ω-3 脂肪酸 是人体内无法大量合成的必需脂肪酸。因此，它们必须从饮食或补充剂中获得。海鱼（鲑鱼、金枪鱼和鲭鱼）、坚果和种子（杏仁和核桃）富含膳食 ω-3 脂肪酸。三种主要的 ω-3 脂肪酸是 DHA 和 EPA，主要存在于海洋鱼油中，以及 α-亚麻酸（ALA），后者是植物油的主要成分。在这三种脂肪酸中，DHA 是大脑中主要的 ω-3 脂肪酸，占大脑总脂肪酸的 10%～20%，而 ALA 和 EPA 只占不到 1%。DHA 可以作为神经元膜的结构成分，调节膜生物物理性质、离子通道功能和神经递质信号。

> **知识拓展　　　　　　　　生酮饮食与癫痫**
>
> 生酮饮食是一种低糖类、高脂肪、适量蛋白质及其他营养物质的配方饮食，其能量来源主要是脂肪，约占总能量的 75%，蛋白质提供约 20% 的能量，糖类仅提供极少部分能量。这种饮食通过限制糖类并增加脂肪的摄入，从而改变了传统的饮食结构，使机体从葡萄糖供能转为消耗脂肪来获取能量。生酮饮食最早通过模拟饥饿状态来治疗难治性癫痫，治疗效果显著。诸多动物实验及临床研究也验证了生酮饮食在治疗难治性癫痫方面的疗效，并且得到了医学界的广泛认可。生酮饮食用于治疗癫痫已有近百年的历史，虽然疗效显著，但其作用机制尚未明确，现有的研究推测其可能通过几种机制协同作用导致癫痫发作减少。生酮饮食能通过抑制谷氨酸突触传递、激活三磷酸腺苷敏感的钾离子通道（K_{ATP}）、抑制电压门控钠通道和 L 型钙通道、提高腺苷水平、促进 γ-氨基丁酸（GABA）合成来降低神经兴奋性；或者通过调节糖代谢来减少细胞内活性氧和代谢应激损伤；或者抗氧化应激减少活性氧生成，提高癫痫发作阈值；或者增强线粒体功能提高线粒体能量代谢率，发挥神经保护作用；或者抑制磷脂酰肌醇 3-激酶（PI_3K）/蛋白激酶 B（Akt）/雷帕霉素靶蛋白（mTOR）信号通路发挥抗癫痫作用；或者调节肠道微生物群导致神经兴奋性降低。

三、营养支持策略和对机体免疫功能的影响

（一）营养支持的目的

补充癫痫发作引起的营养素及能量的消耗；减轻抗癫痫药物对机体营养代谢造成的不良影响。

（二）营养支持原则

1. 营养素和能量供应与普通人群相同。

2. 由营养缺乏或代谢性疾病引起的癫痫，应注意相应营养素的摄入量。

3. 发作后应及时补充营养，可选择易吸收的肠道营养制剂，以快速补充癫痫发作时消耗的能量及丢失的营养素。

4. 长期应用干扰叶酸代谢和吸收的抗癫痫药物时，应补充富含叶酸的食物，但注意将血中叶酸的浓度维持在正常范围内，过高会加重癫痫症状。

5. 日常饮食清淡易消化，忌过饥过饱，过冷过热，忌烟酒，少浓茶、咖啡和辛辣刺激食物。

6. 增加每日蔬菜、水果的摄入量，以保证膳食纤维、矿物质和维生素的供给，保持大便通畅。

第四节　抑郁症和焦虑症

抑郁症又称抑郁障碍，以显著而持久的心境低落为主要临床特征，是心境障碍的主要类型。抑郁症是世界第四大疾病，我国对抑郁症的医疗防治还处在识别率低的局面，只有不到 10% 的患者接受了相关的药物治疗；同时，抑郁症的发病和自杀事件已开始出现低龄（大学乃至中小学生群体）化趋势。综上所述，对抑郁症的科普、防范、治疗工作亟待重视，抑郁症防治已被列入全国精神卫生工作重点。

焦虑症（anxiety neurosis）又称为焦虑性神经症，是神经症这一大类疾病中最常见的一种，以焦虑情绪体验为主要特征。

一、病因及免疫相关因素

抑郁症和焦虑症的病因并不非常清楚，但可以肯定的是，生物、心理与社会环境诸多方面因素参与了发病过程。生物学因素主要涉及遗传、神经生化、神经内分泌、神经再生等方面；这些因素并不是单独起作用的，遗传与环境或应激因素之间的交互作用，以及这种交互作用的出现时点在疾病发生过程中具有重要的影响。

1. 神经肽相关　焦虑和抑郁是非常普遍的情绪障碍，对个人和社会构成重大挑战。目前的证据表明，没有单一的神经生物学决定因素能导致这些疾病。基础、行为和临床科学表明，应激相关疾病（包括焦虑和抑郁）的神经内分泌、自主神经和行为病理生理学中存在各种应激反应神经肽。焦虑和抑郁最基本的共同点之一是，两者都会因压力而加剧，而神经肽是适应压力的主要介质。神经肽被认为是中枢神经系统中最大的一类神经信使，其经典定义是在神经元细胞体中合成、在致密核心囊泡中储存和运输，以及通过高频神经元活动释放。神经肽比经典神经递质的传递时间更长，可塑性强，对环境有反应，调节经典神经递质系统，并发挥营养作用。神经肽广泛分布，通常与一种或多种经典神经递质有关，维持其调节功能的概念。现在发现与焦虑抑郁有关的神经肽有促肾上腺皮质激素释放因子（CRF）、精氨酸加压素（AVP）、甘丙肽（GAL）、P物质（SP）、神经肽S（NPS）、神经肽Y（NPY）、黑色素浓缩激素（MCH）、催产素（OXT）等。其中促肾上腺皮质激素释放因子（CRF）似乎是最重要的病因，因为CRF的主要作用是调节下丘脑-垂体-肾上腺轴（hypothalamic-pituitary-adrenal axis，HPA）。HPA的扰动是所有精神病学中最常见的生物学标记，尤其是在焦虑和抑郁中。在焦虑和抑郁患者中发现了CRF升高，在动物模型中也发现了由于不受限制的边缘CRF而导致的神经内分泌、自主神经和行为变化的相似性，CRF作为焦虑和抑郁的一个病因是有说服力的。

2. 微量元素　锌、铁、铬、锂、铜、锰、硒、碘和钒，这些元素许多参与5-羟色胺能、去甲肾上腺素能、多巴胺能、谷氨酸能和γ-氨基丁酸能系统的功能和内环境稳定，这些系统与抑郁和焦虑密切相关。微量元素是人体正常功能所必需的，缺乏或过量可能导致多种疾病，包括精神疾病。如今，强改性食品（如转基因食品）和污染的环境可能会导致微量元素的缺乏，这往往需要补充。其中一些元素，如锌或锌铜，被认为是抑郁症的状态标志。研究发现，补充锌、镁或硒等元素可以增强常用的抗抑郁药，甚至可以产生抗抑郁作用。这些结果显示了微量元素在精神健康中的重要作用。

3. 应激诱导　应激诱导的焦虑、抑郁样行为会导致血脑屏障（blood brain barrier，BBB）分泌和渗漏主要是由于促分泌细胞因子、趋化因子、氧化应激标记物和肠道和其他组织释放的微生物成分增加，从而激活血源性免疫细胞，向血脑屏障发出信号，刺激内皮细胞、周细胞和血管周围小胶质细胞上的同源受体。应激诱导的致病性刺激激活这些细胞，介导血管周围神经元和末梢星形胶质细胞的一系列病理生理过程，最终导致血脑屏障的破坏。参与这些过程的关键信号通路包括NF-κB、NLRP3和Nrf2，它们控制血脑屏障激活的小胶质细胞和星形胶质细胞的促炎症及抗炎症表型的形成。主要表型决定了应激诱导的焦虑、抑郁样行为和BBB破坏的过程。

4. 免疫学相关研究 细胞因子是由免疫活性细胞分泌的具有生物活性的信号分子，调节机体的免疫应答。无论是对重型抑郁症的研究，还是对焦虑、抑郁动物模型研究，以及临床上对治疗相关的细胞因子与焦虑、抑郁的观察均提示焦虑、抑郁的患者普遍存在机体免疫激活及细胞因子的释放，而且有证据提示这些免疫异常可能是导致焦虑、抑郁的基础。

（1）前炎性细胞因子：研究者对分娩和产后妇女脑脊液及血浆细胞因子水平与心境障碍的相关性研究提示：中枢神经系统前炎性细胞因子（IL-6、TNF-α）的高水平表达可能与抑郁心境的发生密切相关。而有相关的对动物模型的研究发现前炎性细胞因子（IL-1β、IL-6、TNF-α）能够导致动物出现明显的"抑郁样病态行为"。因此，前炎性细胞因子的增多可能导致了焦虑、抑郁的发生、发展。

（2）抗炎细胞因子：梅斯基塔（Mesquita）等的研究显示：雌性的 IL-l0 缺乏的小鼠在强迫游泳试验中表现出比对照组更强烈的抑郁样症状，但当注射 IL-l0 后，以上情况完全逆转。

（3）其他：将细胞因子和抑郁、焦虑等心境障碍紧密联系起来的最直接的临床证据来自于细胞因子治疗的患者。某些细胞因子如 IL-2、IFN-α 用于治疗某些癌症和病毒感染等，一些精神不良反应如抑郁、焦虑等在这些药物治疗的患者中时有发生，但停用药物后症状缓解。5-羟色胺（5-HT）也是细胞因子中的一种，各种不同的 5-羟色胺机制参与焦虑和抑郁的发生，它们分别由不同的受体亚型介导。其中 5-HT1A 受体在精神活动中占有非常重要的地位。

细胞因子引起或加重焦虑、抑郁的机制可能与 HPA 有关。HPA 是神经内分泌系统的重要部分，参与控制应激的反应，并调节许多身体活动，包括心理和免疫。HPA 的紊乱，特别是其节律的异常涉及焦虑和抑郁的病理生理，针对 HPA 的药物如米氮平等已应用于临床治疗焦虑和抑郁。而 HPA 的紊乱可能通过不正常的皮质醇分解速度、糖皮质激素抵抗及负反馈调节缺陷等参与自身免疫病的发生、发展。

二、营养代谢特点

1. 脂肪酸 鱼油（fish oil）是从鱼类和海产提出来的脂肪酸，当中含有丰富的 ω-3 脂肪酸。但鱼油不等同 ω-3 脂肪酸，因为普通的鱼油含量，大约 30% 为 ω-3 脂肪酸，其余为其他脂肪酸。人体不能自体合成 ω-3 脂肪酸，必须从食物中获得，而鱼油含有两种对人体最重要的 ω-3 脂肪酸，分别是 EPA 和 DHA。2014 年的一项荟萃分析，显示含鱼油有助于治疗重度抑郁症患者。2019 年的一项荟萃分析，显示含超过 60% EPA 的鱼油，剂量低于 1g/d，有助于治疗抑郁症患者。不是所有研究都支持鱼油的作用，2016 年的一项临床研究，对 EPA 和 DHA 分开试验，却没能证明 EPA 或 DHA 单独作为干预手段可以有明显的治疗作用。这可能跟鱼油的纯度和 EPA 含量有关。

2. 神经递质 现在认为有三种神经递质影响抑郁症状，当中又以血清素为主。肠道和身体其他组织虽然能产生血清素，但都不能通过健康的血脑屏障，所以作为神经递质的血清素必须在中枢神经合成。当蛋白质食物被消化代谢为氨基酸后，色氨酸可以通过载体进入中枢神经（但需要跟其他中性氨基酸竞争），血清素在酶促作用下，会首先代谢为 5-羟色氨酸，过程需要多种辅助因子参与，人体也可以直接补充 5-羟色氨酸，可以直接通过血脑屏障，比补充色氨酸效率要高，中枢神经的 5-羟色氨酸会在下一步的酶促反应下代谢为血清素，过程同样需要不同辅助因子。

3. B 族维生素 B 族维生素通过减轻压力负担对改善抑郁症状有帮助，2011 年一项 3 盲对照组临床试验，60 位健康的受试者分成 3 组，1 组服用 B 族维生素为主的复合维生素，另一组服用缓释型的 B 族维生素，最后一组的服用安慰剂的对照组，90 天后服用 B 族维生素的 2 组之间没有明显差异，但相对对照组，显著地降低了压力感，同时减少不安（confusion）和抑郁症状，但对焦虑和其他情绪并没有显著不同。从研究证据看，补充 B 族维生素对精神健康特别是焦虑症状有帮助。

知识拓展　　　　　**色氨酸和 5-羟色氨酸（5-HTP）与抑郁症**

2014 年的一个临床试验，25 位健康的受试者，比对他们连续 4 天进食含低色氨酸饮食，和 4 天高色氨酸饮食，发现高色氨酸饮食对情绪有明显的正面影响。2016 年的一项研究，发现色氨酸可以改善社交行为（social behavior），补充色氨酸对有交际能力障碍（social behavior disorders）的患者，可能可以改善他们社交的自控能力；对健康人群，补充色氨酸好像也促进了他们的社交行为。5-HTP 在过去多年来单单在美国、欧洲和日本就已经进行过超过 60 个临

笔记栏

床试验，测试剂量从 50～600mg/d 不等，个别测试使用的剂量高达 3250mg/d，并没有出现过严重的副作用。5-HTP 在作为抑郁症的类药营养素的历史已经很长，证明是安全的。副作用，如有患者反映恶心的症状，一般在服用初期会出现，从低剂量（50mg）开始可能可以更容易适应。

三、营养支持策略和对机体免疫功能的影响

1. 营养支持的目的　减轻抗焦虑抑郁药物对机体营养代谢造成的不良影响；饮食搭配有助稳定情绪。

2. 营养支持原则

（1）日常以高蛋白、高纤维、高能量、清淡低脂饮食为主。多数患者长期失眠，消耗大量的能量，应及时补充营养。

（2）稳定情绪的食物：多进食富含色氨酸的食物有助于稳定情绪，如海鲜、鱼肉、蛋类、奶制品、燕麦、香蕉、豆类及其制品等。与糖类及蔬菜一起食用有助于色氨酸的消化、吸收和利用。

（3）补充维生素和膳食纤维：增加蔬菜和水果在饮食中的比例，以保证膳食纤维、矿物质和维生素的供给，保持大便通畅。

（4）禁（少）用食物：浓茶、乙醇、可乐和咖啡等可能会影响睡眠，从而加重抑郁，应当尽量避免。不要过量食用辛辣、腌制或熏制的刺激性食物。

3. 健康指导

（1）保持心情舒畅，有乐观、豁达的精神及坚强战胜疾病的信心。

（2）保持生活有规律，注意保持充足的睡眠，避免过度劳累，注意劳逸结合。

（3）适量运动，鼓励患者多参加户外活动，进行适量身体锻炼，如进行散步、慢跑等。

本章小结

神经系统疾病相关营养问题分为两类，一类是营养缺乏性，由酗酒、营养不良或营养素吸收不良等原因引发的。补充营养是必需的，但预防是关键。另一类并发于严重进展的急性或慢性退行性病变，如脑卒中及 AD 等，这些疾病会损害进食、咀嚼、吞咽功能。营养支持是临床其他治疗有效的辅助治疗。第二类营养问题的所有患者都存在营养不良风险，且营养支持复杂。

抑郁症是世界第四大疾病，我国对抑郁症的医疗防治还处在识别率低的局面，只有不到 10% 的患者接受了相关的药物治疗；抑郁症的发病和自杀事件已出现低龄（大学乃至中小学生群体）化趋势，抑郁症防治已被列入全国精神卫生工作重点。本章阐述了几种常见神经和精神疾病的病因及免疫相关因素，营养代谢特点和营养支持策略和对机体免疫功能的影响。

认识到这些疾病的危害，养成健康的生活习惯和合理的功能锻炼，适当的营养支持对疾病药物药效及疾病康复有一定帮助。

思 考 题

1. 简述脑卒中患者营养代谢特点。

2. 简述 AD 患者营养支持策略。

3. 简述焦虑抑郁患者营养免疫策略。

（邵　卫　周国勇　黄丽霞）

笔
记
栏

第二十七章 泌尿系统疾病的营养免疫策略

知识目标 掌握泌尿系统常见病基本概念及营养代谢特点；熟悉泌尿系统常见病的病因和免疫学相关因素；了解泌尿系统常见病的营养支持原则。

能力目标 运用本章所学的泌尿系统疾病营养代谢特点及营养支持策略，为患者制订营养膳食处方，避免因饮食疾病造成的泌尿系统的进一步损伤。

价值目标 通过本章节内容的学习，让同学们在学习的同时加强身体锻炼，保证我们的肾脏运转正常，发挥其应有的作用；由于肾脏疾病早期症状隐匿，平时建议定期体检，倡导预防胜于治疗、早发现早治疗的理念。

第一节 肾小球疾病

肾小球疾病是一组以血尿、蛋白尿、水肿和高血压等为临床表现的肾脏疾病，是我国慢性肾衰竭的主要病因，根据病因分为原发性、继发性和遗传性 3 大类。大多数原发性肾小球疾病原因不明；继发性肾小球疾病是指继发于全身疾病的肾脏损害，如狼疮性肾炎、糖尿病肾病等；遗传性肾小球疾病是指遗传基因突变等所致的肾小球疾病，如多囊肾、奥尔波特（Alport）综合征等。

一、病因及免疫相关因素

人体有两个肾，共有两百万个肾单位，每一个肾单位又包括两部分，即肾小体和肾小管。肾小体又由肾小球和包绕在肾小球外的肾小囊组成。对于肾小球疾病的阐述，理解肾小球本身的结构很重要。肾小球实质上都是入球小动脉分支构成的毛细血管丛，并以系膜支撑，系膜为结构性基质，由特化的系膜细胞产生。肾小球主要发挥了对物质的滤过作用，肾小球基膜（glomerular basement membrane，GBM）、内侧的内皮细胞、尿极一侧的足细胞共同构成了滤过的屏障，其为兼具分子大小与电荷的选择性屏障。从病理学的角度看，肾小球病变可呈弥漫性（全部肾小球受累）或局灶性（仅部分肾小球受累，通常 <50%）。就单个肾小球而言，若整个肾小球毛细血管丛均受累则为全球性病变，若仅有部分受累则为阶段性病变（<50%）。多种机制可损害滤过屏障，如 Alport 综合征所致的足细胞功能异常，糖尿病和淀粉样变性中，正常或异常蛋白在肾小球毛细血管袢和系膜区沉积，从而导致了肾小球机械性受损，膜性肾小球病中的原位免疫复合物形成，系统性红斑狼疮中的循环免疫复合物沉积所导致的免疫性肾损伤。

肾小球疾病的免疫发病机制主要包括体液免疫和细胞免疫反应。体液免疫反应在肾小球发病机制中的作用已被公认，细胞免疫反应在某些类型肾炎的发病机制中的作用也得到了诸多学者的证实和肯定。

1. 体液免疫 是指循环免疫复合物在肾脏沉积或肾脏原位形成的免疫复合物激活机体的一系列炎症反应导致肾脏损伤。

循环免疫复合物的沉积：是肾脏免疫损伤中最常见的免疫复合物形成机制。外源性抗原或内源性抗原刺激机体产生相应抗体，循环中的抗原和抗体相互作用形成免疫复合物。在一定的情况下，如单核巨噬细胞功能低下、肾小球系膜细胞清除功能减弱、补体成分或功能的缺陷等使得免疫复合物易于在肾小球沉积，激活有关的炎症介质系统，导致肾小球的损伤。免疫复合物在肾脏的沉积主要位于内皮下及系膜区。

原位免疫复合物形成：肾小球自身抗原或外源性种植于肾小球的抗原可刺激机体产生相应的抗体，抗原和抗体结合在肾脏局部形成原位免疫复合物并导致肾脏损伤。原位免疫复合物主要沉积于肾小球基膜上皮细胞侧。

2. 细胞免疫 细胞免疫在肾小球肾炎发病机制中的作用已为诸多学者所重视。在抗体-补体系统介导的组织损伤中，其效应细胞主要为中性粒细胞，而在 T 细胞介导的免疫发病机制中，其效应细胞主要为单核巨噬细胞，此类细胞除可以释放活性氧代谢产物和蛋白酶外，还可以释放在纤维素沉积和新月体形成中起重要作用的促凝组织因子及与细胞外基质堆积、组织修复和瘢痕形成有关的TGF-β。近年来的研究显示，T细胞不仅可以帮助体液免疫系统产生免疫球蛋白，还直接参与了免疫发病机制。

二、营养代谢特点

当患者出现少量蛋白尿时，营养代谢情况与正常人群并无明显区别。当出现中等至大量蛋白尿时，机体营养代谢将出现明显改变，尤其是发生肾病综合征时。

蛋白质代谢方面，肾病综合征的代谢异常包括血浆和组织蛋白池的消耗，这两种情况都会出现血白蛋白浓度的降低，患病初期，肾病综合征的状态类似于蛋白质缺乏型营养不良。但是，对于蛋白质-能量营养不良，提供所需的蛋白质和能量便可纠正营养不良表现。然而，临床试验表明，给予肾病综合征患者高蛋白饮食 [1.6～2.0g/(kg·d)] 并不能恢复其血浆白蛋白水平，还会进一步增加蛋白尿，原因是高膳食蛋白摄入会诱导肾单位肥大和肾小球高滤过状态。相反，低蛋白饮食 [0.8g/(kg·d)] 使肾病患者尿蛋白排泄率显著减少。降低蛋白质摄入后，机体通过一系列复杂的适应性反应，包括促进餐后蛋白质合成，抑制全身蛋白质分解和氨基酸氧化，最终使血浆白蛋白浓度升高。

脂类代谢方面，肾病综合征的高脂血症严重程度与尿蛋白严重性成正比，患者的血浆胆固醇、三酰甘油、载脂蛋白B、低密度脂蛋白等的水平都会升高。高密度脂蛋白水平往往不变或降低，从而使低密度脂蛋白/高密度脂蛋白的值升高。除了这些定量的变化外，肾病综合征患者血浆脂蛋白的构成也有明显的改变，血清脂类及脂蛋白的合成增加、分解/清除障碍也有明显的改变。

水盐代谢方面，目前存在"充盈不足"和"过度充盈"两种假说。前者是强调低蛋白血症引起的血浆胶体渗透压下降，促使液体从血管内转移至细胞间质。血浆容量的下降进一步激活肾素-血管紧张素-醛固酮系统、促进抗利尿激素的释放，从而导致肾源性的水钠潴留。后者假说认为，由于肾脏内在的缺陷导致对钠排泄的下降，引起肾性水肿的钠潴留，从而导致血浆容量的增大。但这两种假说并非相互排斥，因为血浆容积的变化可能取决于疾病的不同发展阶段。

矿物质和维生素代谢方面，在肾病综合征中观察到的铁、铜、锌等循环水平异常可能与血浆蛋白从尿中丢失有关，蛋白尿患者的铁结合蛋白转铁蛋白从尿中排泄后导致血浆铁浓度降低，这可能是肾病综合征患者发生缺铁性贫血的机制，值得注意的是，滤过转铁蛋白所释放的铁可以催化氧自由基的产生，最终导致肾小管间质的损伤。促红细胞生成素从尿中丢失也会导致肾病综合征贫血。锌缺乏可能与肠道吸收减少及尿液中丢失两者有关。肾病综合征的患者往往会出现维生素D代谢紊乱，继发于蛋白尿的维生素D结合蛋白从尿中丢失，也会导致血清25-OH-D的下降，进一步导致低钙血症、甲状旁腺功能亢进及骨密度降低，这种情况还会因为反复运用糖皮质激素变得更为复杂。

三、营养支持策略和对机体免疫功能的影响

对于肾病患者来说，饮食中的蛋白质限制在 0.7～0.8g/(kg·d) 可能是最为可行和安全的措施。其中，高生物价蛋白质至少应占50%，包括肉类、奶制品和大豆，以确保提供足够的必需氨基酸，为避免蛋白质被作为直接供能物质利用及缺乏维生素和矿物质，充足的能量摄入 [30～35kcal/(kg·d)] 是必需的。值得注意的是，如果每日的尿蛋白排泄量超过3g，应该按每排出1g蛋白尿则膳食增加1g高生物价蛋白质来补充。因此，对24小时尿蛋白排泄进行监测以便随时调整、保证充足蛋白质摄入是很重要的，每2～3个月检测一次24小时尿素氮，以判断患者对饮食的依从性，并估计膳食蛋白质的摄入情况。

在脂质摄入方面，提倡限制其饮食中的脂肪（供能＜总能量的30%）和胆固醇（＜5.2mmol/L）的摄入，且适当增加多不饱和脂肪酸比例，但是单纯的营养措施不足以控制肾病性高脂血症，此时需使用他汀药物治疗。改善全球肾脏疾病预后组织（KDIGO）指南指出，对于IgA肾病和持续性蛋白尿每日＞1g的患者，也可选用鱼油。

肾病综合征的水肿主要是由于水钠潴留。因此，治疗目的是创造一个水钠负平衡的环境。患者需限制饮食钠（目标是 1.5～2g/d）和液体（＜1.5L/d）的摄入，并配合利尿剂的使用。建议对水肿的治疗应缓慢进行，以每日体重下降 0.5～1.0kg 为宜，因为过于激进的利尿可能会导致电解质紊乱、

急性肾损伤（acute kidney injury，AKI），以及血液浓缩而发生的血栓栓塞症状。

由于矿物质和维生素代谢紊乱，建议对于存在严重转铁蛋白尿和缺铁性贫血的患者，应用静脉铁剂补充应谨慎，因为游离铁可能会导致肾小管损伤。皮下注射促红细胞生成素可用于治疗肾病综合征中促红细胞生成素缺乏性贫血。然而，纠正改善蛋白尿是逆转这些并发症的最理想的方法。当存在锌缺乏时应进行口服补充。若使用糖皮质激素治疗超过 3 个月的患者，应每日口服补充钙剂和维生素 D，以改善骨密度。对于肾病综合征患者，综合的营养支持策略应包括控制蛋白质和脂肪的摄入总量及质量，限制饮食中的钠摄入，并保证充足的能量和其他营养素摄入，如矿物质和维生素等。然而，从长远来看，主要的目标是提高患者对饮食指导的依从性，同时降低患者营养损害的发生风险。

第二节　尿路感染

尿路感染（urinary tract infection，UTI）是指各种病原体在尿路中异常繁殖所致的炎症性疾病，多见于育龄期女性、老年人、免疫力低下及尿路畸形者。女性常见，约 50% 女性在其一生中曾患过尿路感染。年轻男性发病率较低，老年男性显著增加，男性一生的发病率大约为 12%。55 岁以下男性的发病率为 0.9～2.4 例/1000 人，但 85 岁以上男性发病率为 7.7 例/1000 人，与同年龄组的女性相似。

一、病因及免疫相关因素

尿路感染最常见的致病菌为大肠埃希菌，腐生葡萄球菌、肺炎克雷伯菌和变形杆菌属也较为常见。对于复杂性尿路感染，肠球菌、铜绿假单胞菌等呈增多趋势。

病原体经尿道上行至膀胱、输尿管和肾盂引起感染，少数为血行或其他途径感染。细菌进入尿路能否引起感染，与其致病力直接相关，另外还与机体的防御力、是否存在其他易感因素有关。因为女性的尿道特点，较男性更易发生尿路感染。

尿路致病性大肠埃希菌（uropathogenic *Escherichia coli*，UPEC）是最常见的尿路感染病原体，它存在不同的毒力因子，如菌毛、鞭毛、铁受体系统、毒素、脂多糖等。宿主可利用不同的免疫系统（如先天免疫和适应性免疫）将其从尿路中消灭。

二、营养代谢特点

尿路感染的营养代谢特点国内外报道较少。多数尿路感染若发病前机体处于正常状态，急性病程不会对营养状况造成过多影响。

三、营养支持策略和对机体免疫功能的影响

尿路感染营养支持原则与正常人饮食类似，应维持正常的营养状态，以利于疾病的恢复。

1. 供给充足的能量，保持良好营养状态。

2. 蛋白质摄入：建议 1.2～1.5g/(kg·d)，奶、蛋、肉等优质蛋白占 1/2～2/3，供能占总能量的 15%～20% 为宜。老年人、长期营养不良者增加蛋白质时要少量多次，循序渐进，注意监测肾功能。

3. 脂肪供能占总能量的 25%～30%，含饱和脂肪酸的食物不宜过多。

4. 糖类供能占总能量的 55%～65%，以多糖为主。

5. 大量饮水，增加尿量，不可憋尿，可二次排尿以帮助膀胱排空。

6. 适当增加蔬菜、水果、粗粮和纤维素的摄入，避免辛辣刺激性食物。

第三节　泌尿系结石

泌尿系结石简称尿石症，是指结石发生在肾脏、输尿管、膀胱及尿道等尿路各个部位的一种我国最常见的泌尿外科疾病，其主要临床表现是疼痛和血尿，极少数患者可长期无自觉症状，待体检显示肾积水或感染时才被发现。

泌尿系结石是泌尿系统的常见病，地域不同，发病率略有差异，在住院患者中居首位。一些欧美国家流行病学资料显示：泌尿系结石发病率为 1%～20%；我国泌尿系结石整体发病率为 1%～5%，南方高达 5%～10%；年新发病率为（150～200）/10 万人，其中 25% 的患者需住院治疗。最新的

调查显示，约 1/17 的中国成年人患有泌尿系结石。

一、病因及免疫相关因素

泌尿系结石种类繁多、病因复杂，无法使用单一的机制去解释所有结石的形成，目前只有少数泌尿系结石患者可以找到明确的病因。普遍认为泌尿系结石是多种因素共同促成的，主要包括外界环境因素（自然环境、社会环境）、个体因素（种族遗传、代谢异常、饮食营养、疾病、药物）、泌尿系统因素（梗阻、感染、异物、肾损害、肾钙化）和尿液因素（高草酸尿、高钙尿、柠檬酸尿）等。

泌尿系结石的形成与自然社会环境及职业有关，在气温高、干旱或热带地区，或某些职业（如厨师、钢铁炉工人），人的皮肤和呼吸蒸发量大，泌尿系结石发病率高。目前大多数人认为，吸烟与泌尿系结石的形成关系不大。但是，有学者调查指出，同时有抽烟与咀嚼槟榔习惯的人患泌尿系结石的风险是没有这些习惯的人群的 3.73 倍。肥胖、高血压、高血脂及代谢异常人群的泌尿系结石发病风险增加。

肾内小结石一般没有症状，在剧烈运动、疲劳等诱因下，结石在肾内移动或下移至输尿管致其梗阻，引起疼痛和血尿，常为剧痛和绞痛，有时隐痛。当结石梗阻严重、肾内尿液细菌生长或结石本身为细菌，均会引起发热。结石梗阻刺激内脏神经，可引起呕吐、腹胀等症状。当结石嵌顿时间过长，可导致肾积水，甚至出现肾功能损害。

二、营养代谢特点

泌尿系结石根据结石成分主要分为含钙结石（草酸钙、磷酸钙等）、不含钙结石（尿酸结石、胱氨酸结石等）。不论何种成分的结石，根据结石成分和血、尿液分析制订合理的饮食管理方案是常规治疗措施之一。

1. 矿物质　钙是结石形成的重要元素之一，参与含钙结石形成，也是人体内含量最多的矿物质之一，占体重的 1.5%～2%。食物中的钙在胃肠道与食物中的草酸相结合，形成草酸钙复合物，随后经大便排出，减少外源性草酸被吸收入血液的可能性，有利于降低尿液中的草酸水平。维持正常或较高的钙摄入水平，可以与食物中的草酸结合，促进草酸的排出，不但不会导致尿路结石，反而减少草酸钙结石形成的风险；限制钙的摄入会刺激维生素 D_3 的分泌，促进骨重吸收及增加尿钙排泄，从而增加了泌尿系结石形成的风险。因此，虽然高钙饮食会增加尿钙排泄，但并不会增加泌尿系结石形成的风险。大量摄入钠盐可增加尿液中的钙和胱氨酸的排泄，减少尿液柠檬酸的排泄，升高尿液 pH，是含钙泌尿系结石形成的危险因素之一。流行病学调查表明，钾和镁的摄入增加可降低泌尿系结石形成的风险。

2. 草酸盐　草酸是形成含钙结石的重要因素之一，70%～80% 的上尿路结石是草酸钙结石，60% 尿液中的草酸是体内甘氨酸、羟乙酸和羟脯氨酸代谢产生的，25%～30% 是饮食中维生素 C 的最终代谢产物，仅有 10%～15% 来自饮食中的草酸盐。

尿液内草酸浓度过高（高草酸尿症），容易与钙结合，形成草酸钙结石。草酸钙结石的形成与每日尿钙排泄量的关系并不密切，而与尿液草酸排泄量紧密相关。尿中的草酸浓度（0.1～0.5mmol/L）要远低于钙浓度（1～5mmol/L），因此，草酸浓度的小幅上升就会导致草酸钙结晶的饱和度急剧增加。越来越多的资料表明，对于草酸钙结石的形成，轻度高草酸尿症比轻度高钙尿症更危险。

各种原因引起的胃肠功能紊乱患者，如肠炎、肠切除、腹腔疾病、胰腺疾病等，肠道对草酸的吸收明显增多，易患草酸钙结石。

3. 嘌呤、尿酸　嘌呤的代谢终产物是尿酸，尿酸结石形成的主要原因是尿液尿酸增高、饮水量过少和尿 pH 低于 5.5 的酸性尿。当尿 pH 低于 5.5 时，尿酸处于非离解状态，一旦尿液出现过饱和，尿酸结石即可形成。同时，尿酸结石的发病率与高尿酸尿症的程度有关。当尿酸的排泄率小于 18mmol/L 时，11% 患者出现尿酸结石；而当尿酸的排泄率大于 66mmol/L 时，50% 患者形成尿酸结石。大量摄入高嘌呤饮食不仅增加尿液中尿酸的排泄，易于形成尿酸结石；而且还能增加内生草酸形成，从而增加草酸钙结石形成的危险性。

4. 蛋白质　高动物蛋白摄入可以导致尿液中钙、尿酸和草酸含量增加及尿 pH 与柠檬酸盐含量下降，促进泌尿系结石形成，导致泌尿系结石风险增加。柠檬酸盐是结石形成抑制剂，其含量减少进一步增加泌尿系结石形成的危险；尿 pH 下降，促使尿钙排泄增加和尿柠檬酸盐排泄减少，促进泌尿系结石的形成。

高植物蛋白饮食不会导致高尿钙的发生，并不增加泌尿系结石的发生风险。当改变饮食结构，增加动物蛋白，减少植物纤维素摄入量后，泌尿系结石的发生率显著上升。

5. 维生素 多种维生素在结石形成过程中发挥重要作用，目前已知与泌尿系结石关系较为密切的有维生素 A、维生素 B_6、维生素 C、维生素 D、维生素 E、维生素 K 等。

维生素 A 缺乏可引起肠道草酸吸收增加，尿草酸和尿酸排泄增加，促进结石形成；也有研究表明维生素 A 过量也可能导致泌尿系结石。

当维生素 B_6 缺乏时，体内乙醛酸转化为甘氨酸的过程出现障碍，改转化为草酸，从而促进草酸钙结石的形成。另外，维生素 B_6 增加能提高尿柠檬酸水平，从而抑制尿路结石的形成。

维生素 C 是草酸的前体物质之一，大剂量补充维生素 C 可能会增加草酸钙结石的形成风险。但维生素 C 对泌尿系结石的作用研究仍存在争议，不建议限制饮食维生素 C（富含维生素 C 的食物同时也富含结石形成抑制因子如钾、镁），但草酸钙结石患者不建议补充维生素 C 制剂。

维生素 D 摄入过量导致肠钙吸收增加，易引起高草酸尿症，增加泌尿系结石的形成风险。

维生素 E 及维生素 K 均具有抑制泌尿系结石形成的作用。

6. 糖类 精制糖对泌尿系结石的致病作用已经受到广泛重视。多项国内外流行病学研究发现泌尿系结石发病率与糖的消费量密切相关。精制糖可能通过增加尿液中钙、草酸和尿酸的排泄，降低尿液 pH 增加泌尿系结石形成的危险性，但具体机制还有待于进一步研究。

7. 膳食纤维 膳食纤维可抑制泌尿系结石的发生，其机制：结合肠道中的钙，减少食物在肠道的转运和吸收时间，从而减少尿草酸、钙和尿酸的排泄，增加结石抑制物的含量；还可以降低尿液酸度。

三、营养支持策略和对机体免疫功能的影响

不论哪种类型结石，以下措施均可以预防结石的复发。

1. 建议饮用足够的水，每天饮水 2500～4000ml，维持每日尿量 2000ml 以上，至尿液清亮无色或微黄为宜。

2. 限制肉类摄入，建议每天摄入肉类少于 225g。

3. 建议多食用富含纤维素的粗粮，尤其富含自然纤维的谷类。

4. 建议限制富含草酸的植物。

5. 清淡饮食，限制钠盐的输入，减少过量甜食的摄入。

6. 不必严格限制奶制品的摄入，但建议不要超过 3 杯牛奶/日。

7. 减肥及保持健康的体重，可以减低结石的复发率。

同时，泌尿系结石患者的饮食还可根据尿石成分或血、尿液生化异常的高危因素进行针对性调整。对于最常见的含钙结石和尿酸结石，其饮食管理应遵循以下原则。

（一）含钙结石

1. 摄入正常含量钙（800～1000mg），以奶类为膳食钙主要来源。

2. 每天不要补充超过 500mg 维生素 C，但无须限制富含维生素 C 的食物。

3. 限制高草酸的食物。草酸高的蔬菜需要先用沸水焯烫过，去掉一部分草酸，口感不涩的时候再食用；勿饮用涩味的菜汤。

（二）尿酸结石

1. 避免进食高嘌呤蛋白质，适量补充牛奶、蛋类、精肉等相对低嘌呤饮食。

2. 多食用富含葡萄糖的食物，避免进食富含果糖或蔗糖的食物或饮料。

3. 多吃新鲜水果、蔬菜；避免饮用含乙醇的饮料（特别是啤酒）。

4. 适量喝淡茶和淡咖啡，避免喝浓茶和浓咖啡。

5. 高嘌呤的食物煮沸后去汤食用，可减少食物中的嘌呤。

6. 减少使用抑制尿酸排出的药物。

第四节　间质性肾炎

急性间质性肾炎（acute interstitial nephritis，AIN）的特点是间质内炎症性浸润和水肿，通常与肾功能急性恶化有关。临床上间质性肾炎最常是由药物引起，但下列病况也可导致间质性肾炎：①自身免疫病或其他全身性疾病，如系统性红斑狼疮、干燥综合征等；②肾脏以外的多种感染，如军团菌（legionella）、钩端螺旋体病和链球菌（streptococcus）感染；③肾小管间质性肾炎-葡萄膜炎综合征（tubulointerstitial nephritis-uveitis syndrome，TINU）等。间质性肾炎占所有肾活检的 1%～3%。如果只分析因 AKI 进行的肾活检，则比例升至 13%～27%。部分研究表明，随着目前非甾体抗炎药（nonsteroidal anti-inflammatory drug，NSAID）的广泛使用、诊断准确率提高等原因，间质性肾炎的发病率呈升高趋势，尤其是在老年人中升高趋势明显。

一、病因及免疫相关因素

目前所报道的间质性肾炎主要由以下三类引发：

1. 药物　几乎所有药物都能引起间质性肾炎，但仅少数有过发病率报道。常见的引起间质性肾炎的药物主要有非甾体抗炎药，包括选择性环氧合酶（cyclooxygenase，COX）-2 抑制剂；青霉素类和头孢菌素类；质子泵抑制剂；利福平；磺胺类抗菌药物，包括复方磺胺甲噁唑；利尿剂，包括袢利尿剂（呋塞米和布美他尼）及噻嗪型利尿剂；环丙沙星和其他喹诺酮类；H_2 受体拮抗剂；别嘌醇；抗病毒药物（阿昔洛韦、喷昔洛韦等）；5-氨基水杨酸类（如美沙拉嗪）等。

2. 自身免疫病及全身性疾病　一些自身免疫病可能引起间质性肾炎，包括系统性红斑狼疮、硬皮病、TINU、IgG_4 相关疾病和血管炎。这些疾病在年轻患者中更为常见，而且通常伴有明显的肾外表现，可以提供更多诊断依据。

3. 感染　病毒（包括 HIV、巨细胞病毒、EB 病毒和 BK 病毒）和细菌感染（包括布鲁氏菌、沙门菌、弯曲杆菌或支原体等）均可诱发间质性肾炎。虽然确切的致病机制尚未明确阐明，但微生物的直接细胞病理作用或感染时促炎症细胞因子的释放有可能解释肾脏的炎性损害。此外，最近的研究表明，与结核病（TB）相关的肾脏疾病可能正在演变为间质性肾炎型模式。

目前认为以下 3 类抗原可能参与急性间质性肾炎的发病过程：①肾小管基膜（TBM）成分（如糖蛋白 3M-1 等）；②肾小管分泌的蛋白 [如 T-H 蛋白（Tamm-Horsfall protein）]；③肾外抗原。大多数急性间质性肾炎是由于肾外抗原所导致，这些抗原可以是药物或某些病原微生物，通过以下机制导致急性间质性肾炎：①作为半抗原与 TBM 结合，改变肾脏自身蛋白的免疫原性，触发机体免疫反应。常见于药物引起的急性间质性肾炎；②肾外抗原与 TBM 具有相似的抗原性，通过分子模拟机制引发针对 TBM 成分的免疫反应，常见于致病微生物感染引起的急性间质性肾炎；③外来抗原直接种植于肾间质内或与 TBM 结合；④循环免疫复合物在肾间质的沉积，常见于自身免疫病和感染引起的急性间质性肾炎。病理的特征性表现是间质炎性细胞浸润，可伴有局灶分布的肾小管上皮细胞损伤、间质水肿及纤维化。间质性肾炎患者肾小球及血管病变大多轻微。

二、营养代谢特点

多数急性间质性肾炎患者表现为蛋白质分解代谢，与原发病、内分泌紊乱、代谢性酸中毒和炎症反应等多种因素有关，蛋白质每天分解量可高达 200g。此外，因间质性肾炎患者往往食欲缺乏或不能进食，使其蛋白质和能量摄入不足，肌肉降解导致肝脏糖异生增加等更加重了蛋白质营养不良。

间质性肾炎的代谢特点如下。①能量：肾脏重量虽然只占体重的 0.5%，但正常情况下消耗的能量占全身静息能耗量的 10%。间质性肾炎的能量需求受分解代谢程度、原发病病因及特殊治疗（如血液净化）的影响，其中原发疾病是最主要因素。②蛋白质：蛋白质分解代谢增加，呈负氮平衡，肝脏糖异生增加，导致肌肉消耗和瘦体组织减少，同时蛋白质合成也明显减少。由于氨基酸转运障碍，以及胰岛素抵抗和氮质血症的影响，骨骼肌降解产生的氨基酸并不能直接用于合成蛋白质。③糖代谢：机体对葡萄糖的利用可降至正常量的 50% 以下，给予葡萄糖也不能负反馈抑制糖异生。

三、营养支持策略和对机体免疫功能的影响

1. 限制蛋白质 在刚发病的一周内，肾小球滤过率下降会产生一过性的氮质血症，因此饮食上要限制蛋白质。蛋白质供给量据病情而定，症状较轻者控制在20～40g/d，以减轻肾脏的负担；低蛋白饮食时间不宜过长，防止发生营养不良。随着血中尿素氮、肌酐清除率逐步恢复，蛋白质供给量可逐步增加至每天0.8g/kg，以利于肾功能修复。选用含必需氨基酸多，而非必需氨基酸少的优质蛋白，如鸡蛋、牛奶、瘦肉和鱼等；不宜选食豆类及其制品。

2. 糖类和脂肪 由于很多患者在发病之后会出现高血压及贫血，而脂肪含量高的食物会在一定程度上加重血管的硬化情况，进而影响体内的造血功能，因此患者不要经常吃肥肉和油炸食物，可使用植物油代替动物油，并增加纤维素和维生素的摄入量。

3. 限制钠及水分 低盐是小管间质性肾炎首先要遵循的饮食原则，尤其是对于出现严重水肿和高血压的患者更要严格控制钠盐的摄入量，每天的盐分摄入量最好控制在2～4g以下，要少吃腌制类食品和酱菜，可以防止症状加重，相应的可以多吃一些丝瓜等有利尿作用的食物，能够起到缓解病情作用，水分限制在500ml/d以下。

4. 低嘌呤 小管间质性肾炎一般会造成不同程度的肾脏功能损伤，而高嘌呤的食物会导致肾脏的负荷进一步增大，使病情加重，常见的高嘌呤食物包括动物肝脏、豆制品、鸡汤、鱼汤等，都要尽量不吃或者少吃，同时对于含氮元素较高的食物也要进行控制。

5. 控制钾摄入 少尿或无尿时，应严格控制钾供给量，避免食用含钾高的食品，如鲜蘑菇、香菇、红枣、贝类、豆类及水果类（如香蕉、西瓜、柑橘类）等。

6. 能量 治疗以休息、药物和饮食营养支持相结合，严重者需要卧床休息，故能量消耗降低，活动少使食欲降低，每天供给能量不必过高，按0.10～0.13MJ（25～30kcal）/kg，全天以6.69～8.37MJ（1600～2000kcal）为宜。

综上所述，在间质性肾炎的不同阶段，患者能量、蛋白质、电解质、糖代谢不断发生变化，需根据患者的不同情况合理化、动态化制订治疗及营养支持方案，可一定程度上延缓疾病的进展，有助于疾病的恢复。

第五节 急性肾损伤

AKI是由各种病因引起短时间内肾功能快速减退而导致的临床综合征，表现为肾小球滤过率（GFR）下降，伴有氮质产物如血肌酐、尿素氮等潴留，水电解质和酸碱平衡紊乱，重者出现多脏器损伤，引起多种并发症，危重患者死亡率高达30%～80%。AKI在全球范围内发病率及诊断率由于经济水平的不同，呈现较大的差异。目前国内已有报道的住院的AKI的发生率同样波动较大，在3.02%～11.6%，ICU中AKI发生率甚至高达51%。

一、病因及免疫相关因素

肾前性、肾性及肾后性因素都可以导致AKI。医院内发生AKI的2个主要原因是肾前性疾病和急性肾小管坏死（acute tubular necrosis，ATN），两者共占AKI病例的65%～75%。

（一）肾前性疾病

由肾前性疾病导致的肾功能下降，可见于以下2种情况。

（1）全身组织灌注减少引起肾缺血（真性血容量不足、低血压、水肿等）：住院患者中行心脏手术者发生AKI较为常见，可达22.3%。

（2）药物导致选择性肾缺血，如血管紧张素转换酶抑制剂（ACEI）、血管紧张素Ⅱ受体拮抗剂（ARB）、钙调磷酸酶抑制剂、非甾体抗炎药等。由于肾前性因素使有效循环血容量减少，肾血流灌注不足引起肾功能损害，肾小球滤过率减低，肾小管对尿素氮、水和钠的重吸收相对增加，使血尿素氮升高、尿量减少、尿比重增高、尿钠排泄减少。

（二）肾性疾病

由肾性损伤所致的肾功能下降，可见于以下2种情况。

（1）ATN 是临床上引起 AKI 最常见也是最重要的原因，常由药物、内源性及外源性毒素引起。ATN 的病情虽然严重，但是只要处理得当，可以逆转，因为坏死的肾小管上皮细胞在坏死发生后 3～4 天就开始修复，小管细胞再生，肾功能和内环境也可望逐渐恢复。

（2）除 ATN 之外的肾实质性疾病（急性肾小球肾炎、急性间质性肾炎、肾盂肾炎、血栓性微血管病、铸型肾病、梗死、动脉栓塞症、血栓性微血管病等）。

■（三）肾后性疾病

肾后性疾病主要为泌尿道梗阻，常见的泌尿道梗阻原因包括肾盂、输尿管、膀胱等各部位梗阻（如泌尿系结石），泌尿道肿瘤性压迫，腹膜后包块压迫等。

超过 70% 的 AKI 是内在性的（非梗阻性的），内在性 AKI 与免疫和肾脏系统的交叉作用有关，其主要存在两个方面：炎症及细胞凋亡。由于免疫机制和先天性及适应性细胞免疫功能失调，补体系统、促炎性损伤相关分子模式、病原体相关分子模式、TLR 等被激活，引起炎症因子及趋化因子的大量产生及分泌，加上 T 细胞、巨噬细胞、单核细胞等淋巴细胞的参与，直接导致或加速细胞凋亡。

AKI 临床表现差异较大，与病因和所处临床分期不同有关。明显的症状常出现于肾功能严重减退时，常见症状包括乏力、食欲缺乏、恶心、呕吐、尿量减少和尿色加深，容量负荷过多时可出现急性心力衰竭，也可表现为嗜睡，进行性反应迟钝，甚至癫痫发作（因脑水肿所致）。AKI 早期症状隐匿，可被原发疾病所掩盖，即使尿量开始减少，也容易被忽视，首次诊断常基于检验结果异常，尤其是血清肌酐升高。

典型 AKI 一般经过为起始期、进展期和维持期、恢复期。

（1）起始期：此期患者遭受各种病因所致打击，但尚未发生明显肾实质损伤，若能及时采取有效措施，AKI 常可逆转，但随着损害加重，肾小球滤过率快速下降，进入进展期。

（2）进展期和维持期：此期一般持续 1～2 周，每日尿量少于 400ml，少数患者仅持续数小时，延长者可达 3～4 周。若症状较重，往往需要肾脏替代治疗。

（3）恢复期：患者尿量增多，超过 400ml/d，每日尿量达 2500ml（可多达 4000～6000ml/d），这是肾功能开始好转的信号。此期的早期阶段血尿素氮尚可进一步上升。此后，随着尿量的继续增加，水肿消退，血压、血尿素氮和血肌酐逐渐趋于正常，症状逐渐好转。本期一般持续 1～3 周，可发生脱水、低血压（低血容量性）、低钠和低钾血症，应注意监测和纠正。肾功能完全恢复需 6 个月至 1 年时间，少数患者肾功能不能完全恢复，遗留永久性肾损害，部分患者进入维持性透析状态。

知识拓展　　　　　　　新冠病毒感染导致 AKI

除呼吸衰竭和低氧血症外，肾脏功能损害在新冠病毒感染患者中也较为常见。新冠病毒感染引起的 AKI 存在许多潜在的病理生理学机制，这与常见的脓毒血症导致的 AKI 存在一定的差异。许多文献报道，在合并 AKI 的新冠病毒感染患者中观察到了肾脏组织炎症和局部免疫细胞浸润。另一些研究也报道了新冠病毒感染患者中肾小球内皮损伤和微血管血栓。

二、营养代谢特点

AKI 常常是多器官功能障碍综合征（multiple organ dysfunction syndrome，MODS）的一个部分，高分解代谢是 AKI 早期的代谢特点。AKI 患者静息能量消耗（resting energy expenditure，REE）与其他重症患者相比并无明显不同，但在以下几个方面代谢会表现出 AKI 的代谢特点。

糖类：AKI 患者肾糖原丢失与胰岛素、胰高血糖素清除下降，以高血糖和胰岛素抵抗为主要表现。

蛋白质与氨基酸：AKI 时胰岛素抵抗与代谢性酸中毒均促进蛋白质分解，氨基酸通过细胞膜转运受损，导致细胞质与血浆分布改变并由此影响其功能，肾脏合成的一些氨基酸（如谷氨酰胺）此时成为蛋白质合成的"条件必需氨基酸"。

脂质代谢：三酰甘油与极低密度脂蛋白、低密度脂蛋白升高，胆固醇与高密度脂蛋白降低，导致脂肪的清除降低 50%，三酰甘油清除受损导致高三酰甘油血症。

电解质与微量元素代谢：肾小球滤过率的降低导致钾、镁、磷的肾脏清除下降而血清浓度升高，常表现为低血钙。同时可存在硒、锌、维生素 C 与维生素 E 等明显缺乏。

三、营养支持策略和对机体免疫功能的影响

AKI 期间能量代谢及内环境稳态较一般情况下显著不同，故而提高对 AKI 患者营养及能量代谢评估频次，在 AKI 患者的营养补充中具有重要意义。营养补充过多还是供给不足，都将对 AKI 患者的病情和肾脏功能产生不良影响。

对 AKI 患者的营养支持目前初步分为"三步走"的模式，即间接能量测定—正确营养支持方式选择—合理营养供给。

间接能量测定是提供能量供给判断的"金标准"，对于条件允许的患者可使用代谢车测量实际能量消耗（静息能量消耗或总能量消耗），AKI 患者同时可以通过尿液（大于 400mL/12h）或肾透析时的滤过液来计算每日总氮排泄量——尿素氮表现率（UnA），并通过 UnA 和实际体重或理想体重可计算出标准化蛋白分解代谢率（normalized protein catabolic rate，nPCR），从而更精准地搭配能量供应。近年研究显示，实际上 AKI 患者间接能量消耗很少超过哈里斯-本尼迪克特（Harris-Benedict，HB）公式测定的基础能量消耗的 1.3 倍，接受机械通气的 AKI 患者，平均能量消耗约 27kcal/(kg·d)。

正确营养支持方式：选择口服或管饲喂养是轻、中度 AKI 伴应激患者的首选，而重度应激的 AKI 患者是营养不良的高发群体，对此类患者，理想的营养支持应该考虑到整体的病情与肾脏损害程度，以及后者对营养与能量代谢的影响，也要考虑肾脏替代治疗的方式。

合理的营养供给：25～30kcal/(kg·d) 的能量供给量是 AKI 患者营养支持指南推荐的补充量，不易过度或者欠缺，合并高血糖患者常需要使用胰岛素来控制血糖，同时减少置换液中糖的含量或选用无糖置换液。近年研究显示蛋白质补充量有增加的趋势，AKI 接受连续性肾脏替代治疗（CRRT）的患者亦如此，增加蛋白质供给及高血清蛋白水平与肾功能恢复明显相关。

综上所述，由于代谢紊乱及肾脏替代治疗的方式选择，AKI 患者常发生能量供应不足和蛋白质-能量营养不良，这可能导致不良预后，而恰当的营养支持能够很好地改善此类情况。确定合理的营养支持目标有赖于对疾病的病理特点、不同治疗方式下营养与代谢变化的认识，通过动态、客观地评估和调整营养支持方案，针对病情个性化制订营养补充策略，可以更好地减轻炎症与应激，改善 AKI 的预后。

第六节　慢性肾衰竭

CKD 具有患病率高、预后差和医疗费用高的特点，现已成为危害人类健康的重要疾病。慢性肾衰竭（chronic renal failure，CRF）简称慢性肾衰，定义指各种原发性或继发性 CKD 进行性进展，引起肾小球滤过率下降及肾功能损害，进而出现以代谢产物潴留、水电解质和酸碱平衡紊乱为主要表现的临床综合征。

在美国等发达国家，糖尿病肾病和高血压肾病成为 CRF 前两位的病因，但在许多发展中国家，慢性肾小球疾病仍在 CRF 病因中排在首位。据我国医院协会血液净化管理中心统计，2018 年底，我国终末期肾病（end-stage renal disease，ESRD）主要病因中肾小球疾病占 44%、糖尿病占 18%、高血压占 13%。

一、病因及免疫相关因素

几乎所有泌尿系统相关的疾病，如肾小球肾炎、小管间质损伤、系统性疾病肾损害、泌尿道梗阻、感染、结石等，若不及时纠正病因，最终都可能因为肾脏功能持续受损而进展至 CRF。在欧美等发达国家，糖尿病肾病常常是导致 CRF 的最主要原因，在中国，最常引起 CRF 的则是原发性肾小球肾炎，近年来，部分研究观察到，糖尿病肾病已经超越原发性肾小球肾炎成为导致 CRF 的主要原因。

在机体中，健康的肾脏有助于维持免疫稳态，而免疫系统和肾脏密切相关。免疫系统介导了多种急性肾脏疾病，在 CKD 进展中也发挥着重要作用。

失调的免疫系统可以直接或间接影响肾脏。直接的免疫介导的肾脏疾病通常是由于形成了针对肾脏组织的抗体，如胶原蛋白抗体Ⅳ在抗肾小球基底膜疾病中的作用。间接免疫介导的肾脏疾病通常伴随全身自身免疫紊乱，或是由于补体途径不受控制地激活所致。虽然可导致肾脏损伤的免疫机制范围非常广泛，但是导致肾损伤的途径是相似的。肾脏疾病中免疫稳态的丧失，会导致永久性免

疫细胞聚集和持续的肾脏损害。无论是否有免疫介导的肾脏损伤，均是通过导致肾脏结构纤维化，最终导致肾衰竭。

二、营养代谢特点

1. 蛋白质与氨基酸　CRF 患者体内代谢性酸中毒可促进蛋白质分解，部分必需氨基酸缺乏。然而，高蛋白质摄入会增加肾脏血流量和升高肾小球内压，诱导肾小球高滤过及更多地排出氮质产物，从而增加患者肾脏超滤功能快速下降和衰退，而低蛋白饮食可以起到肾脏保护作用。同时，多项研究表明，蛋白质来源可能影响肾脏疾病的进展。

2. 糖类　CRF 患者可出现糖原丢失与胰岛素、胰高血糖素清除下降，表现为血糖升高、胰岛素抵抗等。

3. 脂质代谢　由于高脂饮食、脂肪酸过度表达，导致体内游离脂肪酸过量，进一步损害足细胞、近端肾小管上皮细胞和肾小管间质，导致肾小球和肾小管病变。

4. 电解质与微量元素代谢　肾小球滤过率的降低，导致体内钾、镁、磷的清除下降，从而使这些物质在体内浓度增加；继发性甲状旁腺亢进，进一步升高血磷，降低血钙，同时会出现维生素 D 等矿物质缺乏。

三、营养支持策略和对机体免疫功能的影响

1. 低蛋白饮食（LPD）　具体说来，低蛋白饮食治疗有三种方法：①肾小球滤过率在 25～60ml/min 时，蛋白质摄入量（DPI）为 0.6～0.75g/(kg·d)；肾小球滤过率<25ml/min 时，蛋白质摄入量为 0.6g/(kg·d)。其中蛋白质应是高生物价蛋白质，含必需氨基酸的蛋白质；②极低蛋白饮食（very low protein diet，VLPD），蛋白质摄入量为 0.3～0.4g/(kg·d)，加必需氨基酸混合物；③极低蛋白饮食加不含氮的必需氨基酸类似物（如复方 α 酮酸），后者进入人体后和代谢废物中的氮结合转化为必需氨基酸。后两种方法中因添加必需氨基酸或必需氨基酸类似物对蛋白质生物价的要求相对较低。三种方法的低蛋白饮食治疗均应保证充足的能量摄入，避免摄入的蛋白质被分解利用，即能量摄入量（Del）为 35kcal/(kg·d)（60 岁以下）及 30～35kcal/(kg·d)（60 岁或以上）。

2. 能量　CRF 患者能量摄入为 30～35kcal/(kg·d) 并根据身体活动水平进行调整时，有助于维持机体的正氮平衡和营养状况。在久坐的老年患者中，能量摄入为 30kcal/(kg·d) 可能已足够。

3. 限制水、钠的摄入　在 CKD 患者，随着肾功能下降，肾脏增加尿钠排泄以维持血钠平衡的能力逐渐减弱，肾小球滤过率降低至 15ml/min 时，若不进行水钠限制，将势必出现体内水钠蓄积。另外，个体钠摄入和高血压发生的相关性差异很大，几乎呈正态分布，而"盐敏感"现象，即摄钠增多会引起更明显的高血压。因此，对于 CRF 患者，摄钠量应不超过 100mmol/d，约食盐 6g。

与 CKD 患者摄入钠标准不同的是，摄水量的标准应是个体化的，它取决于原发病的不同、肾功能受损程度，个体非尿排泄水的途径差异，但"量出为入"的原则是统一的。

4. 低脂饮食　国家胆固醇教育计划（NCEP）成人治疗专家组Ⅲ发布的胆固醇治疗指南中饮食调整包括饱和脂肪酸供能不超过总能量的 7%，多不饱和脂肪酸供能达到总能量的 10%，单不饱和脂肪酸供能达到总能量的 20%，纤维素摄入为 20～30g/d，胆固醇摄入低于 200mg/d。总体来说，脂肪供能应为总能量的 25%～35%。从上述指南可看出，低脂饮食绝不是简单地去除脂质带来的能量，而是讲究摄入脂肪酸的类型。

5. 其他　对于 CRF 患者，低钾、低磷饮食等可预防电解质紊乱；重组生长激素及胰岛素样生长因子-1 等物质可增加蛋白质合成，减少蛋白质分解等。

总而言之，终末期肾脏患者营养不良的发生机制非常复杂，我们要注意这个巨大的"冰山"之下隐含的种种临床问题，采取个体化和全方位的治疗。

第七节　肾脏替代治疗（血液透析、腹膜透析）

急性或慢性肾功能损伤，目前常使用血清肌酐估算肾小球滤过率来评估肾功能。对于 CKD 患者，肾功能下降缓慢，最初可没有症状。随着肾功能持续下降，晚期 CKD 患者可能出现各种不同的症状和体征，包括容量超负荷、高钾血症、代谢性酸中毒、高血压、贫血及矿物质和骨代谢异常（mineral and bone disorder，MBD）。当 CKD 进展至 ESRD 时，会引起一系列症状和体征，称为尿毒症。

尿毒症患者需进行肾脏替代治疗，包括肾移植及透析治疗。

一、病因及免疫相关因素

尿毒症各种病因的相对比例因人种和地理区域而异。糖尿病是一个主要原因，占全球所有 ESRD 患者的 1/3 左右。尿毒症常见病因包括糖尿病、高血压、慢性肾炎、尿路梗阻、风湿免疫系统疾病、肥胖等。在过去 30 年，中国的快速城市化及人民生活方式和饮食习惯的巨大变化导致肥胖、糖尿病与高血压等各种代谢性和非传染性疾病的负担显著增加，使得 CKD 的发病率和患病率大幅度增加，并改变了中国 CKD/ESRD 病因的相对比例。处于 CKD 时患者的免疫系统已发生改变，呈现出机体促炎症反应，表现为微炎症状态。微炎症的特点是非感染性慢性免疫性炎症，实验室检查表现以 CRP 升高和负性急性时相反应蛋白如白蛋白等降低为主。随着肾小球清除率的不断下降，代谢所产生的毒素在机体不断积聚，导致晚期糖基化终末产物（AGE）和晚期脂质氧化产物（AOPP）水平不断升高，并激活核因子从而刺激炎性因子的分泌，而这些炎性因子血清水平升高又会刺激肝脏分泌大量急性时相反应蛋白，如 CRP、血清凝血样物质等，从而再次加重肾脏的清除负担，最终导致机体微炎症状态的持续存在。微炎症反应时，炎症因子如 IL-6、IL-8、TNF-α 等水平的分泌异常，这些可导致肾小球系膜基质增生、肾组织的纤维化发生，加重肾小球硬化等，进而影响到患者的残余肾功能。CKD 微炎症状态下，高密度脂蛋白胆固醇水平与心血管不良结局之间呈负相关。患者心血管并发症发病率明显上升，营养不良风险增加。

> **知识拓展**　　　　　　　　　**血液净化**
>
> 　　血液净化也称为透析。它的含义：把患者的血液通过某些方式引出身体外并通过一种净化装置，去除其中某些有害物质，净化血液，并输回人体内的过程。血液净化技术包括血液透析、血液滤过、血液灌流、血浆置换、免疫吸附、连续性肾脏替代治疗等。腹膜透析：将腹膜透析液通过管道放入腹腔内，留置一段时间以进行溶质和水交换，然后再将"洗涤"后的腹膜透析液通过腹透管排出体外，此过程中没有血液的体外循环，仅有腹膜透析液交换，广义上也属于血液净化治疗的一种。血液净化治疗临床应用广泛，用于如 AKI、ESRD（尿毒症）、心力衰竭、风湿免疫系统疾病、肝衰竭等多种疾病。血液净化是尿毒症患者除肾移植外，唯一可以长期存活的治疗方法。

二、营养代谢特点

1. 糖类、蛋白质、脂肪及维生素的代谢　尿毒症时，蛋白质各类代谢产物无法正常排出，引起蓄积，其中主要包括尿素、胍类、酚类、肌酐、胺类、吲哚及一些中分子物质等。这些代谢毒素可导致恶心、呕吐、乏力、出血倾向、红细胞寿命缩短、嗜睡等。血液透析液中不含糖，透析后患者易出现低血糖，而腹膜透析液以葡萄糖为渗透剂，易出现高血糖。两种透析方式也在排出毒素的同时丢失部分蛋白质，高脂血症在透析患者中也比较常见，多为高三酰甘油血症，也可出现叶酸、维生素 B_6 缺乏等。

2. 水、酸碱平衡、电解质代谢紊乱　肾脏可排出多余水分，钾、钠离子等，调节酸碱平衡，调节钙磷代谢等。尿毒症患者因肾脏功能下降，常出现水钠潴留、水肿、胸腹腔积液、高钾血症、代谢性酸中毒、高磷血症等。血液透析达到定期清除毒素的目的，但呈波动性，腹膜透析清除毒素较为平稳。

三、营养支持策略和对机体免疫功能的影响

透析会增加组织蛋白和体内营养素的消耗，故相比非透析患者，营养素的需求有所不同。与透析种类、透析次数、透析时间长短和患者病情程度及本人身体条件等因素相关。膳食种类的选择跟非透析患者的原则一致，但是能量需求更高，不再严格限制蛋白质的量。依据《中国慢性肾脏病营养支持临床实践指南》（2021 版），对于透析患者饮食建议如下。

1. 蛋白质供应　建议蛋白质摄入量为 1.0～1.2g/(kg·d)（依据理想体重），腹膜透析有残余肾功能者，建议摄入量为 0.8～1.0g/(kg·d)，其中 50% 以上为优质蛋白，可补充复方 α 酮酸制剂及乳清蛋白等改善营养状态。

2. 能量需求 所需能量与健康人类似。一般建议热量摄入为 35kcal/(kg·d)（依据理想体重）。活动量较小、老年人等可减少至 30～35kcal/(kg·d)。必要时综合制订个体化能量平衡计划。

3. 钠、钾元素控制 每日控制钠盐摄入在 5g 以内。尿毒症血液透析患者，钾的清除几乎完全依赖血液透析，建议控制高钾饮食。腹膜透析具有较强钾清除效果，此类患者钾摄入可不必严格限制。

4. 钙、磷元素的摄入 透析患者需根据血钙水平及同时使用的活性维生素 D、拟钙剂等调整元素钙的摄入。在蛋白补充足量的前提下，限制磷摄入，建议选择低磷/蛋白质的食物，减少摄入含磷食品添加剂，联合复方 α 酮酸、乳清蛋白可改善高磷血症。

5. 维生素和微量元素 饮食较差的透析患者，可补充多种维生素，包括所有水溶性维生素和必需微量元素。

6. 外源性营养素 若单纯饮食指导不能达到日常膳食推荐摄入量，建议在临床营养师或医师的指导下给予口服营养补充剂。

本 章 小 结

人类的泌尿系统尤其肾脏是结构复杂、高度血管化的器官，在调节机体稳态过程中发挥极为重要的作用。泌尿系统疾病的进展最终都会导致 CKD 的发生、发展，全球范围内，CKD 的负担正在上升，CKD 导致的死亡人数已接近于心血管疾病的死亡人数，同时，由于 CKD 进展至 ESRD 消耗大量的医疗资源，对个人、家庭和卫生系统造成了巨大的损失，因此，了解泌尿系统常见疾病的流行病学、发病机制、临床表现及营养免疫策略，对于 CKD 的防治异常关键。本章对于以上内容作了较为详尽的阐述，以期普及 CKD 的防治知识，做到早预防、早发现、早诊疗，倡导肾脏健康，延缓患者疾病进展。

思 考 题

1. 简述尿路感染患者的营养支持原则。
2. 简述泌尿系结石的营养支持策略。
3. 对于透析患者有哪些饮食建议。

（陈文莉 黄 敏 贾 琳 谷联清 邵丹妮 朱 凡 许广志）

第二十八章　超重与肥胖的营养免疫策略

知识目标　掌握超重与肥胖的定义和营养支持策略；熟悉肥胖的营养代谢特点和营养支持对免疫功能的帮助；了解肥胖发生的免疫相关因素。

能力目标　运用本章所学的超重与肥胖营养代谢特点及营养支持方法，为患者制订营养膳食处方；运用本章所学的知识，对超重与肥胖高危人群和患者进行健康教育。

价值目标　通过本章节的学习，使同学们懂得超重与肥胖和饮食习惯之间的关系及它们对健康的危害，倡导健康生活方式，养成良好的饮食习惯。

第一节　超重与肥胖的诊断标准

肥胖是指体内脂肪的体积和（或）脂肪细胞数量增加，导致体重异常增加或体脂占体重的百分比异常增高，并在体内异常堆积。超重（overweight）是介于正常体重和肥胖之间的身体状态。通常用体质指数（body mass index，BMI）来判定（表 28-1）。

BMI 是用于判定人体超重/肥胖与否及其程度的指数，计算公式为体重（kg）/身高（m²）（kg/m²）。目前我国成人 BMI 的切点：$18.5 \leqslant BMI < 24kg/m^2$ 为正常体重范围，$24 \leqslant BMI < 28kg/m^2$ 为超重，$BMI \geqslant 28kg/m^2$ 为肥胖。

表 28-1　BMI 诊断肥胖的标准

分类	BMI（kg/m²）
体重过低	<18.5
体重正常	18.5≤BMI<24
超重	24≤BMI<28
肥胖	≥28

腰围是另一个常用的判定是否肥胖的指标。WHO 推荐采用最低肋骨下缘与髂嵴最高点连线的中点作为测量点，被测者取直立位，在平静呼吸状态下，用软尺水平环绕测量部位所得的长度值。对于亚太地区，建议将男性≥90cm，女性≥85cm 作为中心型肥胖（腹型肥胖）的标准（表 28-2）。

表 28-2　腰围诊断中心型肥胖的标准（cm）

分类	男性腰围	女性腰围
中心型肥胖前期	85≤腰围<90	80≤腰围<85
中心型肥胖	腰围≥90	腰围≥85

中心型肥胖较为精确的判别方法为计算机断层成像（computed tomog-raphy，CT）或磁共振成像（magnetic resonance imaging，MRI），选取腰椎 4/5 层面图像，测量内脏脂肪面积，中国人群>80cm² 定义为中心型肥胖。其他用于判定超重/肥胖的指标有腰臀比、体脂百分比等。

根据 BMI 及是否发生并发症对超重或肥胖进行分期，共分为如下四期。0 期：超重，无超重或肥胖相关疾病前期或相关疾病。1 期：超重，伴有 1 种及以上超重或肥胖相关疾病前期；或肥胖，无或伴有 1 种及以上超重或肥胖相关疾病前期。2 期：超重或肥胖，伴有 1 种及以上超重或肥胖相关疾病。3 期：超重或肥胖，伴有 1 种及以上超重或肥胖相关疾病重度并发症。

第二节　超重与肥胖的病因及免疫相关因素

中国健康营养调查数据显示，1993～2009 年，成年人超重/肥胖的患病率从 13.4% 增加至

26.4%；成年人腹型肥胖的患病率从 18.6% 增长至 37.4%。《中国居民营养与慢性病状况报告（2020年）》显示，居民超重肥胖问题不断凸显，慢性病患病/发病率仍呈上升趋势。城乡各年龄组居民超重肥胖率继续上升，有超过一半的成年居民超重或肥胖，高血压、糖尿病、高胆固醇血症、慢性阻塞性肺疾病患病率和癌症发病率与 2015 年比有所上升。

肥胖是遗传因素和环境因素相互作用的结果。肥胖有家族聚集倾向，目前其遗传方式和分子机制仍未明确，也可能是受共同饮食、行为习惯的影响。少数遗传性疾病如劳-穆-比（Laurence-Moon-Biedl）综合征和普拉德-威利（Prader-Willi）综合征等可以导致肥胖，近年来还发现了数种单基因突变引起的肥胖症。而环境因素方面主要是饮食和体力活动的共同作用，如久坐的生活方式、体育运动少及体力活动不足使能量消耗较少，饮食习惯不良如过度进食、喜好甜食或油腻食物等。此外，胎儿期母体营养不良，在成年时期饮食结构发生变化时，也容易引起肥胖。

近年来研究发现，脂肪细胞除了能够储存能量，还是很活跃的内分泌器官，能够分泌多种细胞因子参与机体代谢及内环境稳定的调节。营养状态、激素水平变化及各种细胞因子水平变化均可使前脂肪细胞分化为成熟的脂肪细胞。但短期内出现体重迅速增加往往是脂肪细胞体积增大的结果，而非数量的增多。

肥胖的另一假说认为是"节俭"基因作用的结果。该假说认为人类的祖先为了适应贫穷和饥饿的环境，逐渐形成了储存剩余能量的能力，在长期的进化过程中，遗传选择能量储存关联基因使人类在食物短缺的情况下生存下来。目前认为"节俭"基因与尿酸酶有关，尿酸酶作用的丧失使糖向脂肪的转化更为容易，并且在人类智力提升、增加血压以适应直立行走及抗氧化延长寿命等方面产生作用。当能量储存基因暴露于食物供给丰富的现代生活方式时，可引起胰岛素抵抗，最终导致肥胖。

肥胖症可分为单纯性和继发性两大类。单纯性肥胖症又可分为体质性肥胖症（幼年起病性肥胖症）和获得性肥胖症（成年起病性肥胖症）。而继发性肥胖症是指继发于神经-内分泌-代谢紊乱基础上的肥胖症。

继发性肥胖症包括皮质醇增多症，主要临床表现为：①向心性肥胖、满月脸、痤疮、糖代谢异常等，根据血尿皮质醇水平节律及小剂量地塞米松抑制试验结果等加以鉴别。②甲状腺功能减退症：由于代谢率低下，脂肪动员相对较少，且伴有黏液性水肿而导致肥胖，表现为怕冷、水肿、大便秘结等症状，需测定甲状腺功能以助鉴别。③下丘脑或垂体疾病：可出现一系列内分泌功能异常的临床表现，需作头颅（鞍区）磁共振检查加以鉴别。④性腺功能减退：可有性功能减退、月经稀发/闭经、不育、男性乳房发育等，部分肥胖女性合并有多囊卵巢综合征，需要检查垂体促性腺激素和性激素、妇科 B 超、睾丸 B 超等。

轻度肥胖症多无症状，仅表现为体重、腰围或体脂率增加。较为严重的肥胖症患者可以有胸闷、气急、胃纳亢进、便秘腹胀、关节痛、易疲劳及焦虑、抑郁等。肥胖症患者常合并血脂异常、脂肪肝、高血压、糖耐量异常或糖尿病等疾病，还可并发阻塞性睡眠呼吸暂停、高尿酸血症/痛风、骨关节病、生育功能受损及社会和心理问题。

第三节　肥胖的营养代谢特点及相关疾病

代谢紊乱是肥胖发生的中心环节。肥胖多存在脂类代谢紊乱，脂肪合成过多，而脂肪水解和分解氧化无明显异常，血浆三酰甘油、游离脂肪酸和胆固醇一般高于正常水平。近年来基因组学研究发现，基因多态性使得各年龄层次的人群都有对肥胖更易感者，加之膳食结构变化后肠道菌群结构发生适应性变化，使得这类遗传易感性者对三大营养素的应答出现显著差异，进而导致肥胖的发生。

肥胖可以出现一系列并发症或相关疾病（表 28-3），从而影响生活质量并进而减少预期寿命。较为严重的肥胖患者，心血管疾病、糖尿病和某些肿瘤的发生率及死亡率明显上升。中国肥胖问题工作组根据人群大规模测量数据汇总分析发现，$BMI \geqslant 24kg/m^2$ 者患高血压的风险是体重正常者的 3～4 倍，患糖尿病的风险是体重正常者的 2～3 倍，具有 2 项或以上危险因素（高血压、高血糖、高胆固醇、高三酰甘油、低血清高密度脂蛋白胆固醇）的风险是体重正常者的 3～4 倍。$BMI \geqslant 28kg/m^2$ 肥胖者中 90% 以上患有上述疾病或有危险因素聚集。男性腰围 $\geqslant 85cm$、女性腰围 $\geqslant 80cm$ 者患高血压的风险约为正常腰围的 3.5 倍，患糖尿病的风险增加 2.5 倍，有危险因素聚集的风险为正常腰围者的 4 倍。

表 28-3　肥胖相关的健康问题

代谢并发症	糖尿病、胰岛素抵抗、脂代谢异常、代谢综合征、痛风、高尿酸血症
心血管疾病	高血压、冠心病、充血性心力衰竭、卒中、静脉血栓形成
呼吸系统疾病	哮喘、低氧血症、睡眠呼吸暂停综合征、肥胖低通气综合征（OHS）
肿瘤	食管癌、肠癌、结肠癌、直肠癌、肝癌、胆囊癌、胰腺癌、肾癌、白血病、多发性骨髓瘤等（女性：子宫内膜癌、宫颈癌、卵巢癌、乳腺癌等。男性：前列腺癌）
骨关节炎	膝关节等负重关节炎症
消化系统	胆囊疾病、非酒精性脂肪性肝病、胃食管反流病、疝气
生殖系统疾病	月经不调、不育症、多囊卵巢综合征、流产、妊娠糖尿病、子痫和先兆子痫、巨大胎儿、新生儿窒迫综合征、畸胎、难产
精神-心理障碍和社会适应能力降低	自卑、焦虑和抑郁、污名化；就业、入学等受到歧视

肥胖的管理和治疗遵循不局限于体重的减轻，兼顾减少健康风险的原则。这一目标可以通过营养干预和适当的体力锻炼来实现；兼顾肥胖并发症的管理，如血脂紊乱、2 型糖尿病、高血压、睡眠呼吸暂停综合征、骨关节炎，以及精神-心理障碍的干预。体重的减少方案应具备合理性、可操作性、个体化及长期有效性。维持体重下降时间≥6 个月；为了预防体重再次增加，随访必不可少。

第四节　超重/肥胖的预防及治疗原则

一、超重/肥胖的三级预防

（1）一级预防：通过健康教育，营造健康的环境，促进健康饮食习惯和适宜的体力锻炼等，预防超重和肥胖的发生。

（2）二级预防：针对已经发生超重和肥胖的患者，进行肥胖诊断、分类和并发症评估；并予强化生活方式及行为干预治疗，必要时进行药物治疗，预防体重进一步增加和肥胖相关的并发症的发生，并定期随访。

（3）三级预防：评估各种代谢指标是否达标，评估伴发疾病的控制状态，预防并发症/合并症的发生和进展。

二、超重/肥胖的治疗方案

降低体重不是减重的唯一目标，预防和治疗肥胖相关并发症，改善患者健康状况是最终目的。肥胖症患者体重减轻 5%～15% 或更多可以显著改善高血压、血脂异常、2 型糖尿病患者的血糖水平，降低糖尿病和心血管并发症的发生率。因此，建议将减少体重 5%～15% 及以上作为体重管理的目标。限制能量摄入及增加能量消耗是预防及治疗超重/肥胖的首选方案。

不同的超重或肥胖分期，相应的治疗建议如下。0 期：建议通过减少膳食量、增加体力活动、改变行为习惯等生活方式干预，将体重控制到正常范围。1 期：建议通过综合生活方式干预，将体重控制到正常范围；肥胖者经过 3～6 个月的单纯控制饮食和增加运动量处理仍不能减重 5%，甚至体重仍有上升趋势者可考虑配合使用减重药物。2 期：建议在 1 期治疗方案的基础上，在开始生活方式干预同时配合减重药物治疗。3 期：在 2 期治疗方案的基础上，重度肥胖患者（BMI≥35kg/m² 或 BMI≥32.5kg/m² 合并 2 型糖尿病），可考虑手术减重。

第五节　营养支持策略和机体免疫功能的影响

1. 改善饮食方式　饮食调整的原则是在控制总能量基础上的平衡膳食。合理的饮食方案包括合理的膳食结构和摄入量。减重膳食构成的基本原则为低能量、低脂肪、适量蛋白质、含复杂糖类（如谷类），增加新鲜蔬菜和水果在膳食中的比重，减少烹饪油用量，清淡少盐膳食，足量饮水，合理选择饮料，适当限制进食时间。

合理的减重膳食应在膳食营养素平衡的基础上减少每日摄入的总能量，肥胖男性能量摄入建议为 1500～1800kcal/d，肥胖女性建议为 1200～1500kcal/d，或在目前能量摄入水平基础上减少 300～500kcal/d。严格控制食用油和脂肪的摄入，适量控制精白米面和肉类，保证蔬菜水果和牛奶摄入充足。

脂肪供能比例应与正常膳食（20%～30%）一致，过低或过高都会导致营养的不均衡。适当进食海鱼或鱼油制剂，补充 ω-3 脂肪酸可增强减重效果。适当增加蛋白质的供能比例，大豆蛋白减脂作用优于酪蛋白。糖类能量供给占总能量的 40%～55%，以淀粉类复杂糖类为主，保证膳食纤维的摄入量在 25～30g/d，严格限制简单糖（单糖、双糖）食物或饮料的摄入。注意补充微生物及微量元素。

2. 运动锻炼 运动是减重治疗中不可或缺的一部分。运动治疗应在医师指导下进行，运动前需进行必要的评估，尤其是心肺功能和运动功能的医学评估（如运动负荷试验等）。运动项目的选择应结合患者的兴趣爱好，并与年龄和身体承受能力相适应。运动量和强度应当循序渐进，逐渐递增，最终目标应为每周运动 150 分钟以上，每周运动 3～5 天。建议中等强度的运动，如快走、打太极拳、骑车、乒乓球、羽毛球等。每周进行 2～3 次抗阻运动，锻炼肌肉力量和提高耐力。

记录运动日记有助于提升运动依从性，同时要养成健康规律的生活习惯，培养活跃的生活方式，如增加日常身体活动，减少静坐时间，将有益的体育运动融入日常生活中。

3. 药物治疗 以下情况可考虑药物治疗：食欲旺盛，餐前饥饿难忍，每餐进食量较多；合并高血糖、高血压、血脂异常和脂肪肝；合并负重关节疼痛；肥胖引起呼吸困难或有阻塞性睡眠呼吸暂停综合征；BMI≥24kg/m^2 且有上述并发症情况；BMI≥28kg/m^2，不论是否有并发症，经过 3 个月的单纯饮食方式改善和增加活动量处理仍不能减重 5%，甚至体重仍有上升趋势者。

目前，美国食品药品监督管理局（FDA）批准的治疗肥胖药物主要有纳曲酮、芬特明、奥利司他、利拉鲁肽等。但目前在我国，获得国家药品监督管理局批准的药物只有奥利司他。奥利司他是胃肠道脂肪酶抑制剂，主要不良反应为胃肠道不适、胃肠排气增多、脂肪（油）便、大便次数增多、大便失禁等，可以通过控制食物中脂肪含量来改善这些不良反应。

4. 免疫治疗 肥胖可导致脂肪组织、肝脏、胰腺和循环系统中的免疫细胞激活，产生慢性炎症反应，还可能影响淋巴组织结构的完整性，改变白细胞的数量和炎症表型，降低机体对病原体的抵抗能力，导致哮喘，增加某些部位患癌的概率。

相关动物实验及临床研究发现，肥胖可导致非脂肪组织发生异位脂肪沉积，导致白细胞分布及数量改变，淋巴细胞数量及活性下降及免疫系统防御能力下降。肥胖导致胸腺初始 T 细胞输出减少，对机体的免疫监视产生不利影响，增加感染的概率。除了脂肪细胞，正常脂肪组织中还包含多种免疫细胞，如嗜酸性粒细胞、中性粒细胞、肥大细胞、巨噬细胞和 NK 细胞等，这些免疫细胞在维持内脏脂肪组织的稳态中起着重要作用。巨噬细胞肥胖状态下在脂肪组织中所占的比例高达 40%，与胰岛素抵抗密切相关；肥大细胞可增加血清中炎性细胞因子，改变糖耐量和胰岛素的敏感性。

CTL 相关抗原 4 免疫球蛋白能够与 CD28 的配体结合，可抑制 T 细胞活化，改善高脂饮食引起的胰岛素抵抗，也可使脂肪组织中的 IL-6、TNF-α 及 MCP-1 等炎症因子水平显著减少，为糖代谢、炎症和减轻体重提供了新的干预方式。

由于 TNF-α 和 IL-1β 是肥胖所致炎症的主要介导因子，因此阻断这些因子是否可改善肥胖值得探讨。临床研究表明，抗 TNF-α 抗体可降低肥胖人群的血糖水平，并减少类风湿性关节炎患者 2 型糖尿病的发展速度，这表明 TNF-α 拮抗剂具有潜在的治疗益处。IL-1 受体拮抗剂在 2 型糖尿病患者中可以改善糖代谢，表现出显著的抗炎作用。抗 CD3 单克隆抗体是一种有效的免疫抑制剂，可改善 1 型糖尿病患者糖代谢水平，增加抗炎性 T 细胞和诱导 M2 型巨噬细胞的效应。

大量的研究表明，免疫细胞，包括单核细胞、粒细胞和淋巴细胞等调节能量代谢障碍与肥胖发生有关。适应性免疫干预，无论是针对肥胖脂肪细胞上某个抗原的特异性干预，还是针对免疫终产物（如 TNF-α、IL-1β 及 IL-6 等）进行干预，均会对肥胖产生不同影响，有助于了解固有免疫和适应性免疫及各种免疫因子在肥胖发生中的作用；尤其是适应性免疫如 MHCⅡ 及脂肪细胞自身抗原的作用越来越受到重视。因此，更深层次地理解免疫和代谢系统在维持代谢平衡过程中是如何相互作用的，将有助于开展新的治疗及预防肥胖的措施。

5. 肥胖伴发合并症的营养支持方法

（1）2 型糖尿病：肥胖合并 2 型糖尿病呈快速上升趋势。我国超重与肥胖人群糖尿病患病率分别为 12.8% 和 18.5%。体重增加是 2 型糖尿病发生的独立危险因素，体重增加或腰围增加均可加重胰岛素抵抗，增加 2 型糖尿病的发生风险及血糖控制的难度。减重可以改善胰岛素抵抗、降低血糖和心血管疾病的风险。

生活方式干预应作为所有肥胖合并 2 型糖尿病治疗的基础性措施并长期维持。此类患者应注意控制总能量，糖类要注意食物品种的选择，不能单纯降低谷类主食量，避免低血糖或酮症的发生，建议增加低血糖指数（glycemic index，GI）食物的比例；不建议长期食用高蛋白饮食，乳清蛋白有助于促进胰岛素分泌、改善糖代谢和短期内减轻体重；限制饱和脂肪酸与反式脂肪酸的摄入量，增加植物脂肪占总脂肪摄入的比例；膳食中宜增加富含 ω-3 脂肪酸的植物油；保证丰富的维生素、矿物质和膳食纤维摄入。合理运动可改善胰岛素抵抗，改善代谢紊乱，对提高生活质量有正反馈作用。

（2）多囊卵巢综合征（polycystic ovary syndrome，PCOS）：我国 19～45 岁女性多囊卵巢综合征发病率约为 5.6%，而不同地区肥胖患者发生多囊卵巢综合征概率为 30%～70%，肥胖合并多囊卵巢综合征患者所有代谢和生殖的指标（除多毛症外），包括性激素结合球蛋白下降，总睾酮、空腹血糖、空腹胰岛素增加和血脂升高。

多囊卵巢综合征患者对富含糖类、高 GI 食物及高饱和脂肪的食物摄入均显著增加；同时具有总能量摄入过高及久坐的特点。一项系统性综述表明，在减轻体重、改善胰岛素抵抗及高雄激素血症等方面，生活方式干预（饮食、运动和行为干预）比药物治疗更有效。研究表明，超重或肥胖的多囊卵巢综合征患者减少体重 5%，即可使血清睾酮浓度下降，也可改善月经紊乱、多毛、痤疮等症状，并提高妊娠成功率。因此，对于超重和肥胖的多囊卵巢综合征患者，无论是否有生育要求，首先均应调整生活方式，并戒烟戒酒，建议首先进行生活方式干预（饮食和运动）以减轻体重。低糖类或低 GI 饮食可更明显降低胰岛素抵抗、纤维蛋白原、总胆固醇和高密度脂蛋白胆固醇，低 GI 饮食明显改善月经周期和生活质量，高蛋白饮食可明显改善抑郁和增强自尊；反之，高糖类饮食明显增加游离睾酮指数。

（3）高血压：肥胖往往伴随多种代谢紊乱，90% 以上有高血压及糖脂代谢紊乱或危险因素聚集。肥胖致高血压的机制复杂，肾脏、神经系统、血管内皮功能异常及脂肪病变均发挥了重要作用。主要的病理生理机制涉及心排血量增加、血浆容量扩张和钠潴留、交感神经和肾素-血管紧张素-醛固酮系统激活、胰岛素抵抗、脂肪因子失衡、炎症/氧化应激、血管外脂肪功能异常及睡眠呼吸暂停综合征等因素。

医学营养治疗和运动治疗是最主要的生活干预方式。此外，减少钠盐摄入，戒烟，限酒，心理调节和压力管理也是生活方式干预的重要组成部分。体重下降 5% 可使收缩压和舒张压分别下降 3mmHg 和 2mmHg。有氧运动可提高心肺耐力及功能，调节糖脂代谢，改善血管功能，降脂降压。

本章小结

超重/肥胖的患病率逐年上升，严重地影响了身心健康，并可能带来长远的慢性疾病。减重并非简单地降低体重，而是通过减轻体重达到预防慢性疾病发生的目的。上医治未病，减重并非爱美人士的专利。超重/肥胖可以通过合理的膳食及适量的运动来控制体重，还可以通过药物治疗来达到短期减重的目的，通过积极的生活行为习惯调整及内科治疗无效的肥胖患者，可以通过手术来达到减重的目的。肥胖的免疫治疗也逐渐受到重视。

思 考 题

1. 超重/肥胖的定义是什么？肥胖有哪些相关并发症？
2. 肥胖的三级预防是什么？
3. 肥胖的膳食及运动治疗有哪些？

（杨 佳）

第二十九章　风湿性疾病的营养免疫策略

知识目标　掌握系统性红斑狼疮、类风湿性关节炎等的营养支持策略；熟悉常见风湿性疾病的营养代谢特点及营养支持对机体免疫功能的影响；了解常见风湿性疾病发生的免疫学因素和营养支持方法。

能力目标　运用本章所学的知识，为系统性红斑狼疮和类风湿性关节患者制订家庭营养支持方案；运用本章所学的知识，为常见风湿性疾病高危人群和患者进行饮食健康咨询。

价值目标　通过本章节的学习，使同学们懂得系统性红斑狼疮及类风湿性关节炎等风湿免疫疾病与饮食的关系，倡导健康生活方式，养成良好的饮食习惯。

第一节　系统性红斑狼疮

系统性红斑狼疮是一种自身免疫介导的，以免疫性炎症为突出表现的弥漫性结缔组织病。血清中出现以抗核抗体为代表的多种自身抗体和多系统受累是系统性红斑狼疮两个主要临床特征。系统性红斑狼疮患病率因人而异，全球平均患病率为（12～39）/10 万，我国患病率为（30.13～70.41）/10 万，以女性多见，尤其是 20～40 岁的育龄女性。在全世界的种族中，汉族人系统性红斑狼疮发病率位居第二。

一、病因及免疫相关因素

1. 遗传倾向　系统性红斑狼疮（SLE）具有一定的遗传倾向。虽然它并不是一种遗传性疾病，但流行病学和家系调查发现，该病存在一定的遗传易感性。例如，SLE 患者的一代或二代亲属中，患 SLE 的概率比普通人要高。有资料表明，SLE 患者第 1 代亲属中患 SLE 者是普通家庭的 8 倍，单卵双胎中患 SLE 的是异卵双胎的 5～10 倍。

易感基因：多年研究已证实系统性红斑狼疮是多基因相关性疾病。有 HLA Ⅲ类分子的 C2 或 C4 的缺损，HLA Ⅱ类分子的 DR2、DR3 频率异常。推测多个基因在某种条件下互相作用改变了正常免疫耐受性而致病。

2. 环境因素　紫外线照射可导致皮肤上皮细胞凋亡，进而导致上皮细胞核 DNA 解聚，新抗原暴露而成为自身抗原。药物、化学试剂、微生物病原体等也可诱发疾病。

3. 雌激素　女性患者明显高于男性，在更年期前阶段 9∶1，儿童及老年人为 3∶1。各种内、外因素的作用导致机体免疫功能紊乱。

4. 免疫因素　在以上遗传因素、环境因素、雌激素水平等各种因素相互作用下，易感者自体免疫耐受减弱，在活化 T 细胞的刺激下，B 细胞产生多种自身抗体（如抗血小板抗体、抗 SSA 抗体、抗磷脂抗体、抗核糖体抗体等）。自身抗体与体内相应的自身抗原结合形成相应的免疫复合物，沉积在皮肤、关节、小血管、肾小球等部位。在补体的参与下，引起急慢性炎症及组织坏死（如狼疮性肾炎），或抗体直接与组织细胞抗原作用，引起细胞破坏（如红细胞、淋巴细胞及血小板壁的特异性抗原与相应的自身抗体结合，分别引起溶血性贫血、淋巴细胞减少和血小板减少），从而导致机体的多系统损害。

> **知识拓展**　　　　　　　　　　　　**狼疮性肾炎**
>
> 狼疮性肾炎是系统性红斑狼疮引起的肾损害，主要表现为血尿、蛋白尿、水肿、高血压和肾功能不全等。免疫复合物形成与沉积是系统性红斑狼疮肾脏损害的主要机制。约 50% 以上系统性红斑狼疮患者有肾损害的临床表现，肾活检示肾脏受累几乎为 100%。

二、营养代谢特点

系统性红斑狼疮患者的饮食质量很重要，因为这些患者除了有较高的心血管疾病风险外，其发生骨质疏松症、高同型半胱氨酸血症、贫血的风险也高，而这些均直接受饮食影响。值得强调的是，半数以上的系统性红斑狼疮患者存在三种或三种以上的心血管疾病危险因素（主要是肥胖、高血压、血脂异常），当然也更容易患代谢综合征。此外，肥胖还会导致促炎症细胞因子水平升高，这可能会加剧系统性红斑狼疮的炎性过程并增加糖尿病、动脉粥样硬化和冠心病的风险。建议饮食富含维生素和矿物质、优质蛋白、低盐等食物，并适度的能量消耗用来控制疾病的炎症物质和系统性红斑狼疮治疗中的并发症和合并症。

三、营养支持策略和对机体免疫功能的影响

（一）营养支持原则

在保证患者正常生活的前提下，纠正已发生的代谢紊乱，对于儿童、青少年、妊娠期或哺乳期妇女及老年系统性红斑狼疮患者，满足其在特定时期的营养需求。对于使用激素治疗和不同程度肾脏受损的患者需要制订个体化方案，以维持患者的正常体重。

（二）营养支持方法

1.维持适宜的能量摄入 低体重导致骨的低刺激，引起低骨量。而肥胖导致的体内慢性低度炎症，会引起骨溶解的增高，也不利于骨骼健康。建议每天能量供给平均为25～30kcal/kg。系统性红斑狼疮患者应用激素治疗后，会出现食欲旺盛、食量增加，这些超重或肥胖个体，需要适当减轻体重或防止体重短期内增长过快。就减重效果而言，限制能量摄入较单纯调节营养素比例更关键。妊娠期妇女在妊娠中期和晚期时，一般在平时能量需求量的基础上分别增加300kcal/d和450kcal/d。营养不良及消瘦者能量酌情增加。

2.保证膳食中钙的充分摄入 系统性红斑狼疮患者使用激素治疗，易导致骨质疏松及骨量减少，需要增加膳食中钙的摄入量。2013年中国居民膳食指南对钙的推荐适宜摄入量18～50岁为800mg/d，50岁以上为1000mg/d。其他含钙丰富的食品可简单总结为芝麻大豆绿蔬菜，小鱼小虾和海带。

3.足量的维生素和微量元素 系统性红斑狼疮患者建议摄入适量的纤维素，因为纤维素在降低心血管风险、促进肠道运动和降低血清炎症物质如CRP、细胞因子和同型半胱氨酸等具有良好的作用。麦麸、谷物、蔬菜类、水果等纤维素含量较高，可以增加摄入。

维生素D及其代谢物的主要生理作用是促进钙和磷在肠道中吸收并抑制甲状旁腺素释放，维持血钙和磷水平正常，保证骨骼健康和神经肌肉功能正常。故系统性红斑狼疮使用激素治疗的患者，建议补充充足的维生素D。每日晒太阳15～30分钟即可获得足够的维生素D。海水鱼（如沙丁鱼）、肝、蛋黄等动物性食品及鱼肝油制剂是维生素D的良好来源。

4.氯化钠 系统性红斑狼疮患者接受限钠饮食，因为有证据表明饮食中过量的氯化钠含量可能是自身免疫的潜在危险因素。系统性红斑狼疮累及肾脏及使用激素的患者易出现水钠潴留，需要低钠饮食。有研究表明钠限制饮食可减少淋巴细胞增殖和抗双链DNA滴度并改善肾小球肾炎。

5.优质低蛋白饮食 系统性红斑狼疮患者常伴有肾脏受累，大量蛋白质从肾脏丢失，导致低蛋白血症。故需要补充优质蛋白质。饮食蛋白质的限制已经在控制肾脏疾病进展方面显示出显著的效果，蛋白质限制饮食［0.6g/(kd·d)］改善系统性红斑狼疮合并肾脏病患者的营养状况和肾小球滤过率。过量的蛋白质摄入会使幼年系统性红斑狼疮患者的产骨矿物质丢失。牛磺酸是大多数哺乳动物组织中主要的细胞内游离β氨基酸，其具有抗氧化、抗炎、抗凋亡等特性，在保护生物系统中起着至关重要的作用。L-精氨酸摄入量的增加会增加肾脏纤维化的严重程度，主要通过诱生型一氧化氮合酶（inducible nitric oxide synthase，INOS）增强细胞毒性一氧化氮的产生。牛磺酸在哺乳动物的主要脏器，如心脏、脑、肝脏中含量较高；含量最丰富的是海鱼、贝类、海洋植物紫菜。L-精氨酸：花生、巴西坚果、杏仁、核桃、向日葵种子、南瓜籽和芝麻等含精氨酸较多，有肾脏损害建议减少食用。

6. 低脂饮食 在系统性红斑狼疮的传统动脉粥样硬化危险因素中，血脂异常被肯定会影响系统性红斑狼疮患者的长期预后，不仅仅表现在心血管病，还会导致其他系统受累加重，如狼疮性肾炎和中枢神经损害等。因此，需要适当的低脂饮食。ω-3脂肪酸类食物对系统性红斑狼疮患者有益，如海洋生物或深海鱼类（沙丁鱼、鲑鱼、青鱼、鲭鱼等）、鱼油、亚麻籽、胡桃仁、油芥末籽油、大豆油等种子油。共轭亚油酸对系统性红斑狼疮有一定的抗动脉粥样硬化和抗氧化作用，主要来源是反刍动物（骆驼、鹿、长颈鹿、羊驼、羚羊、牛、羊）肉和奶制品。

7. 养成健康的生活习惯 戒烟，限酒，避免饮用过多（＞4杯/d，250ml/杯）的浓茶、浓咖啡、含糖饮料，适当运动，避免熬夜、劳累，减少辛辣刺激性食物摄入，忌食具有光敏感作用食物，如芹菜、香菇等。

第二节 原发性血管炎

系统性血管炎是一组以血管坏死和炎症为病理特征的疾病，可累及全身各种血管，临床表现多样。按病因分类，可分为原发性血管炎和继发性血管炎。其中原发性血管炎按累及血管管径大小，可分为大血管血管炎、中等血管血管炎、小血管血管炎。而流行病学调查发现，富裕国家自身免疫性疾病发病率逐渐增高，可见疾病谱与营养状态密切相关。本章主要介绍原发性血管炎。

一、病因及免疫相关因素

原发性血管炎病因未明，目前主要与以下方面有关。

（1）自身抗原的改变：环境因素（如感染、化学物质或药物）、物理因素（如寒冷、潮湿、日晒）及局部组织损伤可导致自身抗原释放或性质改变，从而诱发自身免疫炎症，进而引起血管炎。

（2）免疫系统异常：多种环境因素和遗传因素可使免疫耐受机制发生紊乱，导致免疫系统功能异常，从而发生自身免疫病，如血管炎。

（3）遗传因素：遗传因素与原发性血管炎的易感性密切相关。血管炎可被多个易感基因影响，其中影响最大的是 *HLA* 基因，如 *HLA-DR2* 与肺出血肾炎综合征相关，在环境因素的影响下，血管炎发生相关基因通过影响机体对自身免疫耐受的维持及自身免疫应答的水平，促进血管炎的发生及发展。

（4）其他因素如下。①性别因素：自身免疫病的易感性还和性激素相关，如大动脉炎好发于女性，结节性动脉炎好发于男性。②年龄因素：显微镜下多血管炎以男性多见，年龄在50～60岁；大动脉炎的发病年龄多＜30岁。

二、营养代谢特点

原发性血管炎的营养代谢方面和疾病严重程度、受累器官种类、临床用药相关。

原发性血管炎患者尤其是病情严重活动者，常伴有贫血、低蛋白血症、高脂血症、高血压、心脑血管疾病等，同时激素的使用会干扰血脂、血糖的代谢，造成血压波动，因此，营养代谢和病情控制息息相关。①病情控制不佳的原发性血管炎患者，易出现继发性贫血、低蛋白血症等营养不良并发症，此时需要补充优质蛋白质及含铁丰富食物来抵抗疾病对机体的消耗，对病情的控制有很大帮助；②半数以上的原发性血管炎患者在治疗过程中需要使用激素治疗，甚至部分患者需要大剂量（甲泼尼龙0.5～1.0g/d）冲击治疗，同时部分患者基础合并三种或三种以上的心血管疾病危险因素（主要是肥胖、高血压、血脂异常），激素的使用会使这部分患者更容易患上代谢综合征。因此，建议原发性血管炎患者通过营养状况和食物摄入量来干预疾病的进程，适当的饮食可以改善疾病的预后及并发症的发生。目前，建议摄取富含维生素和矿物质、单不饱和脂肪酸/多不饱和脂肪酸的食物，并采取适度的能量消耗用来控制疾病的炎症物质和疾病的并发症和合并症。

三、营养支持策略和对机体免疫功能的影响

1. 维持适宜的能量摄入 激素的使用会使体内脂肪重新分布、储存，会在一定程度上增强食欲，进而加重脂肪堆积，从而导致肥胖。肥胖会导致体内炎症细胞分泌，不利于原发性血管炎的病情控制，因此，合理控制体重，维持适宜能量摄入有助于疾病控制。

2. 保持适宜的蛋白质摄入 充足的蛋白质摄入可以减少骨吸收、促进骨生成，牛磺酸是大多数

哺乳动物组织中主要的细胞内游离 β 氨基酸，主要来源于蛋类、肉类和海产品，由于其具有抗氧化、抗炎、抗凋亡等特性，在保护生物系统中起着至关重要的作用。但大量蛋白质有可能会进一步加重体液酸化，促进骨溶解，造成骨骼中钙的丢失，不利于骨骼健康。若有肾脏受累，应适当限制蛋白摄入 [<0.6g/(kg·d)]，避免加重肾脏负担。

3. 保证膳食中钙和维生素 D 的充分摄入　疾病的活动及激素的使用会导致骨量流失，甚至导致骨质疏松、病理性骨折，因此足够的钙和维生素 D 摄入量对于预防激素副作用是必要的。钙为骨生成必需材料。活性维生素 D 是钙吸收的必备条件。因此适当进食含钙丰富食物有助于预防药物骨质疏松，如奶制品、豆制品、香菇、西兰花等食物。维生素 D 少量存在于鸡蛋、肥鱼和补充乳制品中，但维生素 D 的主要来源是阳光照射，每日晒太阳 15～30 分钟即可获得足够的维生素 D。国际一般建议每日补充 800～1000IU 或每月补充 50 000IU 维生素 D，该摄入量对大多数人来说是安全的，并且可以确保维生素 D 水平在最佳范围内。

4. 足量的维生素　在原发性血管炎中，氧化应激可导致免疫系统失调、异常凋亡事件和自身抗体的产生。

（1）维生素 A 是维持免疫系统完整性等多种功能所必需的，富含维生素 A 的食物有动物肝脏、奶与奶制品及禽蛋，另外多吃鱼肝油可以补充维生素 A。

（2）维生素 C 是骨基质羟脯氨酸合成中必不可缺少的，能保持骨基质的正常生长和维持骨细胞产生足量的碱性磷酸酶，促进骨骼中胶原蛋白和胶原纤维的形成。维生素 C 来源于新鲜蔬菜和水果，含量一般叶菜类＞根茎类，酸味水果＞无酸味水果。

（3）维生素 E 是一种有效的自由基和过氧自由基清除剂，是维持免疫系统正常功能所必需的营养素。添加维生素 E 的饮食的 NZB/WF1 小鼠可减少氧化应激、调节细胞因子和淋巴细胞亚群，减轻疾病的严重程度。

一项调查研究表明，从食物和补充剂中摄入的抗氧化营养素，包括维生素 A、维生素 C 和维生素 E、α-胡萝卜素、β-胡萝卜素、番茄红素和叶黄素，虽然并不能改变自身免疫病的风险，但是适当补充上述元素，对疾病药物药效及疾病康复有一定帮助。

蔬菜和水果是获取维生素和矿物质的重要来源，建议每天摄入种类多样的蔬菜 300～500g 和水果 200～350g。

5. 限制食盐摄入量　高钠饮食同样是自身免疫病的诱发因素。如每日平均摄入 5g 食盐与自身免疫病的患病率具有显著的相关性。食盐影响 Th17 细胞的分化可能是其调节免疫系统的重要机制。因此低盐饮食（每日摄取量小于 5g/d）对于原发性血管炎的康复至关重要。

6. 戒烟、戒酒，规律作息　众所周知，吸烟被认为是自身免疫病的诱发因素，因此戒烟对原发性血管炎患者的疾病控制和康复至关重要。另外，戒酒、戒浓茶浓咖啡，规律作息、避免熬夜同样在疾病的治疗及康复中至关重要。

> **知识拓展**　　　　　　　　　　**肠道菌群与免疫**
>
> 　　哺乳动物胃肠道有大量和多样化的共生细菌。近年来的研究逐渐证明人类的健康高度依赖肠道共生菌对免疫的奉献。宿主与肠道共生菌的和谐关系和肠道菌群对免疫的作用是数百万年的进化的结果。胃肠道是一个由有组织的，由宿主真核细胞组成的动态生态系统。这个系统包括免疫系统和微生物。利用分子学方式对胃肠道菌群的分析表明，细菌种类之间有很大差异性，而在菌群个体则表现为相对稳固性。哺乳动物的免疫系统和肠道菌群的动态平衡对健康十分重要。二者之间需要维持稳固的共生和互惠关系。了解适应性免疫、定植在胃肠道大量各类菌群的彼此关系、原始的先天免疫及肠道菌群的整合，对胃肠免疫稳态、预防和治疗疾病有重要的意义。

第三节　类风湿性关节炎

类风湿性关节炎（rheumatoid arthritis，RA）是一种以关节滑膜炎及软骨破坏为主要特征的慢性、全身性自身免疫病。本病主要表现为双手、足小关节受累为主的对称性、侵袭性、持续性多关节炎，严重者甚至可导致关节畸形及功能丧失。此外，类风湿性关节炎常伴有关节外器官受累和血清中类风湿因子（rheumatoid factor，RF）及抗环瓜氨酸肽（anticyclic citrullinated peptide，anti-CCP）抗体阳性。类风湿性关节炎的病理特征主要是关节滑膜慢性炎症、血管翳形成、软骨及骨结构破坏等。据统计，类风湿性关节炎在我国发生率约为 0.4%，在世界范围发生率为 0.5%～1%，女性较男性易感，男女比例约为 1：3，患病率随年龄增长而上升。

一、病因及免疫相关因素

类风湿性关节炎的确切病因尚不明确，受到遗传因素和环境因素的双重调控。遗传因素和环境因素的相互作用导致自身免疫耐受的打破，产生大量自身抗体如类风湿因子、抗环瓜氨酸肽抗体等，激活固有免疫和适应性免疫应答，导致多种炎性免疫细胞激活及细胞因子的大量释放，最终出现软骨和骨质破坏及关节外系统受累。

1. **遗传因素**　既往研究结果表明，超过 50% 的类风湿性关节炎发生与遗传因素相关。通过全基因组关联分析（genome wide association study，GWAS）等技术现已鉴定出超过 40 个类风湿性关节炎相关的遗传易感基因位点，主要包括 HLA 编码基因和非 HLA 编码基因（如 PTPN22、TRAF1/C5、IL21RA、PDIA4 等），其中 HLA-DRB1 是与类风湿性关节炎关联性最强的遗传因素。

2. **环境因素**　吸烟是与类风湿性关节炎相关性最强的环境因素，吸烟者患类风湿性关节炎的风险是不吸烟者的 2～4 倍。此外，大量研究表明性别、年龄、肥胖、乙醇摄入及感染因素与类风湿性关节炎的发生密切相关，其中女性在 50 岁以前患类风湿性关节炎的可能性是男性的 3 倍，50 岁以后比值降至 2 倍。病原微生物如 EB 病毒、巨细胞病毒、细小病毒 B19 及结核分枝杆菌等是类风湿性关节炎的潜在危险因素。

3. **肠道菌群**　类风湿性关节炎患者肠道菌群与正常人群相比丰富度及多样性均下降，导致肠道内环境稳态极易遭到破坏，从而诱导黏膜免疫异常，诱发各种自身免疫病。类风湿性关节炎主要体现为益生菌（如双歧杆菌）与有害菌群（普雷沃菌等）比例失调。

4. **免疫因素**　类风湿性关节炎发病早期，某些诱因长期刺激激活免疫系统，诱发炎症反应。巨噬细胞分泌促炎细胞因子（TNF-α、IL-6、IL-1β 等），并递呈抗原给 T 细胞，促炎细胞因子刺激树突状细胞激活并诱导 T 细胞分化为特异性 Tfh 细胞及 Th17 细胞，并转移至全身各处。Tfh 细胞刺激 B 细胞增殖产生大量免疫球蛋白和类风湿因子导致免疫复合物和自身抗体形成。这些自身抗体沉积在滑膜或通过血管渗透至关节中，进一步加剧免疫反馈回路。Th17 细胞产生特异性细胞因子 IL-17，刺激滑膜细胞产生蛋白酶，导致软骨及滑膜组织分解，进一步加剧软骨分解及骨骼畸形。

二、营养代谢特点

1. **蛋白质**　营养不良或营养不足是类风湿性关节炎患者中常见的现象，机体出现蛋白质缺乏时会出现 T 细胞数量减少，巨噬细胞、中性粒细胞杀死病原体能力减弱。

2. **维生素 D**　研究表明，类风湿性关节炎患者 25-OH-D 水平较健康对照组明显降低，25-OH-D 水平分别与类风湿性关节炎患者关节压痛指数及类风湿性关节炎患者病情评价（DAS28 评分）呈负相关。有学者研究发现 1,25-(OH)$_2$-D$_3$ 可以上调 Th2 细胞和 Treg 活性，同时抑制 Th1 细胞，Th1/Th2 极化失衡是类风湿性关节炎免疫损伤的主要病理机制，因此维生素 D 缺乏会促使类风湿性关节炎发病及加重病情。

3. **脂肪**　在未经治疗的类风湿性关节炎患者的早期及活动期，三酰甘油常降低，表现为高密度脂蛋白胆固醇水平下降明显，同时伴有三酰甘油、低密度脂蛋白水平下降。增加不饱和脂肪酸的摄入能够降低机体炎症反应，减轻病情活动性。

4. **锌**　锌是 T 细胞分化、成熟的必要原料，可调节细胞免疫功能，确保免疫系统的完整性。研究表明，活跃期类风湿性关节炎患者血清锌水平显著降低，血浆中锌离子浓度低下可诱发类风湿性关节炎活动，加重骨关节侵蚀。

5. **铁**　贫血是类风湿性关节炎常见的关节外表现，而缺铁性贫血是最为常见类风湿性关节炎引起贫血类型。

6. **肠道菌群**　类风湿性关节炎患者存在肠道菌群失调，主要体现为益生菌（如双歧杆菌）与有害菌群（普雷沃菌等）比例失调，其具体机制尚有待进一步探究。

三、营养支持原则、方法以及对免疫功能改善的作用

（一）营养支持原则

在保证患者正常生活的前提下，减少高脂、高糖、高盐饮食摄入，适当补充蛋白质、微量元素、膳食纤维及游离脂肪酸的摄入，改善肠道菌群，调整生活习惯。

（二）方法

1. 减少高脂、高糖、高盐饮食的摄入　长期高脂饮食会导致全身持续低度慢性炎症，引起代谢及内分泌功能紊乱，影响肠道屏障完整性和菌群多样性，导致免疫系统紊乱。高钠高盐的摄入会导致血清糖皮质激素激酶-1（SGK-1）表达，促发自身免疫，激活巨噬细胞、Th17细胞的分化，同时抑制 Treg 调节因子作用。此外，每天摄入超过 1 份含糖饮料的妇女类风湿性关节炎阳性风险增加63%，并且 55 岁后的妇女该趋势与类风湿性关节炎关联性更强。

2. 地中海饮食　地中海饮食结构强调多吃新鲜水果、蔬菜和全谷类食物，增加鱼类（富含 ω-3脂肪酸）、坚果（富含 ω-6 脂肪酸）和橄榄油（富含单不饱和脂肪酸）的摄取，并搭配适当红酒。ω-3脂肪酸及 ω-6 脂肪酸具有一定的免疫抑制和抗炎作用，可减少类风湿性关节炎的发生。地中海饮食富含的单不饱和脂肪酸、膳食纤维及抗氧化酚类化合物，有助于缓解类风湿性关节炎发病中的疼痛、关节肿胀及触痛。地中海饮食中的橄榄油及红酒中富含白藜芦醇，可抑制血管生成、环氧合酶-2 和基质金属蛋白酶（matrix metalloproteinase，MMP）的产生及蛋白表达，抑制炎症性慢性关节炎。并且地中海饮食可调节肠道微生物平衡，大量植物性食物摄入可促进肠道微生物菌群对膳食纤维的利用，促进短链脂肪酸的产生。

3. 益生菌　健康个体的肠道菌群一般是相对稳定的，类风湿性关节炎患者存在肠道菌群失调，主要体现为益生菌（如双歧杆菌）与有害菌群（如普雷沃菌）比例失调。适当服用益生菌及益生元食物可有效抑制疾病早期关节肿胀、骨质破坏及改善炎症水平。

4. 维生素 D 及微量元素

（1）维生素 D 能够调节钙稳态及促进骨质代谢，刺激成骨细胞及破骨细胞分化，此外，缺乏维生素 D 可直接影响 T 细胞及 B 细胞的免疫激活反应，调节免疫稳态。成人维生素 D 的推荐摄入量为 800IU/d，适当的晒太阳及摄入深水鱼、肝及鱼肝油可较好地补充维生素 D，成年人体内维生素D 水平在 36～40ng/ml 内对于骨骼健康最有益，可有效降低慢性病风险。

（2）类风湿性关节炎常并发骨质疏松，增加钙摄入至 1200mg/d 可显著降低骨质流失，缓解类风湿性关节炎带来的骨质疏松，增加牛奶、钙片、鱼类、肉类摄入能有效地补充类风湿性关节炎患者对钙的需求。

（3）补充锌、铁等元素：锌是 T 细胞分化、成熟的必要原料，可调节细胞免疫功能，此外，锌可通过生长激素及 IGF-1 调节骨代谢。铁是造血的重要原料。类风湿性关节炎患者宜适当食用含锌铁的食物，其中含锌丰富的食物有花生、芝麻、鱼、瘦肉、核桃、大豆及大豆制品；含铁丰富的食物有黑木耳、肝、海藻、黄花菜、血豆腐、油菜等。

5. 保持良好的生活习惯　吸烟、饮酒是类风湿性关节炎的重要危险因素，生活中应尽量戒烟、戒酒，同时减少过度劳累。

第四节　脊柱关节炎

脊柱关节炎（spondyloarthritis，SpA），既往又称血清阴性脊柱关节病或脊柱关节病，是一类以累及脊柱和外周关节，或者关节及韧带和肌腱为主要表现的慢性炎症性风湿病的总称。根据其受累部分可分为中轴型脊柱关节炎和外周型脊柱关节炎。其包括强直性脊柱炎、反应性关节炎、银屑病关节炎、肠病性关节炎、未分化脊柱关节炎等。本章主要介绍强直性脊柱炎。

一、病因及免疫相关因素

强直性脊柱炎是一种结缔组织病，主要累及脊椎及骶髂关节，引起骨性强直及畸形。强直性脊柱炎累及髋关节者占 1/4，偶可累及膝、踝及手足小关节，有遗传因素，寒冷及潮湿地区多见，男

性青壮年多见。

1. 遗传特性　强直性脊柱炎具有家族聚集性，HLA-B27 基因的表达与强直性脊柱炎有高度相关性。目前，HLA-B27 在强直性脊柱炎发病机制中的作用尚不明确，存在分子模拟假说、未折叠蛋白假说、致关节肽假说、免疫耐受失败假说等，各种假说之间相互独立且重叠，但其中仍有部分环节缺乏理论支持，其最终机制尚需进一步研究证实。

2. 感染因素　强直性脊柱炎发病与慢性感染有一定的关系，最常见的易感部位是泌尿生殖道和胃肠道。肠道菌群失调与强直性脊柱炎发病机制的关系可能是改变肠黏膜通透性，从而促进细菌抗原或代谢产物进入循环；微生物抗原的刺激和肠道微生物的变化会影响强直性脊柱炎相关炎性因子的表达，进而激活肠黏膜免疫，产生抗体和各种免疫因子，释放炎症介质；强直性脊柱炎患者肠道某些细菌抗原成分与宿主 HLA-B27 存在分子模拟，由此产生的交叉免疫反应是造成强直性脊柱炎病变的基础等。

3. 免疫因素　近些年来发现有 100 多种细胞因子和趋化因子参与了强直性脊柱炎的炎症反应，如 TNF-α、IL-17A 等。

下腰部疼痛和僵硬是最常见的症状。此外还可表现为外周关节肿痛、胸痛、虹膜睫状体炎、主动脉关闭不全等症状。晚期患者可出现脊柱强直和畸形。本病的全身表现轻微，少数重症者有发热、疲倦、消瘦、贫血。

二、营养代谢特点

1. 骨代谢　在强直性脊柱炎早期开始骨小梁和骨皮质相继丢失，破骨细胞数量增加、成骨细胞数量减少，从而导致骨密度降低，骨量减少，严重时可出现骨质疏松。有文献证实，在强直性脊柱炎病情活动的患者中 25-OH-D_3、甲状旁腺激素（PTH）、骨钙素（BGP）水平降低，总 I 型前胶原氨基端肽（t-PINP）和 I 型胶原 C 端肽（β-CTx）、尿脱氧胶原吡啶交联（D-Pyr）的水平升高。

2. 脂代谢　研究者对强直性脊柱炎患者血浆、尿液和韧带组织样本中的代谢物进行了分析，结果提示血浆中三酰甘油水平下降，而其代谢物（甘油）含量增高，同时该下游脂肪酸的 3 种 β 氧化代谢产物（乙酰乙酸、丙酮和 3-羟基丁酸）增加，2 种支链氨基酸（亮氨酸和缬氨酸）减少，尿液中 2-吡啶酮-3-甲酰胺增加，韧带中对脂肪具有亲和力的胆碱也明显减少，故认为脂代谢可能参与强直性脊柱炎的发病机制。研究者采用气相色谱-质谱法（gas chromatography mass spectrometry，GC-MS），以及主成分分析和偏最小二乘法判别分析法（partial-least squares discriminant analysis，PLS-DA），结果显示强直性脊柱炎组的血清游离脂肪酸（free fatty acid，FFA）和酯化脂肪酸与健康组存在显著差异。除强直性脊柱炎外，系统性红斑狼疮、类风湿性关节炎和骨关节炎等炎症性疾病患者存在脂肪酸及其代谢产物的变化。

3. 胆碱代谢　强直性脊柱炎患者韧带中胆碱水平降低，由于胆碱对脂肪具有亲和力且可促进脂肪以磷脂形式运输出肝脏，推测韧带异位脂肪沉积现象可能胆碱代谢异常相关。在相同的研究中发现至少有 3 种不饱和脂肪酸侧链的卵磷脂呈较低水平。

还有一些研究中却发现血糖偏低，且认为这与脂肪代谢上游蛋白胰岛素受体高表达相关。

三、营养支持策略和对机体免疫功能的影响

1. 维持适宜的能量摄入　强直性脊柱炎患者随着 BMI 增加和病程延长，存在一定程度的病情加重趋势、心血管病发生率增高趋势、炎性反应加重趋势和生活质量降低趋势；同时肥胖导致的体内慢性低度炎症，会引起骨溶解的增高，也不利于骨骼健康。因此建议每天能量供给平均为 25～30kcal/kg。

2. 保持适宜的蛋白质摄入　充足的蛋白质摄入，可以提高机体胰岛素样生长因子 1（IGF-1）的水平，降低炎症因子 IFN-γ、TNF-α、TGF-β 水平，可减轻患者病情活动；同时可减少骨吸收、促进骨生成。但大量蛋白质有可能会进一步加重体液酸化，促进骨溶解，造成骨骼中钙的丢失。因此，过量的蛋白质也不利于骨骼健康。

3. 足量的维生素

（1）活性维生素 D 即 $1,25\text{-(OH)}_2\text{-D}_3$ 对成骨细胞及破骨细胞有双向调节作用，刺激成骨细胞产生多种细胞外非胶原基质蛋白，如骨钙素（OC）、骨桥蛋白（OPN），促进骨胶原和骨基质蛋白的

合成，并参与骨的形成及骨矿化；同时诱导骨髓干细胞分化成为破骨细胞样细胞（OLC），参与破骨细胞的形成和激化，并增加其数量。许多研究表明活性维生素 D 可通过增加骨形成速率及抑制骨吸收而达到预防骨量丢失、降低骨折率的作用。同时相关文献表明，活性维生素 D 可通过抑制炎症因子的表达而发挥作用，以达到抗炎的结果。维生素 D 推荐摄入量为 800～1000IU/d。每日晒太阳15～30 分钟即可获得足够的维生素 D。海水鱼（如沙丁鱼）、肝、蛋黄等动物性食品及鱼肝油制剂是维生素 D 的良好来源。

（2）维生素 C 能保持骨基质的正常生长和维持骨细胞产生足量的碱性磷酸酶，促进骨骼中胶原蛋白和胶原纤维的形成。

（3）维生素 B_6、维生素 B_{12} 和叶酸浓度的不足抑制胶原铰连的赖氨酸氧化酶的活性，诱发骨质疏松。维生素 K 参与骨钙素羧化，羧化的骨钙素可与骨的无机成分羟基磷灰石中的钙离子结合。锌、铜、氟、镁在骨代谢中发挥一定的作用。蔬菜和水果是获取维生素与矿物质的重要来源，建议每天摄入种类多样的蔬菜 300g～500g 和水果 200～350g。

4. 保证膳食中钙的充分摄入　终身足够的钙摄入量对于人体获得理想的峰值骨量和维持骨骼健康是必要的。钙为骨生成必需材料，且钙离子在免疫因子和免疫细胞通过参与 RANKL/RANK/OPG途径在调节骨细胞发育和骨转换中起着重要作用。成年人的推荐钙摄入量为 1000～1200mg/d，含钙丰富的食品可简单总结为牛奶、芝麻、大豆、绿蔬菜，小鱼小虾和海带。

5. 限制食盐摄入量，避免摄入过量的磷　高钠饮食增加尿钙和尿钠排出量，故应当限制钠的摄入量。每日食盐摄入量<6g。高磷时会使细胞内钙浓度降低，钙磷比例下降，可引起甲状旁腺功能亢进，从而使骨吸收增加，诱发骨质疏松。磷广泛存在于各类食物中，食物中的磷增加量一般较少，主要来源于食品添加剂及饮料，应当注意限制。

6. 养成健康的生活习惯　戒烟，限酒，避免饮用过多的浓茶、浓咖啡、含糖饮料，对于维护骨骼的健康也至关重要。

7. 合理的功能锻炼　功能锻炼在强直性脊柱炎患者疾病恢复中具有十分重要的作用，急性期患者禁止进行训练；亚急性期患者在适当卧床休息的同时，进行简单的床上训练和被动锻炼；恢复期加强对患者的功能锻炼，主要从髋关节活动、肩关节活动、腰椎运动、颈椎运动及扩胸运动几方面入手，促进患者的关节运动和肌肉运动，使脊柱的灵活性有效提高，防止出现关节退化、肌肉萎缩情况。同时可以帮助患者养成良好的运动习惯，学会正确的卧姿、坐姿及站姿，使患者脊柱处于合理的生理曲度，进而有利于患者各种功能活动的有效恢复。

本 章 小 结

风湿性疾病的范畴比较广，包含了多种侵犯全身组织，造成全身多系统损害的疾病，本章阐述了系统性红斑狼疮、原发性血管炎、类风湿性关节炎及脊柱关节炎的病因和免疫相关因素，营养代谢特点和营养支持策略及对机体免疫功能的影响。

养成健康的生活习惯和合理的功能锻炼，适当的营养支持对疾病药物药效及疾病康复有一定帮助，包括保持适宜的蛋白质和能量摄入，保证膳食中钙和维生素的充分摄入，限制食盐摄入量。

思 考 题

1. 试述系统性红斑狼疮的营养支持原则和方法。
2. 简述原发性血管炎的营养支持策略。
3. 简述类风湿性关节炎的营养支持原则和方法。

（方 珣 高 思 申江曼 陈隆敏 吕会娟 董 艳）

第三十章　肿瘤的营养免疫策略

知识目标　熟悉恶性肿瘤的营养免疫策略；熟悉恶性肿瘤的营养代谢特点；了解恶性肿瘤常见的病因。

能力目标　运用本章所学的恶性肿瘤营养代谢特点及营养支持原则，为患者制订个性化营养制剂及膳食处方。

价值目标　通过本章节内容的学习，使同学们认识到帮助患者改善营养状态对于恶性肿瘤的防治具有重要意义。

第一节　肿瘤的病因及免疫相关因素

恶性肿瘤是机体在各种致瘤因素的作用下，局部组织的某一个细胞在基因水平上失去对其生长的正常调控，导致其克隆性异常增生而形成的新生物。自 20 世纪 70 年代以来，我国恶性肿瘤的发病率与死亡率一直呈上升趋势，已成为严重危害人类健康和社会经济发展的重大公共卫生问题。

恶性肿瘤本身是由基因突变引发的疾病，大多数恶性肿瘤形成都需要 8～10 年的时间形成。而诱发基因突变的原因有很多，包括了后天和遗传两大类。正常情况下，体内细胞可以匀速生长、分化和死亡，而当细胞基因突变之后，就会在体内恶性克隆最终形成肿瘤。

1. 遗传因素　真正直接遗传的肿瘤罕见，之所以癌症和遗传因素有关，是因为遗传增加了机体肿瘤的倾向性和对致癌因子的敏感性，也就是临床所说的"遗传易感性"。用通俗的话来说就是"患癌体质"，包括了染色体、基因不稳定等方面。

而且，部分癌症还显现出了家族聚集倾向，如肝癌、肺癌、胃癌等，这除了和基因因素有关外，后天共同的生活环境、饮食习惯也是致病凶手。

2. 免疫因素　先天或后天的免疫缺陷也是诱发恶性肿瘤的一大因素，如丙种蛋白缺乏症患者，后期患淋巴和造血系统肿瘤概率较高。而患艾滋病的人，后期恶性肿瘤病发率也会明显增加。不过需注意的是，大部分恶性肿瘤都出现在了免疫功能"正常"的人群中，这主要在于肿瘤能逃脱免疫系统的监控，且破坏机体免疫系统，但这种机制临床上还没有完全明确。

3. 不良的生活习惯　生活因素是后天致癌的一大原因，这包括了生活中多个不良习惯，如长期吸烟饮酒、生活作息不规律等。临床上有将近 1/3 的因癌症而死亡的人，都和吸烟有关系，吸烟是造成肺癌出现的主要危险因素。而长期熬夜看似是没有什么影响，但是会打乱内分泌系统，造成体内内分泌紊乱。女性长期内分泌紊乱，也是某些恶性肿瘤的突破口，这包括了乳腺癌、卵巢癌等。

而长期摄入大量乙醇会直接刺激消化道，增加口腔、咽喉及食管恶性肿瘤的发病率。同时，乙醇在肝脏内代谢的过程中，还会产生中间代谢物乙醛，这不仅会造成酒精肝出现，后期还可发展为肝硬化、肝癌等重大疾病。

现代人的饮食多样化，但大部分美食都逃不过高盐分、高能量的定律，如年轻人喜爱的油炸、烧烤、腌制食物等，看似仅仅可能会导致三高疾病出现，但其和癌症之间也有一定联系。油炸或烧烤食物经过高温加热，不仅营养成分被破坏，同时还会产生苯并芘、多环芳烃及丙烯酰胺等多种致癌物质。而腌制食物、加工肉类中又含有大量亚硝酸盐，虽说亚硝酸盐对人体无害，但在胃酸作用下，亚硝酸盐会转化为致癌物亚硝胺。除此以外，经常吃滚烫、刺激性食物也可造成反复的消化道黏膜损伤，增加癌变可能。

4. 环境因素　空气、饮水、食物的污染均可对人类造成严重危害。WHO 已公布的与环境有关的致癌性物质包括砷、石棉、联苯胺、4-氨基联苯、铬、己烯雌酚、放射性氡气、煤焦油、矿物油、偶联雌激素等。环境中的这些化学的或物理的致癌物通过体表、呼吸和消化道进入人体，诱发癌症。

5. 生物因素　生物因素主要为病毒，包括 DNA 病毒和 RNA 病毒。DNA 病毒如 EB 病毒与鼻咽癌、伯基特淋巴瘤有关，人类乳头状病毒感染与宫颈癌有关，乙型肝炎病毒与肝癌有关。RNA 病毒如 T 细胞白血病/淋巴瘤病毒与 T 细胞白血病/淋巴瘤有关。此外，细菌、寄生虫、真菌在一定条件下均可致癌，如幽门螺杆菌感染与胃癌发生有关系，黄曲霉菌及其毒素可致肝癌。

6. 其他因素　例如，一定条件下的紫外线，X 射线、放射性核素可引起皮肤癌、白血病等；细胞毒性药物、激素、免疫抑制剂等亦有致癌的可能性；创伤与局部慢性刺激如烧伤深瘢痕和皮肤慢性溃疡均可能发生癌变等。

第二节　肿瘤营养代谢特点

肿瘤发生与发展是由一个异常细胞增殖到多个异常细胞（约 10^9 个细胞）的过程，为了实现并维持这种增殖能力，肿瘤细胞必须激活和改变相关的营养代谢通路来提高代谢水平，充分利用代谢异常来完成肿瘤细胞增殖和维持肿瘤细胞的特殊功能。肿瘤引起的代谢改变已经研究近 50 年，不同种类的肿瘤细胞中均发现了异常代谢，代谢过程的重新编码被认为是肿瘤的一个特征，因此肿瘤也被认为是一种代谢性疾病。肿瘤细胞内代谢变化的原因、具体的调控机制及如何在临床运用代谢靶点治疗肿瘤是近几年肿瘤代谢研究领域的热点。以下仅就肿瘤三大营养物质异常代谢进行概述。

1. 能量代谢　肿瘤患者的能量代谢是否发生改变一直存在争议，但多数观点认为肿瘤患者处于高代谢状态，肿瘤患者伴随着体重下降实质上是能量摄取日益不足和能量消耗不断增加的综合结果，两因素可单独或者共同作用，最终甚至发展为肿瘤恶病质。而一些早期的多中心大样本研究则显示，并非所有的肿瘤患者都处于高代谢状态，即使是在肿瘤活跃期，其能量代谢也可能处于正常范围。不同肿瘤能量消耗的差异性尚无规律可循，对于具体患者目前也很难准确预测，但研究发现肿瘤的能量消耗和肿瘤的类型有关，胃癌或结直肠癌的静息能量消耗可能与常人无异，而肺癌患者却升高。尽管合成代谢和分解代谢均增加，机体处于高代谢状态，系统性炎症和应激反应是肿瘤患者能量消耗增加的病理生理基础，但是综合考虑患者活动量减少、瘦体重下降、摄食状况改变等因素，又可能在一定程度上降低了能量的消耗。因此在临床上理想的情况是采用间接测热法对肿瘤患者的能量消耗进行个体化测量以指导能量供给并保持能量平衡，避免过多和不足，但受制于检测设备昂贵等多种因素，在多数情况下没有实现测定每个患者的能量消耗。目前大多数的临床指南、专家共识都支持每天 25～30kcal/kg 的目标需要量，一般能满足多数肿瘤患者的能量需求。

2. 糖异常代谢　正常情况下，糖的分解代谢方式包括糖的无氧氧化、糖的有氧氧化和磷酸戊糖通路。

（1）糖的无氧氧化：是指在无氧条件下，葡萄糖或糖原经代谢生成乳酸的过程，包括糖酵解和乳酸生成两个阶段。它在机体内各个组织中普遍存在，其生理意义是在缺氧情况下，为机体迅速提供能量，同时糖酵解的中间产物可以为细胞合成脂类等提供碳源。通过糖酵解 1 分子葡萄糖产生 2 分子乳酸，净生成 2 分子三磷酸腺苷（ATP）。

（2）糖有氧氧化：指在有氧的情况下，葡萄糖彻底氧化分解成二氧化碳和水的过程，是机体获得能量的主要途径。糖的有氧氧化反应分为三个阶段，第一个阶段与糖酵解相同，但在第二个阶段葡萄糖生成的丙酮酸不再还原成乳酸，而是进入线粒体氧化脱羧生成乙酰辅酶 A，再通过第三阶段的三羧酸循环并释放更多的能量。1 分子葡萄糖经有氧氧化可以净产生 30 或 32 个分子 ATP。

（3）磷酸戊糖途径：也即糖酵解的旁路，其生理意义是生成 NADPH 和磷酸核糖，前者作为供氢体参与多种代谢反应，后者为核酸的生物合成提供核糖，在增殖旺盛的组织和肿瘤细胞中该代谢明显增强。肿瘤糖代谢异常是以瓦尔堡（Warburg）效应为主要代谢特征的一系列代谢改变。1920 年，德国生化学家 Warburg 发现肝癌细胞的糖酵解活性较正常肝细胞活跃，提出在氧气充足下，恶性肿瘤细胞糖酵解同样活跃，这种有氧糖酵解的代谢特征称为 Warburg 效应，表现为葡萄糖摄取率高，糖酵解活跃，代谢产物乳酸含量高。肿瘤细胞糖酵解的能力是正常细胞的 20～30 倍，糖酵解的增强与肿瘤的生长速度成正比，还与肿瘤的侵袭密切相关，另外研究发现肿瘤细胞糖异生和磷酸戊糖途径也大大增强，上述两个糖代谢途径的增强，大大增加糖的消耗，这也是肿瘤进展和发展为恶病质的重要因素。而 Warburg 效应的发生机制目前尚不完全清楚，可能与癌基因和抑癌基因异常、糖代谢酶和转运蛋白异常及缺氧诱导因子 1（HIF-1）有关。

3. 脂质异常代谢　肿瘤患者脂肪代谢也呈现明显异常，表现为内源性脂肪消耗，体内脂肪储备减少，而外源性脂肪利用差，体内脂蛋白脂酶水平下降和血脂上升。而肿瘤细胞内主要表现脂肪酸从头合成和其他脂类合成增强，为肿瘤细胞增殖持续提供所需的构件分子。因此，依据肿瘤细胞持续增殖的代谢特点，肿瘤脂类异常代谢通路及相关酶被认为是潜在的抗癌药物治疗靶点；外源性脂肪利用差、从头合成增强也是肿瘤营养支持治疗中制订高脂肪供能比方案的重要依据。

（1）肿瘤细胞脂类异常代谢：对于大多数正常细胞而言，即使是需要快速增殖的细胞也是优先利用饮食来源的脂类或者机体内合成的内源性脂类，机体内的从头合成，即生物体内用简单的前体物质合成生物分子的途径，往往受到抑制。研究却发现肿瘤细胞内脂类从头合成显著增强，脂肪酸分解降低，这可能与肿瘤细胞不断增殖需要大量膜脂有关，并且与肿瘤细胞侵袭和迁移有关。而肿瘤细胞脂类从头合成增强则与其主要原料和相关调节酶有关。乙酰辅酶 A 是脂类从头合成的主要构件分子，来源有二，即三羧酸循环的柠檬酸和胞外摄取。其一，三羧酸循环中柠檬酸的有主要来源于葡萄糖和谷氨酰胺。为了获取乙酰辅酶 A 实现从头合成，肿瘤细胞对于葡萄糖和谷氨酰胺的消耗非常大。其二，肿瘤细胞直接从胞外摄取乙酸并在乙酰辅酶 A 合成酶催化下生成乙酰辅酶 A。研究发现肿瘤患者血清乙酸水平明显低于健康对照者。此外肿瘤细胞脂肪酸合成增加与脂肪酸合成相关酶表达增强有关，如脂肪酸合成酶（FAS）、柠檬酸裂解酶（ACL）和乙酰辅酶 A 羧化酶（ACC）及 Spot14 或称甲状腺素反应蛋白（THRP）。

（2）肿瘤患者脂代谢异常：肿瘤本身及肿瘤治疗等因素会导致肿瘤患者体内的脂类代谢发生明显改变。肿瘤患者脂类代谢的主要改变包括脂肪组织分解动员增强、外源脂类利用下降、血浆脂蛋白（乳糜微粒和极低密度脂蛋白）和三酰甘油水平升高。长期代谢改变会导致储存脂肪耗竭，严重时骨骼肌蛋白质分解，结果是整体性消瘦，体重不断下降，出现恶病质。脂肪不断分解消耗也是恶病质重要的特征之一。因此，提出抑制脂类分解可抑制肿瘤生长。肿瘤患者脂肪分解的增强和肿瘤产生的一系列分解脂类的物质有关，包括炎症因子（如 TNF-α）、激素敏感性脂肪酶（hormone-sensitive lipase）、脂肪动员因子（lipid-mobilizing factor，LMF/ZAG）和糖皮质激素等，这类物质释放入血液后导致了肿瘤患者脂肪消耗，体内脂肪储备减少，随着疾病的进展，脂肪消耗则越多。在肿瘤患者营养支持中补充脂质是非常重要的，一般脂质可提供正常成人所需总能量的 20%～30%，在一些特殊疾病如 COPD、糖尿病和肿瘤等的治疗中 45% 以上的能量由脂质提供，有利于控制血糖和减少二氧化碳产生。对葡萄糖依赖性强的肿瘤（如神经胶质瘤等）可进一步提高脂类功能比例，即可以通过生酮饮食（ketogenic diet，KD）来减少葡萄糖供应而抑制肿瘤增殖。一般生酮饮食中的脂质与蛋白质和糖组成比为 4∶1，脂肪供能比可达 90%。除了提高脂肪供能比，ω-3 脂肪酸也对肿瘤代谢影响较大，一定程度上起到调整代谢、抗炎和抗肿瘤作用。

4. 蛋白质和氨基酸的异常代谢

（1）肿瘤患者蛋白质和氨基酸的异常代谢：肿瘤患者蛋白质和氨基酸代谢的变化更为复杂，总的表现为机体蛋白质分解增加超过合成的增加，负氮平衡和氨基酸代谢异常，既往研究显示肿瘤患者的蛋白质更新率加快，分解率增加，合成也加速，但以蛋白质的分解更为明显。随着肿瘤的进展，蛋白质代谢紊乱主要表现在整体蛋白质周转加快，同时引起肝脏合成蛋白质增加和肌肉蛋白质分解加强。到了恶病质状态，肿瘤患者主要表现为肌肉高代谢和肌肉不断萎缩，宿主的蛋白质/氨基酸代谢已经不能维持平衡，一个典型的恶病质患者当体重下降 30% 时就可能有 75% 的骨骼肌蛋白消耗，且摄入蛋白质并不能逆转蛋白质的消耗。肿瘤患者，尤其是恶病质患者肌肉快速降解的机制仍然不清楚，目前认为肿瘤细胞或宿主细胞释放了某些代谢介质参与了蛋白质分解和恶病质的过程，骨骼肌细胞内 ATP-泛素化蛋白质降解途径的激活是由宿主和肿瘤衍生相关的介导因子引起的。①蛋白质降解诱导因子（PIF），它是一种分子量为 24kDa 的硫酸化糖蛋白。PIF 对骨骼肌影响同时通过抑制蛋白质合成和增加降解实现，研究发现肿瘤机体可能通过激活 PIF 通路引起肌萎缩。②细胞因子如 TNF-α、IL-6、IL-1 等在蛋白质分解中也扮演重要角色，如奥利夫（Oliff）等研究者将转染人 TNF-α 基因的中国仓鼠卵细胞进行小鼠移植后产生该小鼠类似的恶病质症状。③血管紧张素 Ⅱ、糖皮质激素和骨骼肌凋亡都参与到肿瘤细胞蛋白质异常代谢中。

（2）肿瘤细胞蛋白质/氨基酸代谢异常：肿瘤细胞内蛋白质/氨基酸代谢与宿主相反，蛋白质合成则表现为增强，对于氨基酸的摄取也增强，主要表现在谷氨酰胺、支链氨基酸（branched chain amino acid，BCAA）、蛋氨酸和精氨酸。研究发现谷氨酰胺和葡萄糖是肿瘤细胞、生殖细胞在内的快速增殖细胞重要合成底物，肿瘤细胞摄取谷氨酰胺是其他氨基酸的 10 倍。葡萄糖和谷氨酰胺的大量消耗也是为了满足肿瘤细胞旺盛的增殖需求。同时葡萄糖和谷氨酰胺的吸收也是相互依赖的。目前的进展表明谷氨酰胺的促生长作用不能单纯用补充底物来解释，必须考虑谷氨酰胺在蛋白质和氨基酸代谢中的作用及其对相关信号通路的影响，才能充分理解谷氨酰胺与肿瘤的多面关系。

第三节 肿瘤营养不良特点和诊断

一、肿瘤营养不良特点

由于肿瘤的发生和发展是一个慢性消耗性的病理过程，且与营养代谢息息相关，因此肿瘤患者发生营养不良具有一些显著特点。

1. 发生率高 肿瘤患者更容易发生营养不良，肿瘤与营养不良是一对孪生子，两者相互影响，互为因果，形成恶性循环。肿瘤患者营养不良的发生率从 20% 到 80% 不等，与原发癌的部位、肿瘤大小、病理类型、临床分期、年龄、抗癌治疗方法及患者本身的体质和营养状况有关。总的来看，实体肿瘤营养不良发生率高于血液系统肿瘤，消化道肿瘤高于非消化道肿瘤，上消化道肿瘤高于下消化道肿瘤，老年人肿瘤高于年轻人肿瘤，晚期肿瘤发生营养不良比例高且程度重。

2. 发生机制复杂 肿瘤营养不良的原因是多因素的，主要包括如下三方面。①肿瘤的全身影响：分泌细胞因子介导的全身性反应可导致多种营养素代谢改变，表现为食欲下降，胰岛素抵抗，蛋白质、脂肪分解，身体脂肪组织和肌肉组织进行性消耗，这是许多肿瘤患者食欲改变和体重丢失的重要原因。②肿瘤的局部影响：肿瘤的局部病灶根据其位置和大小，造成不同的局部影响，包括管腔梗阻、吞咽困难、疼痛、腹泻、呕吐等。③抗肿瘤治疗的影响：手术、化疗和放疗产生的多种副作用，如恶心、呕吐、厌食、味觉改变、腹胀、乏力、黏膜炎、腹泻等，都可造成患者食物摄入不足和（或）消化道功能障碍，最后导致营养不良。另外还有患者的恐惧、忧郁精神心理等多种因素共同作用、相互影响于营养摄入、消化、吸收、物质代谢等多个环节，最终造成器官功能障碍。

3. 危害性大 据统计有 20%～30% 肿瘤患者直接死于营养不良。营养不良造成的诸多危害归纳起来有"四增、四降"。"四增"即营养不良显著增加抗肿瘤治疗的并发症和死亡率，显著增加患者的医疗费用和住院时间；"四降"即营养不良降低了抗肿瘤治疗的敏感性和耐受性，显著降低了患者的生活质量和生存时间。

4. 治疗难度大 由于肿瘤患者发生营养不良是多种因素交织所引起，而营养不良又可进一步加重营养物质的摄入、消化、吸收和器官功能障碍及营养代谢紊乱，致使在临床实践中很难在短时间内纠正营养不良，单一途径的营养支持和单纯提供营养底物的手段及依赖单一专业的诊疗措施，往往难以达到改善患者营养状况和临床结局的目的，常需要由临床肿瘤专业医师、护师、临床营养医师、营养师、药师及心理师组成的营养支持团队（nutritional support team，NST），通力协作，共同拟定综合的治疗方案，并适时监测相关临床营养学指标，定期评价治疗效果，及时调整治疗计划和方案。唯有如此，才能显著提高营养支持的临床效果。有鉴于此，中国抗癌协会肿瘤营养专业委员会（CSNO）倡导：加强住院患者的营养管理，预防和控制医院获得性营养不良的发生及对有营养风险的患者早期进行干预。

二、肿瘤营养不良三级诊断

肿瘤患者营养不良的诊断与其治疗密切相关，科学、系统的诊断标准十分重要。时至今日，全世界范围内没有一个通用的、公认的营养不良诊断方法与标准。故中国抗癌协会肿瘤营养与支持治疗专业委员会综合现有的营养不良诊断方法提出一个由浅到深的营养不良三级诊断体系。

1. 一级诊断——营养筛查（nutritional screening） 营养不良诊断的第一步是营养筛查，是三级诊断中最基本的一步，所有入院患者都需要进行营养筛查。旨在通过简便的方法，快速识别需要营养支持的患者的过程。欧洲肠外肠内营养学会（ESPEN）及中华医学会肠外肠内营养学分会（CSPEN）均推荐使用营养风险筛查 2002（nutritional risk screening 2002，NRS 2002），其适用对象为一般成年住院患者。

营养风险定义为现存的或潜在的、与营养相关的因素导致患者出现不利临床结局的风险，而不是指发生营养不良的风险。NRS 2002 总分 ≥3 说明营养风险存在，提示需要制订营养支持计划，并不是实施营养支持的指征。是否需要营养支持应该进行进一步的营养评估。

2. 二级诊断——营养评估 营养不良三级诊断的第二步是营养评估，是在一级诊断的基础上，再通过营养评估发现患者有无营养不良并判断其严重程度。患者主观整体评估（PG-SGA）专门为肿瘤患者设计的肿瘤特异性营养评估工具，是在主观整体评估（SGA）基础上发展而成的。临床上使用该方法可以更好、更早地发现肿瘤患者的营养不良，从而进行及时干预。

PG-SGA 量表由患者自我评估和医务人员评估两部分组成，具体内容包括体重、进食情况、症状、活动和身体功能、疾病与营养需求的关系、代谢需求、体格检查 7 个方面，前 4 个方面是患者自评部分，后 3 个方面由医务人员评估。评估结果包括定性评估及定量评估两种。定性评估将患者分为营养良好、可疑或中度营养不良、重度营养不良三类。定量评估将患者分为 0～1 分营养良好，不需要干预措施，治疗期间保持常规随诊及评价；2～3 分可疑营养不良，由营养师、护师或医生对患方进行营养教育，并可根据患者存在的症状和实验室检查的结果进行药物干预；4～8 分为中度营养不良，由营养师、医生和护师联合进行营养干预；大于或等于 9 分为重度营养不良，急需进行改善症状的同时并进行营养干预。

3. 三级诊断——综合测定　通过营养评估，患者的营养不良及其严重程度已经明确，临床上为了进一步了解营养不良的类型及引起营养不良的原因，了解是否为荷瘤状态及患者代谢水平和器官功能，需要对患者实施进一步的调查，这些措施统称为营养综合测定。综合测定的内容包括实验室检查（器官功能、应激程度、炎症反应）、人体代谢车试验（能耗水平、代谢状况）、人体成分分析、心理测评等方面。通过多维度分析，将营养不良分为有应激的营养不良与无应激的营养不良、伴随炎症反应的营养不良与无炎症反应的营养不良、高能耗型营养不良与一般能耗型营养不良、严重代谢紊乱的营养不良与代谢紊乱的营养不良，从而指导临床治疗。

（1）病史采集：病史采集包括现病史及既往史采集和膳食调查，与其他疾病的诊断一样，营养不良的诊断同样需要询问现病史及既往史，但是应该重点关注营养相关病史，如体重变化、摄食量变化、消化道症状、食物过敏等。膳食调查可以帮助了解患者营养不良的原因（摄入不足、吸收障碍、消耗增加等）及营养不良的类型（能量缺乏型、蛋白质缺乏型及混合型），预测疾病对临床结局的可能影响。

（2）健康状况自我评分（KPS 评分）：KPS 评分询问重点为能否进行正常活动，身体有无不适，生活能否自理，以此三项进行级别划分。生活质量评估常用的生活质量评价量表包括生活质量量表 QLQC30、EQ5D、SF-36，或者 SF-6D，肿瘤患者常用 QLQC30。用这些量表的评分能够计算出质量调整生命年（quality-adjusted life year，QALY），从而更好地评估营养不良对生活质量的影响以及评价营养干预的效果。

（3）心理调查：包括医院焦虑抑郁量表（hospital anxiety and depression scale，HADS）、患者健康问卷等。

（4）体格和体能检查：体格和体能检查包括人体学测量和体能测定。人体学测量指标包括身高、体重、BMI、上臂中点周径（非利手）、上臂肌肉周径（非利手）、三头肌皮褶厚度（非利手）、双小腿最大周径。体能测定方法常用非利手握力，体能测定方法有平衡试验、4 米定时行走试验、定时端坐起立试验、日常步速试验、计时起走试验、6 分钟步行试验及爬楼试验等，实际工作中选择其中的任何一种均可，但是以 6 分钟步行试验应用较多。

（5）实验室检查：①血液学基础血常规、电解质、血糖、微量元素等；②炎症反应 TNF-α、IL-1、IL-6、CRP、硫代巴比妥酸反应产物（thiobarbituric acid reactive substances，BARS）、SOD 等；③激素水平皮质醇（糖皮质激素）、胰岛素、胰高血糖素、儿茶酚胺等；④重要器官功能肝功能、肾功能、血脂、肠黏膜屏障功能（二胺氧化酶、D-乳酸）等；⑤营养组合白蛋白、前白蛋白、转铁蛋白、视黄素结合蛋白、游离脂肪酸（free fatty acid，FFA）等；⑥代谢因子及产物蛋白水解诱导因子（proteolysis-inducing factor，PIF）、脂肪动员因子（lipid mobilizing factor，LAF）及血乳酸，分别判断蛋白质、脂肪及葡萄糖的代谢情况。

（6）其他器械检查：①使用代谢车测定静息能量消耗（resting energy expenditure，REE）、基础能量消耗（basal energy expenditure，BEB），计算 REE/BEE 值，将二者值＜90%、90%～110%、＞110% 分别定义为低能量消耗（低代谢）、正常能量消耗（正常代谢）、高能量消耗（高代谢）；②通过人体成分分析了解脂肪量、体脂百分比、非脂肪量、骨骼肌量、推定骨量、蛋白质量、水分量水分率、细胞外液量、细胞内液量、基础代谢率内脏脂肪等级、体型等；③其他影像学检查如双能 X 射线、磁共振指纹技术（MRF）、CT、B 超测定人体不同组成成分如肌肉、脂肪、水分。实际工作中选择其中的任何一种方法均可，B 超由于经济实用，可能更具优势。

第四节　肿瘤营养支持一般性原则

一、肿瘤营养支持的目的和适应证

由于所有荷瘤患者均需要代谢调节治疗，所以肿瘤营养支持的目的：①提供身体每日所需的各种营养素，以维持机体正常代谢和生理功能；②纠正和控制体重下降及蛋白质-能量营养不良；③将充足的营养转化为治疗优势，克服或减少抗癌治疗产生的不良反应和并发症，增加抗肿瘤治疗的敏感性；④调节机体代谢和免疫功能，控制肿瘤生长。

适应证：①肿瘤患者；②营养不良；③各种原因引起的食物摄入不足超过一定的程度和时间（食物摄入少于平时正常量的60%～70% 达5～7天）。

二、能量与蛋白质

理想的肿瘤患者的营养支持应该实现两个达标，即能量达标和蛋白质达标。研究发现，单纯能量达标，而蛋白质未达标，不能降低病死率。低氮、低能量营养支持带来的能量不足及负氮平衡，以及高能量营养支持带来的高代谢负担均不利于肿瘤患者。

ESPEN2009 年指南建议：肿瘤患者能量摄入推荐量与普通健康人无异，即卧床患者为20～25kcal/(kg·d)，活动患者为25～30kcal/(kg·d)。同时区分 PN 与 EN，推荐在 TPN 采用 20～25kcal/(kg·d) 计算非蛋白能量，而 TEN 采用 25～30kcal/(kg·d) 计算总能量。同时要考虑到患者的应激系数和活动系数。由于静息能量消耗（REE）增加，以及放疗、化疗、手术等应激因素的影响，肿瘤患者的实际能量需求常常超过普通健康人，营养支持给予的能量应该满足需要量的70% 以上。蛋白质需要量应该满足机体100% 的需求，推荐为1～1.2～2g/(kg·d)。肿瘤恶病质患者蛋白质的总摄入量应该达到1.8～2g/(kg·d)，支链氨基酸（BCAA）应该达到≥0.6g/(kg·d)，必需氨基酸（EAA）应该增加到≥1.2g/(kg·d)。严重营养不良肿瘤患者的短期冲击营养支持阶段，蛋白质给予量应该达到2g/(kg·d)；轻、中度营养不良肿瘤患者长期营养补充阶段，蛋白质给予量为1.25～1.7g/(kg·d)。高蛋白饮食对肿瘤患者是有益的。非荷瘤状态下三大营养素的供能比与健康人相同，为糖类50%～55%、脂质25%～30%、蛋白质15%；荷瘤患者应该减少糖类在总能量中的供能比例，提高蛋白质、脂肪的供能比例。按照需要量100% 补充矿物质及维生素，根据实际情况可调整其中部分微量营养素的用量（表30-1）。

表 30-1　三大营养素供能比例

	非荷瘤患者	荷瘤患者
肠内营养	C：F：P=（50～55）：（25～30）：15	C：F：P=（30～50）：（25～40）：（15～30）
肠外营养	C：F=70：30	C：F=（40～60）：（60～40）

注：C. carbohydrate，糖类；F. fat，脂质；P. protein，蛋白质

三、营养不良的五阶梯治疗模式

营养不良的规范治疗应该遵循五阶梯治疗原则（图30-1）。根据 ESPEN 指南建议，当下一阶梯不能满足60% 目标需要量3～5天时，应该选择上一阶梯。下面对各阶梯的营养干预方法作一简述。

TPN

部分EN+部分PN

TEN

饮食+口服营养补充

饮食+营养教育

图 30-1　营养支持的五阶梯治疗原则

（1）第一阶梯：饮食+营养教育。对于营养正常或轻度营养不良、能够正常饮食者，或营养风险筛查（NRS 2002）小于3分或营养评估（PG-SGA）为0～3分的肿瘤住院患者，一般选择饮食指导和营养教育。规范化、个性化的营养教育是肿瘤患者营养干预的不可或缺的重要内容，贯穿于肿瘤治疗的全过程，能显著调动患者和家属参与改善营养行动的主动性和依从性。

（2）第二阶梯：饮食+口服营养补充（oral nutritional supplement，ONS）。对于饮食摄入不足、达不到平时正

常饮食量 2/3 并持续 5～7 天的患者（通常不能满足 60% 目标需要量），应该给予口服营养补充，以预防营养不良的发生或纠正业已存在的营养不良，这是住院患者及居家患者首选的一种简便而实用的营养支持方法。

（3）第三阶梯：TEN，途径包括 ONS 和管饲营养。ONS 虽然可以作为不能正常进食患者唯一的营养来源方式，但是多数患者依从性差，在实际工作中难以持久实施，为避免增加患者进食相关痛苦，故 TEN 在临床上常采用管饲 EN 的方式，以满足不能或不愿经口进食、肠道功能正常的患者对各种营养素的需要。

（4）第四阶梯：部分 EN+ 部分 PN。部分 PN 又称补充性肠外营养（supplementary parenteral nutrition，SPN），通过静脉途径补充 EN 不足的部分，适用于晚期肿瘤姑息性治疗、肿瘤术后、肿瘤放化疗且消化功能较差的患者。研究发现：在等氮等能量条件下，与 TEN 相比，部分 EN+ 部分 PN 能够显著改善进展期肿瘤患者的体质指数、生活质量及生存时间。部分 EN 提供的能量如能达到 30% 以上的目标需要量时，即可有效地维护肠黏膜屏障功能，因此，联合营养支持在许多情况下显示出较大的优势。

（5）第五阶梯：TPN。是每日所需的全部营养素通过静脉途径输注的一种营养支持方式，也是肠道功能在一定的时间内完全无法满足患者的营养需求而采取的一种"强制性"的极端方式。如能正确掌握使用方法，也能取得满意的治疗效果。PN 推荐以"全合一"的方式输注，长期使用 PN 应该植入中心静脉导管或输液港。对化疗和放疗无效的进展期肿瘤患者，PN 能产生有益作用。

四、肿瘤患者营养支持途径的选择

（1）遵循"只要肠道功能允许，应首先使用 EN"的原则。

（2）肠内营养应优先选择并鼓励患者配合 ONS，如口服不足或不能时，改用管饲营养。

（3）如存在消化道梗阻、高位和高排量肠瘘、消化道出血、广泛黏膜炎、严重肠道功能紊乱或不能耐受 EN 的，应选择 PN。

（4）预期手术后需较长时间营养支持者，推荐术中经空肠造瘘留置营养管。

（5）需长时间营养支持的肿瘤患者，如无经腹手术机会，推荐内镜下经皮穿刺胃造瘘（PEG）或空肠留置营养管（PEJ），便于 EN。

五、营养制剂的选择

1. 荷瘤状态　非荷瘤状态下，肿瘤患者的营养配方与良性疾病患者无明显差异；荷瘤状态下，配方有别于良性疾病。

2. 糖类/脂质比例　生理条件下，非蛋白质能量分配一般为葡萄糖/脂肪=60%～70%/40%～30%；荷瘤状态下尤其是进展期、终末期肿瘤患者，推荐高脂质低糖类配方，二者比例可以达到 1:1，甚至脂质供能更多。

3. 脂肪制剂　中/长链脂肪乳可能更加适合肿瘤患者，尤其是肝功能障碍患者。橄榄油脂肪乳（含 ω-9 脂肪酸）具有免疫中性及低致炎症反应特征，对免疫功能及肝功能影响较小；其维生素 E 含量丰富，降低了脂质过氧化反应。鱼油脂肪乳制剂（100ml 含 ω-3 脂肪酸 10g）有助于降低心血管疾病风险、抑制炎症反应，动物实验证明其具有抑制肿瘤生长的直接作用。

4. 蛋白质/氨基酸制剂　含有 35% 以上支链氨基酸的氨基酸制剂被很多专家推荐用于肿瘤患者，认为可以改善肿瘤患者的肌肉减少，维护肝功能，平衡芳香族氨基酸，改善厌食与早饱。整蛋白制剂适用于绝大多数肿瘤患者，短肽制剂含水解蛋白无须消化，吸收较快，对消化道功能受损伤的患者如手术后早期、放化疗患者、老年患者有益。

5. 药理营养　在肿瘤患者营养配方中添加精氨酸、ω-3 脂肪酸、核苷酸、谷氨酰胺等成分，组成免疫调节配方已成为研究的热点，较多的研究显示免疫调节配方对肿瘤患者有正面影响。

六、临床营养支持监测及疗效评价

肿瘤患者肠外肠内营养支持过程中，应根据临床和实验室检测结果，评估、观察和判断患者每日需要量、各种有关的管理器件及疗效有关的指标，以减少或避免营养支持相关并发症，提高营养支持安全性和疗效。同时进行疗效评价以衡量患者是否从中受益及所需营养支持的时间，以便合理利用医疗资源，节省医疗开支。

（一）临床营养支持的监测

1. 临床表现

（1）生命体征：①观察生命体征（包括体温、血压、脉搏、呼吸）是否平稳。若生命体征不平稳，则以积极纠正为先为重，而营养支持并非首要处理措施；②根据生命体征观察有无发生感染等营养支持相关并发症。若体温异常升高，提示有感染可能，应积极查找病因、对因治疗。

（2）黄疸反映肝功能状况，多见于长期胃肠道外全面营养所致的胆汁淤积性肝病。若出现黄疸或原已存在的黄疸明显加重，应积极查找病因（包括基础疾病病因），以确定是否需要调整营养支持方案，同时可给予药物治疗。

（3）水肿或脱水反映体液平衡情况，有助于判断营养支持的补液量是否充足或过量。根据体液平衡状况，做出相应调整。

（4）胃潴留反映消化道动力状况及误吸危险性。若肠内营养后出现胃潴留，则应暂缓喂养，注意观察以决定再次喂养时间和剂量，必要时可给予药物治疗。

（5）排便情况包括大便次数、量和性质。若出现明显异常，则应积极查找原因，以确定能否开始或继续应用 EN 支持、是否需要调整 EN 方案等，同时对症处理。

（6）腹部体征观察有无腹胀、腹痛等，以判断有无发生 EN 支持相关并发症。若腹部体征异常，应积极查找原因，争取早期发现营养支持相关并发症并及时处理。

2. 体重
可评价营养支持效果。根据体重变化，结合其他营养评价指标，判断营养支持方案的有效性，亦可作为营养支持方案调整的参考指标。

3. 摄入量及出入水量
主要观察每日能量、蛋白质及微营养素的摄入情况，以判断每日营养摄入能否满足机体需求并有助于制订下一步营养方案。记录每日出入水量以判断体液平衡状况。

4. 输液管道

（1）PN：观察静脉导管及胃肠营养管的位置是否正确、是否阻塞、有无感染等，并对中心静脉导管、鼻饲管、胃或空肠造瘘管进行正规护理。若发生导管移位或阻塞，应查找原因、及时处理，必要时更换导管。若发生中心静脉导管感染，则应果断拔出感染导管，更换输液部位和管道，并给予抗感染治疗。

（2）EN：进行周密的监测与护理十分重要，这样可及时发现或避免并发症的发生，并观察营养支持是否达到预期的目的。

（二）临床营养支持的疗效评价指标

疗效评价指标分为三类。①快速变化指标：为实验室参数，如血常规、电解质、肝功能、肾功能、炎症参数（IL-1、IL-6、TNF、CRP）、营养套餐（白蛋白、前白蛋白、转铁蛋白、视黄醇结合蛋白、游离脂肪酸）、血乳酸等，每周检测 1～2 次。②中速变化指标：人体测量参数、人体成分分析、生活质量评估、体能评估、肿瘤病灶评估（双径法）、PET-CT 代谢活性。每 4～12 周评估一次。③慢速变化指标：生存时间，每年评估一次。

第五节　肿瘤的免疫营养支持

一、免疫营养和免疫营养支持的概念

肿瘤免疫营养（cancer immunonutrition）是指应用一些特定的、能改善肿瘤患者营养状况及调节机体免疫和炎性反应的营养物质，从而实现减少感染及非感染并发症、缩短住院时间、提高治疗效果的作用。肿瘤患者多存在免疫异常，代谢紊乱、营养不良、恶病质及体重下降是其常见伴随症状和体征，手术、放疗、化疗等治疗方法会进一步损害肿瘤患者的免疫系统、加重营养不良，可能增加其复发及死亡的风险。因此，免疫失衡、炎性反应及代谢异常贯穿肿瘤发生、发展的整个病程。

免疫营养支持是指在标准营养支持配方的基础上添加一些特异性免疫营养物质，不但改善肿瘤患者的营养，而且是调节免疫、炎症反应和改善代谢的针对性治疗措施。

二、免疫营养的作用机制

免疫营养的作用机制尚未完全清楚，其作用机制可能如下：①提供能量和营养底物、维持机体氮平衡和组织器官结构和功能；②调控应激状态下的机体代谢过程和炎症介质的产生和释放；③激活免疫细胞，增强免疫应答；④维持肠道屏障功能；⑤抗氧化，抗肿瘤作用。

三、常见免疫营养素

1. 谷氨酰胺 谷氨酰胺（glutamine，Gln）是一种条件必需氨基酸，几乎可在体内所有组织内合成。不仅是蛋白合成的前体物质，而且是多种物质代谢的中介物质，是嘌呤、嘧啶和核酸等物质合成的前体及氨基酸能源的提供者，也是肾内氨生成的重要底物，因而参与体内酸碱平衡的调节。

（1）谷氨酰胺对机体免疫功能的影响：谷氨酰胺是快速增殖细胞（如淋巴细胞、巨噬细胞）的重要营养物质，可以提高免疫细胞如淋巴细胞、巨噬细胞、中性粒细胞的功能，改善肿瘤患者应激状态下的免疫功能抑制。谷氨酰胺亦是肠道黏膜上皮细胞主要能源，可以维护肠道的生理结构、吸收功能、屏障功能。国内外多项研究证实提供外源性的谷氨酰胺可明显改善机体的免疫功能，达到免疫营养的目的。

（2）谷氨酰胺与肿瘤：肿瘤患者多伴有免疫抑制和蛋白质代谢紊乱，表现为免疫球蛋白及抗体较正常水平低；免疫细胞减少，功能减弱。多项研究提示，在肠内、外营养制剂中添加谷氨酰胺具有保护肠黏膜屏障，降低化疗诱导的黏膜炎、腹泻的发生频率和严重性，改善患者的氮平衡等作用。提供外源性谷氨酰胺可明显增加患者的淋巴细胞总数、T细胞和循环中$CD4^+/CD8^+$的值，减少促炎介质、增加抗炎介质的产生、明显改善机体的免疫功能，达到免疫营养的目的。谷氨酰胺不仅可维护肠黏膜屏障完整性，还可以加强化疗药物对肿瘤细胞的杀伤作用。但也有学者提出，谷氨酰胺在应激状态下不但是机体所必需，同时是荷瘤机体状态下肿瘤所必需。恶性肿瘤是谷氨酰胺的主要消耗者，与宿主竞争血中的谷氨酰胺。因此，临床上应用谷氨酰胺还需要有更多的动物实验和临床试验来进行研究。

2. 精氨酸 精氨酸（arginine，Arg）是一种半必需氨基酸，可以促进血氨进入尿素循环，最后以尿素形式从尿中排出，防止氨中毒，亦是蛋白质、多肽、肌酸及一氧化氮等生物合成的前体物质。含精氨酸的营养物质可以增加机体内的氮潴留，促进肌肉蛋白质合成，控制蛋白质更新，改善机体氮平衡。

（1）精氨酸对人体免疫功能的影响：精氨酸参与淋巴细胞的代谢过程，可有效地促进细胞免疫功能。其在免疫防御和免疫调节、维持和保护肠道黏膜功能及肿瘤的特异性免疫方面发挥重要作用。精氨酸可有效地促进细胞免疫功能，引起胸腺重量增加和细胞计数增多，增强迟发性过敏反应。它能增加脾脏单核细胞对IL-2的分泌以及IL-2受体的活性，降低前列腺素（prostaglandin，PG）E_2的水平，进一步促进IL-2合成，最终产生以提高T细胞介导的间接反应为中介的免疫防御与免疫调节作用。同时，精氨酸在前B细胞的成熟中起至关重要的作用，可有效地增强体液免疫，促进免疫球蛋白的产生，甚至可以对抗糖皮质激素的免疫抑制作用。

（2）精氨酸与肿瘤：精氨酸通过增加机体非特异免疫功能影响肿瘤的生长。①精氨酸在体内经一氧化氮合酶催化生成NO，一方面直接抑制肿瘤细胞内三羧酸循环和核酸的合成；另一方面通过提高巨噬细胞的活性，调节T细胞介导的细胞免疫反应。②精氨酸通过增加荷瘤宿主CTL和Th细胞的产生和功能，使淋巴细胞对丝裂原PHA和ConA的反应显著提高，并能增高LAK和NK细胞的活性，促进巨噬细胞的激活和吞噬。

3. ω-3脂肪酸 ω-3脂肪酸是人体必需脂肪酸，主要包括α-亚麻酸、EPA和DHA。它在体内可发挥多种作用：①整合到三酰甘油中形成脂蛋白并主要在脂肪组织中储存；②整合到磷脂中形成脂蛋白维持细胞膜的结构和功能；③部分形成游离脂肪酸（free fatty acid，FFA）在血浆中循环，并主要与白蛋白相结合；④为ATP的合成提供底物。

（1）ω-3脂肪酸对人体免疫功能的影响：ω-3脂肪酸也是重要的免疫营养素。①ω-3脂肪酸可以插入细胞膜脂质双分子层中，参与其组成，影响细胞膜结构的稳定性和流动性，因此推测ω-3脂肪酸能通过改变细胞膜流动性影响离子通道，抑制细胞的炎症反应。②其代谢产物能降低类二十烷酸的活性，可抑制各种免疫分子和免疫细胞的活性，在调节免疫系统功能方面起着重要作用。③调节脂类介质的合成、细胞因子的释放，激活白细胞和内皮细胞活性，进而调控感染、创伤等情况下机体的炎性反应。

（2）ω-3 脂肪酸与肿瘤：相关研究提示，ω-3 脂肪酸能抑制肿瘤的生长、侵袭及转移，增强某些抗癌药物的疗效、改善癌性恶病质状况，延长荷瘤宿主的生存时间。其抗癌机制涉及对肿瘤细胞增殖与凋亡的影响、肿瘤细胞膜磷脂组成的改变、抗瘤免疫功能的调节、脂质过氧化的作用，间接改变细胞内脂质第二信使的产生；改变细胞表面的抗原性，使肿瘤细胞丧失免疫逃逸机制；并使化疗药物易于在肿瘤细胞内聚集，起到化疗增敏作用，进而抑制肿瘤细胞增殖等。

4. 核苷酸　核苷和核苷酸是基因结构的必需组分，在细胞结构、代谢、能量和功能调节等方面起重要作用。核苷酸及其代谢产物对体内许多生化反应起关键作用，核苷酸对肠道营养有重要作用，能促进肠道的正常发育、成熟和修复。饮食核苷酸不仅对肠道有营养作用，而且有利于改善由于蛋白质缺乏而引起的内脏损伤和大脑功能的衰退等症状。

核苷酸对人体免疫功能的影响：饮食核苷酸是维持机体正常免疫功能的必需营养成分。补充外源性核苷酸，不仅可以增强机体的免疫功能，有助于维持细胞和体液免疫应答，还能部分解除免疫抑制。研究表明，核苷酸可促进 T 细胞的增殖及成熟，增加脾脏淋巴细胞 2 的分泌，增强巨噬细胞的作用。限制饮食核苷酸浓度可降低 NK 细胞的细胞杀伤作用。核苷酸还可增加抗体的分泌增强体液免疫。

5. 微生态制剂　微生态制剂包括益生元、益生菌、合生元三大类，是指含有活菌、灭活菌、菌体组分及产物或仅含活菌体的微生物制剂。其主要作用是调整宿主微生态失调、维持微生态平衡。

四、免疫营养的应用

肿瘤的免疫营养支持虽然争议不断，但在肿瘤治疗中展现出了潜力。目前，免疫营养在胃肠道手术患者的研究较多，国际及国内多个指南就胃肠道肿瘤患者营养支持的应用持续时间和应用人群提出应用建议（表 30-2）。

表 30-2　国内外指南就胃肠道肿瘤患者免疫营养支持应用建议

指南	推荐意见
欧洲临床营养与代谢学会（ESPEN）	1. 胃肠道大手术患者术前和术后应用包括精氨酸补充饮食在内的免疫营养，能明显降低术后感染率和缩短住院时间 2. 针对胰十二指肠切除术的患者，推荐在围手术期 5～7 天口服免疫营养素，以减少术后感染并发症
法国麻醉和重症医学学会（SFAR）和法国临床营养与代谢学会（SFNCM）	1. 针对择期消化道肿瘤手术患者，无论其是否存在营养不良，均可推荐术前应用 5～7 天经临床研究证实有效的肠内免疫营养制剂 2. 针对择期消化道肿瘤手术，无营养不良的患者，术后均不推荐肠内给予免疫营养，但对存在营养不良的患者，则术后推荐肠内给予免疫营养
美国肠外肠内营养学会（ASPEN）	建议在常规的营养支持之外，推荐应用含 4 种主要免疫营养素（谷氨酰胺、精氨酸、核酸和必需脂肪酸）的口服营养制剂
中华医学会肠外肠内营养学分会（CSPEN）	药理学剂量的鱼油脂肪乳剂，可用于结肠癌术后患者。它能改善临床预后，减少术后感染和全身炎症反应综合征发生，并缩短住院时间。胃肠道肿瘤患者无论术前营养状况如何，推荐术前应用免疫营养支持 5～7 天 术前营养不良的胃肠道肿瘤患者，术后若无并发症应继续应用免疫营养支持 5～7 天，若伴有并发症则应持续应用至经口进食恢复且能提供 60% 的能量所需时，推荐保留肠道功能的胃肠道肿瘤患者首选肠内途径应用免疫营养

同时，多个大型荟萃分析的证据表明在围手术期应用免疫营养的患者获益最大，与标准营养支持相比能减少术后感染并发症、非感染并发症、缩短住院时间等。故中国抗癌协会肿瘤营养与支持治疗专业委员会发布的《肿瘤免疫营养支持指南》推荐胃肠道肿瘤患者在围手术期应用免疫营养支持，详见图 30-2。

除胃肠道肿瘤之外，免疫营养在头颈部肿瘤、膀胱癌、妇科肿瘤围手术期中均有应用，其中在头颈部肿瘤中应用的研究较多，ESPEN 指南推荐头颈部肿瘤手术患者围手术期应用肠内免疫营养支持（A 级推荐）。肿瘤非手术治疗，包括化疗、放疗、造血干细胞移植等，均可能对患者的营养和免疫功能带来一定程度的打击，但是相较于手术患者，非手术肿瘤患者的研究尚少。免疫营养禁忌证：对于败血症、血流动力学障碍的患者不推荐应用肿瘤免疫营养。

五、免疫营养评价指标

营养支持前后对免疫功能的评估十分重要，是临床上合理使用免疫营养支持的重要依据。目前国内外尚未有完全统一的评价指标，较为常用的包括体液免疫指标 IgA、IgE、IgG 等，细胞免疫指标包括 CD4+/CD8+ 值、炎性细胞因子如 IL-6、PGE、CRP、TNF-A 等，抑炎细胞因子 IL-10，TGF-B 等。炎性因子水平下降，抑炎因子水平上升是免疫功能改善的表现。近期临床研究通过检测 NK 细胞活性标志来评估 NK 细胞杀伤肿瘤细胞的能力。由于 NK 细胞维持抗体依赖细胞毒作用，而 Th17 细胞可分泌抑炎细胞因子，故把 Th 细胞亚群 Th17 细胞作为一项免疫功能评价指标。

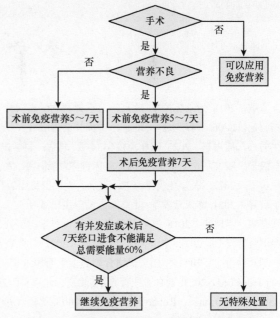

图 30-2　胃肠道肿瘤患者免疫营养支持流程图

本 章 小 结

肿瘤患者多存在免疫异常，代谢紊乱、营养不良、恶病质及体重下降是其常见伴随症状和体征，手术、放疗、化疗等治疗方法会进一步损害肿瘤患者的免疫系统、加重营养不良，可能增加其复发及死亡的风险。因此，免疫失衡、炎性反应及代谢异常贯穿肿瘤发生、发展的整个病程，免疫营养支持不再是一种单纯给予营养物质的技术，而是调节免疫、炎症反应和改善代谢的针对性治疗措施。

应用于临床的免疫营养素主要包括氨基酸、脂肪酸、核苷酸、维生素、微量元素、益生菌和益生元等。氨基酸中研究较多的有谷氨酰胺、精氨酸和支链氨基酸；脂肪酸中主要是 ω-3 脂肪酸；维生素类主要包括维生素 C、维生素 D 和维生素 E 等；微量元素主要包括锌、硒等。免疫营养素的作用机制尚未完全清楚，其作用由传统的单纯提供能量和营养底物、维持机体氮平衡和组织器官结构与功能，拓展到调控应激状态下的机体代谢过程、炎性介质的产生和释放及激活免疫细胞、增强免疫应答、维持肠道屏障功能和抗氧化及直接抗肿瘤作用。随着研究的进展和免疫营养制剂的开发，越来越多的免疫营养制剂在抗肿瘤中发挥重要作用。

思 考 题

1. 简述肿瘤营养代谢特点。
2. 肿瘤免疫营养制剂如何选择？
3. 肿瘤放化疗患者的营养支持方式有哪些？
4. 目前免疫营养支持在临床中应用有哪些？请举例说明。

（钟敏钰　王　翔　覃　伟）

参 考 文 献

卜淑敏，2018. 运动免疫学. 北京：北京体育大学出版社

陈昭妃，2006. 营养免疫学. 北京：中国社会出版社

沈关心，熊思东，2023. 医学免疫学. 4 版. 北京：科学出版社

石汉平，凌文华，李增宁，2022. 临床营养学. 北京：人民卫生出版社

司传平，2022. 医学免疫学. 5 版. 北京：人民卫生出版社

于健春，2021. 临床营养学. 北京：人民卫生出版社

张立实，吕晓华，2018. 基础营养学. 北京：科学出版社

中国营养学会，2022. 中国居民膳食指南（2022）. 北京：人民卫生出版社

中国营养学会，2023. 中国居民膳食营养素参考摄入量（2023 版）. 北京：人民卫生出版社

Arguelles LM，2021. 素食者的营养学. 北京：北京科学技术出版社

Barbara A. Bowman，Robert M. Russell，2008. 现代营养学. 9 版. 北京：人民卫生出版社